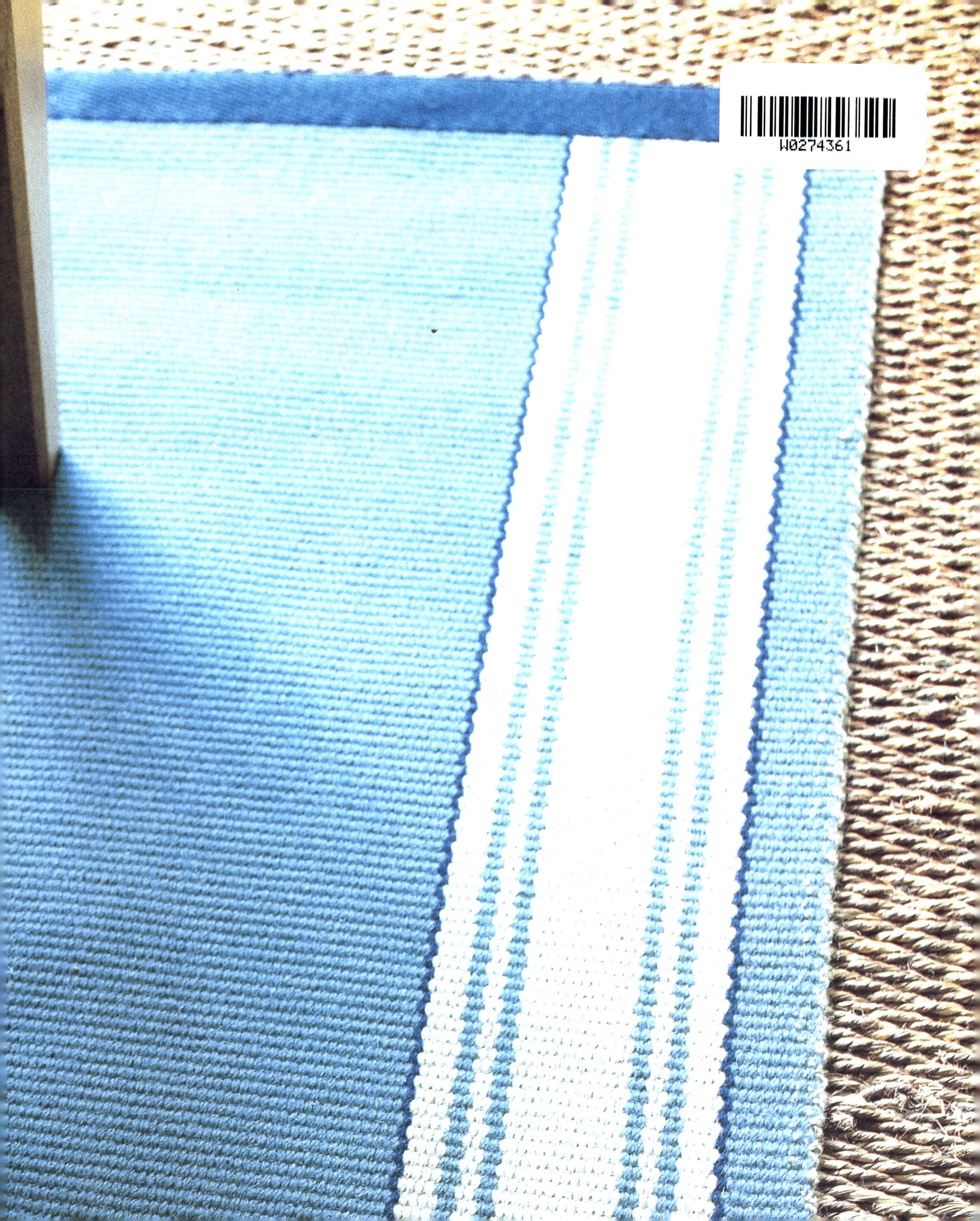

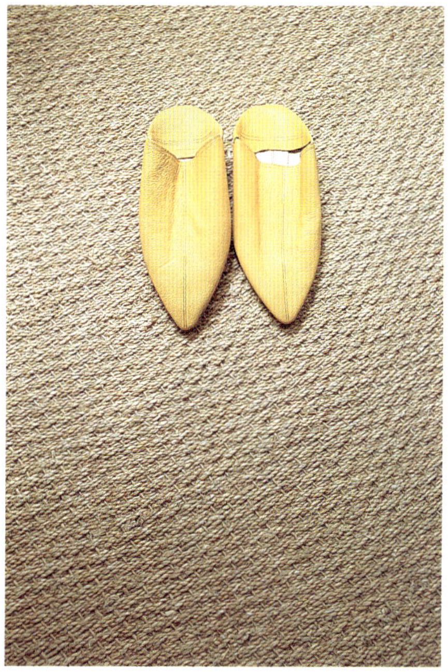

Fußböden

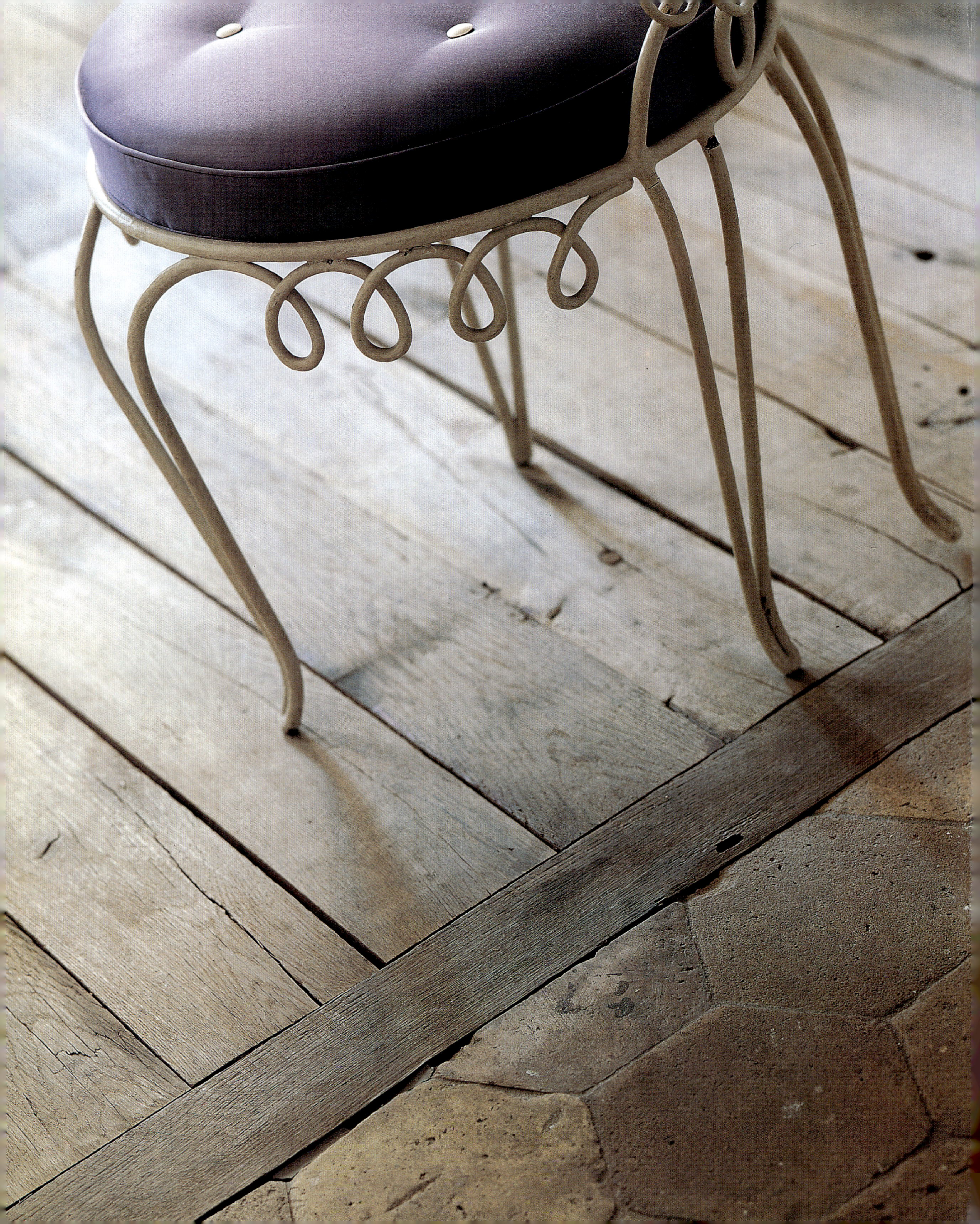

Elizabeth Wilhide

Fußböden

Die idealen Materialien für jeden Raum
Über 400 Beispiele

Callwey

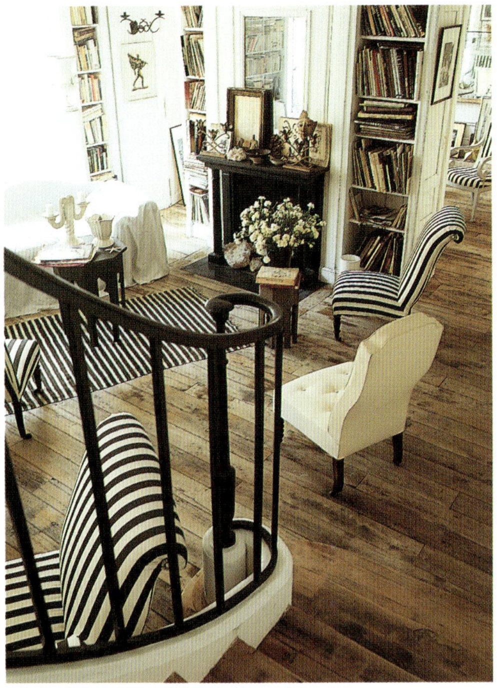

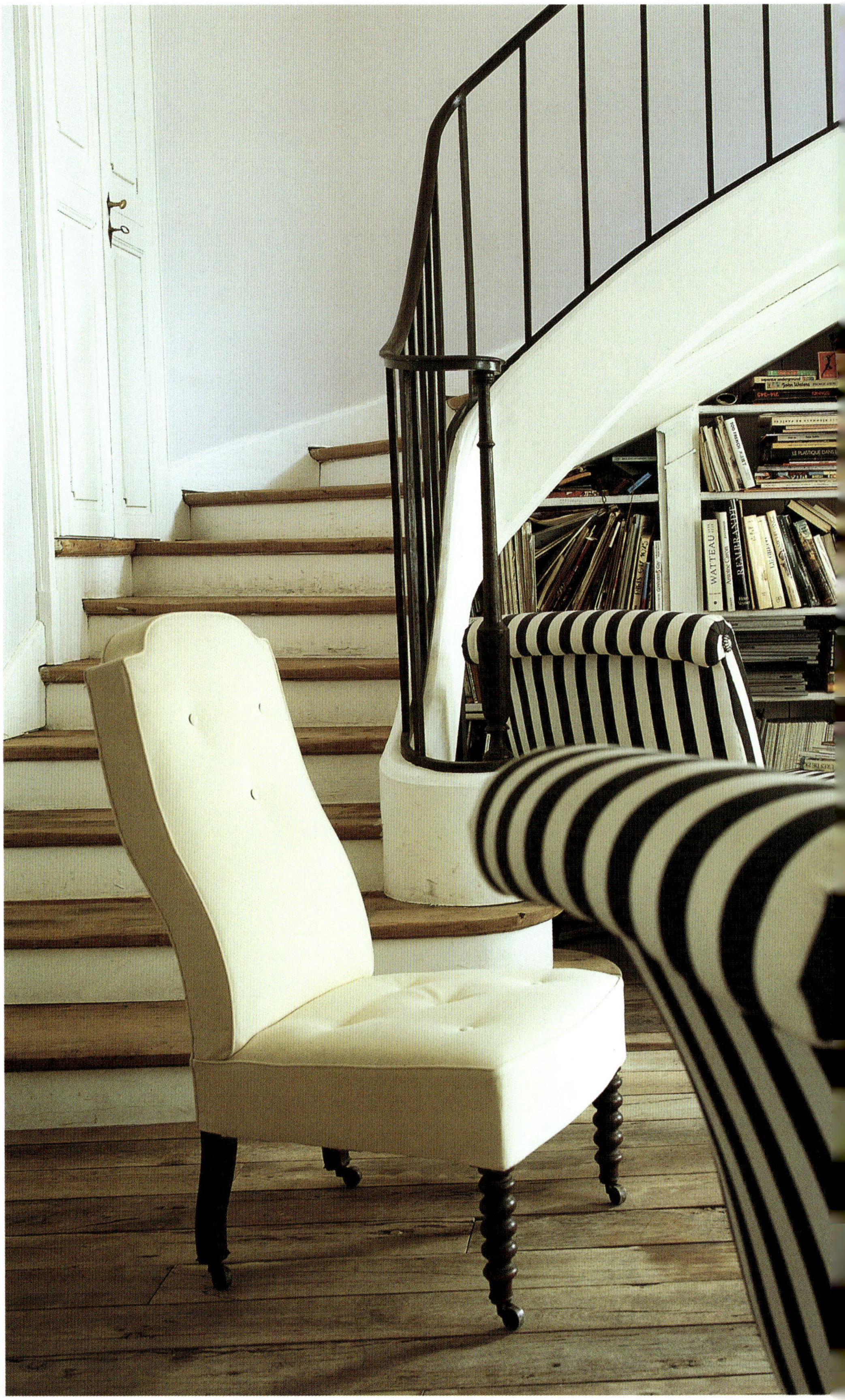

Die Originalausgabe erschien 1997 unter dem Titel „The Flooring Book" im Verlag Ryland, Peters & Small Ltd., Cavendish House, 51–55 Mortimer Street, London W1N 7TD.

Übersetzung aus dem Englischen von Martin Reck, Cölbe

Die Deutsche Bibliothek – CIP-Einheitsaufnahme
Fußböden : die idealen Materialien für jeden Raum ; über 400 Beispiele / Elizabeth Wilhide. [Übers. aus dem Engl. von Martin Reck]. – München : Callwey, 1998
Einheitssacht.: The flooring book <dt.>
ISBN 3-7667-1320-5

Designkonzeption Ashley Western
Layout Paul Tilby, Maggie Town
Lektorat Stephanie Horner
Bildbeschaffung Nadine Bazar
DTP Caroline Wollen
Herstellung Kate Mackillop
Art Director Jacqui Small
Herausgeber Anne Ryland
Illustrationen John Woodcock

Umschlaggestaltung der deutschen Ausgabe
Büro für visuelle Kommunikation Helmut Gebhardt, München;
Mitarbeit Ivo Hinkel
Satz Fotosatz Buck, Kumhausen
Druck und Bindung Sun Fung Offset Binding Company Limited
Printed in China
ISBN 3-7667-1320-5

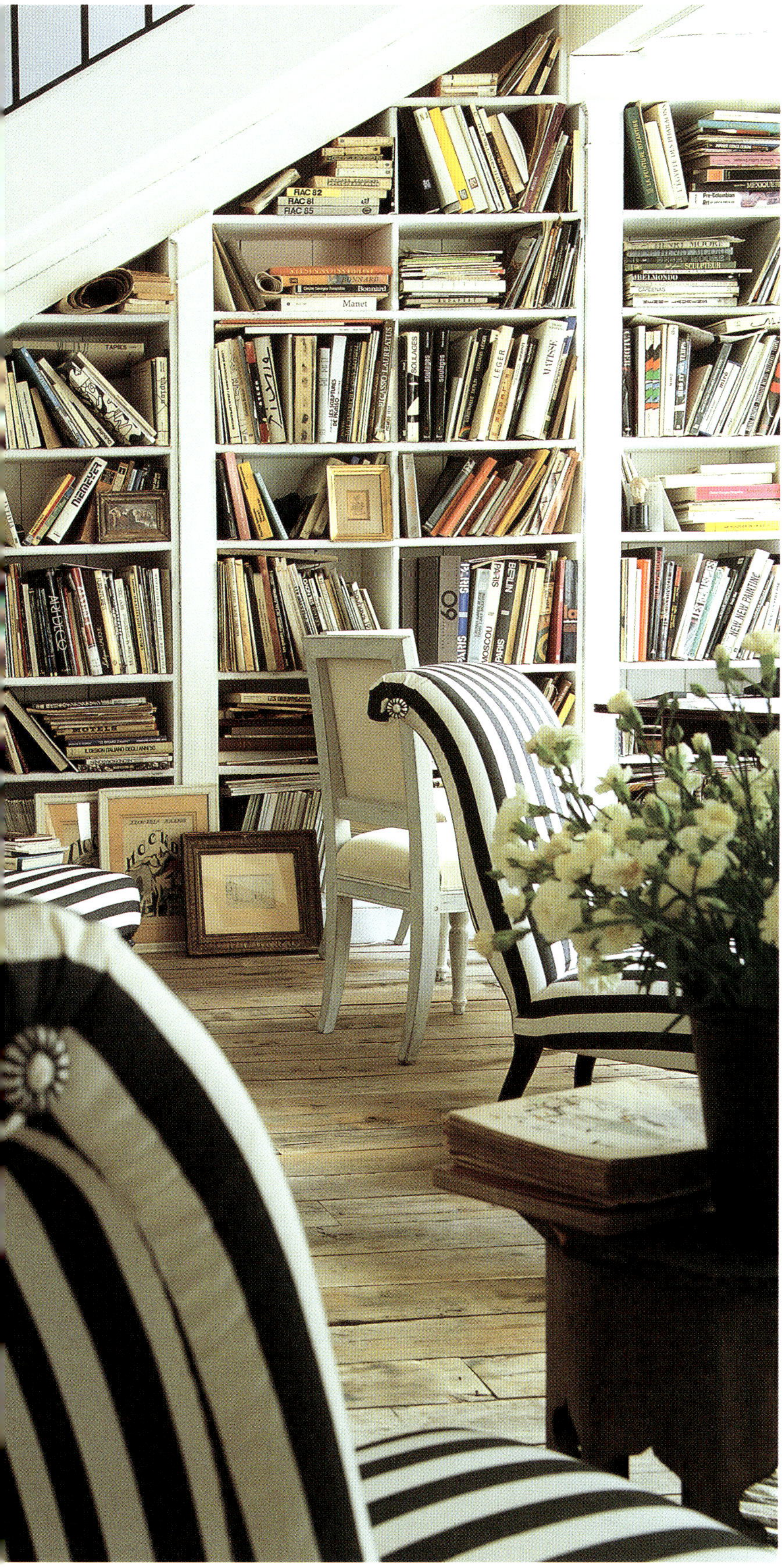

Inhalt

Einleitung

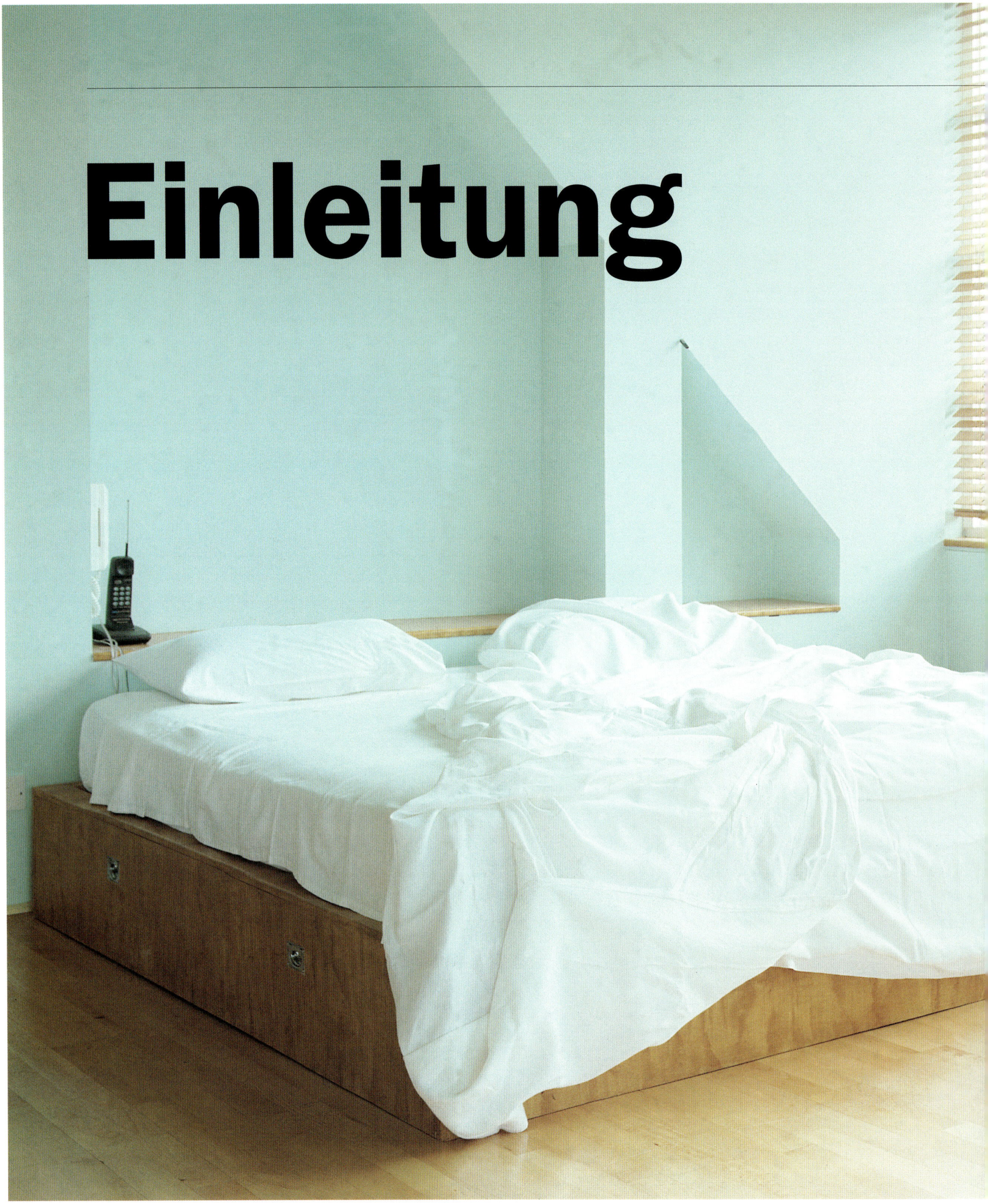

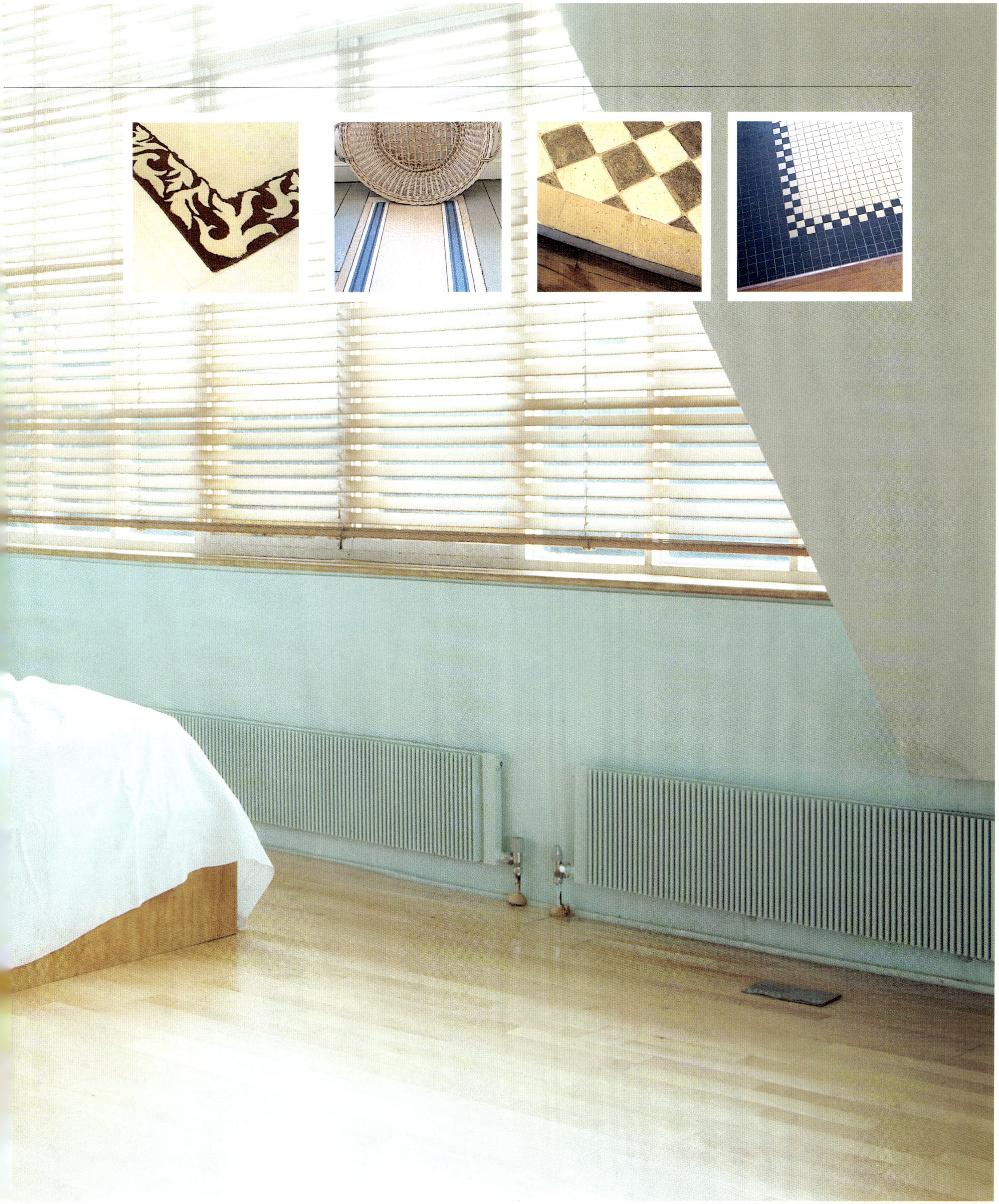

Dem Fußboden kommt in der Inneneinrichtung eine Schlüsselfunktion zu. Er ist buchstäblich die Basis jedes Zimmers. Nach Wand und Decke bildet der Boden die größte Fläche im Innenraum. Bei einer Neugestaltung bedeutet dies eine hohe Investition an Zeit und Geld, die sorgfältig durchdacht sein will.

Ein weiterer wichtiger Aspekt ist, daß wir fast ständig mit dem Fußboden im physischen Kontakt stehen. Daraus leiten sich einige Wünsche bezüglich seiner Eigenschaften ab: unter anderem weich, fußwarm, schalldämpfend, sicher, strapazierfähig und einfach zu pflegen. Andererseits sind das Aussehen des Fußbodens, sein grundlegender Charakter, Farbe, Muster und Struktur maßgeblich für den Stil der restlichen Inneneinrichtung. Der Boden scheint lediglich Hintergrund zu sein, aber im Innenraum können wenig andere Elemente eine so große Wirkung auf unser Lebensgefühl haben.

Eine neue Wandfarbe oder ein anderes Sofa erregen schnell unsere Bewunderung, doch oft entgeht uns, was sich unter unseren Füßen geändert hat. Ein bezaubernder Fußboden kann einem Raum mehr vermitteln als die meisten Möglichkeiten der Dekoration oder Möblierung. Wenn Sie Geld und Mühe in einen

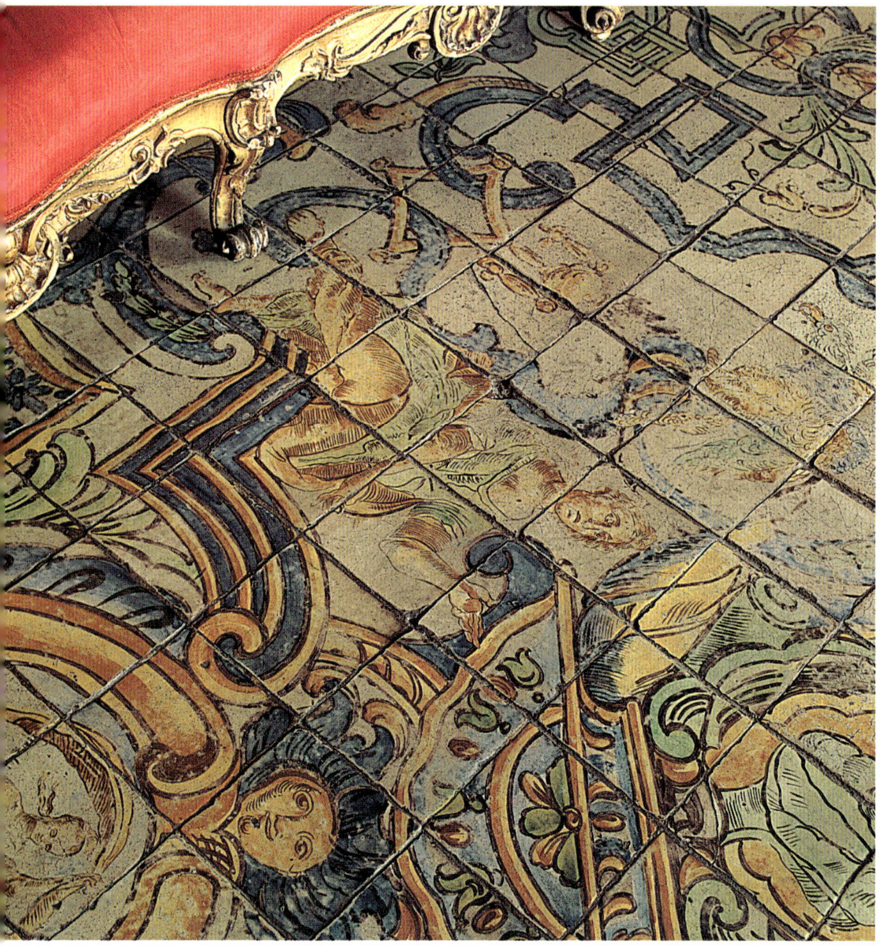

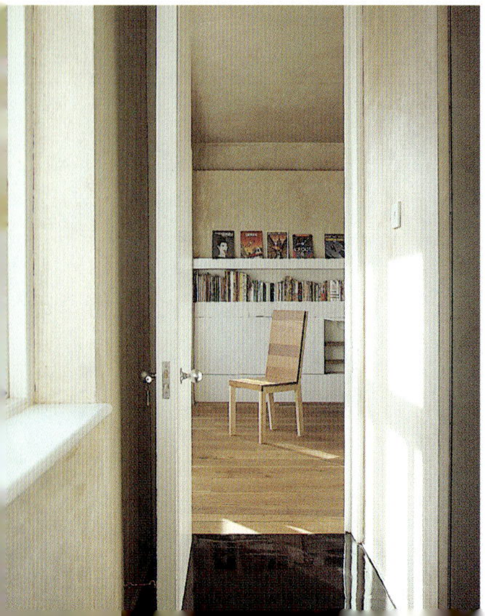

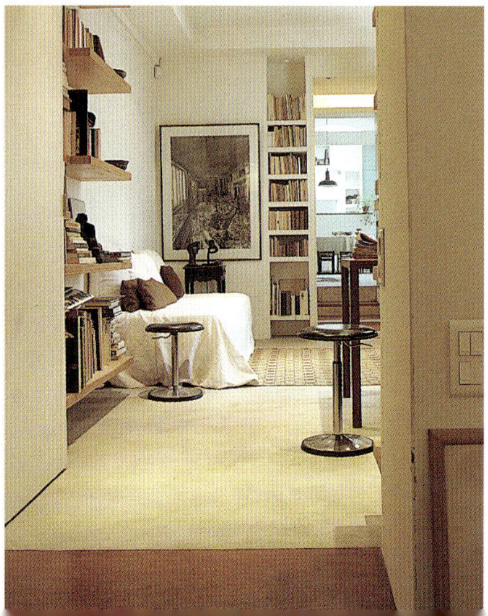

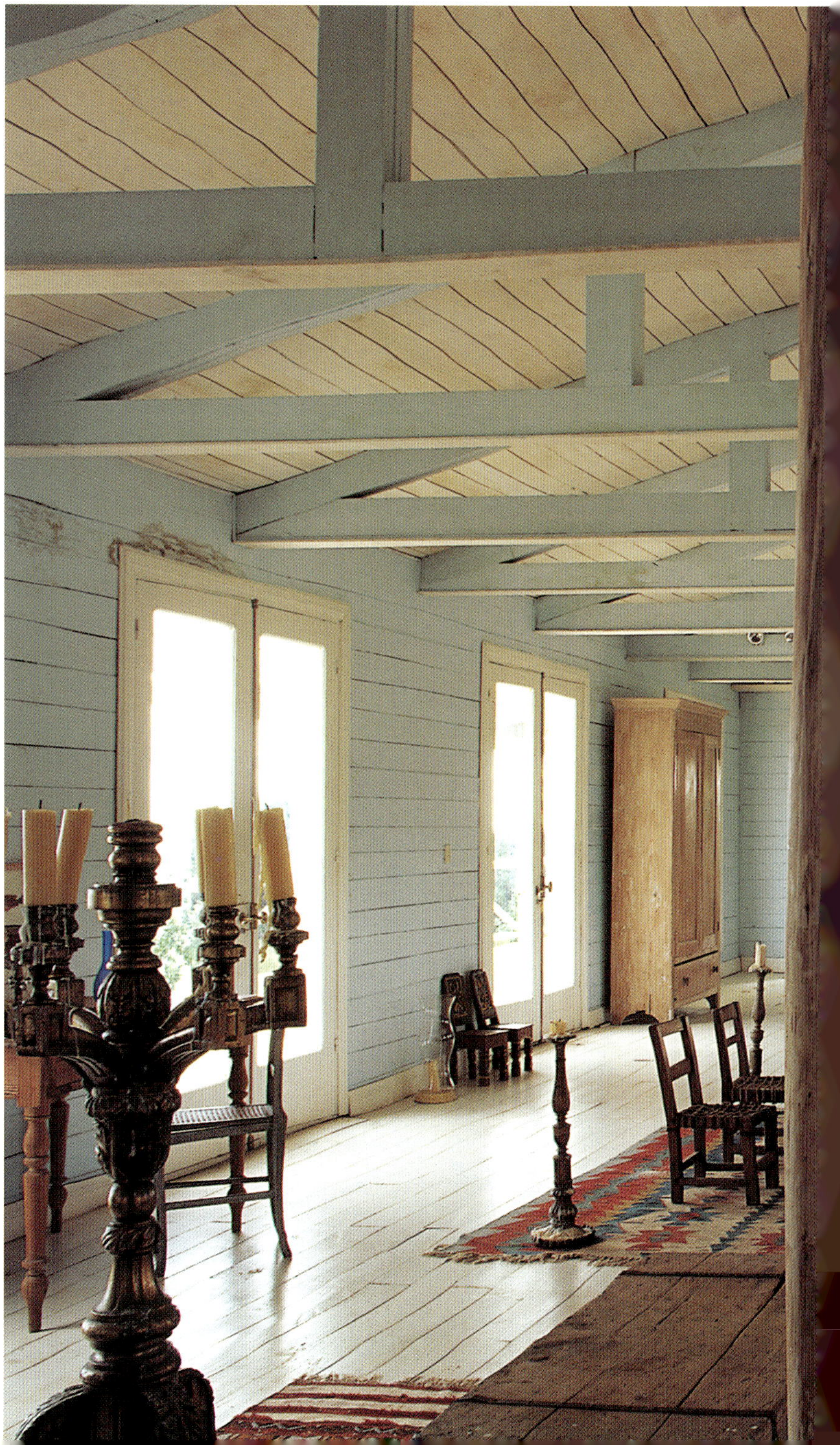

guten Fußboden investieren, wird Ihnen die Gestaltung der gesamten Wohnung viel leichter fallen.
Wählen Sie den passenden Boden sorgfältig aus. Im allgemeinen können Fehler kaum vertuscht werden. Für die unterschiedlichen Möglichkeiten, denken Sie daran, wie die verschiedenen Räume Ihrer Wohnung zueinander in Bezug stehen. Ideal ist ein Gesamtkonzept für die ganze Wohnung. Wenn das nicht möglich ist, sollten Sie zumindest in Betracht ziehen, was in den anderen Räumen schon besteht oder dort noch geplant ist. So wird nicht nur vermieden, daß unpassende Fußböden aneinanderstoßen, es stellt sich ein harmonischer Gesamteindruck ein.

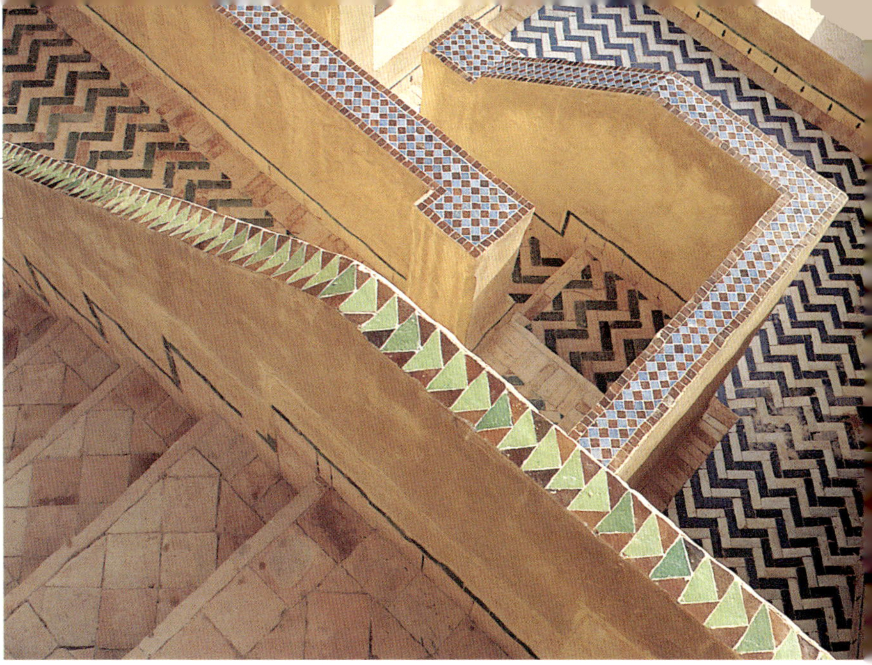

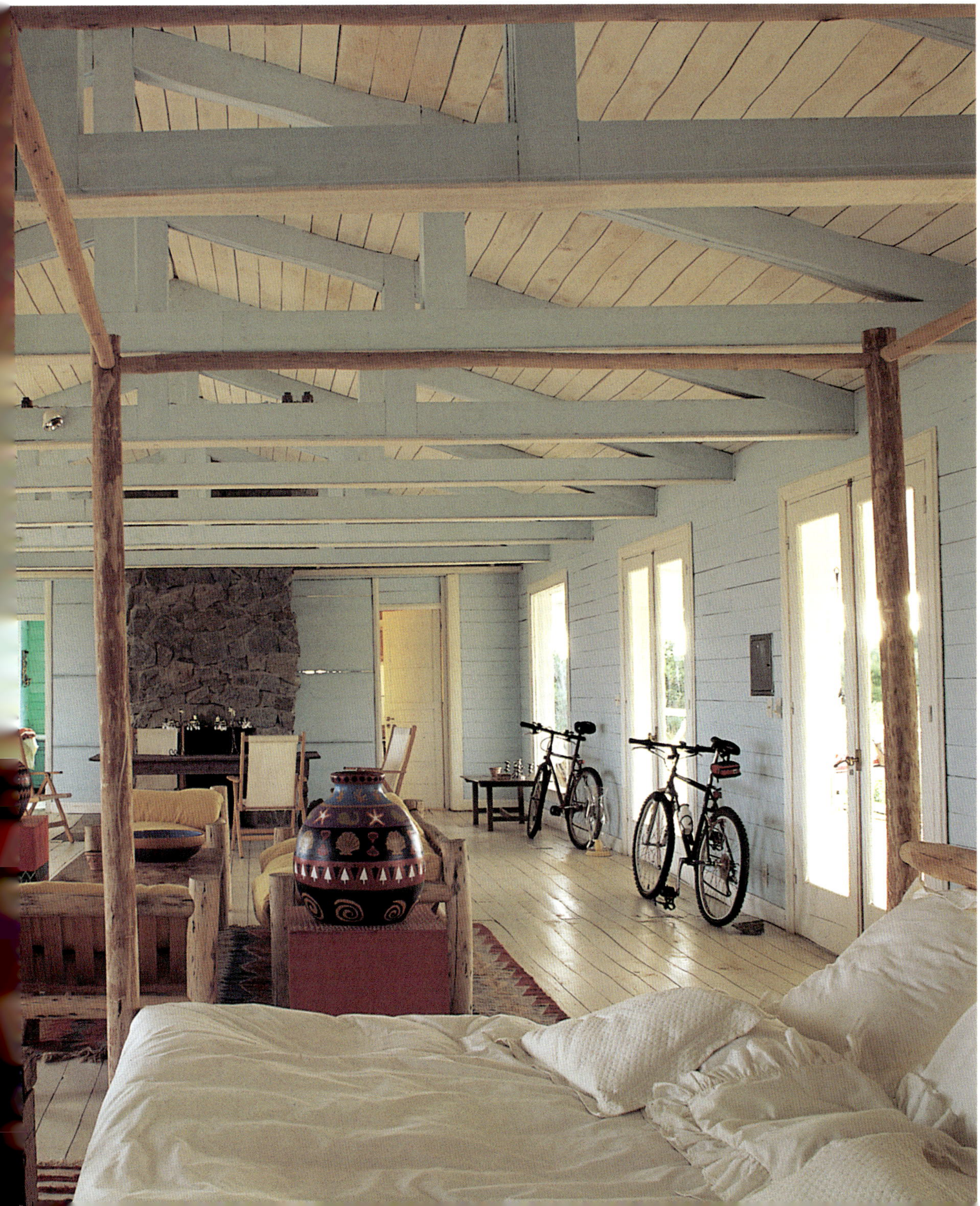

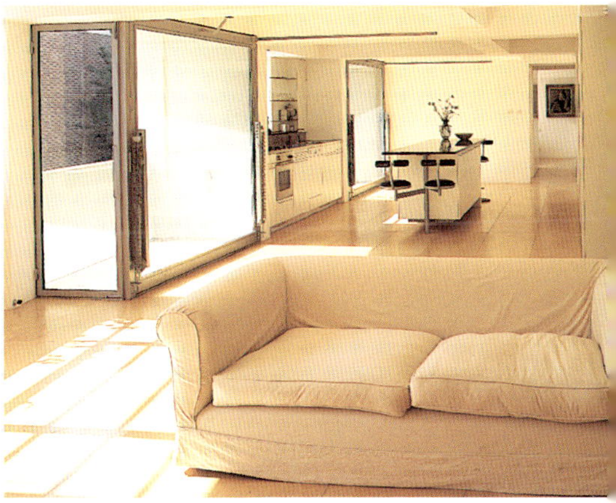

Gegenüber oben links: Ein alter, bilderreicher Fliesenboden verleiht einer Stileinrichtung den nötigen architektonischen Rahmen.

Gegenüber unten links: Helles Hartholz ist ein klassisch-moderner Boden. Hier wird es mit glänzendem, schwarzem Lack kombiniert.

Gegenüber unten rechts: Dieser strukturierte Betonboden hat das Aussehen gebürsteten Wildleders.

Links: In einem schlichten großen Raum werden durch die farbenfrohen Kelims bestimmte Bereiche definiert.

Oben: Selbst so schlichte Materialien wie Sperrholz können topmodern sein.

Ganz oben: Das Zickzack-Muster von Keramikfliesen verwandelt ein Treppenhaus in ein graphisches Kunstwerk.

Materialeigenschaften

Wir neigen dazu, Farbe, Muster und Struktur als unabhängige Eigenschaften eines Designs zu sehen. Bis zu einem gewissen Grad macht dies auch Sinn, besonders bei Ausstattungen, wo ein Aspekt die anderen dominiert. Eine rote Wand, zum Beispiel, wird glänzend oder matt ein leicht unterschiedliches Aussehen erhalten. Aber es bleibt unbestreitbar, daß die Farbe die hervorstechendste Eigenschaft ist.

Diese Trennung der Eigenschaften ist bei Fußböden ungeeignet. Natürlich gibt es Situationen, in denen knallige Farben oder auffällige Muster ihre Berechtigung haben. In der Regel wird man sich jedoch für einen Fußboden wegen seines Materials und dessen Eigenschaften entscheiden. Die Farbe eines Hartholzbodens mag eine seiner Attraktionen sein. Doch die meisten Menschen werden ihre Entscheidung nicht allein auf Grund der Farbe treffen. Eine Anzahl weiterer Eigenschaften wie Textur oder Maserung, mögliche Verlegemuster oder das Gefühl und das Geräusch beim Betreten des Bodens sind weitere wichtige Kriterien. Das Endergebnis hängt oft davon ab, ob es gelingt, sich vorzustellen, wie später die einzelnen Elemente im Zimmer zu einem einheitlichen Charakter oder Stil führen.

Es ist leider eine Tatsache, daß die meisten Materialien, die wir schön finden, nicht billig zu haben sind. Oft liegt dies daran, daß es natürliche Materialien sind, deren Vorkommen begrenzt sind. Natürliche Materialien haben neben Farbe, Muster und Struktur noch eine vierte Dimension – die Zeit. Im ganzen sind diese Materialien dauerhaft, und viele sehen mit zunehmendem Alter sogar noch besser aus. Für synthetische Materialien gilt das nicht: entweder verändern sie sich fast gar nicht, was ihnen eine leblose, statische Ausstrahlung gibt, oder sie werden schäbig.

Das soll nicht heißen, daß man solche Beläge in keinem Fall verwenden soll. Sie haben überzeugende, praktische Vorzüge, zum Beispiel einen günstigen Preis. Viele Beläge wurden so gestaltet, daß sie den Anschein von teuren, natürlichen Materialien erwecken, aber wesentlich weniger kosten. Arbeitsersparnis ist ein weiterer wichtiger Punkt. Viele künstliche Beläge sind leichter zu verarbeiten und einfacher zu pflegen. Manchmal gibt es auch stilistische Gründe, die für einen künstlichen Belag sprechen.

Es besteht ein enormer Unterschied zwischen Vinylboden, der so gefärbt und geprägt wurde, daß er aussieht wie Ziegel, und einem mit einem einfachen Schachbrettmuster. Zwar erinnert letzterer mit dem Schwarz-Weiß-Schema an einen Marmorboden, aber er gibt nicht vor, wirklich einer zu sein.

Es ist ratsam, eine zu teure Wunschlösung nicht einfach durch ein billigeres Imitat zu ersetzen. Gehen Sie mit Phantasie auf die Suche nach anderen Möglichkeiten. Für viele teure Lösungen gibt es erschwingliche Alternativen, die erstaunlich gut aussehen. Sagen wir einmal, Ihr Herz hängt an Marmor für das Eßzimmer, aber Ihr Konto würde es nicht verkraften. Versuchen Sie

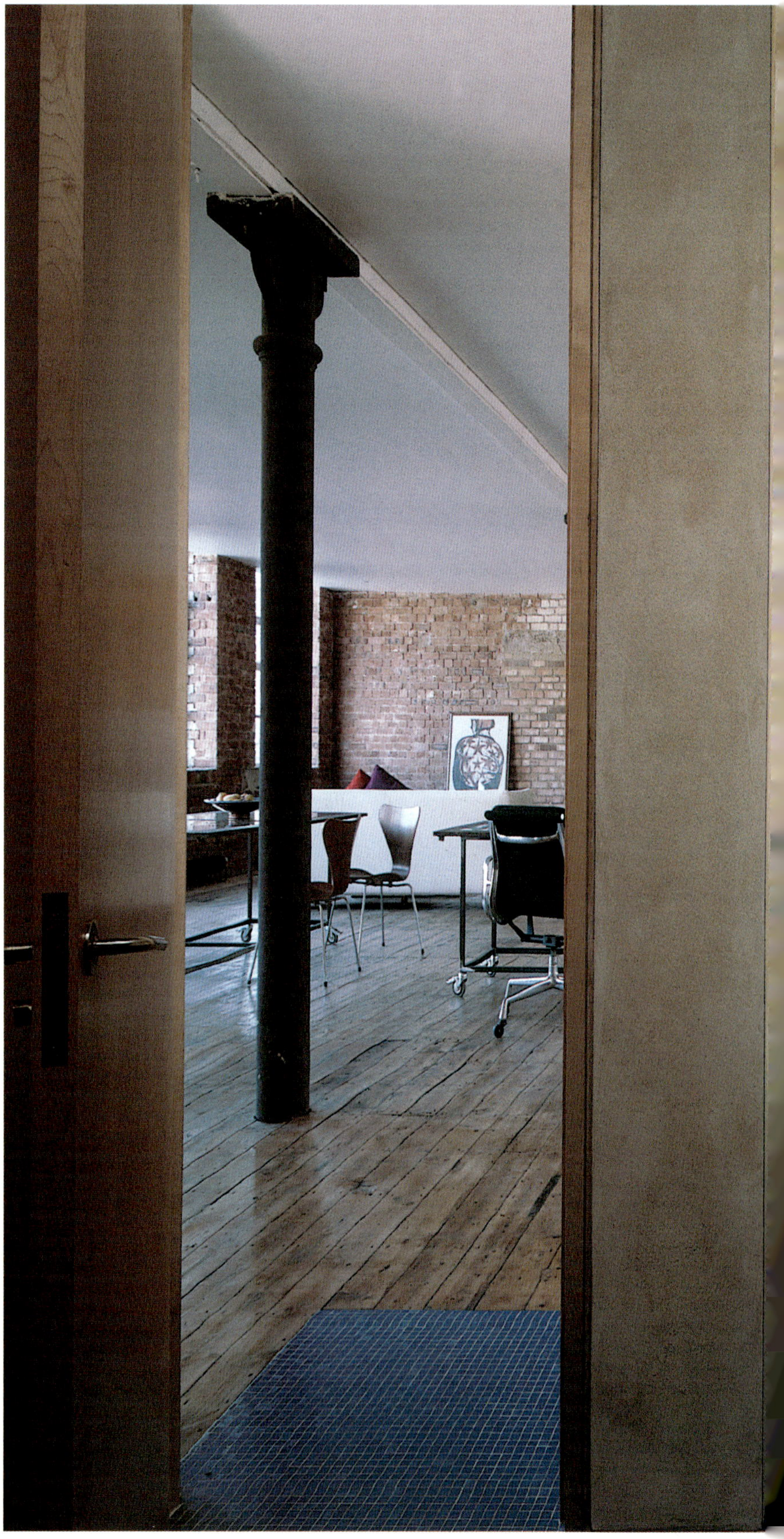

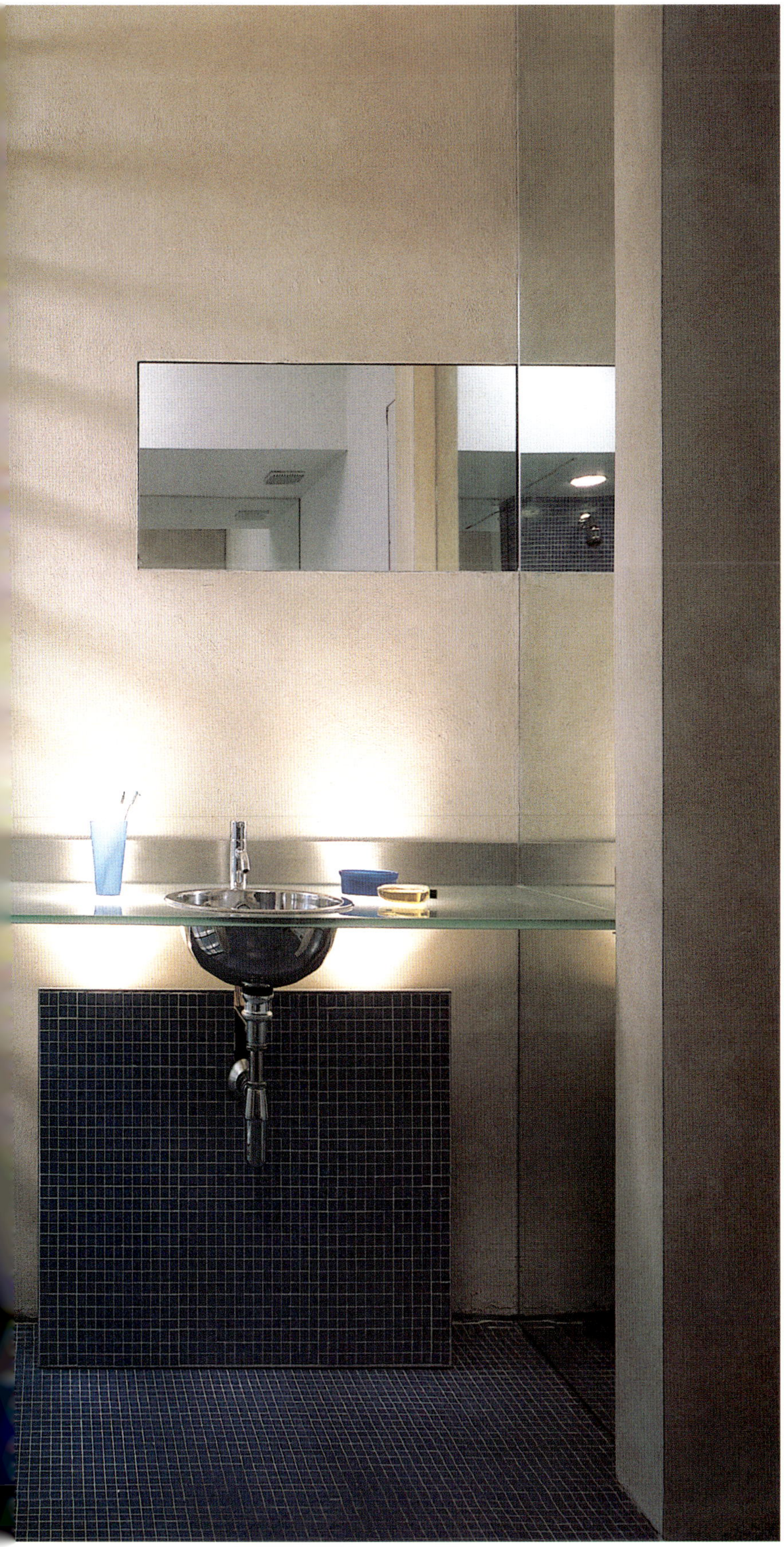

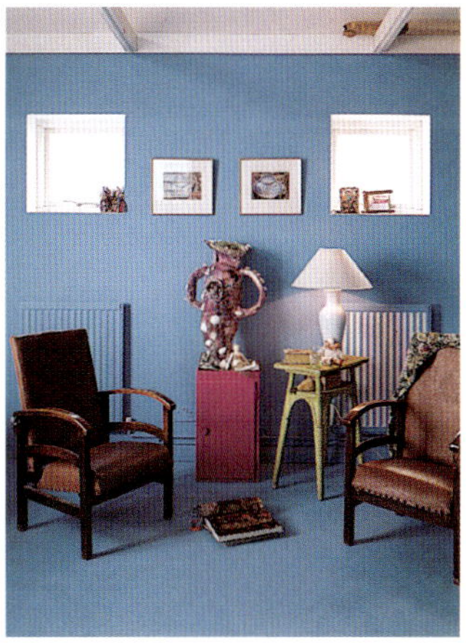

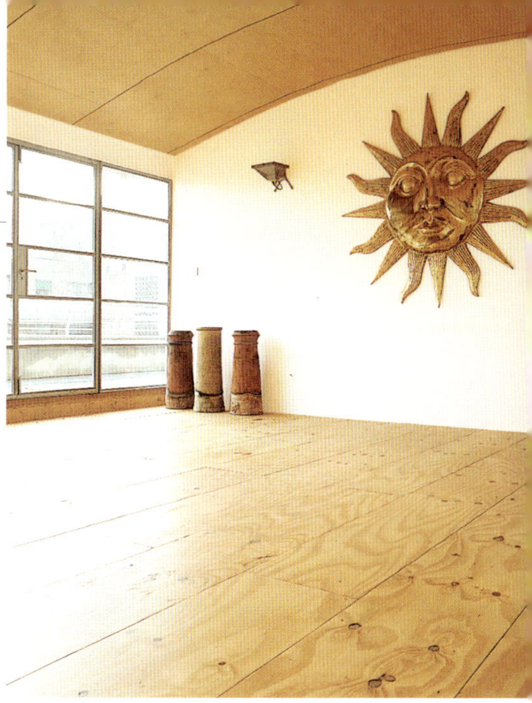

Oben: Der identische Ton von Betonfußboden und Wänden taucht den Raum in einen satten Farbton.

Oben rechts: Breite Holzplatten oder Dielen verstärken die Großzügigkeit weiter Räume. Der Boden wurde nur geschliffen und versiegelt, um die Maserung zur Geltung zu bringen.

Links: Mischung verschiedener Bodenmaterialien bringt Abwechslung und verleiht Charakter. Hier kontrastieren winzige blaue Fliesen im Badezimmer mit den großen Dielen.

Rechts: In Baumärkten lassen sich laufend neue und manchmal überraschende Materialien finden. Dieser große „Teppich" mit seinem geometrischen Aussehen ist tatsächlich aus Baumwollgarn gewebt.

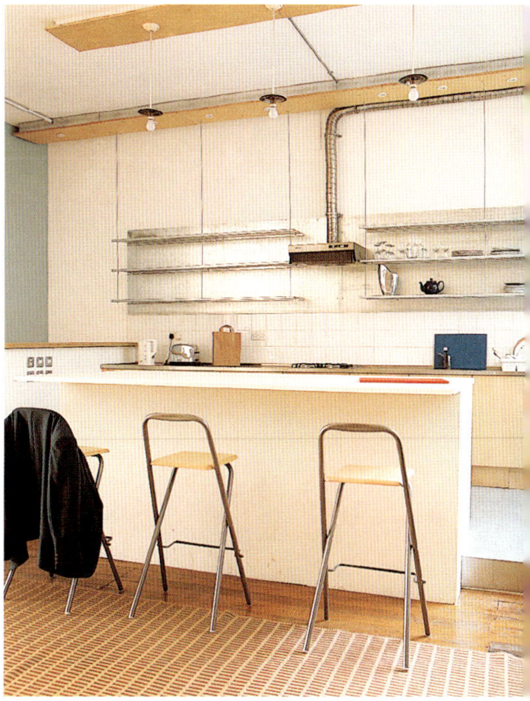

herauszufinden, welche Eigenschaft des Marmors Sie am meisten anzieht. Ist es die Kühle und Glätte des Steins, so können Keramikfliesen eine echte Alternative sein. Ist es die Assoziation an eine große, vergangene Zeit, so sollten Sie marmoriertes Laminat nehmen. Fasziniert Sie der schiere Luxus daran, könnten Sie zum Beispiel einen schmalen Rand Marmorfliesen um einen Boden aus Klinkerplatten legen. Oder Sie können gezielt damit bestimmte Bereiche aus der Alltäglichkeit herausheben.

Bei der Wahl des Bodens sollten Sie stets daran denken, daß Muster, Farben und Strukturen unter anderen Lichtbedingungen und in anderen Ausmaßen sehr unterschiedlich wirken. Winzige Musterstücke oder Bilder in Katalogen können ebenso wie das Neonlicht eines Ausstellungsraumes ziemlich irreführend sein.

Der architektonische Charakter

Unbewußt oder nicht werden unsere Entscheidungen für oder gegen ein Material durch historische Aspekte mitbestimmt. Über die Jahrhunderte wurden Fußböden und Bodenbeläge in einer unüberschaubaren Varietät der Materialien hergestellt: von Mosaiken zu Matten, von bemaltem Wachstuch zu gestampftem Lehm. Ideen, die heutzutage neu und originell erscheinen, sind oft nur eine Anlehnung an alte Traditionen. Der Insidertip der späten 80er Jahre, Matten aus Naturfasern zu verwenden, hat zum Beispiel seine Wurzeln im Ausstreuen der Räume mit Binsen in den Hallenhäusern des Mittelalters. Mosaiken werden sogar schon seit der Antike verwendet.

Dennoch waren in den meisten Haushalten bis weit in die Industrialisierung hinein die Fußböden mehr als schlicht. Die Häuser

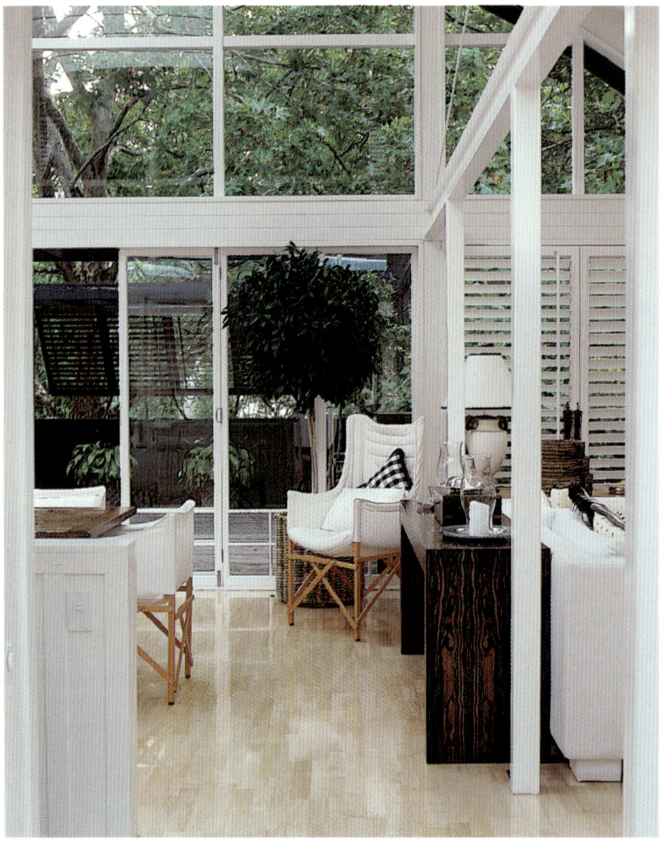

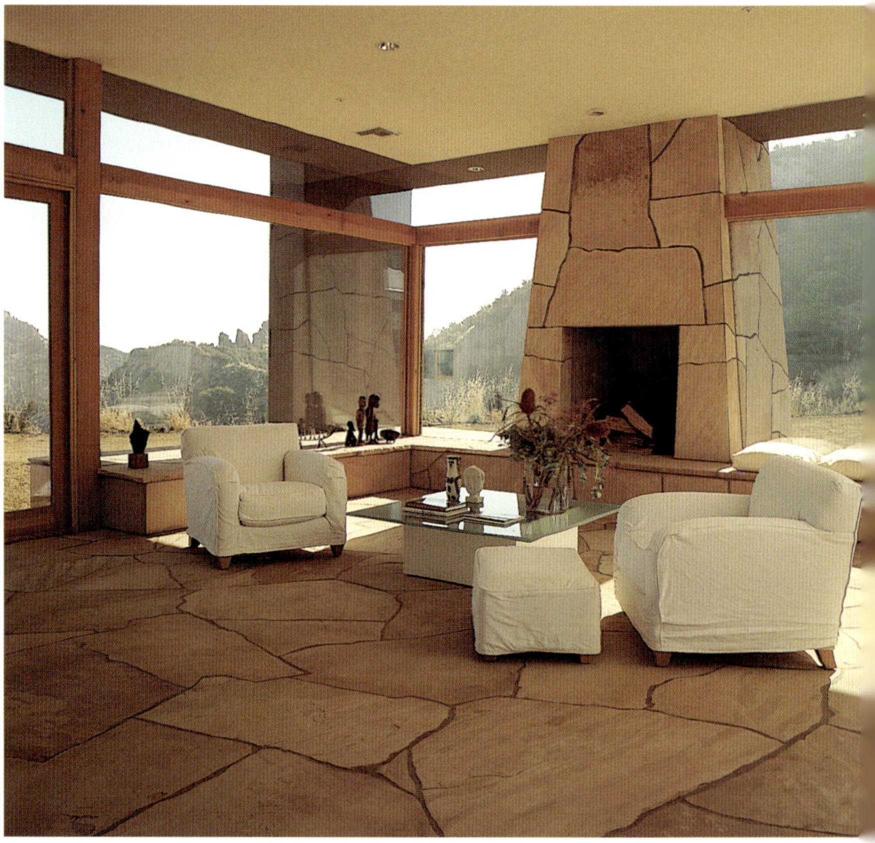

wurden im wesentlichen aus den Materialien erbaut, die aus der Umgebung kamen: aus Steinen, die in der Region gebrochen wurden, aus Eichen- oder anderem Holz aus dem nahegelegenen Wald. Mit sehr wenig Ausnahmen war der Fußboden ein baulicher Bestandteil und nichts mehr. Teppiche waren seltene und teure Handelsware aus dem Orient, die an die Wände gehängt oder auf Tische gelegt wurden.

Die Renaissance markiert eine merkliche Veränderung der Formenwahl und der Einstellung zum Interieur. Muster und Dekorationen, die einst in der Antike Verwendung gefunden hatten, wurden wiederentdeckt und von Architekten, Künstlern und Handwerkern in großem Umfang übernommen. Die Entwicklung nahm ihren Anfang in Italien und verbreitete sich von dort aus langsam. Im 18. Jahrhundert erreichte sie das nördliche Europa und gelangte von dort auch nach Amerika.

Eine zentrale Grundlage des klassizistischen Stils liegt in der Konzeption des architektonischen Raumes, seiner Ausschmükkung und Möblierung nach einem einheitlichen Schema anstelle einer Aneinanderreihung von einzelnen Elementen. In den Häusern und Palästen der Reichen wurden importierter Marmor und andere dekorative Steine modern, auch wurde Parkett oft in raffinierten Mustern verlegt. Man fing an, den Fußboden als Teil ei-

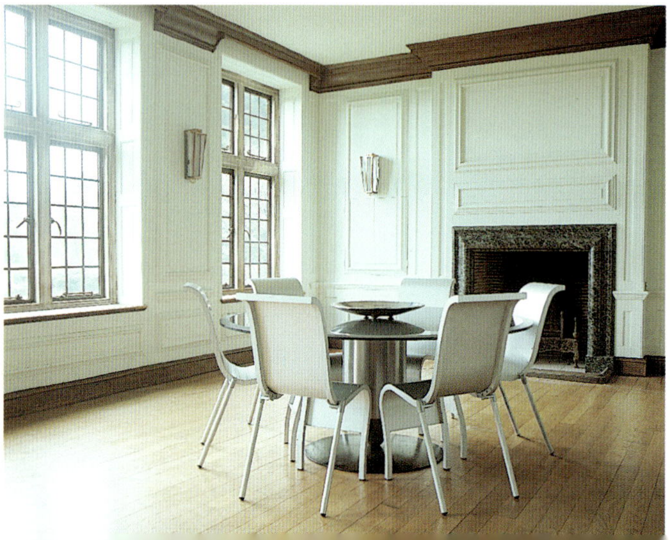

nes einheitlichen Interieurs zu empfinden und ihn entsprechend zu gestalten. Der berühmte englische Architekt Robert Adam zum Beispiel liebte es im 18. Jahrhundert, Parkett als Spiegelung der raffinierten klassizistischen Decken zu gestalten.

Mit der Gründung von Teppichfabriken in Wilton und Axminster im Südwesten Englands und den königlichen Manufakturen in Frankreich wurden Teppiche immer billiger. Man begann, sie auch auf den Fußboden zu legen und nicht nur als Wandschmuck zu verwenden. Doch für den größten Teil der Bevölkerung blieben Teppiche ein unerschwinglicher Luxus. Zu dem klaren und eleganten Einrichtungsstil Englands im 18. Jahrhundert paßten die relativ unbehandelten, mit Sand gereinigten Holzböden sehr gut. Der helle Holzton fügte sich hervorragend in das

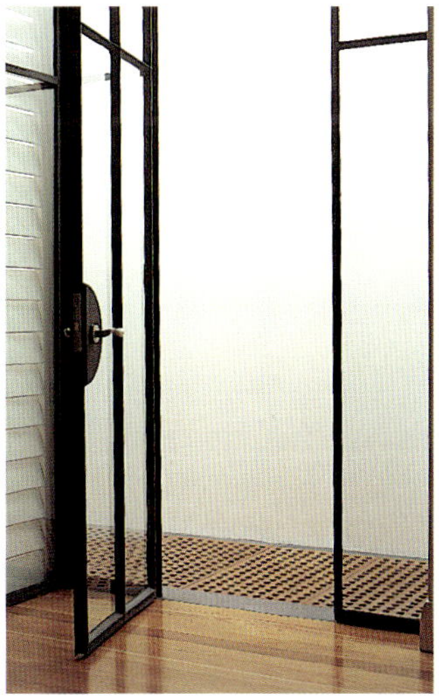

Seite 12 links: Heller Hartholzboden trägt zur Luftigkeit des Wintergartens bei.

Seite 12 oben rechts: Gebrochener, rustikaler Kalkstein.

Seite 12 unten: Eichendielen im Stil des 18. Jahrhunderts.

Links: Schmutzfänger und Parkett.

Unten links: Ein moderner Teppich nimmt die Strenge.

Unten rechts: Ein kühler, modischer Terrazzoboden ist ideal für wärmere Klimate.

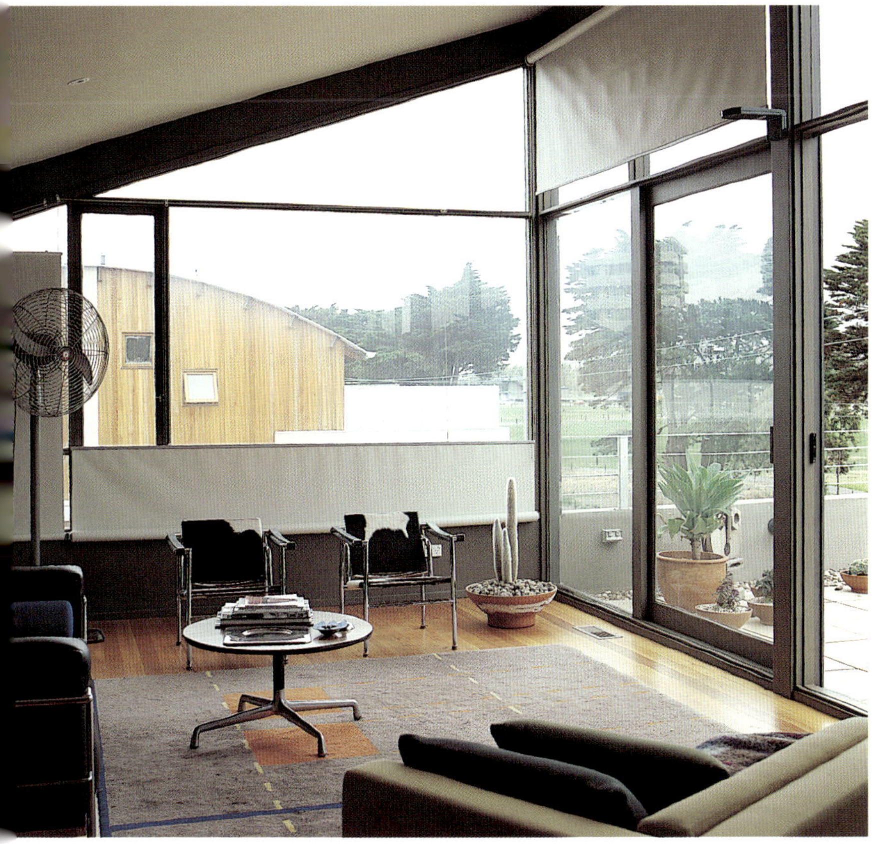

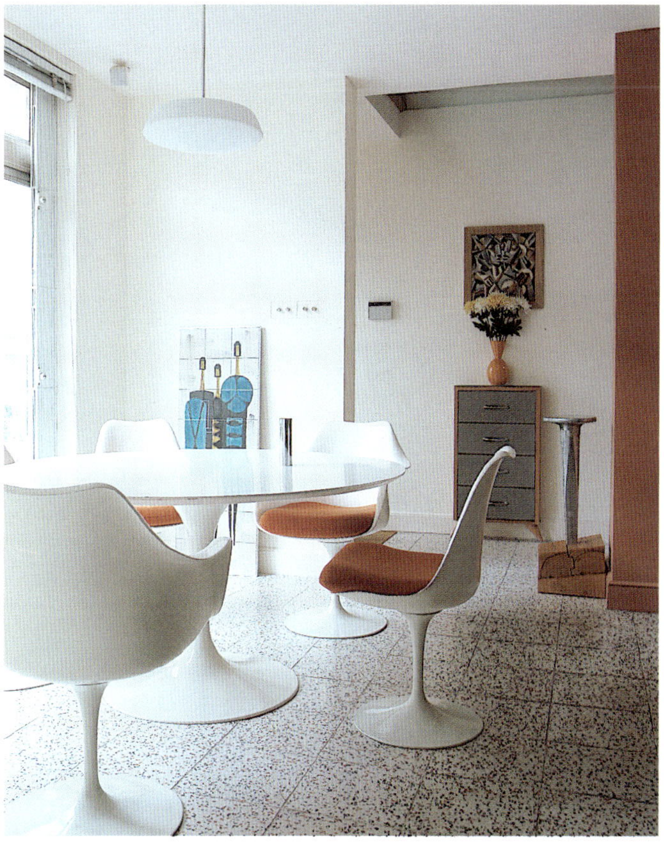

kühle, helle Farbschema, das zu dieser Zeit üblich war. Die gleiche Schlichtheit findet man in den klassischen skandinavischen Interieurs derselben Zeit.

Im kolonialistischen und föderalistischen Amerika wurden breitere Dielen verwendet, die zum Teil gestrichen oder mit einfachen Motiven bemalt oder schabloniert wurden. Flickenteppiche, geknüpfte oder gestickte Läufer, Wirkteppiche und gestrichene Bodenbeläge waren weitaus häufiger als feine, geknüpfte Teppiche.

Durch den Fortschritt der Industrialisierung wurden Teppiche billiger und leichter erhältlich. Neue synthetische Pigmente und Farbstoffe wurden entwickelt. Die im viktorianischen England erwachte Liebe zu Ornamenten zeigte sich in lebendigen Farben und detailreich gemusterten Teppichen. Diese bedeckten oft den kompletten Boden oder ließen einen nur kleinen Rand, wo sich der Holzboden zeigte. Manchmal wurde der Rand mit einem einfachen Wollteppich, Öltuch oder Leinwand abgedeckt. Bevorzugt wurden dunkle Farben, die zu der Holzeinrichtung paßten.

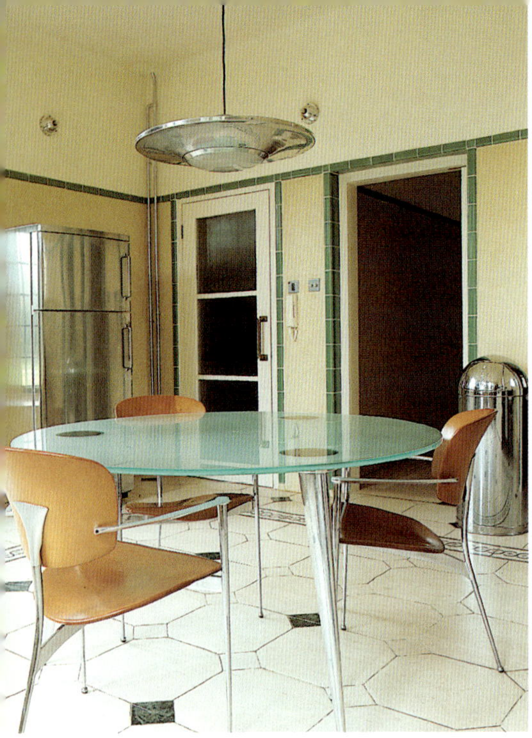

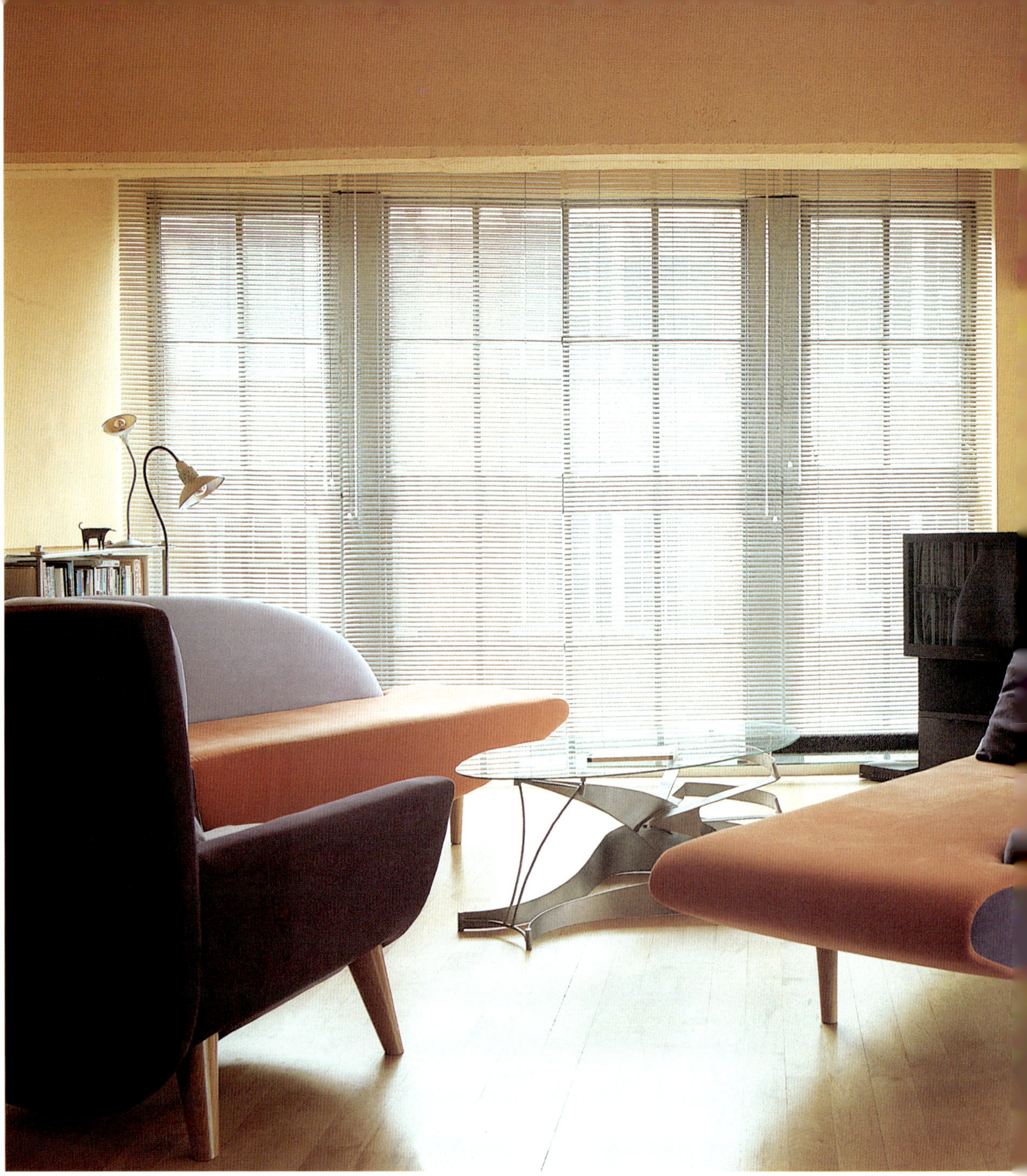

Oben: Eine Variation des traditionellen Musters aus hellen Achtecken und dunklen Einlegesteinen. Der sparsame Einsatz dunkler Karos hat eine moderne, frische Wirkung.

Rechts: Ein einfacher, glatter Fußboden wie dieses Parkett lenkt das Augenmerk nicht von den organischen Formen und den kräftigen Farben der Möbel ab. Das Licht, das durch die Jalousien fällt, wird vom Boden reflektiert und läßt den Raum, anders als bei einem Teppichboden, größer und freundlicher aussehen.

Ein Tierfell oder ein edler Läufer erhielten den Ehrenplatz vor dem Kamin.

Im Parterre, im Flur und in den Wirtschaftsräumen wurden die Böden schon immer aus schweren, haltbaren Materialien gefertigt. Früher wurden gebrannte Erde, Steine oder Ziegel verwendet, bis neue Materialien auf den Markt kamen. Enkaustische Fliesen mit gotischen Motiven drückten im 19. Jahrhundert die Faszination der mittelalterlichen Kunst aus. Seit der Mitte des letzten Jahrhunderts waren sie in England als Fußboden von Eingängen und Terrassen beliebt. Wachstuch war ähnlich einfach zu pflegen, eine billige Alternative, die oft mit überbordender Musterung viel teurere Materialien nachahmte. Sein Nachfolger, das Linoleum, tauchte etwa zur Jahrhundertwende auf.
Die Einführung des Linoleums ging einher mit einer veränderten Einstellung zur Hygiene. Der Wunsch nach Sauberkeit bewirkte, daß kleinere Läufer auf gebohnerten oder gebeizten Dielen die zimmergroßen Teppiche verdrängten. Allmählich wurden in unserem Jahrhundert die Einrichtungen freundlicher. Stab- und Fertigparkett wurden modern und – besonders unter dem Einfluß der Veränderungen in Kunst und Handwerk – Naturstein und Ziegel beliebt.

Im Laufe des 20. Jahrhunderts stieg die Zahl synthetischer Bodenbeläge beachtlich. Dazu wurden Fußbodenmaterialien aus aller Welt für viele erschwinglich. Gleichzeitig gab es eine Fülle von stilistischen Einflüssen, so unterschiedlich wie eine mediterrane Villa, ein traditionelles japanisches Haus, ein Landhaus aus Cornwall und ein Loft in Manhattan. Durch die High-Tech-Ästhetik wurden sogar Elemente aus Fabriken und Büros übernommen. Sie persönlich haben nun die Freiheit, jeden Stil zu kreieren, der Sie fasziniert. Einen sinnvollen Ansatzpunkt bieten der Baustil

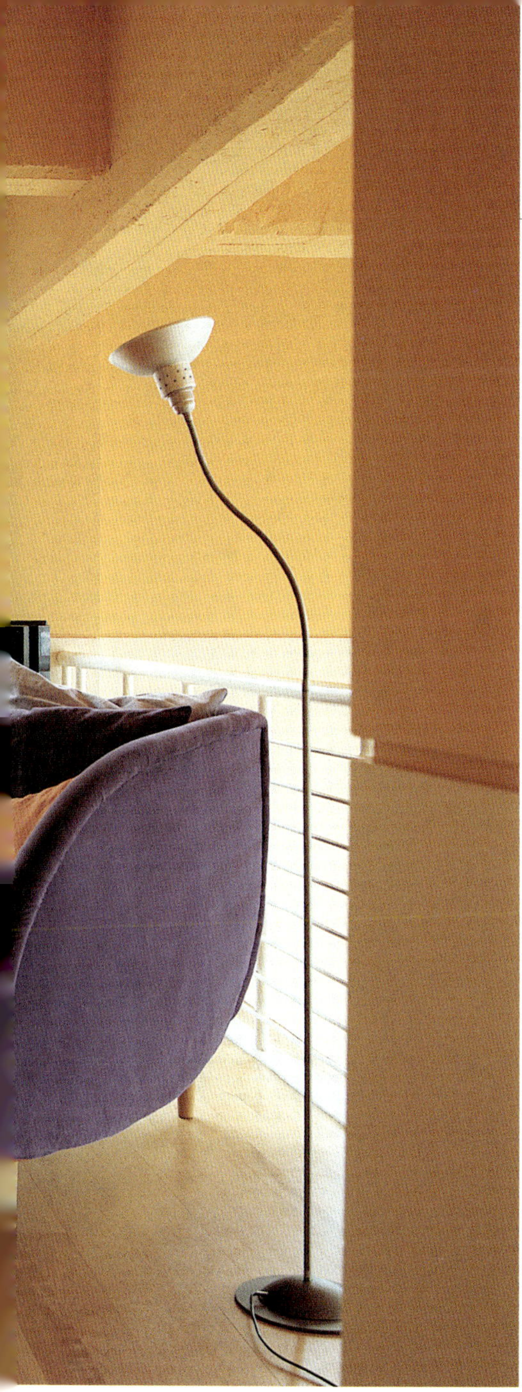

Unten: Beton hat sein Image als grauer Werkstoff übertriebener Sachlichkeit abgestreift und avanciert zu einem zeitgemäßen Fußbodenmaterial. Diese Betonplatten in einem intensiven Terrakottafarbton passen mit ihrer erdigen Ausstrahlung bestens zum Stil des Interieurs.

Unten rechts: Von Holzboden umgebene Teppicheinlagen erinnern in der Struktur an die traditionellen Tatamis-Matten in japanischen Häusern.

Ganz unten: Harmonisch und einfühlsam wurden in diesem alten Haus Fußbodenmaterialien kombiniert, denen man den Adel ihres Alters ansieht. Schwarzweiße Marmorplatten im Flur kontrastieren mit dem Parkett und dem Teppich im Wohnzimmer. Die Steintreppe wurde mit Teppich belegt, um den Schall zu dämpfen und sie komfortabler zu gestalten.

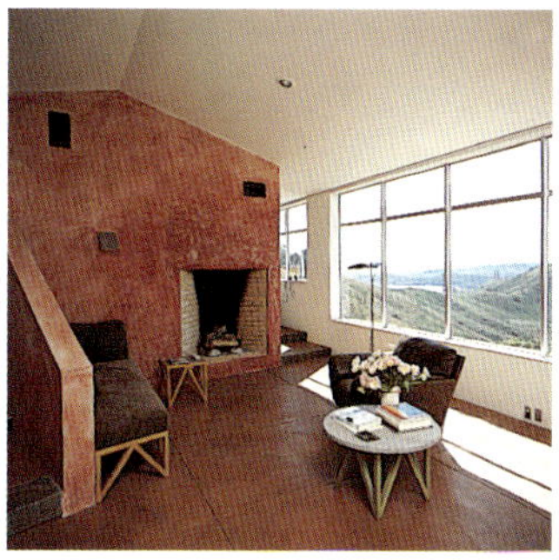

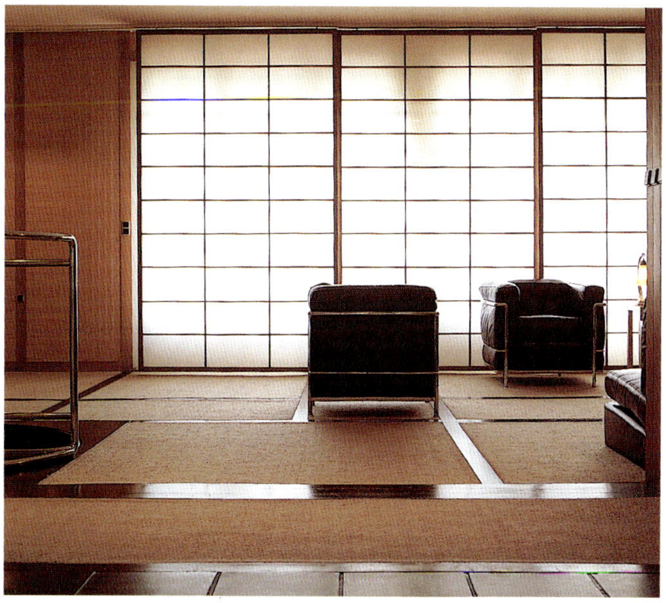

Ihres Hauses und die Zeit, aus der es stammt. Natürlich sind Sie nicht gezwungen, alle ursprünglichen Details bis zu jeder Türklinke hin zu bewahren. Einfühlungsvermögen in den Kontext bietet Ihnen aber eine Leitlinie für Ihre Entscheidungen. Der Fußboden ist im wahrsten Sinne des Wortes eingebaut und verwoben mit der Konstruktion des Hauses. Wenn Ihr Haus eine Spur architektonischer Eigenständigkeit besitzt, wird es sich deshalb lohnen, die vorhandene Substanz zu bewahren oder wieder offenzulegen.

Das wachsende Interesse an stilgerechten und historischen Interieurs bewirkt, daß man relativ leicht an die nötigen Informationen und Materialquellen kommt, um einen Originalfußboden zu restaurieren. Nicht jeder wird Parkett oder Fliesen entdecken, wenn er im Eßzimmer bröckelndes Linoleum entfernt. Doch ist es gar nicht selten, daß unter einem billigen „Zweckboden" ein relativ intakter Originalfußboden begraben liegt. Ihn offenzulegen, fehlende Stellen zu ersetzen und ihn wieder herzurichten, schafft einen charaktervollen Boden, der Zeit und Kosten der Restauration vergessen läßt.

Doch Sie brauchen wirklich nicht in einem Bauernhaus zu leben, um urwüchsige Materialien, natürliche Farben und rauhe Texturen zu lieben. Sie müssen auch keinen alten Adelssitz bewohnen, um an alten Steinplatten oder Hartholzparkett Gefallen zu finden. Wenn Sie ein Gespür für Ihren ganz eigenen Geschmack haben und für das, was Sie erreichen wollen, werden Sie lebendigere Ergebnisse erzielen als durch Nachahmen stilistischer Vorlagen.

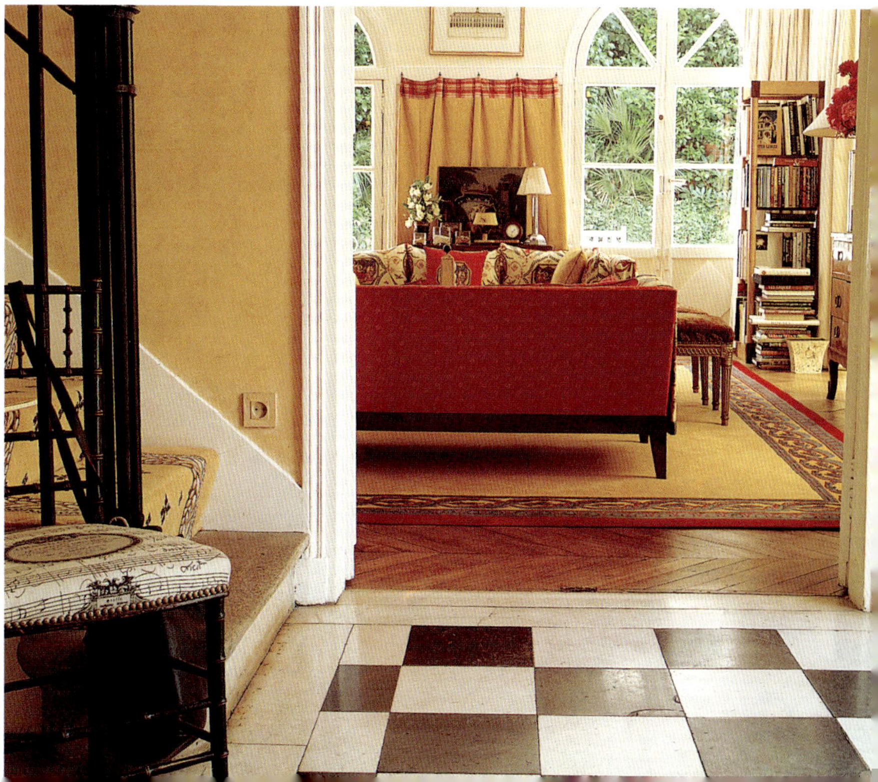

Größe und Proportion

Die meisten Menschen wünschen sich größere Räume in ihrer Wohnung. Die empfundene Raumgröße hängt aber nicht nur von den tatsächlichen Maßen, sondern auch von der Art der Inneneinrichtung ab. Die Wahl des richtigen Fußbodens ist ein wichtiger Weg, ein Gefühl von Weite und Großzügigkeit zu erzeugen.

In sehr kleinen Wohnungen und Häusern nehmen Sie am einfachsten überall denselben Boden. Das verbindet die beengten Räume und wirkt dem Mangel an Größe entgegen. Kleine Wohnungen haben einen relativ hohen Anteil an Fluren und Durchgangsräumen. Dadurch nimmt man den Wechsel vom einen in den anderen Raum stärker wahr. Liegt überall derselbe Fußboden, wird diese Wirkung verringert, da die Durchgangsräume weniger auffallen.

Sicher kann ein solcher Fußboden etwas brav wirken, und endlose Flächen eines neutralen Teppichbodens sind unzweifelhaft langweilig. Allerdings gibt es viele Alternativen, welche die Raumwirkung verbessern. Das Geheimnis liegt in der Wahl von Materialien, die eigene Lebendigkeit ausstrahlen. Ein Boden aus Naturfasern wie Sisal, Jute oder Kokos ist ansprechender als ein Veloursteppichboden. Die Unregelmäßigkeiten der Schlingen und die Textur der Fasern geben ihm eine weitere Dimension. Es ist fast unmöglich, den gleichen Fußboden überall zu verlegen. Im Bad und in der Küche wird man sich für ein anderes Material entschließen. Aber nichts hindert Sie daran, in allen Räumen für den Boden das gleiche Farbschema zu nehmen. Linoleum, Vinyl und Fliesen sind in so vielen Farbtönen erhältlich, daß es kein Problem sein wird, etwas zum restlichen Boden Passendes zu finden.

In weiten, großen Räumen, bei verschieden genutzten Bereichen eines Raumes oder unterschiedlichen Niveaus wird man die Differenzierung der Gleichförmigkeit vorziehen. Unterschiedliche Fußböden helfen, die einzelnen Bereiche zu markieren und monotone Flächen aufzubrechen. Unabhängig von praktischen Aspekten sehen große, freie Flächen oft gestaltlos aus. Nehmen wir ein extremes Beispiel: In einem Loft oder einem umgebauten Lagerhaus steckt das Potential zu einem der spannendsten „Lebensräume“. Damit der Raum freundlich wirkt, sollte er wie eine Reihe von miteinander in Bezug stehenden Bereichen behandelt werden. Bliebe er als große ungegliederte Halle – in der Möbel und Einrichtung aussehen, als wären sie wahllos verstreutes Strandgut –, wäre man eher eingeschüchtert als beeindruckt. Wenn Sie also das Gefühl der Weite erhalten wollen, ohne bedrückende Monotomie zu erzeugen, verwenden Sie unterschiedliche Bodenmaterialien für unterschiedliche Bereiche. So wird eine gewisse Abgeschlossenheit suggeriert, die das Wohnen darin einfacher macht.

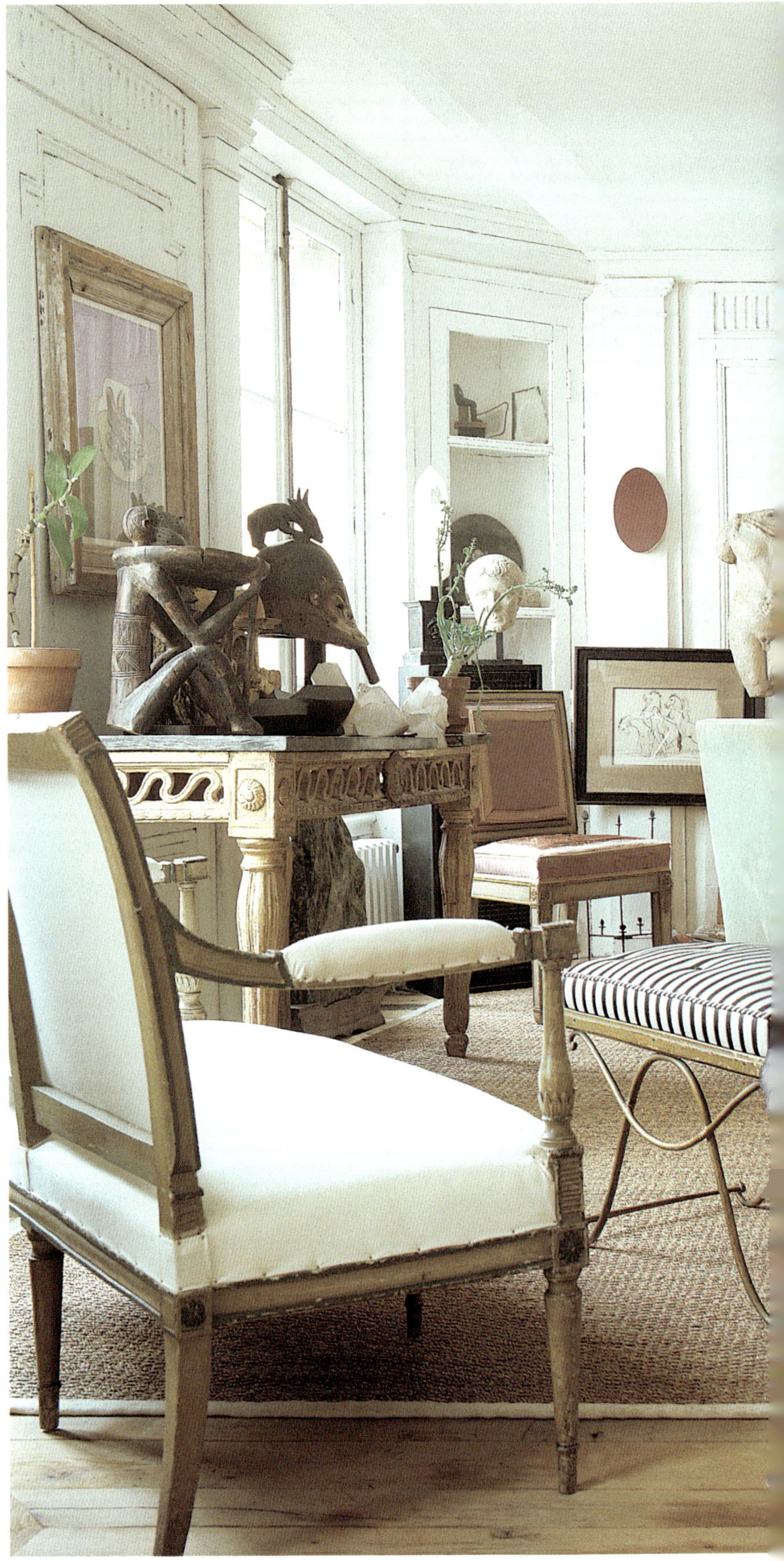

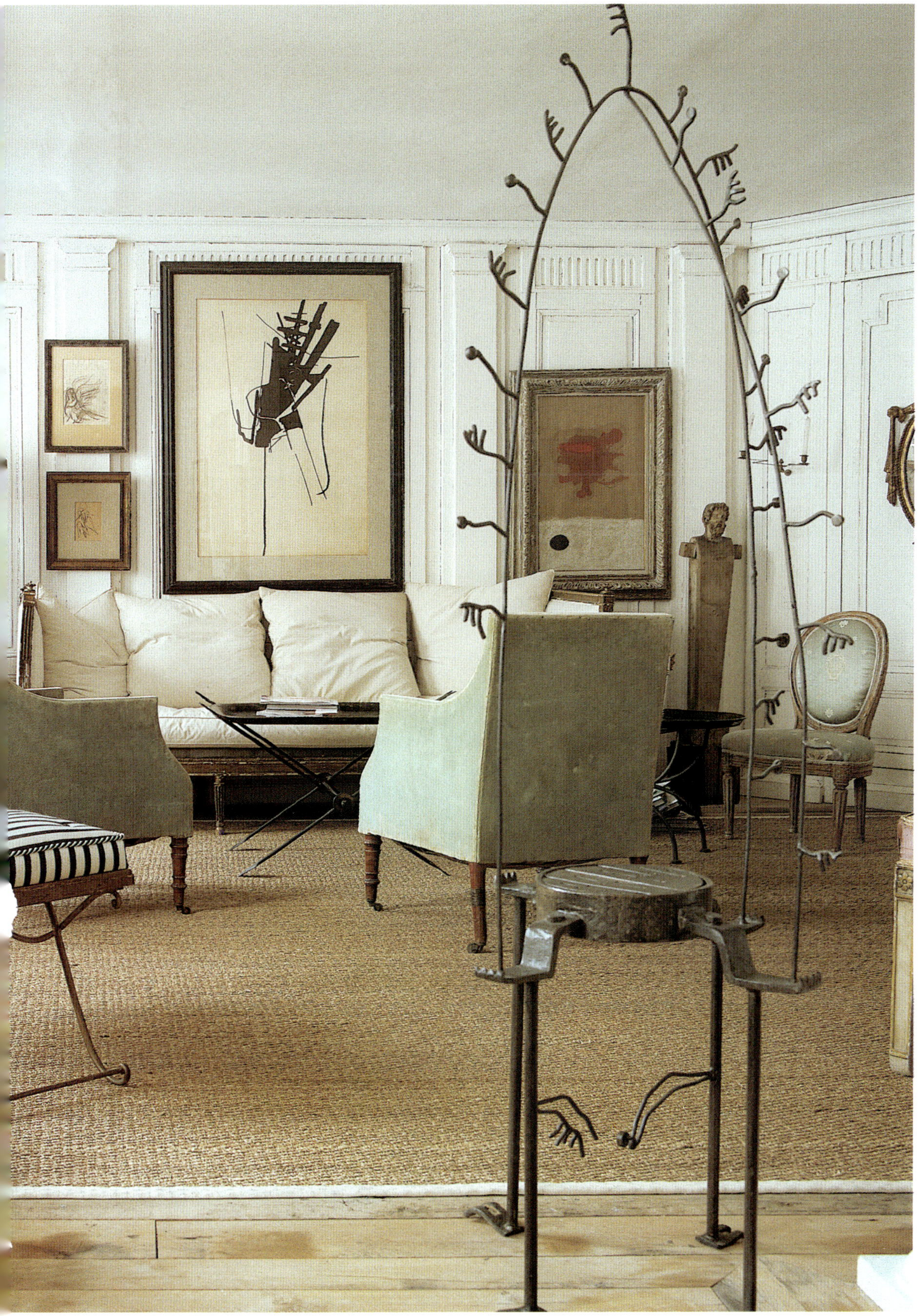

Links: Kontrastierende Texturen sind ein wichtiges Element der Innenarchitektur, wenn der Hintergrund nicht hervorstechen soll. Hier wurden Sisalmatten lose auf freigelegte Eichendielen gelegt. Die groben, ungleichmäßigen Schlingen und die ausgeblichene, alte Holzoberfläche bilden ein perfektes Paar. Wenn Materialien kombiniert werden, kommt es ganz besonders auf Details an. Ein Jutestreifen, der die Matte umsäumt, verhindert zum einen das Ausfransen, zum anderen definiert er eine saubere Grenzlinie.

Unten: Die Einfachheit minimalistischer Einrichtung täuscht oft, denn sie bedarf eines hohen Maßes an Perfektion bei Planung und Ausführung. Eine versenkte Sockelleiste sorgt für einen exakten Abschluß des Holzbodens zur Wand. Diese scheint dadurch über dem Boden zu schweben, und die skulpturale Eigenschaft der Architektur wird hervorgehoben.

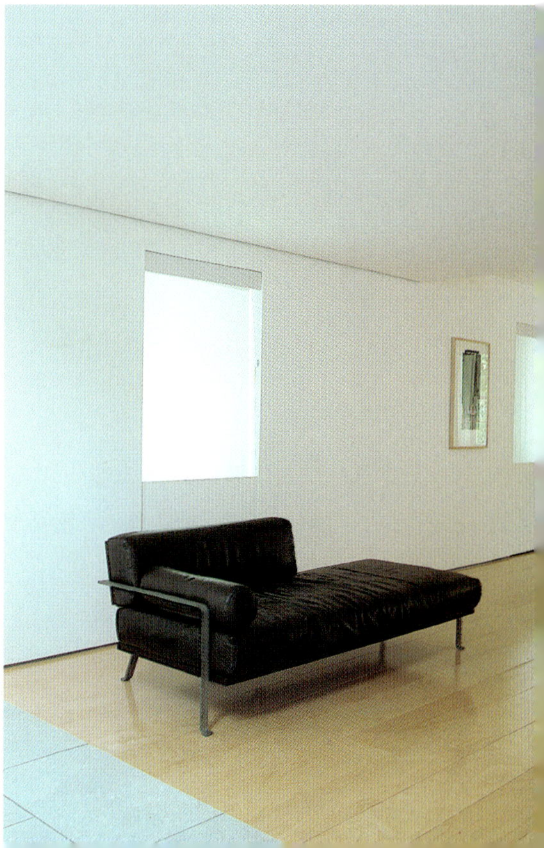

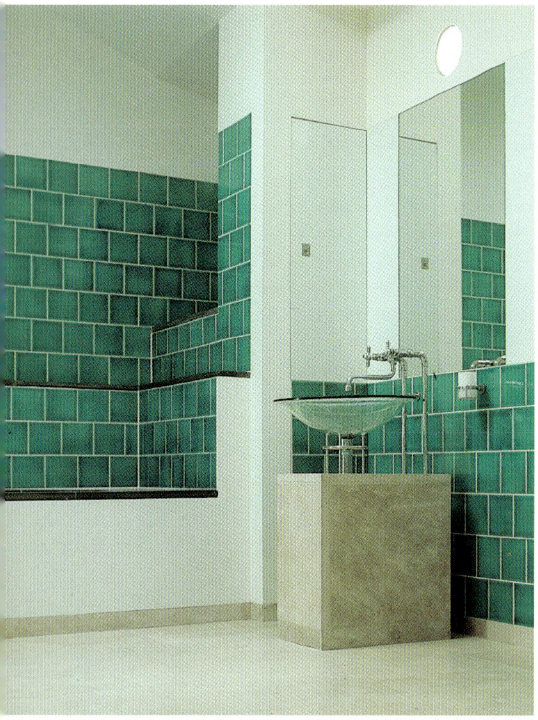

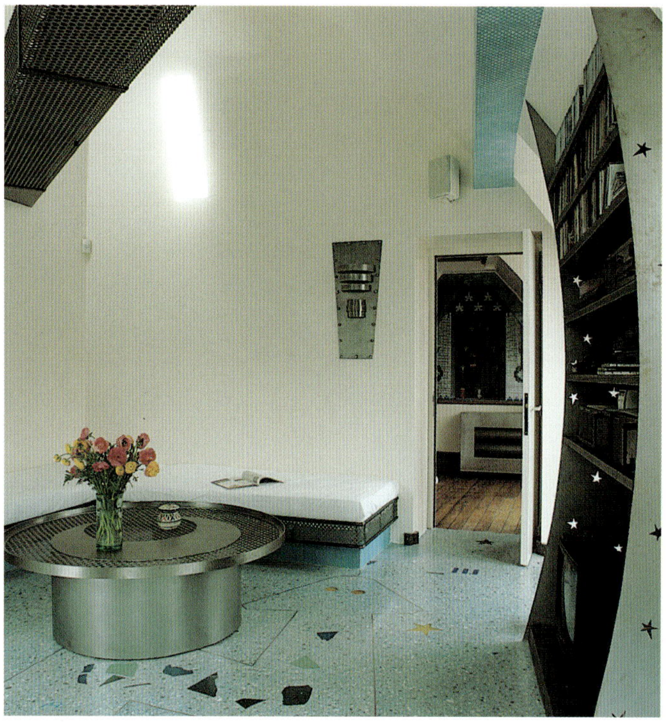

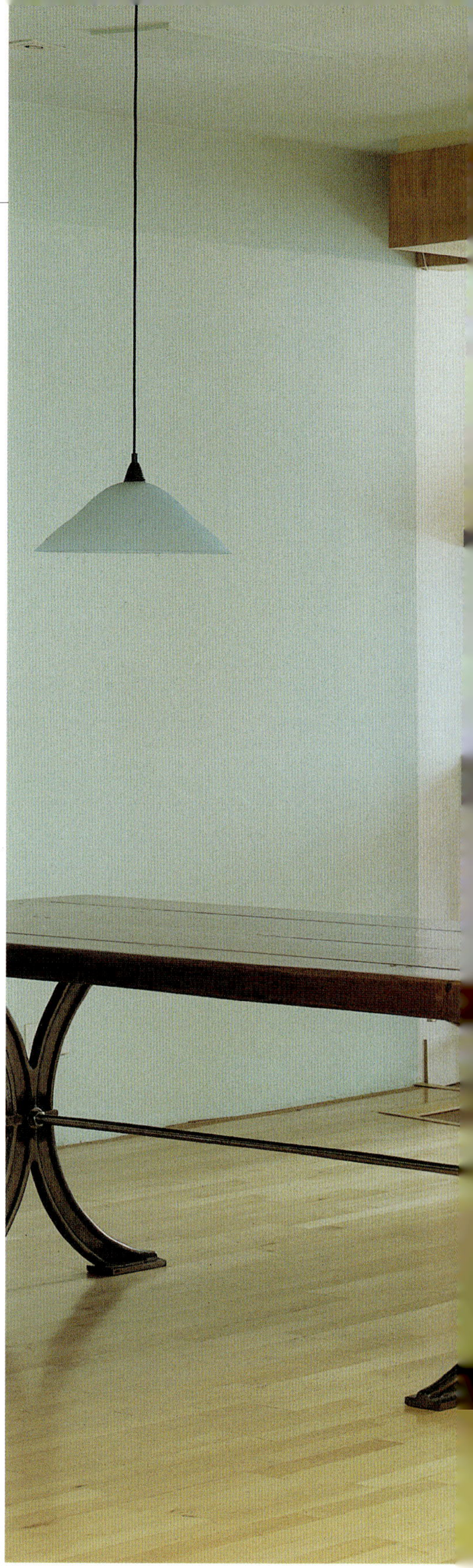

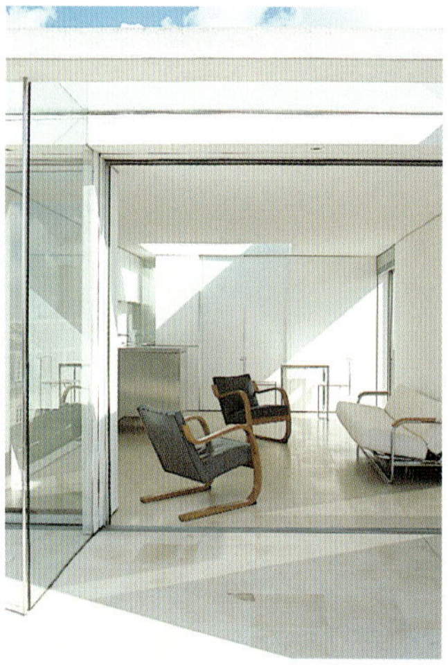

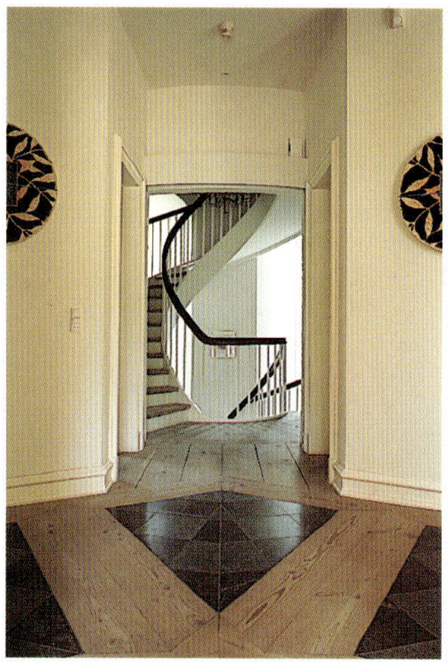

Weitere Faktoren beeinflussen unsere Wahrnehmung von Größe und Proportion. Allgemein erhöhen helle, neutrale Farben den Eindruck von Licht und Raum, während dunklere Töne Wärme und Geborgenheit vermitteln. Ebenso sind harte, glänzende Oberflächen wie lackiertes Holz oder Fliesen geeignet, ein Gefühl der Weite zu erzeugen, wohingegen lichtschluckende, matte Oberflächen wie etwa ein Teppich den gegenteiligen Effekt haben.

Besteht der Fußboden aus zusammengesetzten, sich wiederholenden Elementen, wie bei Fliesen oder Parkett, spielt auch das verlegte Muster ein Rolle. Wird Parkett in Längsrichtung des Zimmers verlegt, so leitet es das Auge. Fischgrätmuster bei Ziegeln oder Parkett ist dynamischer als ein Flechtmuster, denn es hat den Anschein von Richtung und Bewegung. Die Größe der Fliesen sollte auf die Raumgröße abgestimmt sein. Ein weites Raster großer Fliesen oder Platten unterstreicht die Wirkung einer großen Fläche – genauso lenkt es aber auch die Aufmerksamkeit auf den Raummangel eines kleines Zimmers.

Doch jede Regel ist da, um gebrochen zu werden. In einem kleinen, begrenzten Raum kann es eine mögliche Lösung sein, spielerisch mit leuchtenden Farben und geometrischen Mustern auf die Begrenzung einzugehen. Kräftige Farben wirken belebend, doch nicht im Zuviel. Was sparsam verwendet gut aussehen mag, kann in größeren Mengen dominant und erschlagend sein.

Ganz oben links: Kühl und leicht monumental kontrastiert Kalkstein mit grünen Fliesen.

Ganz oben Mitte: Eine moderne Anspielung an den maurischen Stil, Terrazzo mit bunten Bruchstücken.

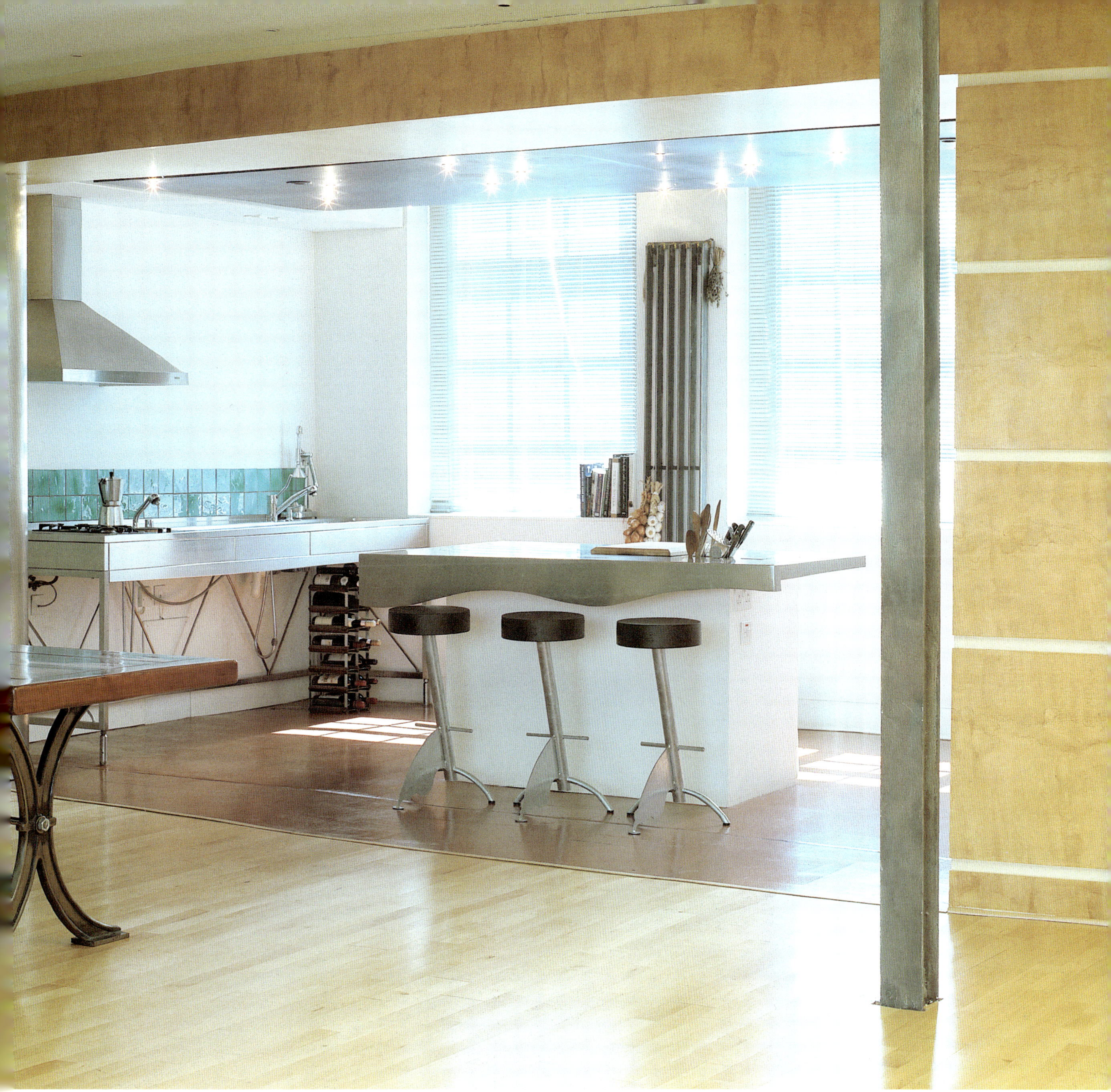

Gegenüber Mitte: Der Boden aus hellem, französischem Kalkstein wurde vom Wohnraum auf die Terrasse ausgedehnt, so daß die Grenze zwischen drinnen und draußen verwischt. Wenn Sie draußen nicht dasselbe Material verwenden können wie drinnen, erzielen Sie einen ähnlichen Effekt, indem Sie entweder ein witterungsfestes Material aus derselben Familie oder eines ähnlicher Farbe und Textur wählen.

Gegenüber unten: In einem Holzfußboden wurden Steinplatten in Pfeilform eingelegt. Es ergibt sich ein dynamischer Effekt hin zum angrenzenden Treppenhaus.

Oben: In großen Räumen besteht die Herausforderung, Bereiche zu schaffen, ohne die Großzügigkeit zu zerstören. In dieser Küche wurde – im Kontrast zum Hartholz der anderen Bereiche – Gummi verlegt.

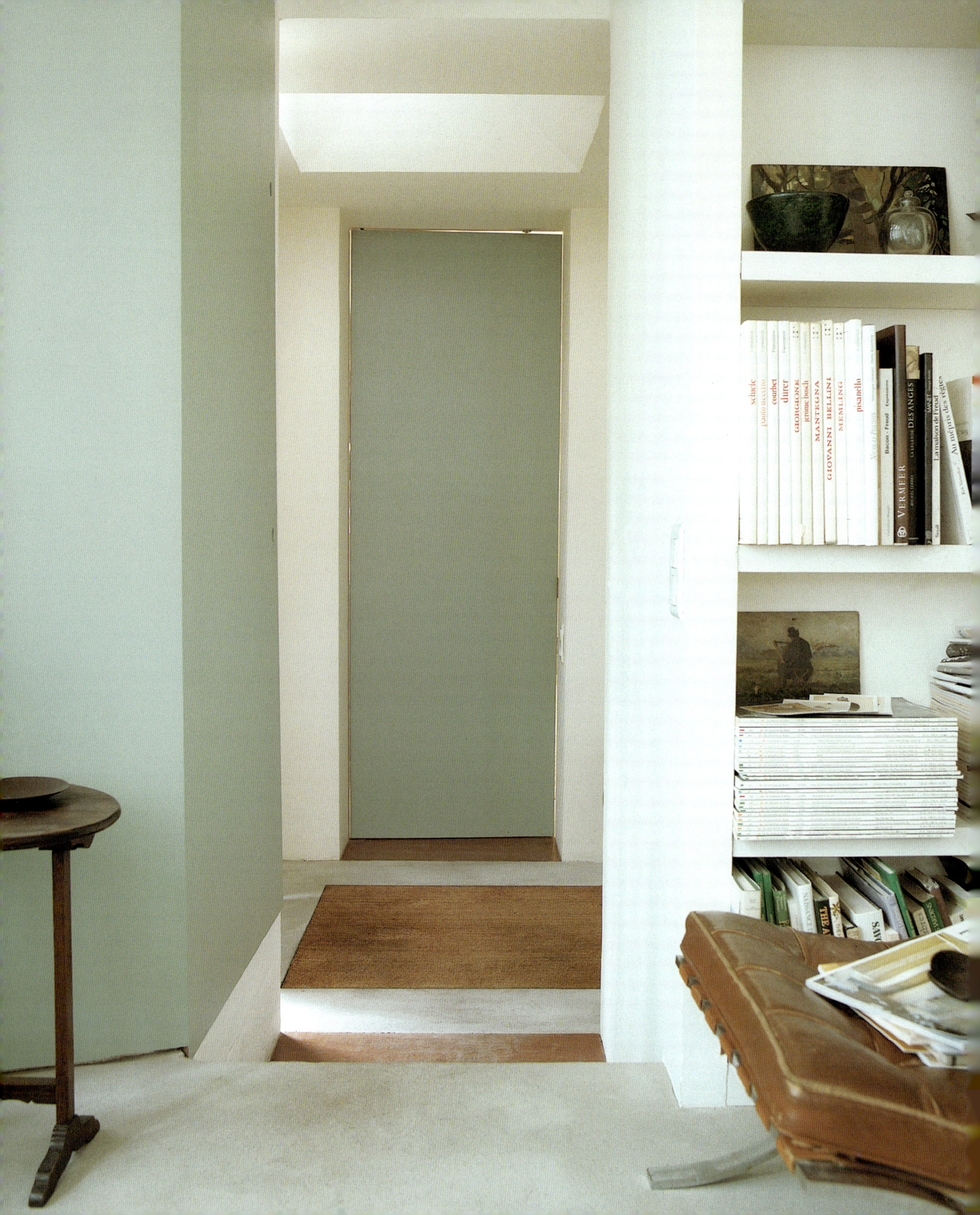
schiele
paolo uccello
courbet
dürer
GIORGIONE
jerome bosch
MANTEGNA
GIOVANNI BELLINI
MEMLING
pisanello
Bacon - Freud
VERMEER
DES ANGES
La maison de Freud
Au mépris des règles

Verbindungen und Kombinationen

Im Freien registrieren wir sehr genau die Veränderungen im Terrain. Bei einer Wanderung freuen wir uns, wenn die Füße auf abwechslungsreichem Boden gehen. Das Knirschen des Kieses, das Federn eines Waldbodens, das helle Rascheln von Herbstlaub, all das sind belebende Reize. Umgekehrt werden wir das Spazierengehen in der Stadt bald leid, wenn wir immer nur Asphalt unter uns haben.

Für dieselbe Freude am Boden können Sie auch zu Hause sorgen. Manchmal, besonders wenn der Raum knapp ist, ist es nötig, überall den gleichen Fußboden zu haben. Aber in den meisten Fällen belebt eine Kombination verschiedener Materialien die Wohnung (das gilt natürlich nicht für sich beißende Farben und höchst unterschiedliche Muster). Vielmehr sollen Sie sich bewußt machen, wie ein Wechsel von Texturen und Oberflächen, eine feine Verschiebung in der Ausstattung von einem zum nächsten Raum eine reizvolle Lebendigkeit ausstrahlen kann.
In einem weiten Raum erhalten Sie die gewünschte Differenzierung am leichtesten durch einen oder eine Reihe von Teppichen. In einem großen Zimmer mag ein Teppich helfen, die Sitzgruppe optisch zusammenzuhalten, während in einem kombinierten Wohn- und Eßzimmer ein Teppich unter Tisch und Stühlen einen Hauch von Würde und Festlichkeit vermittelt. Es ist wichtig, die richtige Teppichgröße zu wählen. Kleine, auf einer großen Fläche verstreute Läufer wirken nur verloren.

Oft sprechen praktische Überlegungen für verschiedene Bodentypen in einem Raum. Befindet sich die Küche im Eß- oder Wohnzimmer, wird man dort, wo gekocht und Essen zubereitet wird, einen robusten, leicht zu reinigenden Boden wählen, während man sich im restlichen Zimmer für einen weicheren Boden entscheidet.
Zum Auffinden einer natürlichen Stelle für die Trennlinie gehen Sie von der Raumgeometrie und den Nutzungsvorgaben aus. Wurde die Wand zwischen zwei Zimmern durchbrochen, ist die Linie der ehemaligen Trennwand eine geeignete Stelle, den Boden zu wechseln, insbesondere wenn an der Decke ein Bogen oder an den Seiten Wandstücke auf die ehemalige Trennung verweisen.

Am dezentesten variieren Sie den Boden, indem Sie ein anderes Material mit gleicher Farbgebung wählen. In einem Eßzimmer mit Küche könnten beispielsweise ein heller Hartholzboden im Eßbereich und helle Fliesen im Küchenbereich eine fast nahtlose Verbindung eingehen.

Stärkere Kontraste durch Farben, Materialien oder Muster können aber auch interessant sein. Wo es keine vorgegebene Stelle für einen Materialwechsel gibt, er auch nicht durch die Nutzung definiert wird, können Sie die Flächen freier aufteilen. Oft gelingt

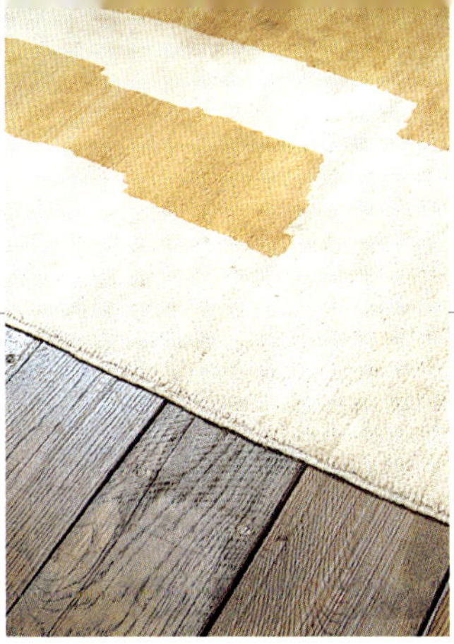

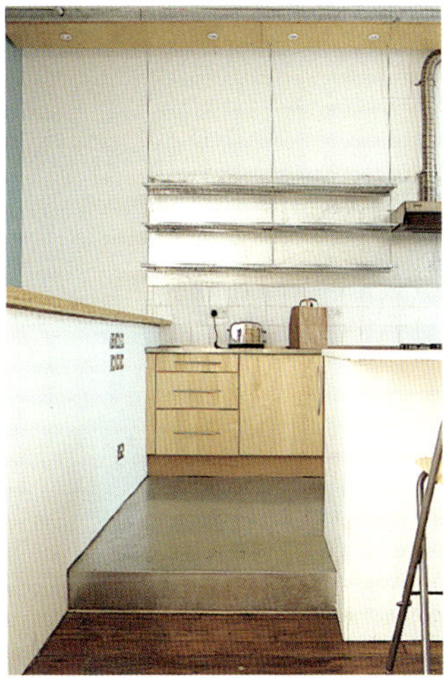

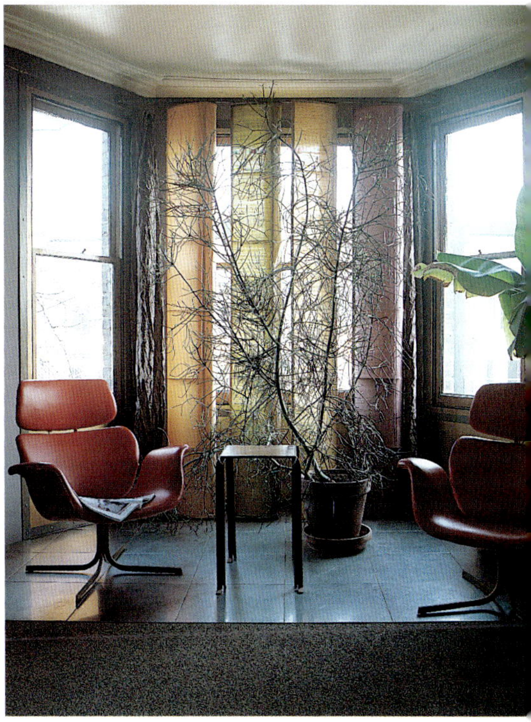

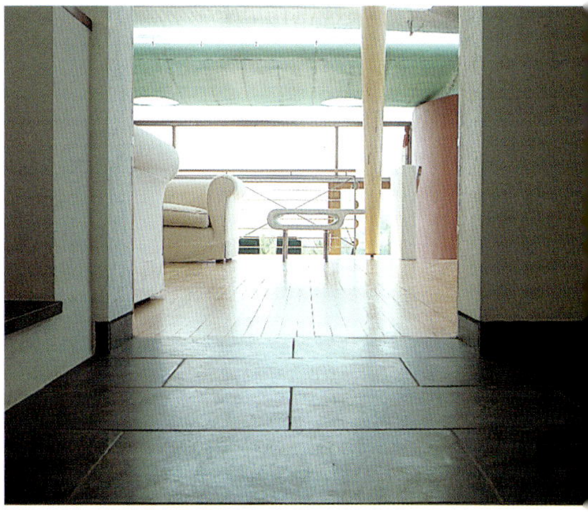

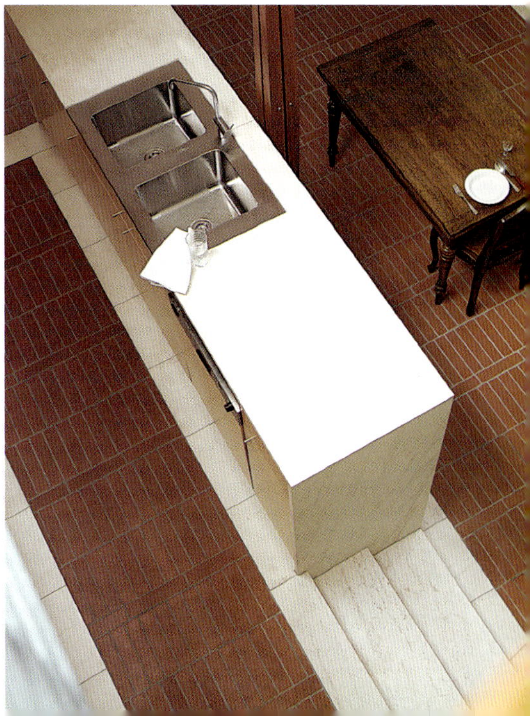

Ganz oben: Ein Läufer auf Dielen, so simpel kann ein Materialmix sein.

Oben: Die Materialkombination der Küchenmöbel wird am Boden wiederholt. Der Metallboden der Küche trifft auf Holzdielenboden.

Gegenüber: Feine texturale Unterschiede, Beton mit einer großzügigen Kokosmatteneinlage trifft auf Holz.

Oben rechts: Die Variation des Materials bei Beibehaltung der Farbe verhindert unangenehme Kontraste. Edelstahlplatten und Kiesel in einem Kunstharzbett bilden ein ungewöhnliches Paar.

Mitte rechts: In versetzten Reihen verlegter Schiefer führt hinaus auf einen lichten Ahornboden.

Unten rechts: Starke Kontraste können so lohnend sein wie dezente Kombinationen. Hier werden Ziegel durch einen weißen Marmorrand belebt. Eine sehr ökonomische Art, teure Materialien zu verwenden.

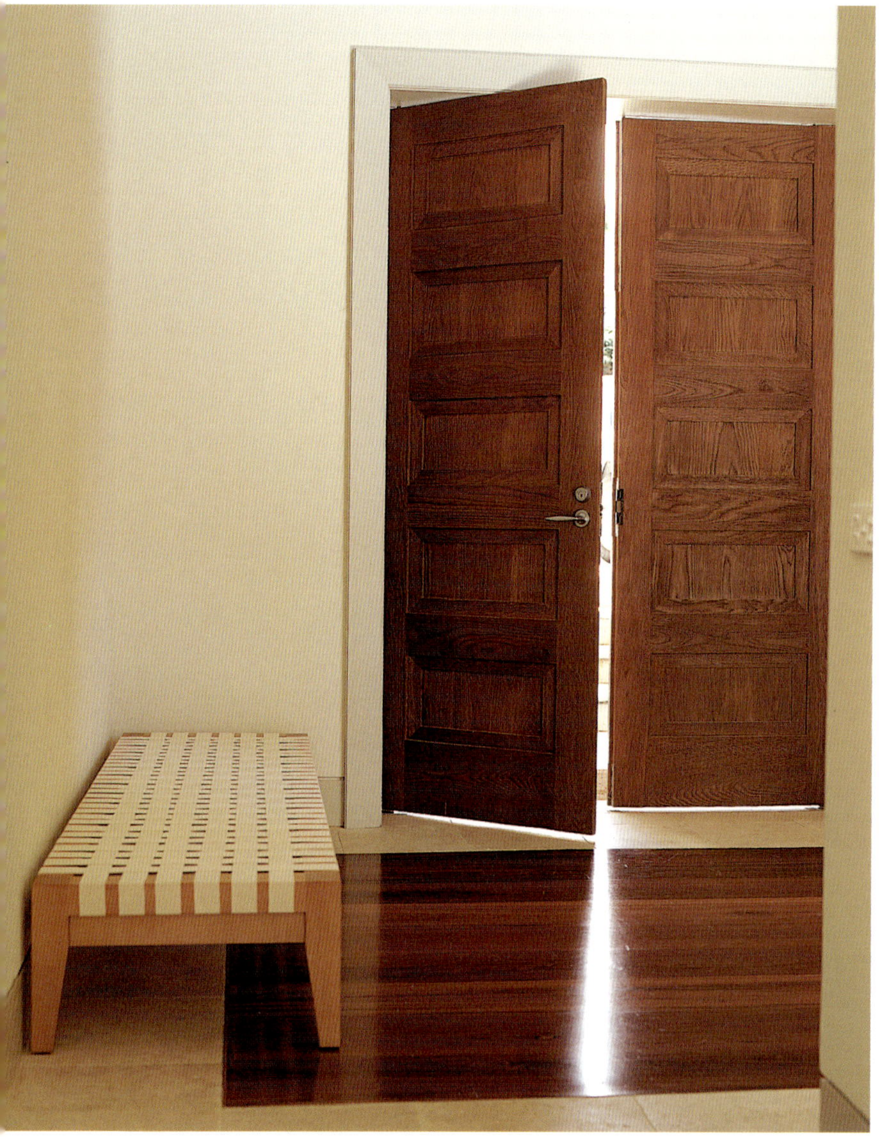

Links: Eine Studie in Eleganz bildet dieses ungewöhnliche Materialpaar. Wiederverwendetes Eukalyptusholz (Eisenrindenbaum) ist von Saturnia-Stein, einem ungefüllten Kalksinterstein, umgeben.

Rechts: Die Grenze zwischen drinnen und draußen wird hier durch den Wechsel von warmem Holzboden zu Steinplatten markiert.

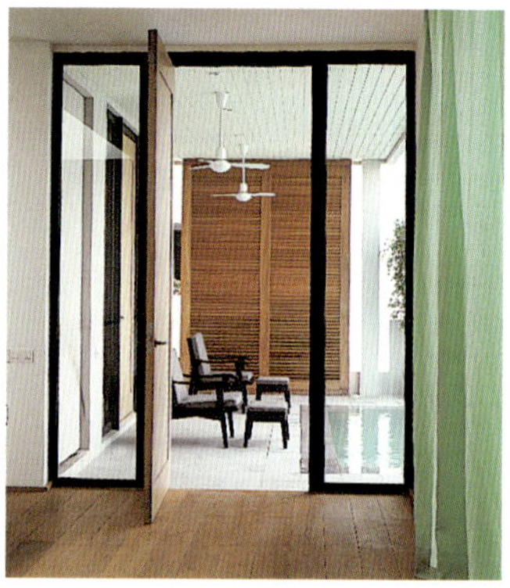

das am besten, wenn Sie gleiches Material mit unterschiedlichen Farben oder Muster wählen. Linoleum eignet sich hervorragend dazu: Es lassen sich durch kontrastierende Farben die Flächen in geschwungenen Linien voneinander abgrenzen. Eine billige und schnelle Lösung, Dielenbödenbereiche zu trennen, sind gemalte oder schablonierte Begrenzungen. So erzeugen Sie einen Raum im Raum. Oder Sie nehmen gemusterte Fliesen auf einem ansonsten ungemusterten Fliesenboden. Im allgemeinen sollten mit Teppichen keine starken Kontraste erzeugt werden. Teppiche unterschiedlicher Farbe, Musterung oder Struktur sind am besten zu kombinieren, wenn ein anderer, vermittelnder Fußboden dazwischen liegt.

Verschiedene Niveaus sind ebenfalls eine gute Begründung für verschiedene Fußböden; manchmal besteht dazu sogar Notwendigkeit. Dazu kommt der Aspekt der Sicherheit. Ist ein Teil des Raumes eine Stufe höher oder tiefer als der Rest, so läßt sich der Übergang durch eine Änderung im Fußbodenmaterial auffälliger gestalten und die Unfallgefahr verringern.

Rechts: Wenn es Stellen gibt, wo man durch mehrere Räume schauen kann, so bieten verschiedene Böden einen interessanteren Anblick, und die Wohnung erhält mehr Charakter. Schwarzweißer Marmor im Flur trennt hier ein Parkett im Fischgrätmuster auf der einen und Dielen auf der anderen Seite.

Ganz rechts: Farblich passend trifft der Sisalboden des Flurs auf das Parkett. Metalleisten sorgen für eine saubere Verbindungsstelle.

Gegenüber: Ein provokanter Materialmix – ein purpurner Teppich mit Troddeln liegt auf einem geprägten Gummiboden.

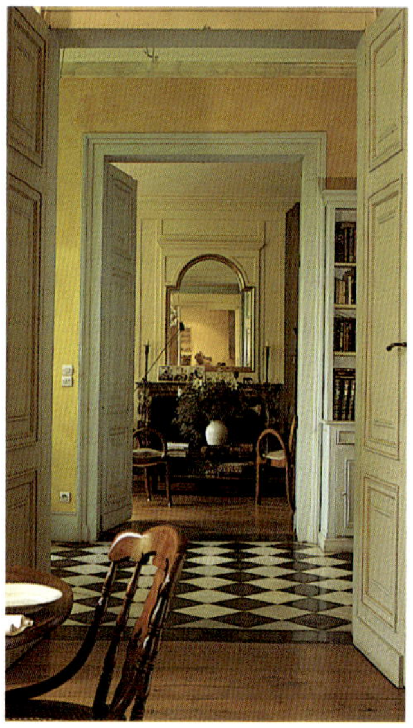

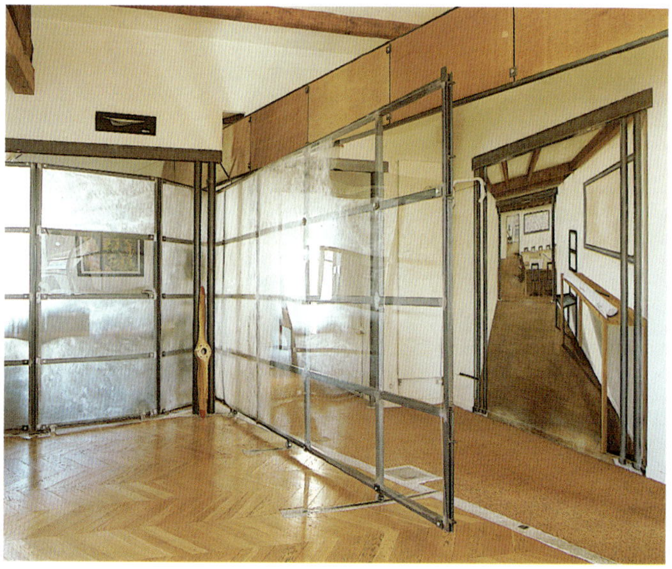

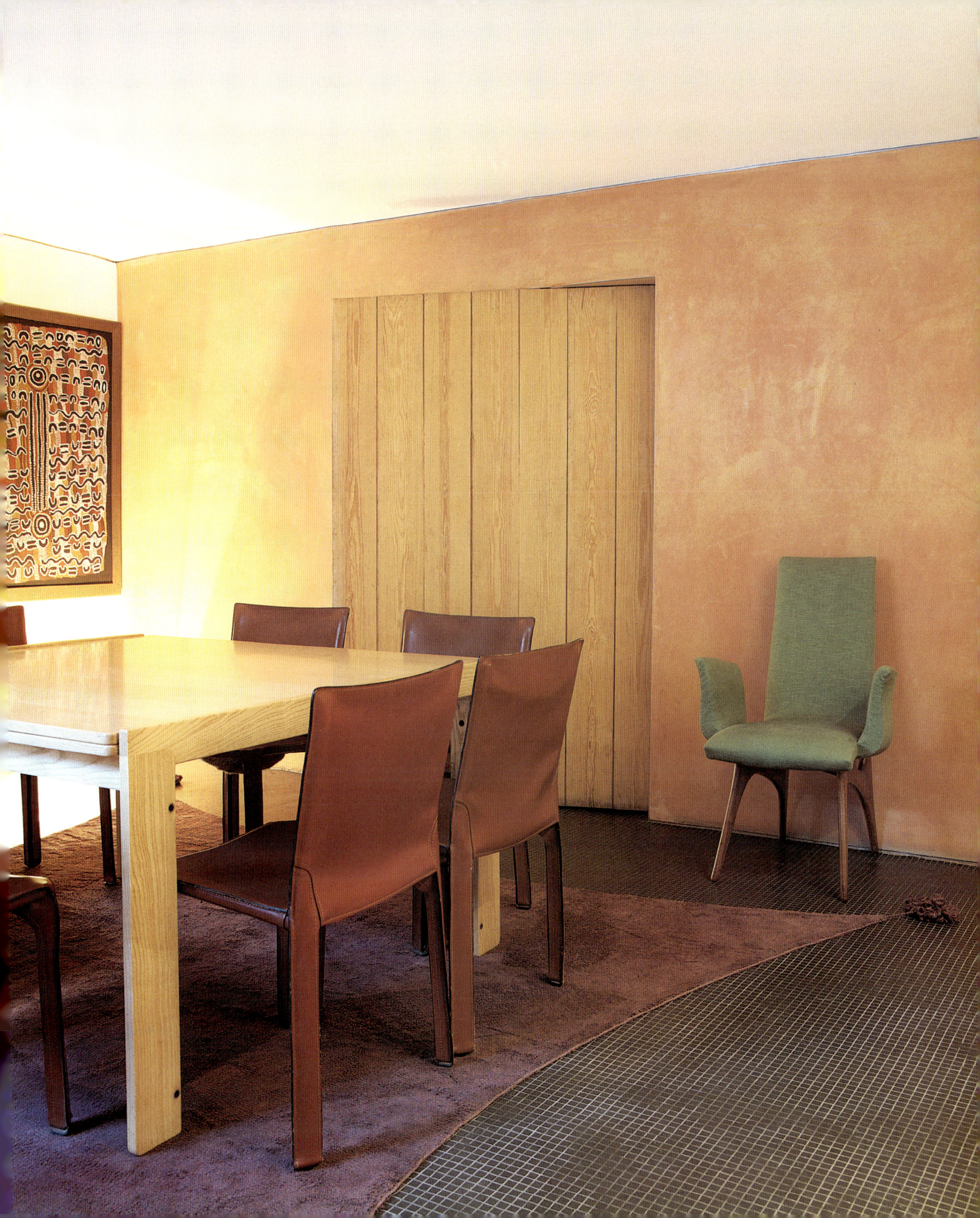

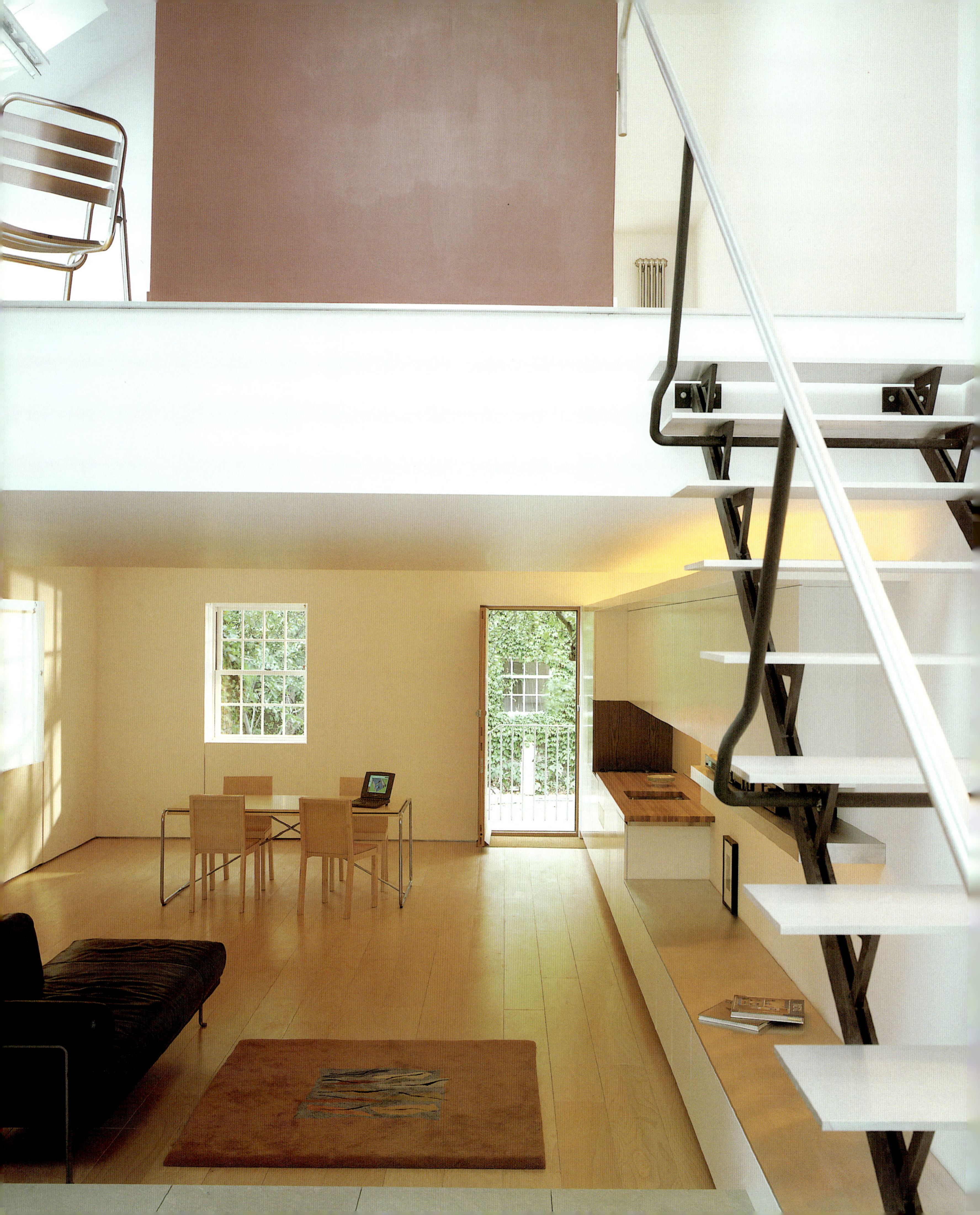

Gegenüber (und oben links): Zwei Niveaus sind idealer Anlaß, Materialien zu kombinieren. Hier führt eine Metalltreppe auf einen Absatz mit Steinplatten. Von dort geht es eine Stufe herab auf einen Fußboden aus Buchenholz.

Oben Mitte: Der praktische Küchenboden aus Spaltplatten und der Hartholzboden mit dem gewebten Läufer bilden einen sanften Übergang.

Oben rechts: Ein texturaler Kontrast entsteht hier durch Berber-Schlingenware auf Schiefer.

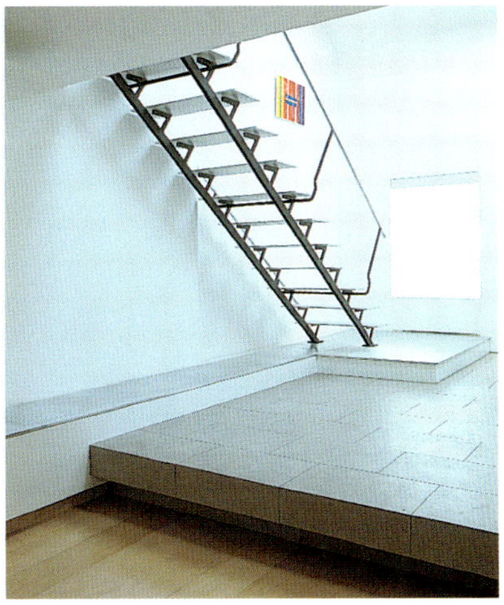

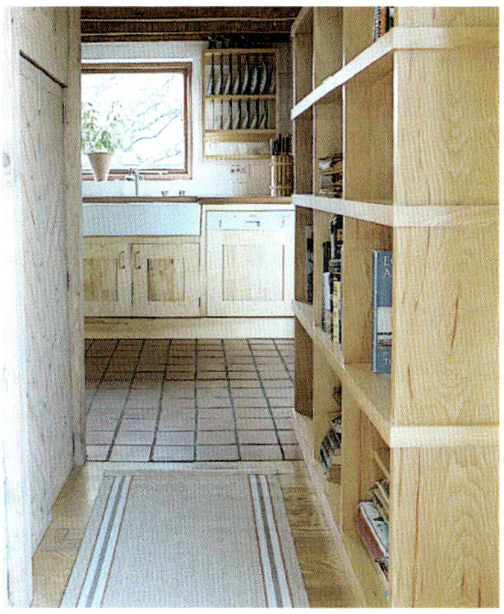

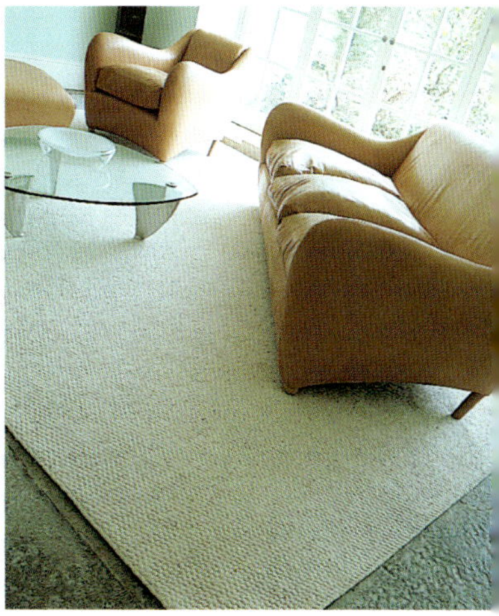

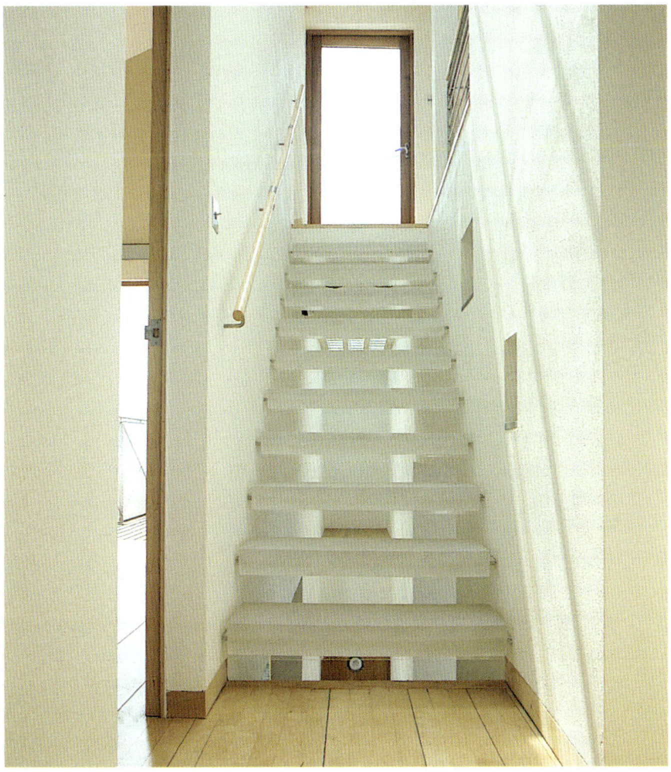

Oben: Nichts macht mehr Eindruck als ein gläserner Fußboden. Die Glasstufen sind das Highlight in dieser Wohnung.

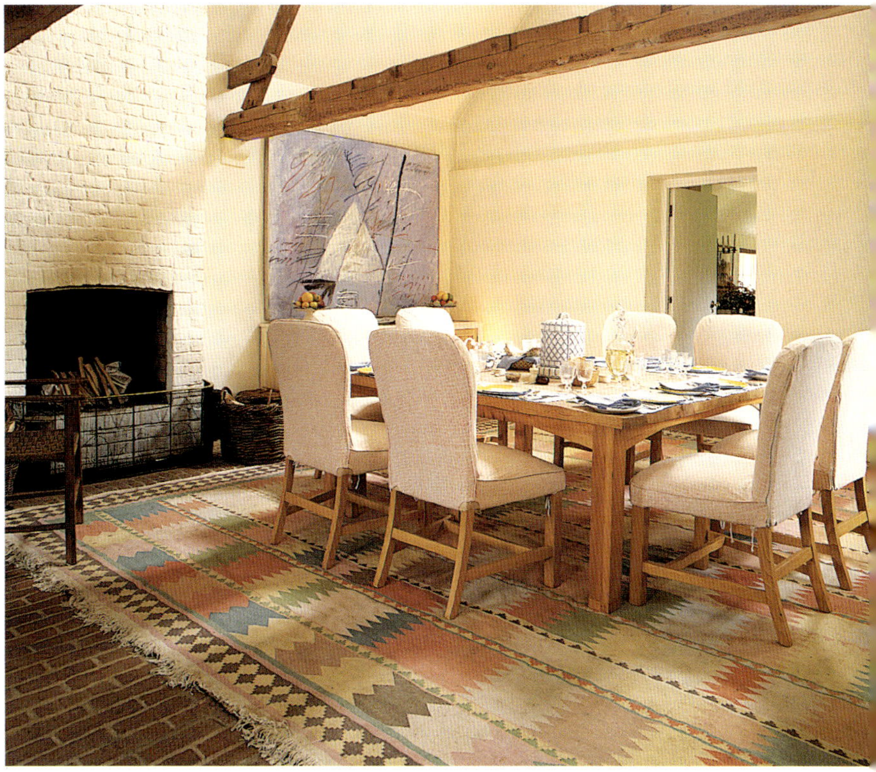

Oben: Der weiche Farbton der Ziegel paßt bestens zu den gestrichenen Wandziegeln. Ein Webteppich definiert die Eßecke.

Treppen erfordern einen Wechsel in der Gangart, sind also prädestiniert für eine Variante des Fußbodenmaterials. Ein pompös geschwungenes Treppenhaus, das in die Eingangshalle herabführt, kann durch einen solchen Kontrast in seiner Wirkung verstärkt werden. Aber auch eine schlichte Treppenflucht kann so ihr Aussehen verwandeln.

Ein anderer Trick ist die Verwendung von zwei Materialien auf dem gleichen Fußbodenbereich. So läßt sich hervorragend für texturelle Vielfalt sorgen. Gleichzeitig bietet diese Verwendung zweier Grundstoffe einen ökonomischen Umgang mit teuren Materialien. Es gibt bestimmte „klassische Materialpaare", etwa weißer Marmor mit eingelegten Karos aus Schiefer oder das mehr heimelige Paar Ziegel und Holz. Wenn Sie sich selber eine Kombination ausdenken, achten Sie darauf, daß es zwischen den verschiedenen Stoffen eine grundlegende Affinität gibt, die entweder über ihren Charakter oder über ihren Stil zustandekommt.

Details

Die meisten Fußböden nehmen eine relativ große Fläche ein. Das bedeutet aber nicht, daß man es sich leisten könnte, Details zu vernachlässigen. Egal, wie schön das ausgewählte Material ist, die Gesamtwirkung wird ernsthaft in Frage gestellt, wenn scheinbar Nebensächliches zuwenig Beachtung findet. Beispielsweise sollten Kanten und Übergänge stets wohlüberlegt und sauber ausgeführt werden. Sie sehen nicht nur besser aus, sie sind auch haltbarer. Ungeschützt fransen sie leicht aus und stoßen sich schneller ab, vielleicht stolpern Sie sogar darüber. Aluminium- oder Messingschienen sind Standardartikel für Teppichsäume, insbesondere an Stellen, wo sie an andere Materialien angrenzen. Soll der Teppich durch mehrere Zimmer laufen, so wird ein vernähter Stoß an den Türen weniger auffällig sein. Abgeschrägte Holzleisten eignen sich für Hartholzböden oder an Türschwellen. Eleganter und raffinierter wirken Türschwellen aus einem kontrastierenden Material, etwa einem breiten Holz oder einer Marmorfliese.

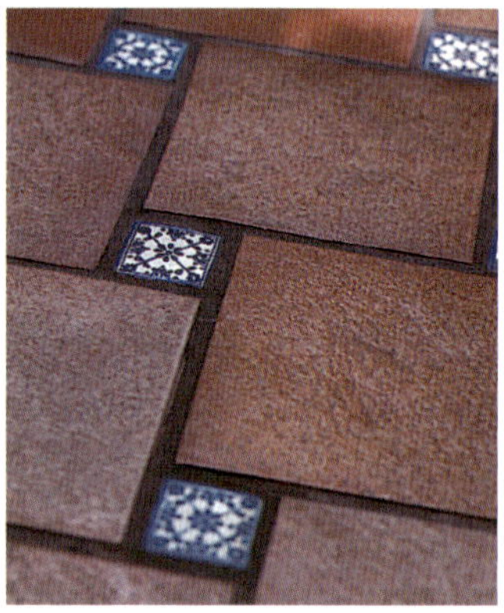

Oben: Leuchtend blau-weiß glasierte Fliesen als dekoratives Detail eines Terrakottabodens sind ein echter Blickfang.

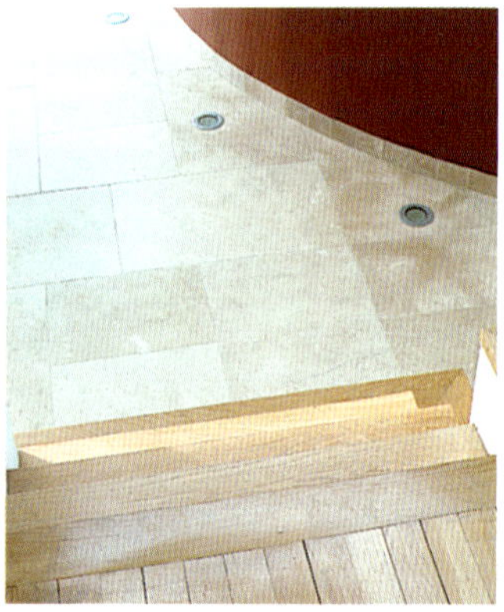

Oben: Entlang einer Trennwand wurden Strahler in die Kalksteinplatten versenkt. Sie bilden eine faszinierende Lichtquelle.

Die Verbindung Wand-Boden verdient ebenfalls Beachtung. Der Boden sollte bis direkt an die Wand verlegt werden, um einen sauberen Abschluß zu gewährleisten. Das mag mit sich bringen, daß Sie die Fußleisten abnehmen müssen. Wenn sie abgestoßen sind, schleifen Sie sie ab und streichen sie neu. Anhänger eines minimalistischen Stils verzichten gern völlig auf solche Profilleisten. Sie lassen die Wand durch eine versenkte Sockelleiste scheinbar kurz vor dem Boden enden, als würde sie über ihm schweben. Allerdings ist die Fußleiste auch ein Schutz für die Wand, bedenken Sie also ihren praktischen Nutzen. Der Fußboden sollte auch in Speisekammer und Wandschränke hinein

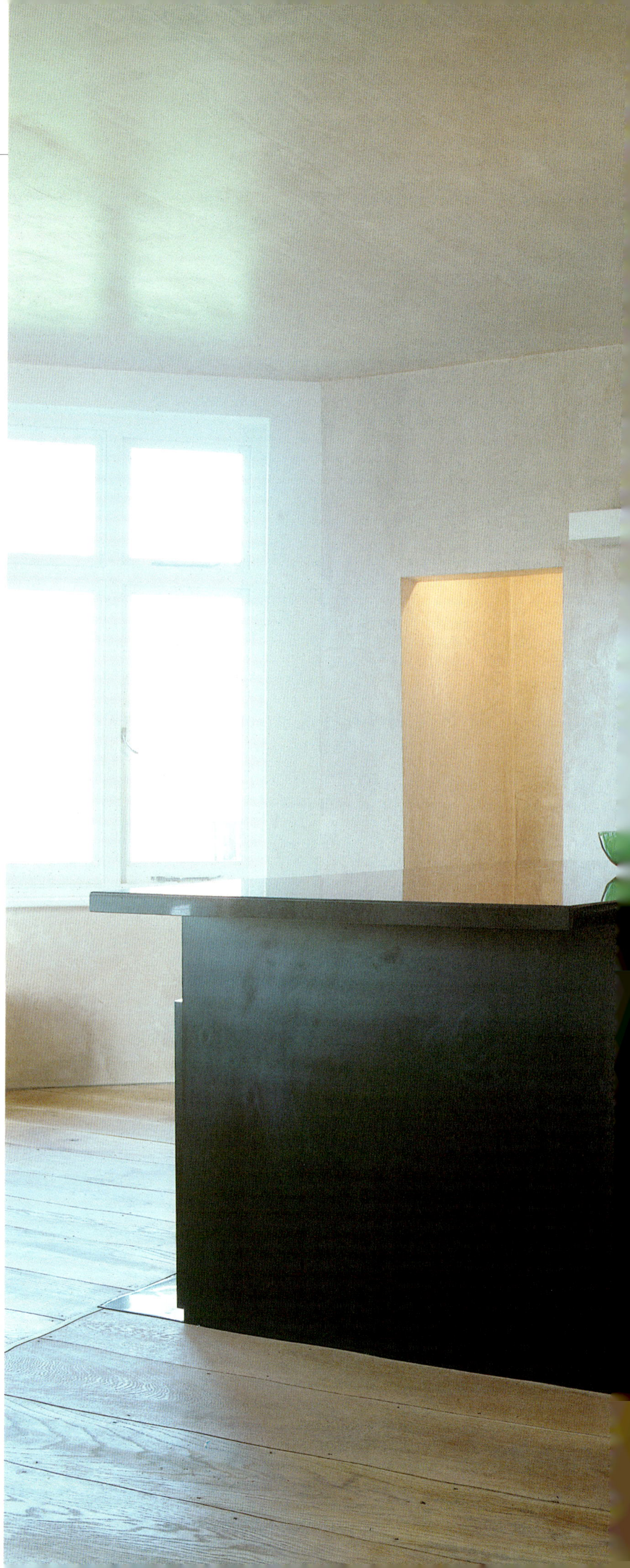

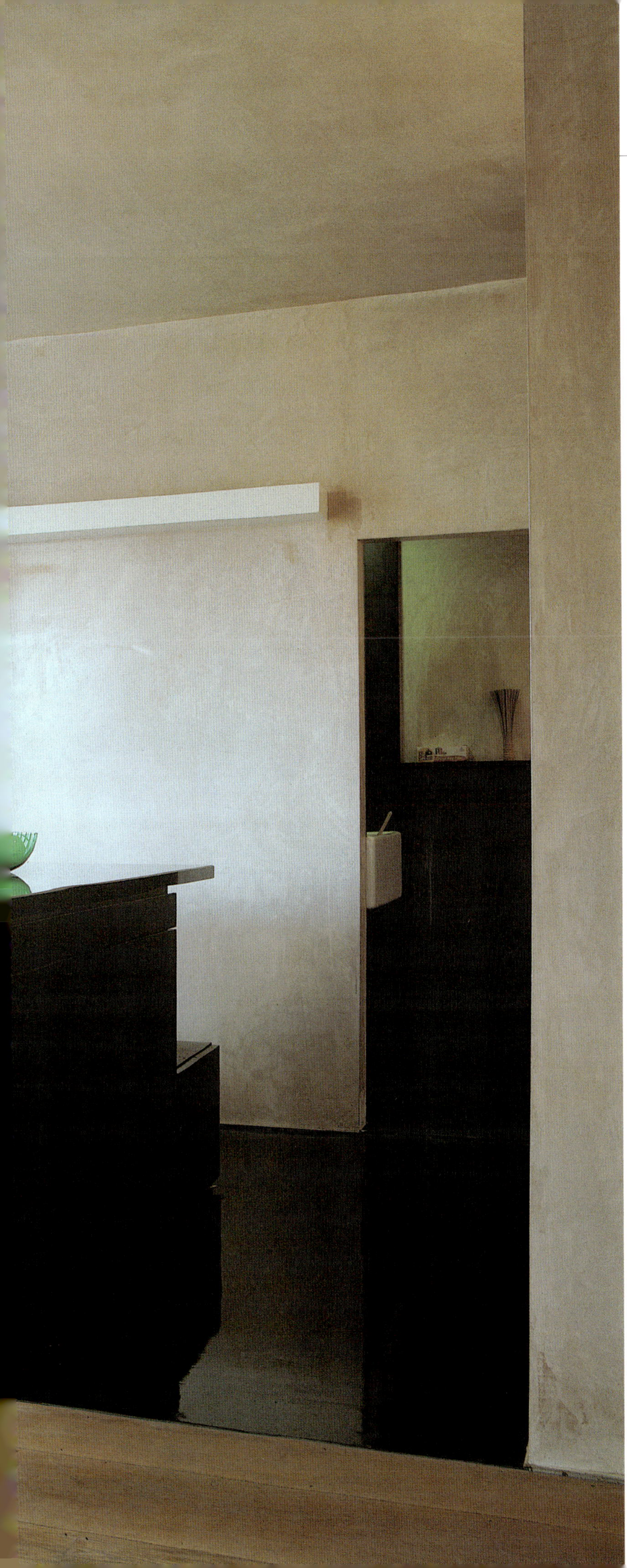

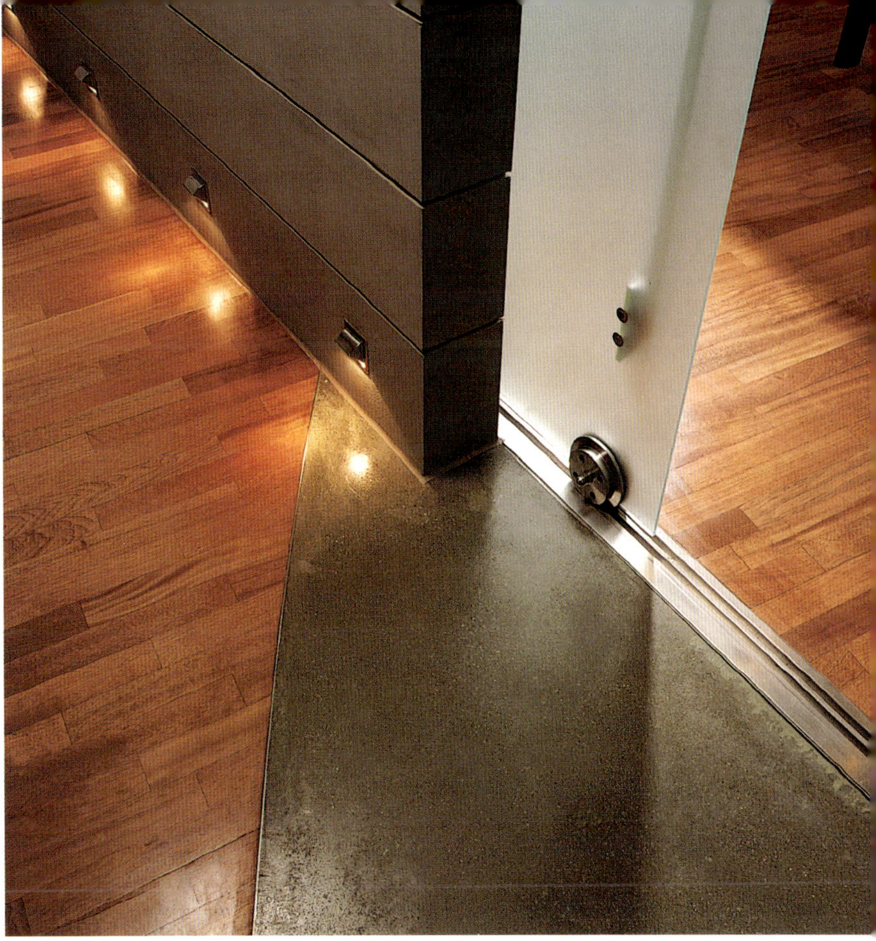

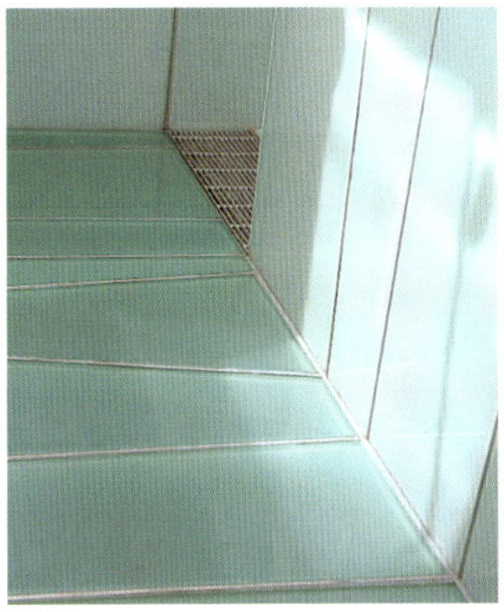

Seite 26/27: Glänzender, schwarzer Kunstharzlack erzeugt einen spannenden Kontrast zu den Eichendielen.

Oben: Leuchten am Fuße der Wand bringen den Hartholzboden und den perfekten Übergang zwischen den Flächen voll zur Geltung.

Links: Glasböden haben eine zauberhafte Ausstrahlung. Glas benötigt spezielle Auflageflächen.

verlegt werden. Sie werden zwar nur selten den Unterschied bemerken, aber wann immer die Tür offen ist, würde ein Fehlen unangenehm auffallen.

Ein attraktiver Boden lädt ein, es sich auf ihm bequem zu machen. Ein traditionelles Vorbild findet sich in japanischen Häusern, wo die Tatami-Matten die weiche Grundlage zum Sitzen, Schlafen und Essen bilden. Flache Möbel wie Futons, Diwane, niedrige Kaffeetischchen und Sitzkissen ermutigen dazu, sich auf dem Boden zu entspannen. Auf Bodenniveau ausgestellte Stücke haben dieselbe Botschaft. Eine Sammlung von Strandsteinen, eine Gruppe Zimmerpflanzen, Schüsseln oder Schalen können die Aufmerksamkeit auf den Boden lenken, um so mehr, wenn sie durch einen verdeckten Bodenstrahler oder eine Stehlampe angeleuchtet werden. Manche Stellen sind besonders geeignet: der Platz um den Kamin herum oder Ecken abseits der Durchgangsbereiche.

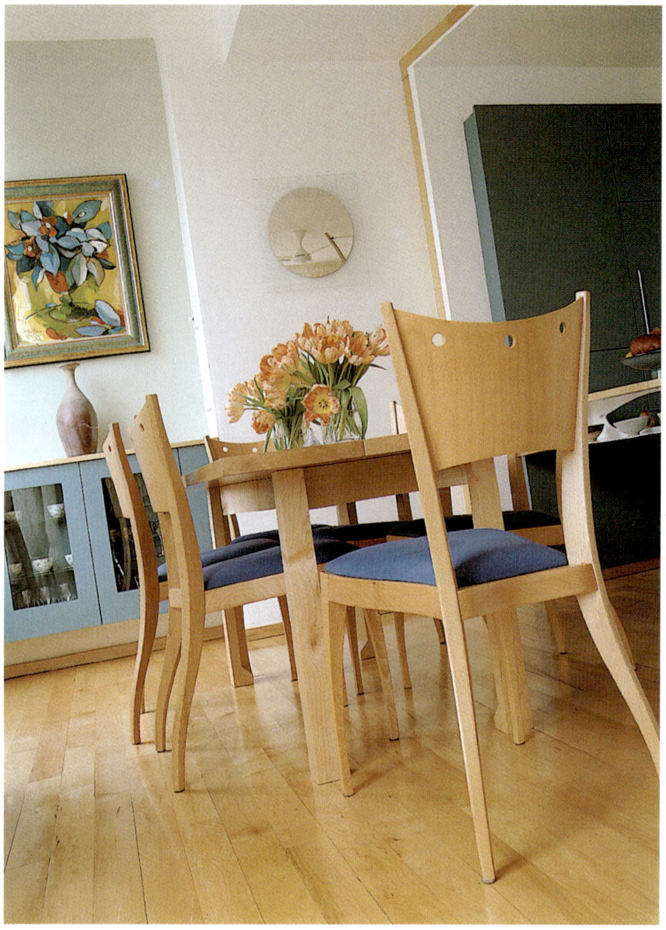

Links: Holzfußböden aller Art sind nicht nur sehr praktisch, sondern auch sehr stilvoll, wie zum Beispiel dieser Ahornboden.

Gegenüber oben: Originalparkett sollte bewahrt und restauriert werden. Massivholz läßt sich abschleifen und neu versiegeln.

Gegenüber Mitte: Wasserfest und pflegeleicht – Fliesen sind ideal für Küche und Bad.

Gegenüber unten: Heller französischer Kalkstein trägt in dieser Küche zum kühlen, abgeklärten Stil bei. Gehen Sie sicher, daß der Untergrund das Gewicht der Steine aushält.

Gegenüber rechts: Griffiges, geprägtes Vinyl in knalligem Rot ist ein sicherer Belag für diese Metalltreppe.

Persönliche Bedürfnisse

Ästhetische Überlegungen wie die Frage nach dem Stil, den Proportionen, der Farbe, dem Muster, der Textur sind unerläßlich für die Wahl der Fußbodengestaltung. Vergessen Sie darüber nicht die physikalisch-materiellen Eigenschaften, denn der Fußboden soll gut und dauerhaft seine Aufgabe erfüllen.

In den folgenden Kapiteln werden die Eigenschaften der verschiedenen Fußbodentypen detailliert beschrieben. Wenn Sie die Möglichkeiten durchspielen, überdenken Sie die praktischen Umstände in Ihrem Fall und die besonderen Anforderungen, die Sie stellen. Diese Bedürfnisse sind von Haus zu Haus, von Raum zu Raum verschieden.

Sicherheit Zu Hause ereignen sich viele vermeidbare Unfälle. Besonders für kleine Kinder und für alte und gebrechliche Menschen können Stürze sehr ernste Folgen haben. Die Gefahren können von der Natur des Materials selbst ausgehen, von der Stelle, wo es verlegt wurde, oder von der Art und Weise, wie es behandelt und gepflegt wird.

Auf Terrazzoflächen, gebohnertem Linoleum, gewachstem Holz und glasierten oder unglasierten Fliesen rutscht man leicht; in Bad und Küche kann Feuchtigkeit das Risiko eines Sturzes erhöhen. Doch gerade beim Tragen einer heißen Kasserolle oder beim Aussteigen aus der Badewanne sollten Sie Ihrer Schritte besonders sicher sein. Wenn Sie gerne mit Strümpfen durch die Wohnung gehen, sind glatte Flächen eine Gefahr.

Für Treppen und Treppenabsätze sind glatte Oberflächen ohne Anti-Rutsch-Einlagen nicht zu empfehlen. Manche Materialien wie grobe Naturfasermatten oder langschlingige Teppichböden sollten ganz vermieden werden. Für ältere Menschen sollten Handläufe angebracht werden. Teppichböden und ähnliche Beläge müssen sicher fixiert sein, damit sie nicht wegrutschen. Lose Dielen sollten wieder angenagelt und wacklige Fliesen festgeklebt werden. Ein ausgefranster Teppich auf einer Treppe muß ausgetauscht werden, damit sich niemand mit seinen Absätzen darin verfängt.

Übertreiben Sie nicht beim Wachsen oder Bohnern des Bodens. Die Sicherheit ist es wert, auf den äußersten Glanz zu verzichten. Auch ungesicherte Teppiche stellen eine Gefahr dar. Teppiche sollten auf Anti-Rutsch-Matten gelegt werden, damit sie sich nicht in „fliegende Teppiche“ verwandeln. Das gilt für den Bettvorleger wie für die orientalische Brücke im Wohnzimmer.

Pflege Selbstverständlich müssen alle Fußböden regelmäßig gereinigt werden, damit sich nicht eine Dreckschicht aus Fett und Staub ansammelt. Darüber hinaus verlangen einige Böden gelegentliches Bohnern, Versiegeln oder Wachsen. Manche Materialien verflecken schnell und unwiderruflich, andere sind weniger empfindlich. Die Wahl des Bodenbelages sollte sich auch danach richten, wieviel Sie für die Pflege aufzuwenden bereit sind und wie geeignet er für die spezielle Stelle ist.

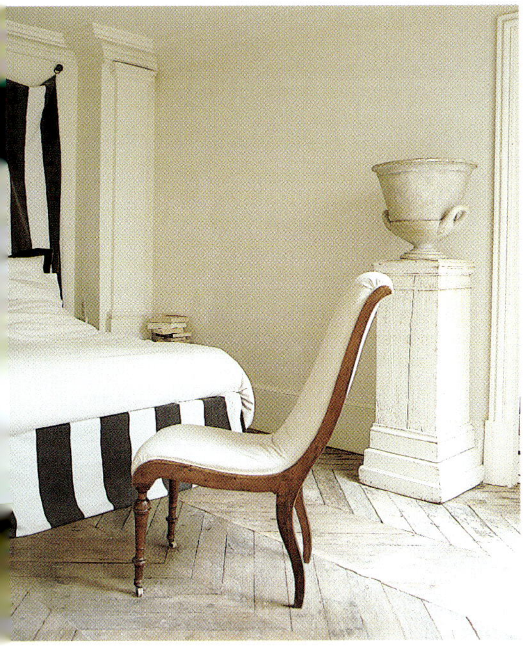

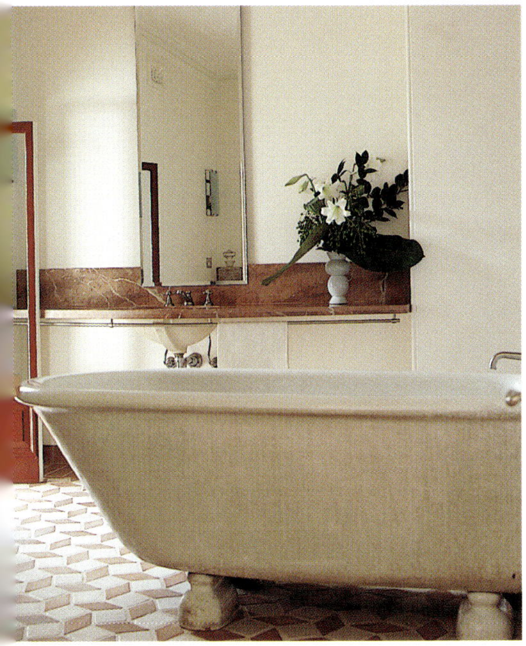

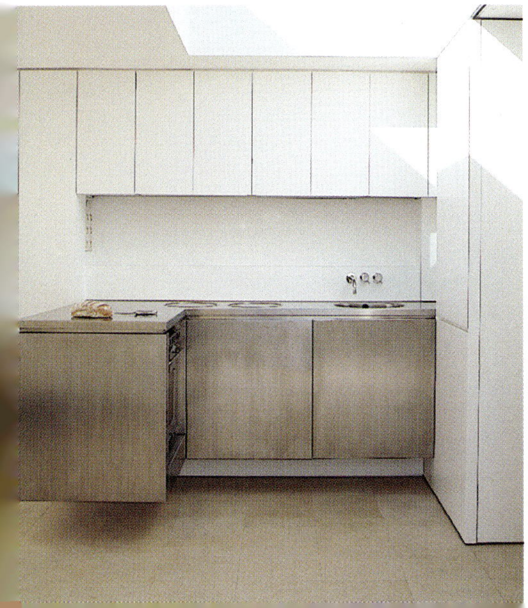

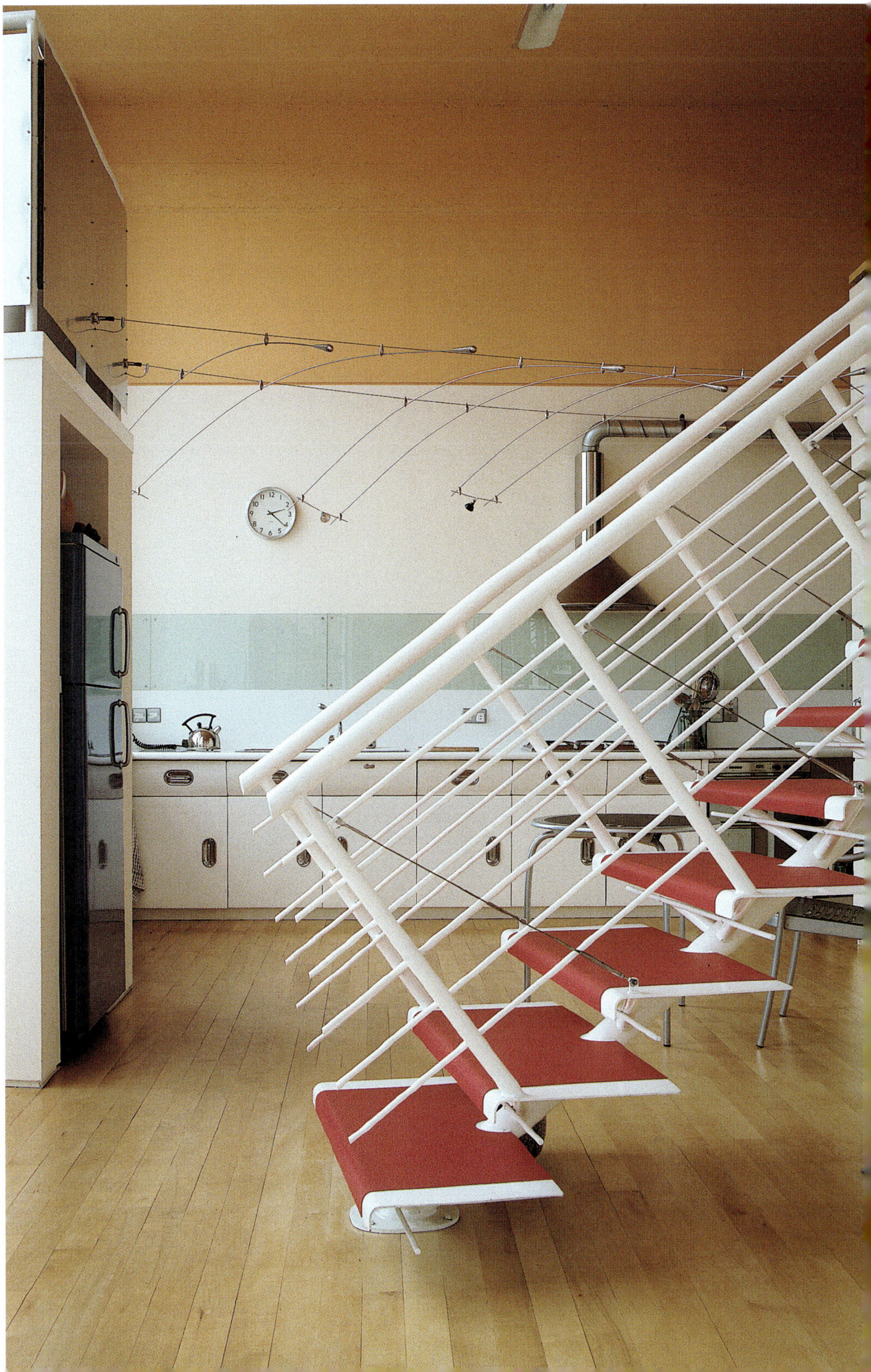

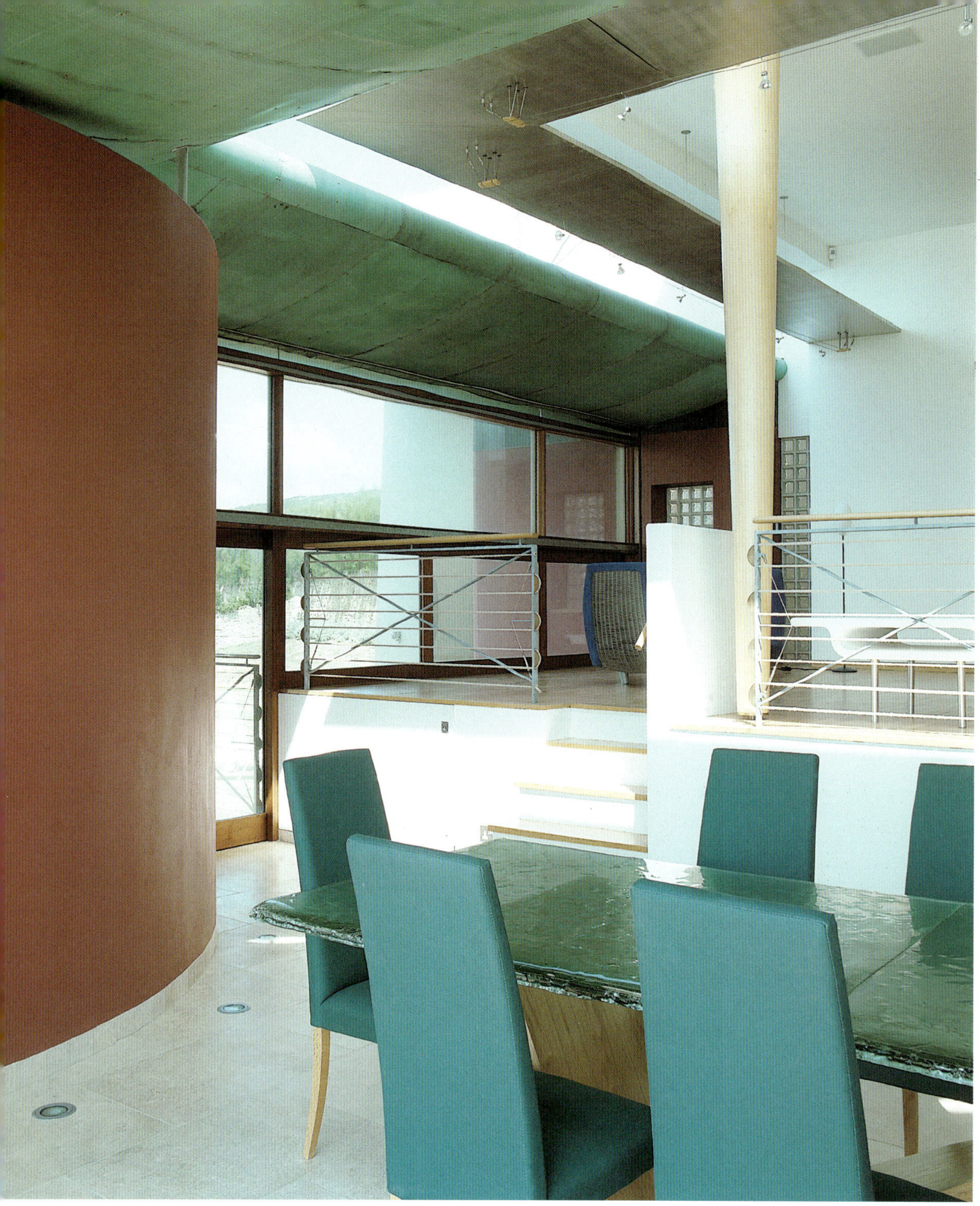

Links: Der kühle Farbton des Kalksteins und die helle Eiche lassen dem Raum Licht und Weite.

Unten links: Diese kleinen Mosaikfliesen sind im Flur sehr praktisch.

Mitte links: Ein stilgerechter Steinboden im traditionellen Muster.

Unten rechts: Ein erhöhter Hartholzboden betont die Großzügigkeit der Loftwohnung.

Seite 30/31: Naturfasermatten und helles Hartholz sind eine sehr zurückhaltende Kombination.

Gegenüber rechts: Kiesel im Kunstharzbett – eine ungewöhnliche Oberflächenstruktur.

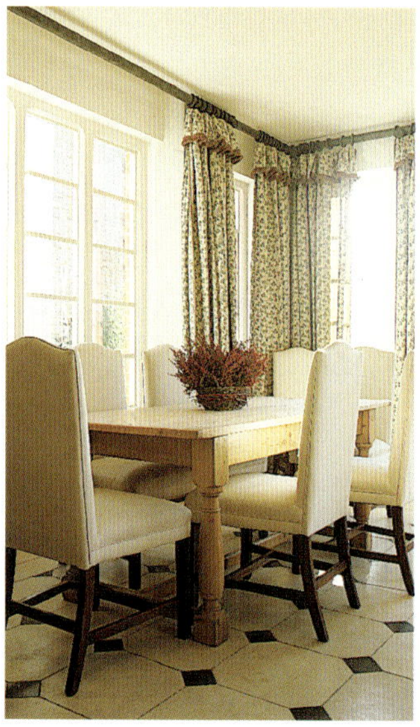

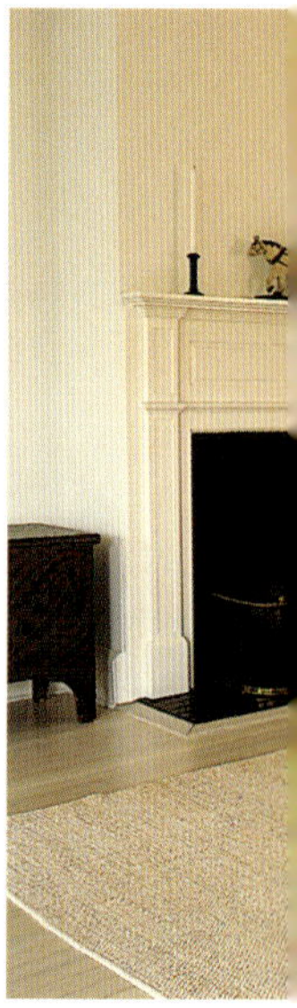

Abnutzung Die Lebensdauer eines Fußbodens hängt davon ab, wie sehr er strapaziert wird und wie robust er ist. Alterung wird jedoch unterschiedlich bewertet. Holz, Terrakotta und andere Naturmaterialien gewinnen mit der Zeit eine attraktive Patina, während ein synthetischer Fußboden irgendwann nur noch häßlich ist. Die Wahrnehmung wird auch durch Farbe, Muster und Struktur beeinflußt. Ein glatter, weißer Teppich wird schneller unansehnlich als ein gefleckter Berberteppich.

Am stärksten werden Fußböden in Fluren und auf Treppen strapaziert – am wenigsten in Schlafzimmern. Auch in den einzelnen Räumen gibt es mehr und weniger intensiv genutzte Stellen. Unter einem Eßtisch beispielsweise, wo Stühle ständig vor- und

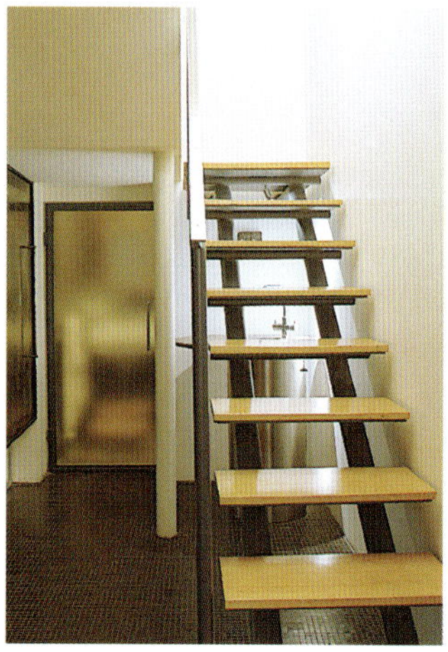

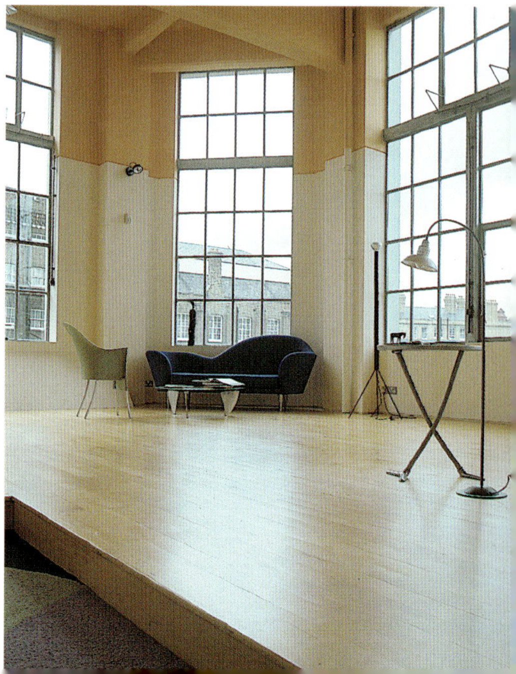

zurückgerückt werden, wird der Boden sehr viel mehr in Anspruch genommen als in den Zimmerecken.
Bestimmte Vorsichtsmaßnahmen können vorzeitigen Verschleiß vermeiden. Wenige Bodentypen halten dem hohen Druck, den Rollen und Füßchen schwerer Möbel oder Pfennigabsätze ausüben, stand. Spezielle Möbeluntersetzer können den Druck der Möbel verteilen – gegen spitze Absätze hilft es nur, andere Schuhe zu tragen. Von draußen werden leicht Sand und Feuchtigkeit ins Haus getragen. Diese ruinieren Versiegelungen und Oberflächen des Bodens. Sorgen Sie mit einer großen Kokosmatte, die über die ganze Breite des Flures geht, für eine gründliche Säuberung der Schuhsohlen.

Auf einer Treppe befestigen Sie den Teppich besser mit Treppenstangen, anstatt ihn einzupassen. So läßt er sich herausnehmen und umdrehen, wodurch er sich gleichmäßiger abnutzt. An Stellen, die sehr starker Belastung ausgesetzt sind, sollte idealerweise ein leicht erneuerbarer Fußboden gewählt werden.

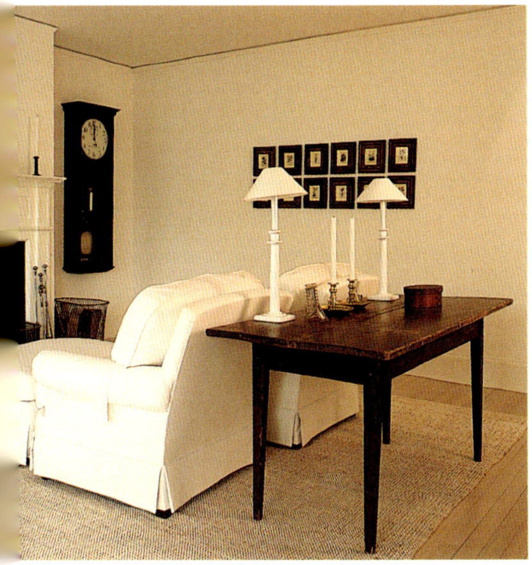

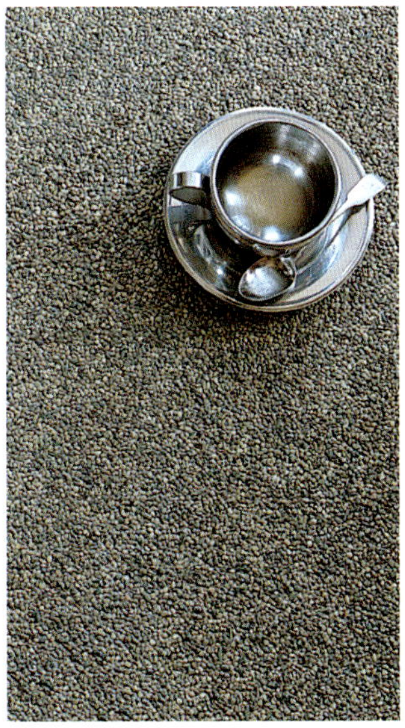

Komfort Weicher Fußboden ist für Beine und Füße nicht so ermüdend und deswegen komfortabler als ein harter. Holz, Kork, Linoleum und Teppiche mit dichtem Flor federn die Schritte ab, insbesondere, wenn sie nicht auf Beton oder Estrich verlegt wurden. Harte Materialien wie Stein, Ziegel und Keramikfliesen geben fast gar nicht nach. Langes Stehen ist auf ihnen unbequem, und fällt ein Gegenstand herunter, zerbricht er meist.
Denken Sie auch an die Oberflächenstruktur. Glatte Oberflächen sind für nackte Füße und junge Knie angenehmer als kratzige, rauhe oder geprägte.

Schall und Klima Weiche Bodenbeläge dämpfen den Schall im Raum und reduzieren den Trittschall. Harte Bodenbeläge verstärken den Schall, insbesondere den Trittschall, was für die Bewohner unter Ihnen lästig werden kann. Eine Schalldämmung unter dem Fußboden bringt Abhilfe.
Bodenbeläge wie Teppichboden oder Linoleumbahnen verringern die Fugen im Boden und reduzieren so den Energieverlust durch Zugluft. Weiche Materialien wie Kork oder Teppich wärmen sich schneller auf. Stein, Terrazzo, Keramik, Beton und Ziegel sind hingegen fußkalte Oberflächen.

Kosten Der Preis bleibt ein Hauptfaktor bei der Entscheidung für einen Fußboden. Der reine Quadratmeterpreis kann aber irreführend sein. Berücksichtigen Sie alle Kosten. Zu den Materialkosten des Belags kommen die Kosten für das Verlegen, das Vorbereiten des Untergrundes, das Versiegeln der Oberfläche, aber auch die Kosten der Wartung und Pflege (s. S. 180–181). Seien Sie realistisch: Wenn Sie sich einen bestimmten Typ nicht leisten können, wählen Sie nicht einfach eine schlechtere Qualität, sondern überdenken Sie noch einmal den ganzen Plan.

Ein weiterer Punkt sind die Möglichkeiten der Überarbeitung. Bei unansehnlich gewordenen synthetischen Materialien bleibt da meist wenig zu tun. Holz dagegen ist zwar in der Anschaffung teurer, kann aber immer wieder abgeschliffen und neu versiegelt werden. Ziegel und Terrakottafliesen erhalten mit dem Alter eine bezaubernde Patina.

Überlegen Sie, wie lange Sie vermutlich in der Wohnung bleiben werden. Wenn Sie zur Miete wohnen oder demnächst vielleicht umziehen wollen, ist es am besten, Teppiche, Naturfasermatten oder andere Fußböden zu kaufen, die Sie mitnehmen können. Die Wahl des billigsten Materials wird oft mit einem baldigen Neukauf bezahlt. Auch das Einsparen an professioneller Hilfe, wo sie gebraucht wird, und an der sorgfältigen Vorbereitung des Untergrundes bringt auf lange Sicht nichts. Einen abgetretenen, löchrigen oder unebenen Boden voller Nägel einfach zuzudecken macht keinen Sinn. Die Fehler im Untergrund werden bald auch an der Oberfläche sichtbar, und der neue Boden wird schnell verschleißen, egal, welches Material Sie nehmen.

Harte Böden

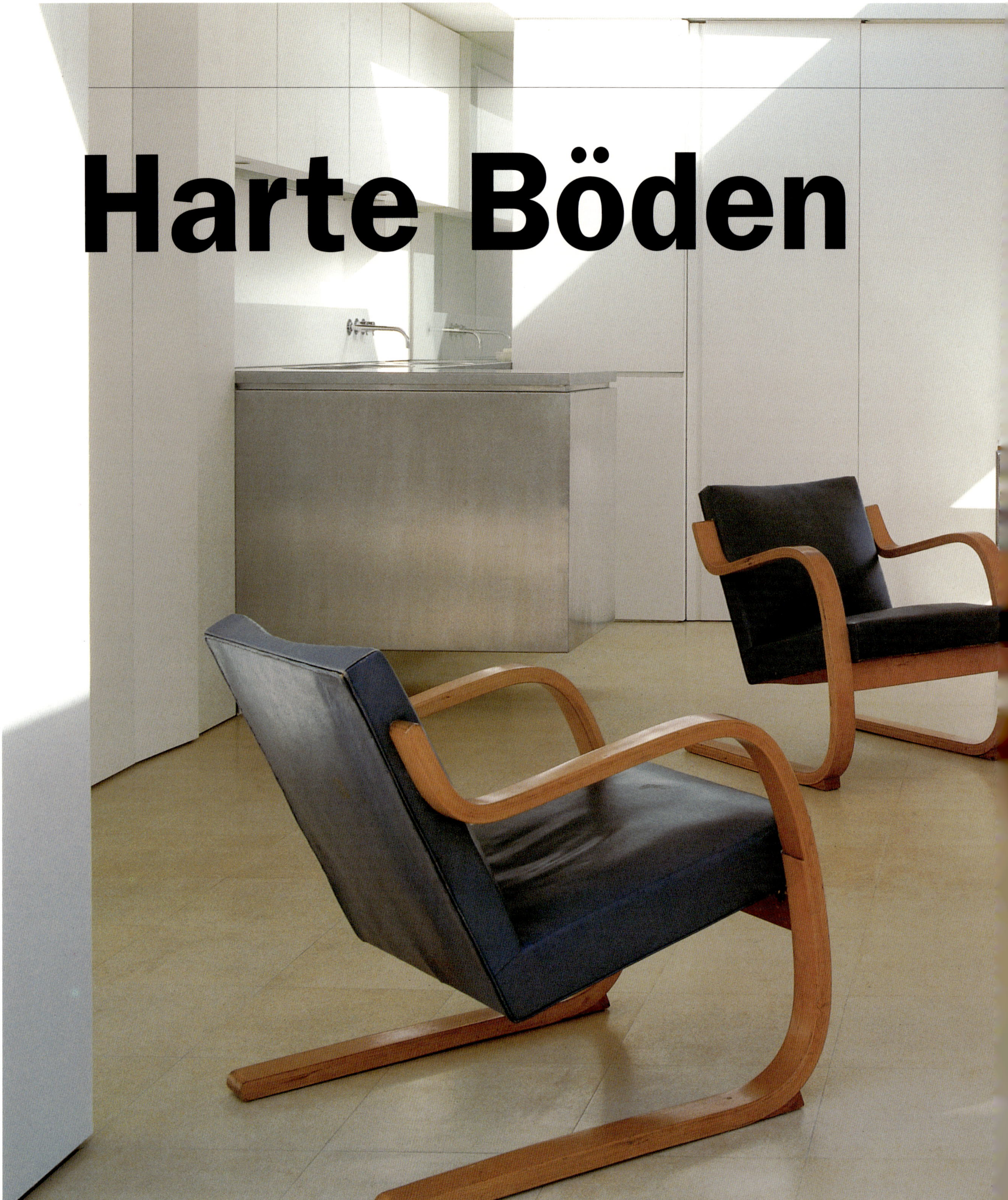

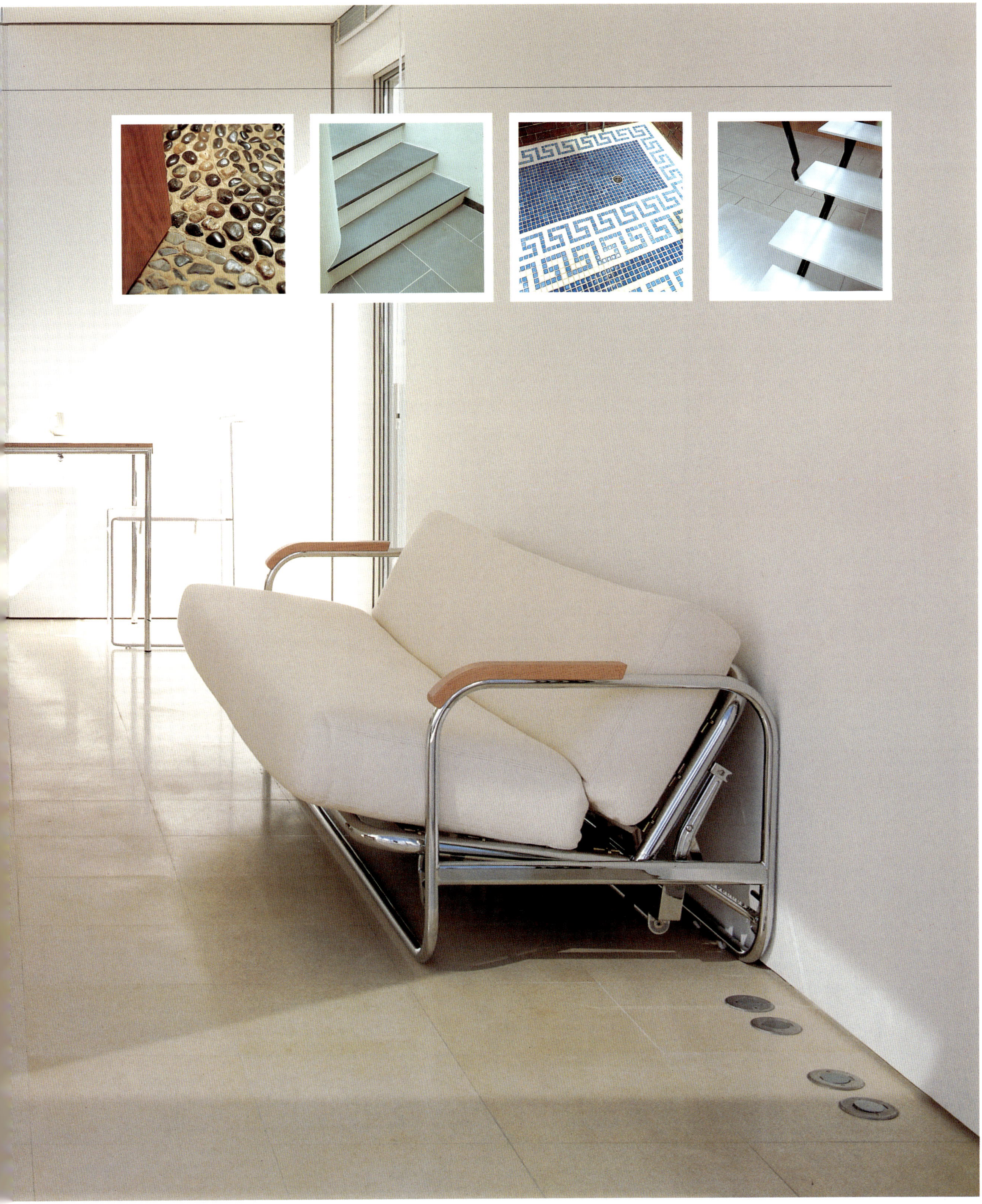

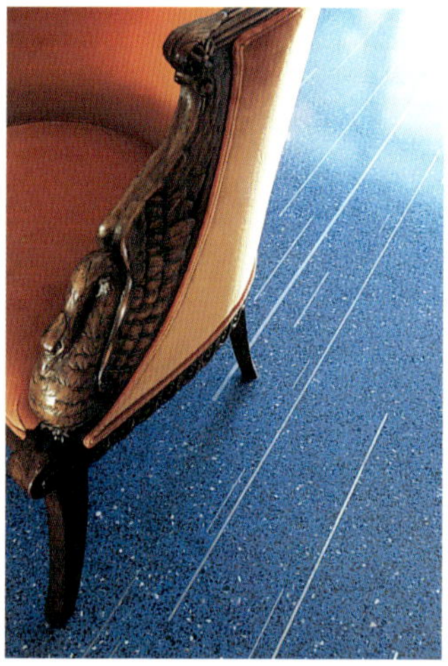
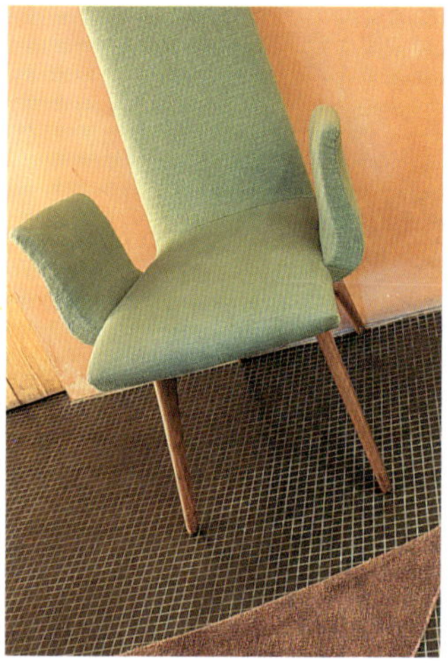
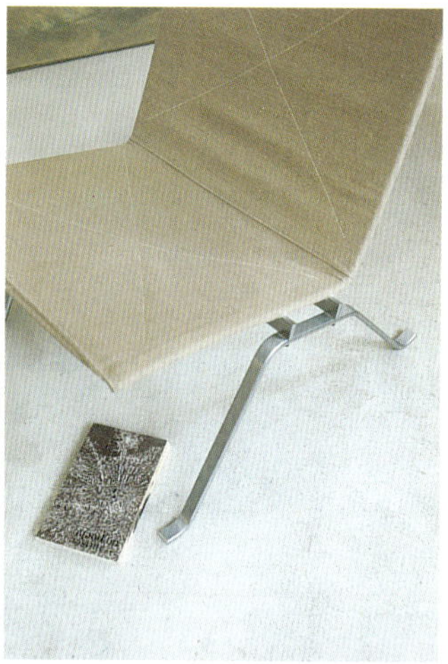
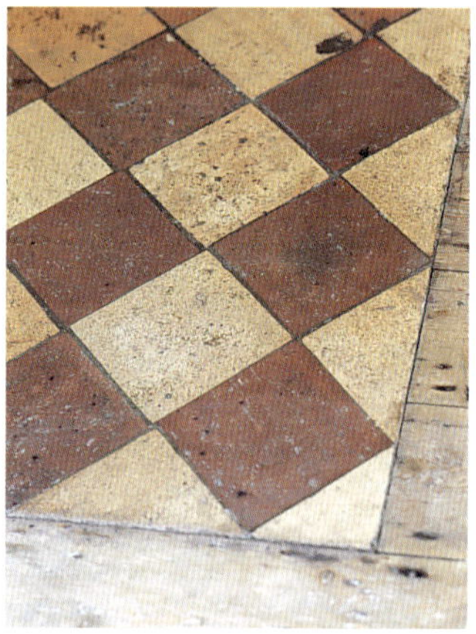
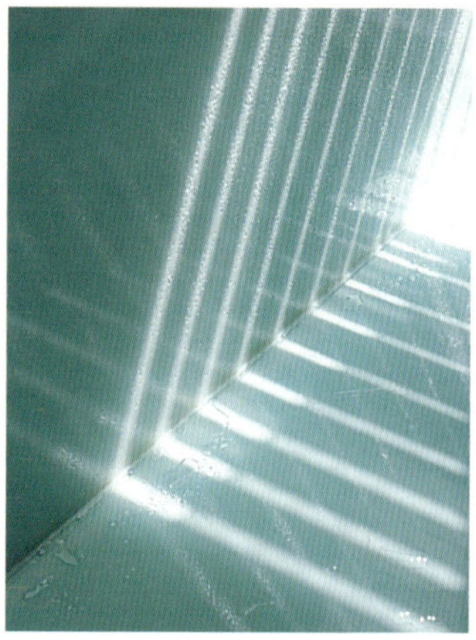
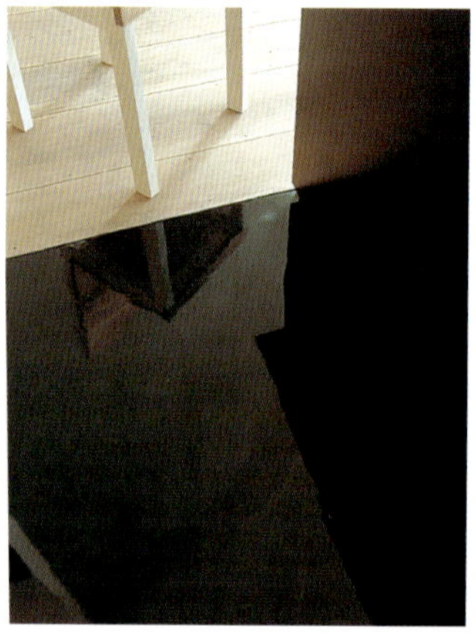

Anheimelnder Ziegel, luxuriöser Marmor, zweckmäßiger Beton oder glanzvolle Mosaike bieten für jeden stilistischen Wunsch die passende Wahlmöglichkeit. Die Farben reichen von neutraleren Naturtönen bis zu intensiv leuchtenden Glasuren, die Oberflächenstrukturen von seidenmatt über geriffelt bis gebrochen. Und bei Mustern ist alles zu haben, von Tüpfeln, Sprenkeln oder Adern bis zu aufwendigen Bildmotiven.

Alle harten Bodenmaterialien teilen jedoch einige Eigenschaften, von denen viele auf den ersten Blick nachteilig erscheinen. Sie sind ziemlich fußkalt und können Schall unangenehm verstärken. Da sie nicht nachgeben, ist langes Stehen auf ihnen ermüdend, und Dinge, die herunterfallen, zerbrechen leichter. Die meisten harten Fußböden sind schwer und benötigen entweder einen massiven Untergrund oder eine zusätzliche Verstärkung. Viele verlangen nach professioneller Verarbeitung. Manche Materialien sind vor ihrer Verlegung stark bruchgefährdet. Besonders bei Transport und Verarbeitung kann dies ein Problem sein. Und der hinderlichste Nachteil: Viele sind ausgesprochen teuer.
Es gibt jedoch auch viele Vorteile. Alle harten Fußböden vermitteln ein Gefühl von Dauerhaftigkeit und Stabilität. Kälte und Schall können durch Teppiche oder Matten gedämmt werden. In

Obere und untere Bildreihe auf dieser und gegenüberliegender Seite: Harte Fußböden in ansprechenden Materialien (im Uhrzeigersinn von oben links): raffinierter Terrazzo, praktische Mosaikfliesen, zweckmäßiger Beton, anheimelnde Ziegel, schimmerndes Metall, geschliffene Kiesel, traditioneller Marmor mit Schieferkaros, glänzender Kunstharzlack, durchscheinendes Glas, softes Terrakotta.

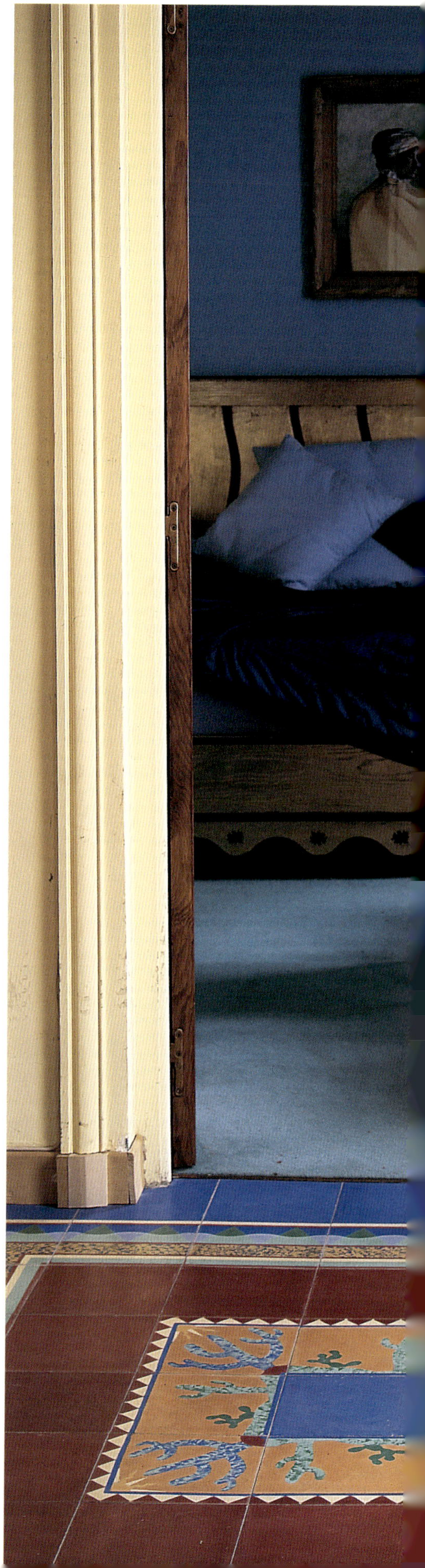

Seite 34/35: Harte Fußböden können außergewöhnlich dekorativ und farbenfreudig sein. Diese bemalten Fliesen markieren den Übergang zwischen verschiedenen Wohnbereichen und sind ein ausgesprochener Blickfang.

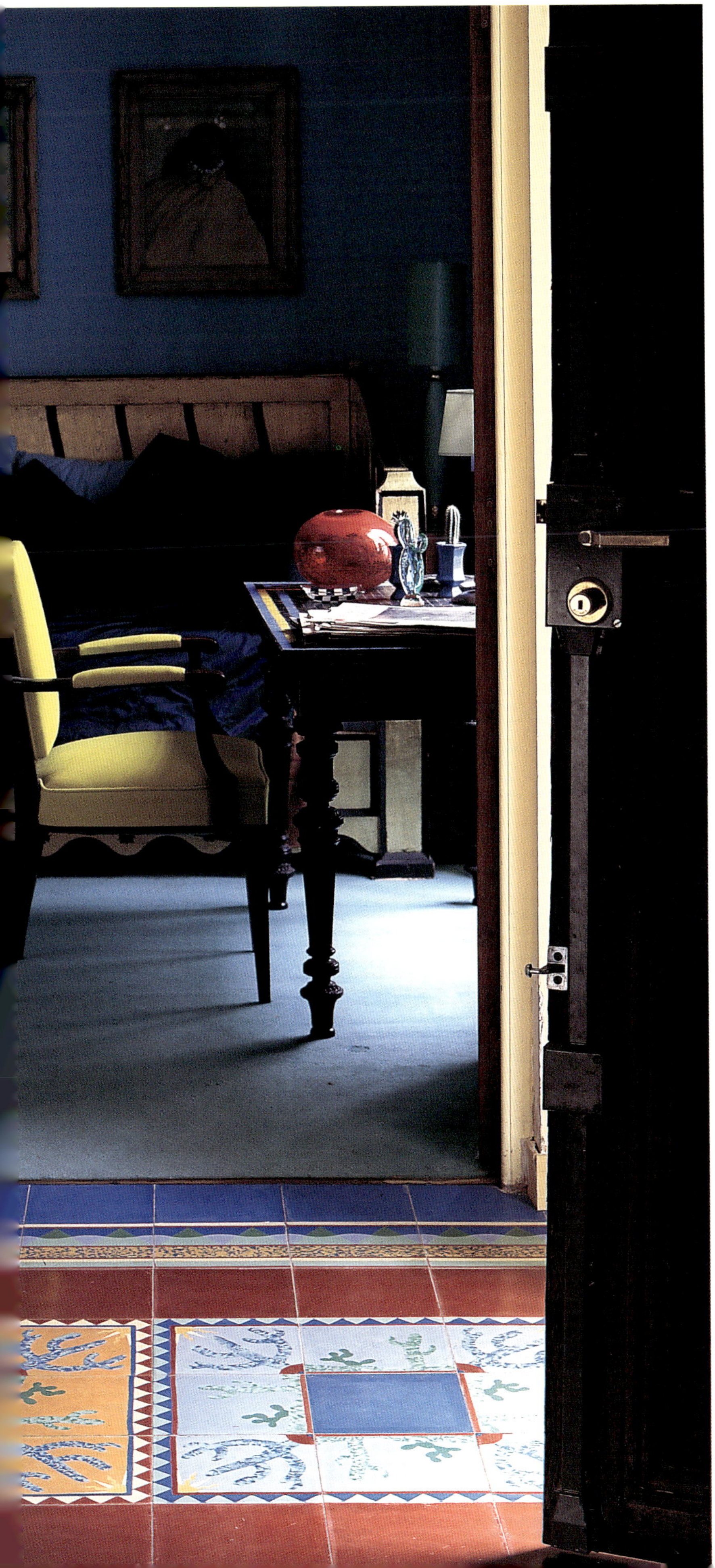

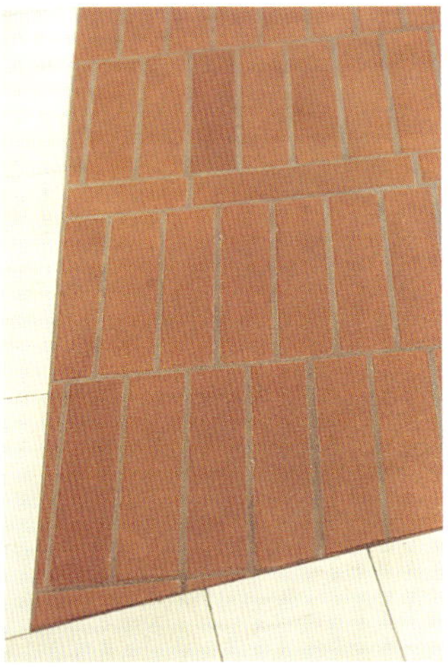

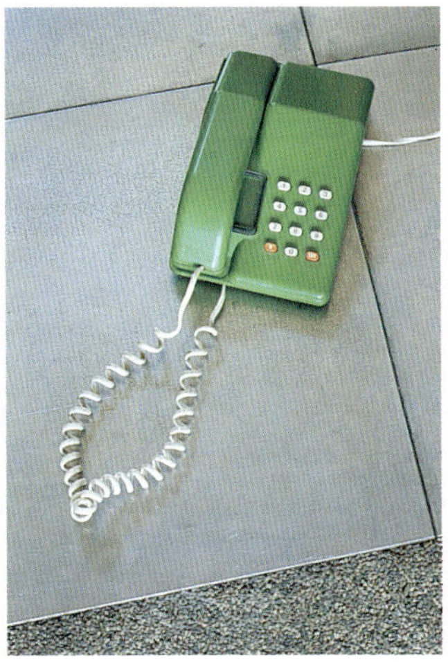

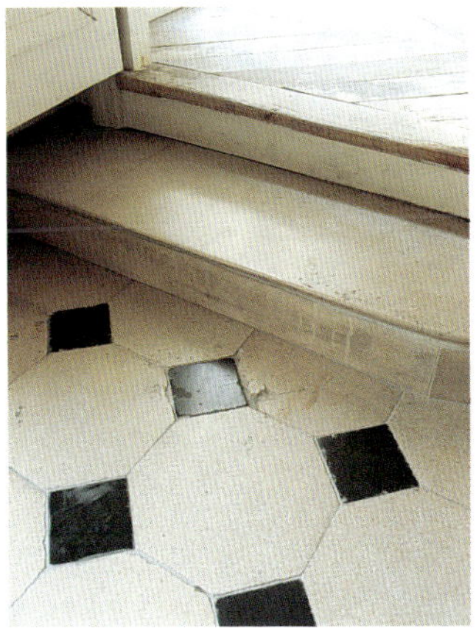

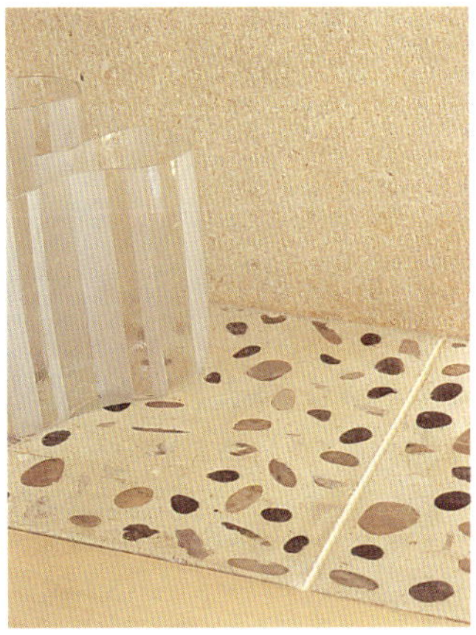

heißen Klimaten mag die Kühle sogar willkommen sein. Stein oder Ziegel in der Speisekammer können für eine natürliche Klimatisierung sorgen.
Hersteller und Händler gehen zunehmend auf die Probleme ein, die mit dem hohen Gewicht zusammenhängen. Beispielsweise gibt es viele Steinsorten mittlerweile auch in leichter zu verarbeitender Fliesenform und in dünneren Platten, sogenannten Naturstein-Leichtbauverbundplatten, die eine geringere Flächenbelastung haben.

Harte Fußböden werden für die Ewigkeit verlegt. Das macht sie ideal für vielbegangene Flächen wie Flure und Eingänge und für Bereiche, die direkt ans Freie grenzen. Ihre Verarbeitung kostet vielleicht mehr Zeit, Geld und Mühe. Liegen sie erst einmal, haben sie das Potential, lange Zeiten zu überdauern.

Doch das entscheidende Argument bleibt die Ästhetik. Natürlicher Stein hat eine ganz einzigartige Ausstrahlung, gebrannter Ton ist warm, rustikal und vertraut, Keramik mit leuchtenden Farben „hebt“ jedes Ambiente. Selbst Metall und Beton können aus ihrer reinen Zweckhaftigkeit heraus zu künstlerischem Ausdruck finden.

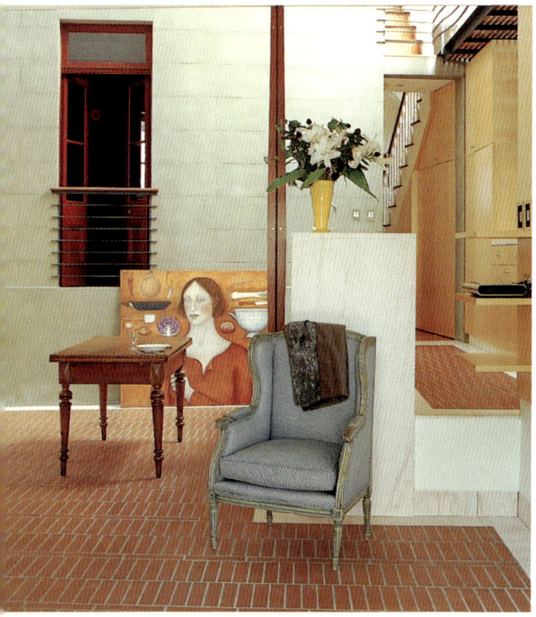

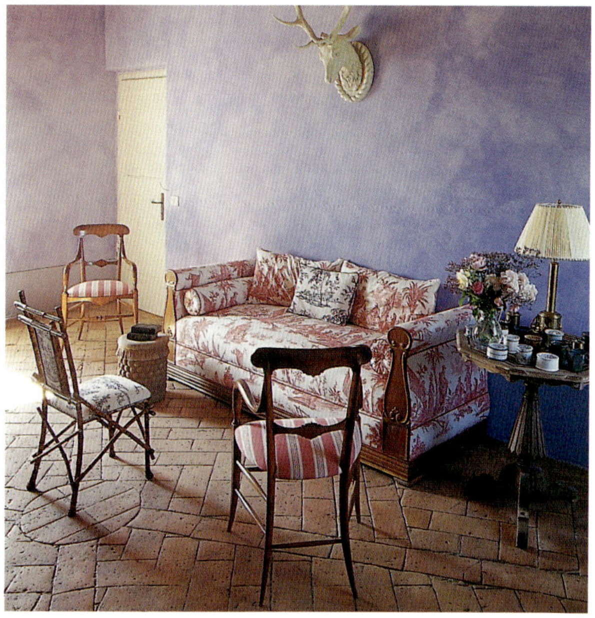

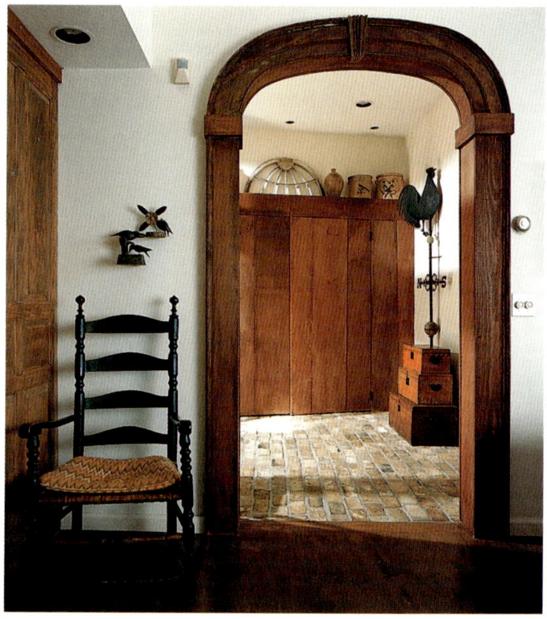

Ziegel

Ziegel ist der älteste vom Menschen geschaffene Baustoff, und er hat dieselbe beruhigende Ausstrahlung wie die Erde, von der er stammt. Er ist natürlich und doch einheitlich, seine Größe ist handlich, und er wirkt sehr anheimelnd.

Seine lange Nutzungsgeschichte hat uns den Ziegel sehr vertraut gemacht. Als Fußboden assoziiert man mit ihm eher ein Landhaus als eine elegante Stadtwohnung. Doch moderne Tonfliesen können erstaunlich zeitgemäß sein. In vielen Arbeiten heutiger Innenarchitekten werden durch die Verbindung von Holz und Ziegel das minimalistische Interieur und harte Linien weicher und wärmer.

Seine robuste, pflegeleichte und heimelige Art lassen Ziegel innen wie außen in sympathischer Weise ehrlich und unprätentiös erscheinen. Drinnen bleibt der Ziegel auf das Erdgeschoß beschränkt, da er eine beträchtliche Flächenbelastung auf seinen Untergrund ausübt. Optisch macht sich der Ziegel im ganzen Haus gut – vom Eingang bis zur Gartentür, in Räumen mit Verbindung zum Garten, in gemütlichen Küchen auf dem Lande.

Ziegel ist auch draußen ein hübsches Material für Wege, Stufen und Sitzplätze. Er harmoniert gut mit Holz und Stein und niedrig wachsenden Pflanzen.

Sorten und Qualitäten

Ziegel ist nicht billig, aber preiswerter und leichter zu bekommen als viele Natursteine. Für den Fußboden werden Ziegeltonfliesen oder Ziegelplatten (z. B. Cotto) angeboten. Sie sind flacher als Wandziegel und erhältlich in Dicken von 2 bis 20 mm. Sie werden außerdem bei höheren Temperaturen gebrannt, wodurch sie wasserundurchlässig und abriebfester werden. Sie können auch Klinker verwenden, die dicker und teurer und außerdem widerstandsfähiger als Ziegel sind. Ziegel für draußen müssen frostsicher sein. Am meisten Charakter haben handgemachte Ziegel – sie sind aber wesentlich teurer.

Oben links: Im richtigen Rahmen können Ziegel erstaunlich schick und modern aussehen. Die klaren Linien und das regelmäßige Raster tragen hier zu dem strengen, geometrischen Stil des Zimmers bei.

Oben Mitte: Die Einzigartigkeit eines alten, handgemachten Ziegels verleiht dem Boden seinen Charme. Gebrauchte Ziegel lassen sich besorgen, müssen aber eventuell versiegelt werden, wenn sie in feuchten Räumen wie Bad oder Küche verlegt werden sollen.

Oben rechts: Früher war der Ziegel typisch für Land- und Bauernhäuser. Heutzutage wird er seines warmen Farbtons wegen geschätzt, und weil er für alte Möbel den passenden Rahmen bietet; gleich, ob auf dem Land oder in der Stadt.

Gegenüber: Alte Ziegelböden sind durch viele Füße im Laufe der Generationen „rund" geworden. Sie bilden eine ideale Oberfläche für Erdgeschoßräume, die in den Garten führen, für ein beschauliches Leben auf dem Lande.

Die Vielseitigkeit von Ziegel beruht auch auf seinen praktischen Vorzügen. Er hat gute thermische Eigenschaften – erwärmt sich zwar langsam, behält die Wärme aber für lange Zeit. Dies macht ihn besonders für Fußbodenheizungen geeignet. Auf unregelmäßigen Flächen ist er leichter zu verlegen als Steinplatten, da er schnell in die passende Form geschlagen und geschnitten werden kann.

Ziegelplatten zeichnen sich durch eine außergewöhnliche Widerstandsfähigkeit gegenüber Chemikalien, Stoß und Abrieb aus,

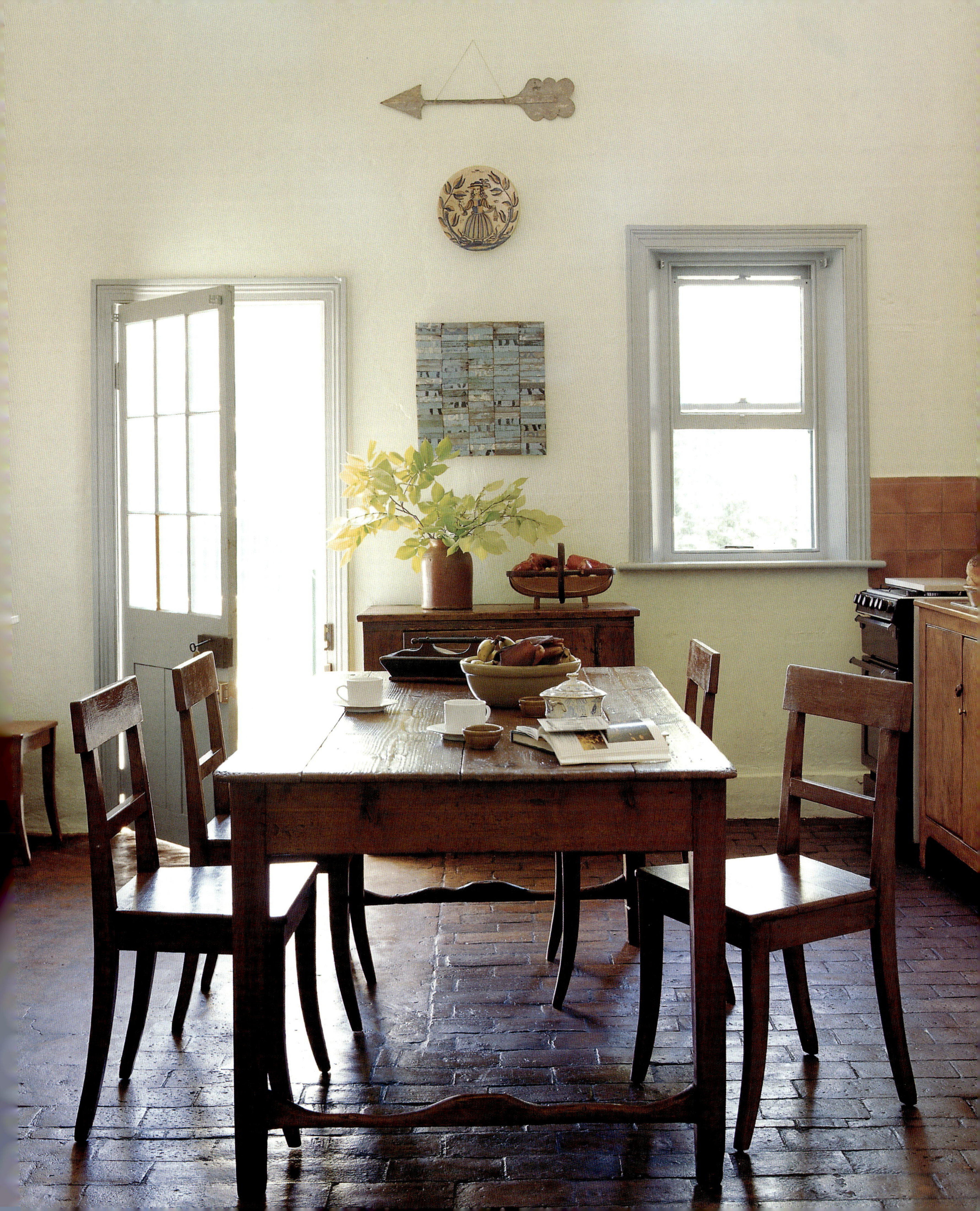

darüber hinaus sind sie wasserfest und nicht rutschig, weshalb sie sich für Flur und Küche gut eignen.

Ziegel gibt es in einer breiten Auswahl von Farben und Oberflächenstrukturen. Üblich sind erdige Rot- und Brauntöne, man bekommt aber auch blaue, grüne, graue und gesprenkelte mit gefurchter, gerippter oder aufgerauhter Oberfläche.

Es braucht Erfahrung und Können, Ziegel im Haus zu verlegen. Überlassen Sie es einem Fachmann. Ziegel brauchen eine stabile Betondecke als Untergrund, die mindestens einen Monat ausgehärtet sein soll. Ziegel sollte auf einer Feuchtigkeitssperre in ein tiefes, steifes Mörtelbett gelegt werden. Das Verfugen muß während des Verlegens erfolgen.

Sind die Ziegel fest mit dem Untergrund verbunden, so kann es durch Temperatur- oder Feuchtigkeitsschwankungen zu problematischen Spannungen kommen. Der Mörtel sollte dann sehr elastisch sein. An den Rändern – und je nach Größe der Fläche auch dazwischen – sollten sich spezielle Dehnungsfugen befinden.

Muster
Regelmaß und Rhythmus eines Ziegelverbandes machen einen Großteil seines Reizes aus. Es gibt eine Anzahl traditioneller Muster. Versetzte Reihen sind wohl das gebräuchlichste. Sie machen sich gut auf großen Flächen, besonders, wenn sie wenig rechte Winkel zeigen. Fischgrät ist dynamischer und lenkt die Augen in eine Richtung. Am einfachsten lassen sich gerade Reihen legen. Dieses Muster sieht sehr ruhig und ordentlich aus, passend für kleine, regelmäßige Flächen. In der Richtung abwechselnde Ziegel – sogenannter Flechtverband – sehen stabil und trotzdem aufgelockert aus. Mit andersfarbigen Ziegeln läßt sich ein zurückhaltendes Schachbrett, ein zufälliges Muster oder ein definierter Rand legen.

Pflege
Sind die Ziegel einmal verlegt, machen sie nur noch wenig Arbeit. Dies ist einer der Vorzüge des Materials. Loser Dreck wird aufgekehrt, danach wird mit mildem Seifenwasser geputzt und mit klarem Wasser nachgewischt. Fußbodenziegel können gebohnert, mit Leinöl eingelassen oder versiegelt werden. Das ist aber keinesfalls notwendig und erhöht die Rutschigkeit. Stark saugende Ziegel sollten nicht eingelassen werden.

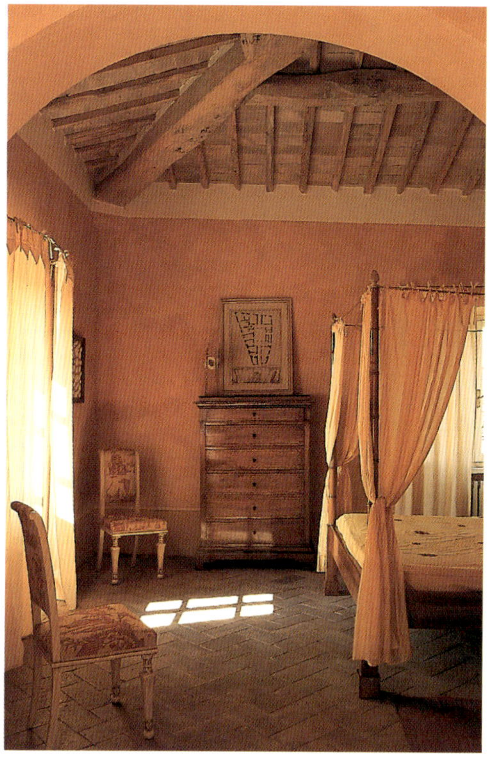

Oben und unten: Wenn es heiß ist, ist Ziegel angenehm kühl. Er ist ideal für den Flur und braucht nur gelegentliches Fegen und Wischen.

Rechts: Ein Flechtverband im warmen Farbton bereichert das Interieur durch seinen Rhythmus und seine Textur.

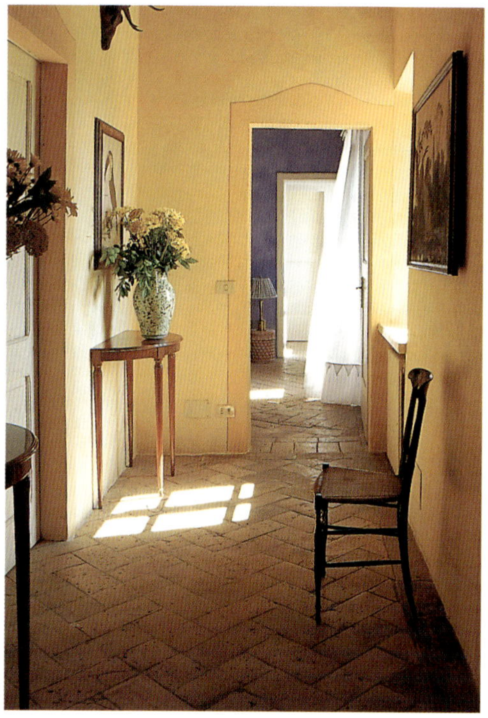

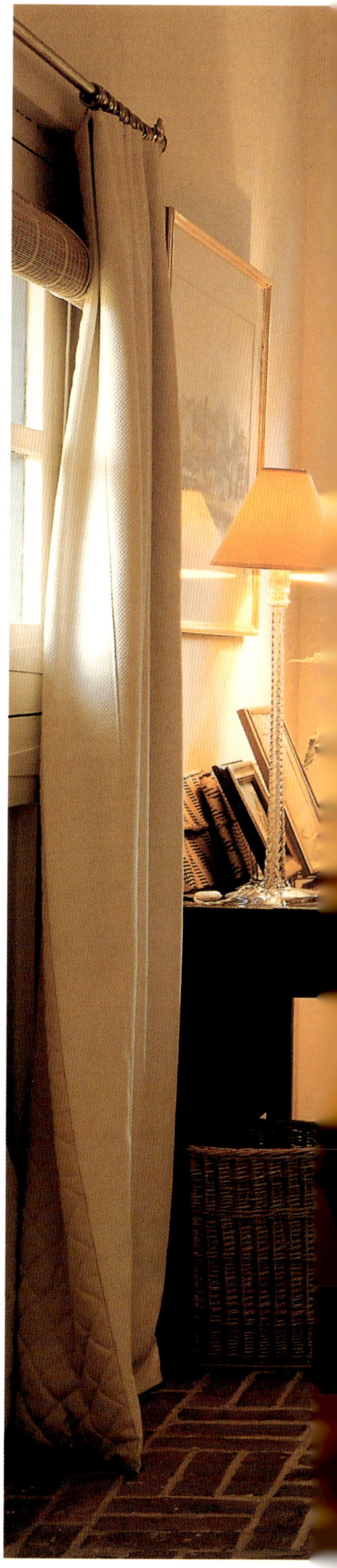

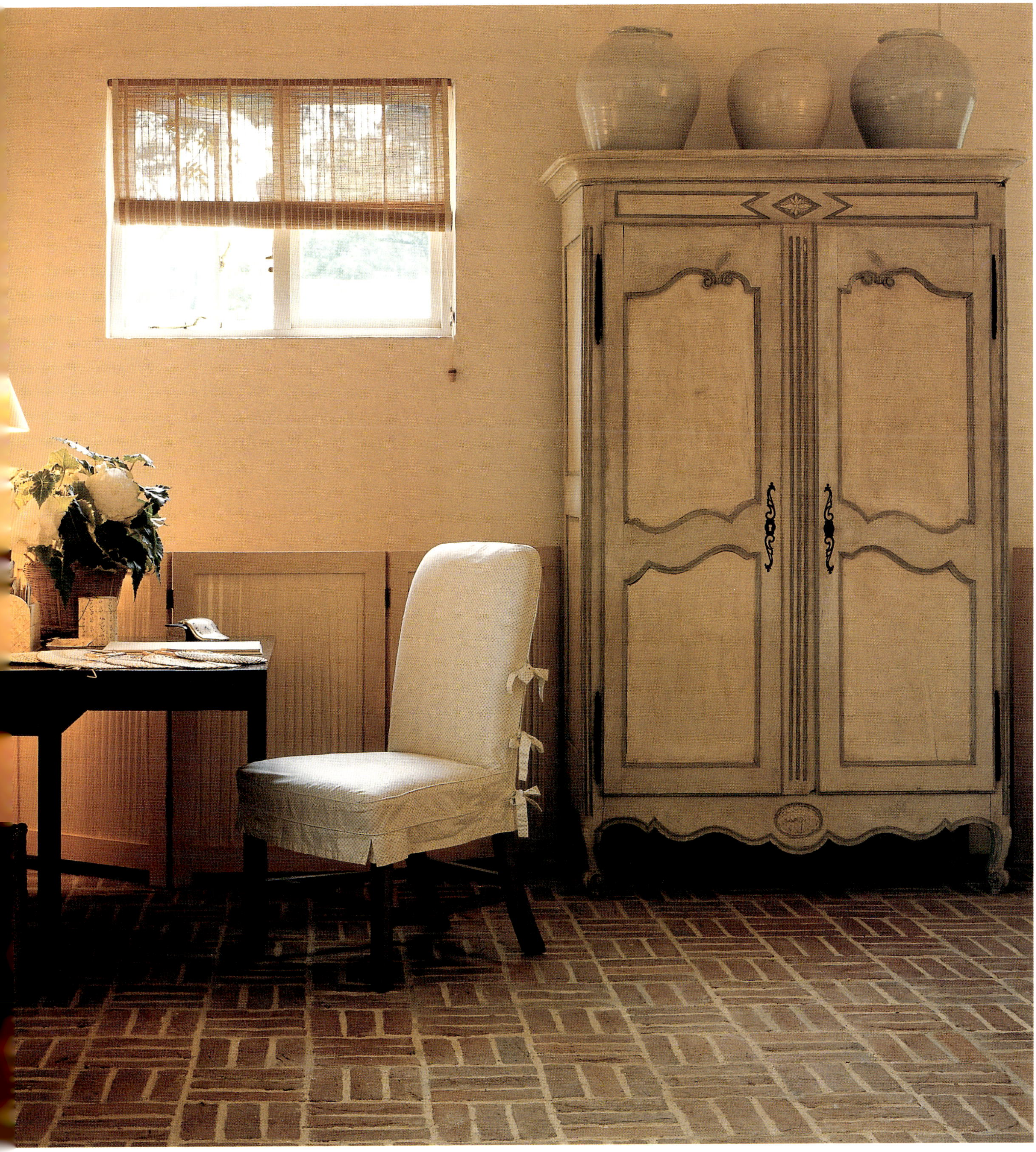

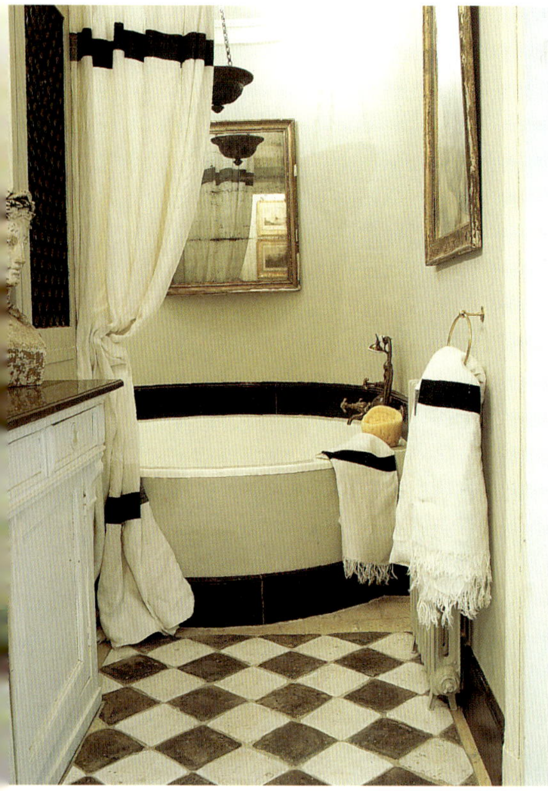

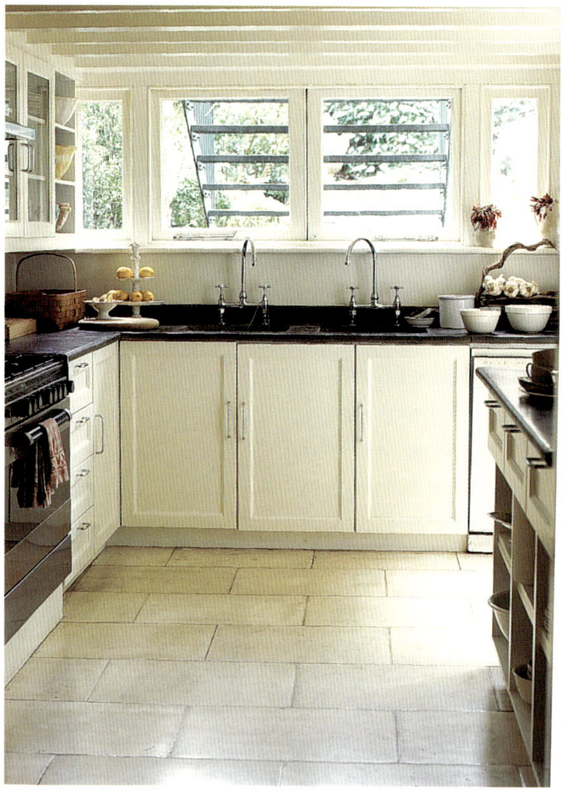

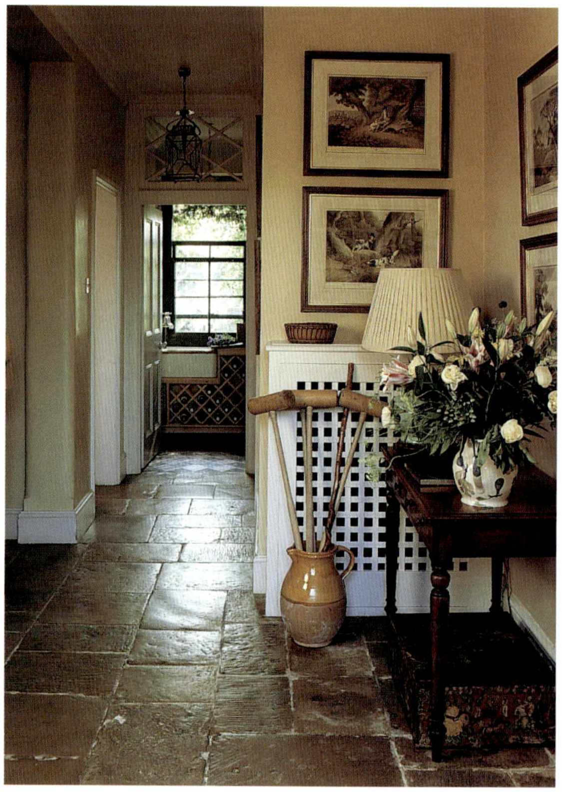

Stein

Stein ist in jeder Hinsicht das ursprünglichste Material. Es ist außerordentlich alt, und seine Verwendung reicht zurück bis zu den Anfängen menschlicher Kultur. Stein ist ein ehrwürdiges Material, das durch seine enorme Lebensdauer Beständigkeit und Tradition vermittelt.

Stein ist in seinen Möglichkeiten eines der vielfältigsten Materialien im Hausbau. Die ihm innewohnende Strenge und scheinbare Unvergänglichkeit machen ihn zur ersten Wahl für repräsentative und sakrale Gebäude – für Heiligtümer, Tempel, Kirchen, Abteien, Paläste, Burgen, Schlösser und Villen der Reichen und Mächtigen. In Gegenden, wo anstehender Stein leicht gebrochen werden kann, gehört er zum typischen Erscheinungsbild auch der Dörfer, Berghütten, Bauernhöfe und Scheunen. Sie scheinen hier ein Teil der gewachsenen Landschaft zu sein.

Steinfußböden lassen alle diese Assoziationen anklingen. Außerdem ist kaum ein Material so schön. Darüber hinaus gibt es Stein in so vielen Variationen, daß er jedem Stil gerecht wird: behauen oder glatt, poliert oder rustikal und rauh.

Das allgemeine Vorurteil, Stein sei kühl, blaß und glatt, wird von der Unzahl an Farben, Texturen und Musterungen widerlegt, die selbst von einer einzigen Steinart zu haben sind. Kalkstein zum Beispiel gibt es von Cremeweiß bis zu scheckigem Blau, von gesprenkelt bis mit Fossilien übersät. Keine zwei Platten gleichen einander. Selbst aus dem gleichen Block geschnitten, ist jedes Stück ganz einzigartig.

Wie andere harte Materialien ist Stein hervorragend für Flure, Wintergärten und andere Räume geeignet, die einen Zugang von draußen gewähren. Manche Sorten lassen sich auch sehr gut in der Küche und im Badezimmer verwenden. Im Wohn- und Eßzimmer strahlen rechteckige oder quadratische Platten architektonische Würde aus, während unregelmäßige Feldsteine eine rustikale Wirkung haben. Natürlich kann man viele Steinsorten auch für Wege, Terrassen, Innenhöfe oder Gewächshäuser nehmen.

Oben links: Eine witzige Idee: Die Steine wurden handbemalt und erinnern so an das Schachbrettmuster eines Fliesenbodens. Das Farbschema Schwarzweiß wurde übernommen.

Oben Mitte: Kalkstein gibt es in vielen Farben, helle Töne sind am beliebtesten. Diese großen Platten in versetzten Reihen geben der modernen Küche Licht und Weite.

Oben rechts: Granit zählt zu den härtesten und teuersten Steinen. Poliert ist er extrem rutschig; diese unregelmäßigen, alten Platten bieten aber genug Haftung.

Rechts: Klassisch und weit verbreitet sind helle achteckige Steine mit dunklen Einlegesteinen. Das Muster stammt von Steinböden, wurde aber in vielen Materialien kopiert.

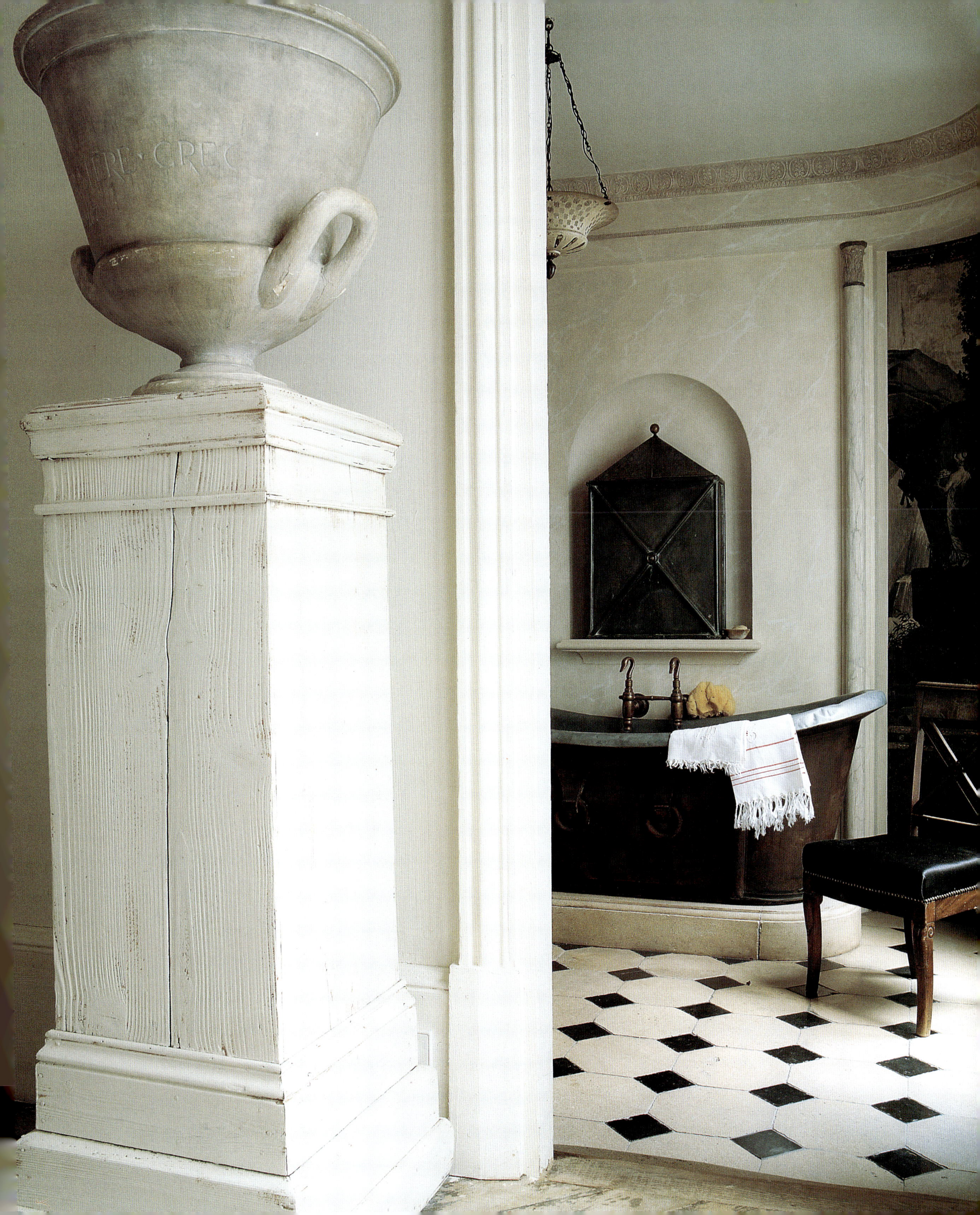

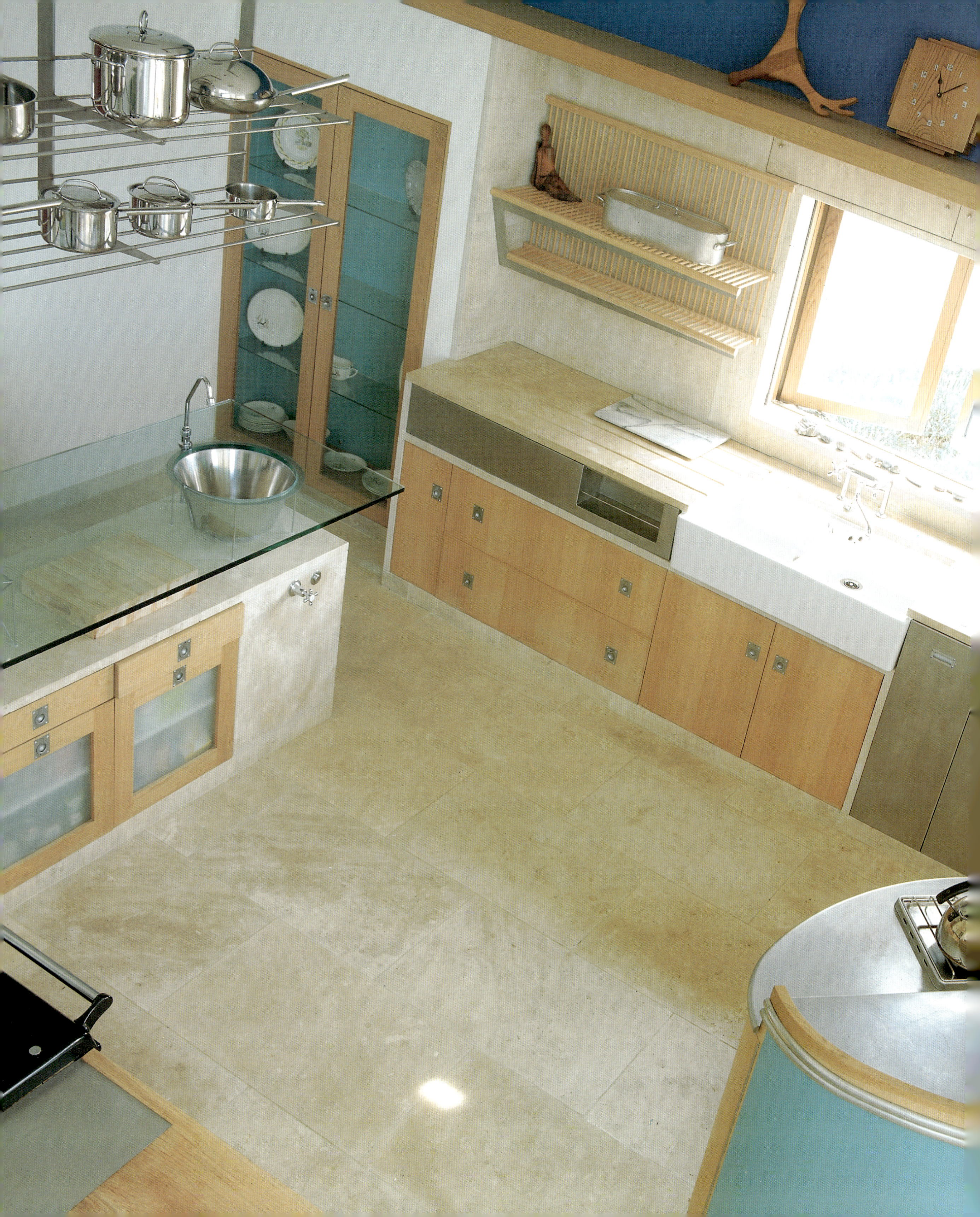

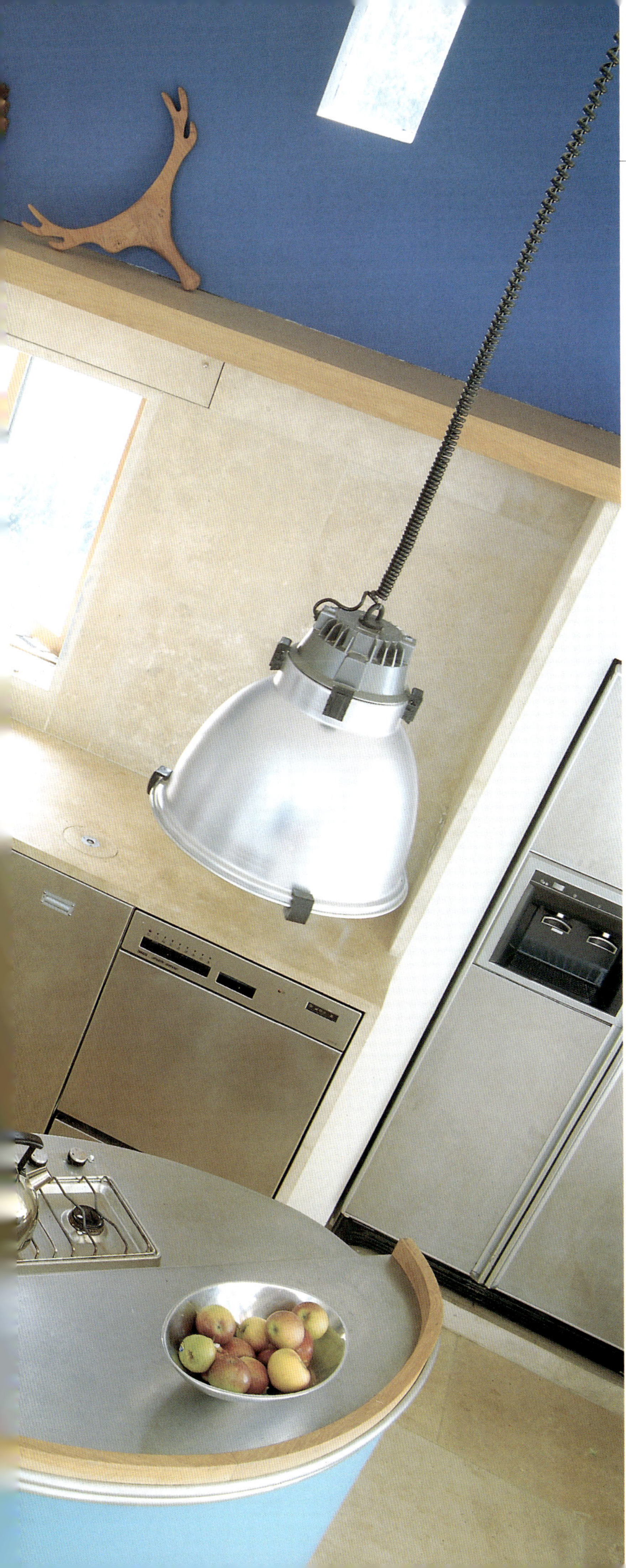

Manche Fans schwören zwar, daß Steinfußboden warm sein kann. Es gehört jedoch zu seiner Natur, daß er kälter ist als Holz oder Teppich. Mit einer Fußbodenheizung läßt er sich allerdings gut temperieren, und die aufgenommene Wärme wird langsam wieder abgegeben. Manche Steinsorten sind rutschig, andere gar nicht, doch hallen die Schritte auf allen Böden.

Massiven Stein gibt es je nach Dicke von schwer bis sehr schwer. Platten und schwere Fliesen benötigen einen Untergrund aus Beton, was sie für höhere Stockwerke oft ungeeignet macht. Es empfiehlt sich, sie vom Fachmann verlegen zu lassen. Bestimmte Sorten, wie zum Beispiel Marmor, sind als dünnere und damit leichtere und billigere Fliesen erhältlich.

Steinplatten lassen sich von spezialisierten Lieferanten oder direkt vom Steinbruch beziehen. Manche Firmen verkaufen Platten und Fliesen nur in konfektionierten Größen, andere schneiden nach Wunsch zu. Manchmal wird man auch auf Bauhöfen fündig oder bei Firmen, die mit Secondhand-Baustoffen handeln. Die teuersten Steine sind alte Steine, die von alten Bauernhöfen oder Schlössern stammen. Über Jahrhunderte wurden sie betreten und geputzt und bekamen mit der Zeit eine unnachahmlich weiche Ausstrahlung in Farbe und Textur.

Links und unten: Harte Materialien wie Kalkstein- oder Steinplatten bilden einen spannenden Kontrast zu den klaren Linien einer modernen Küche.

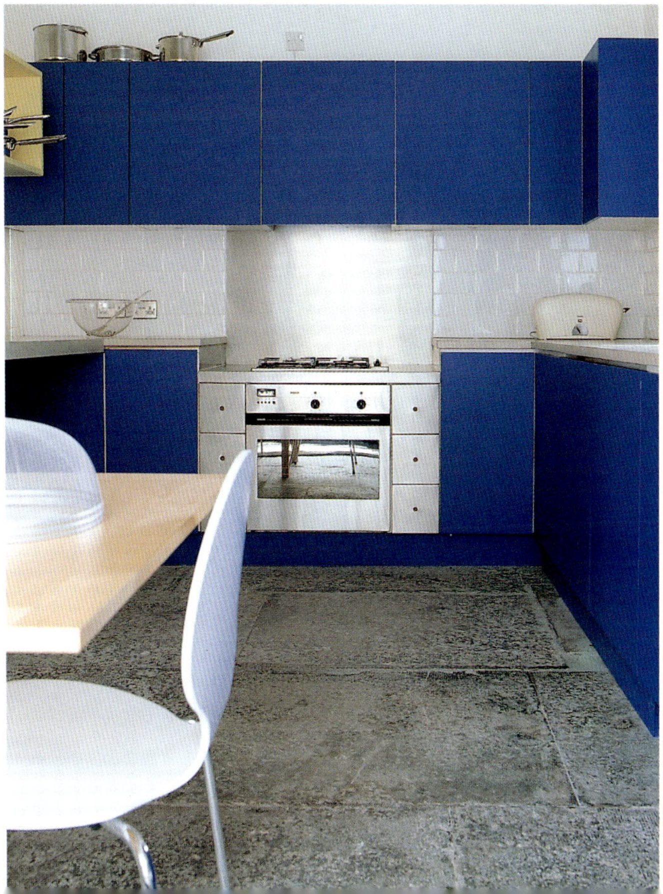

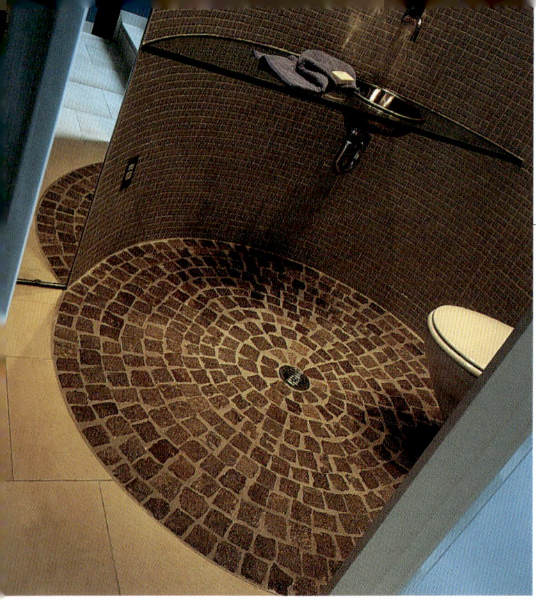

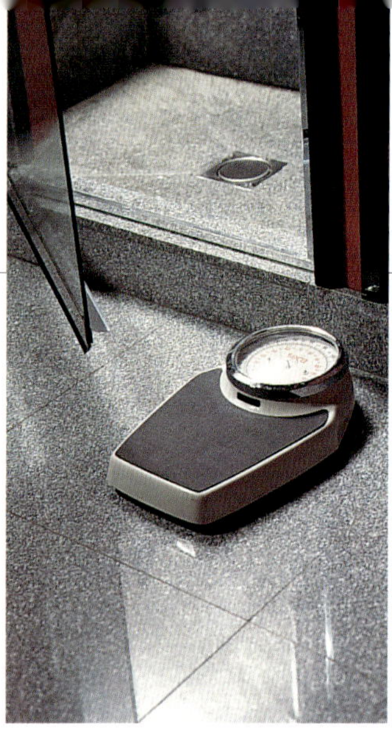

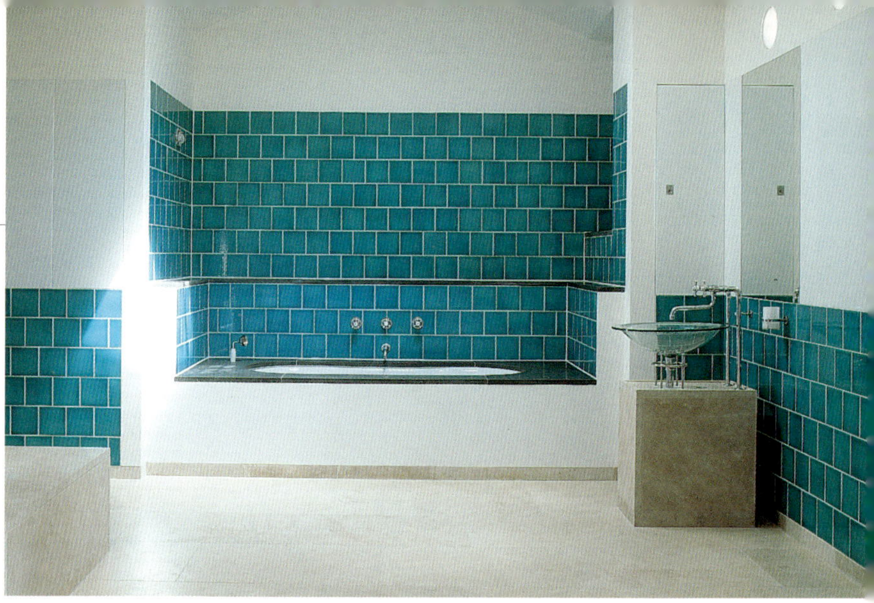

Sorten und Eigenschaften

Gestein kann man nach seiner Genese in drei Gruppen unterteilen. Tiefengesteine entstehen durch sehr allmähliches Abkühlen von Magma in der Erdkruste. Sie haben ein kompaktes Gefüge, sind kristallin und können hochglanzpoliert werden. Granit ist ein typischer Vertreter. Sedimentgesteine wie Kalkstein, Travertin oder Sandstein entstehen aus Ablagerungen und sind porös und viel weicher als Tiefengesteine. Metamorphe Gesteine sind Sedimente, die durch die Bewegung der Erdkruste unter hohen Druck und hohe Temperatur gerieten. Dabei veränderten sie sich chemisch und wurden sehr fest. Beispiele sind Marmor und Schiefer.

Die Namen vieler Steine leiten sich von dem Ort ab, wo sie hauptsächlich gewonnen werden, darunter etwa Jura-Marmor, Dolomit oder Solnhofer Plattenkalk. Weiterhin lassen sich die Steine nach der Bearbeitung unterscheiden. Im allgemeinen werden große Blöcke gebrochen, die dann in Platten zerteilt werden. Flächen und Kanten können maschinell meist mit einem Diamantblatt zugesägt oder in Handarbeit hergestellt werden. Die Oberfläche kann sägerauh, geglättet oder hochglanzpoliert sein. Manche Steine wie Schiefer lassen sich spalten und haben dann eine leicht wellige Oberfläche. Es gibt Platten als Vier- oder Sechsecke und Fliesen in diversen Größen und Stärken.

Wenn neue Steine Sie zu sehr an monumentales Mauerwerk erinnern, können Sie auch künstlich gealterte bekommen. Die scharfen Kanten sind gebrochen und die Oberfläche wirkt wie durch langjährige Nutzung ungleichmäßig.

Granit ist ein grobkörniges Gestein aus Feldspat, Quarz und Glimmer. Seine kristalline Struktur ist sehr attraktiv. Er ist außergewöhnlich hart, sehr beständig gegen Abrieb und Chemikalien und wasserundurchdringlich. Seine Färbung kann fast schwarz, blaugrün, rot, rosa oder meliert weiß sein. Typisch ist aber die fleckige Sprenkelung. Geflammt erhalten seine natürlichen Farben ein rustikales Aussehen. Seine Oberfläche kann rauh bis hochglanzpoliert sein (Achtung Rutschgefahr!). Sehr praktisch für Eingangszonen sind kleine Pflastersteine, die wie Ziegel verlegt werden können. Für Innenräume sind sie nicht geeignet.

Nach vielen Jahren der Benutzung kann ein Granitboden rutschig werden. Dann benötigt er eine professionelle Überarbeitung. Er gehört zu den teuersten Steinsorten. Fliesen sind jedoch zu einem Bruchteil der Kosten und des Gewichts zu haben. Im Bad können bis zu 7 mm dünne Fliesen verwendet werden, auf etwas stärker belasteten Flächen sollte die Dicke mindestens 10 mm betragen.

Kalkstein ist viel weicher als Granit. Meist hat er einen hübschen hellen Farbton, der von warmen, neutralen Schattierungen oder wolkigem Weiß zu scheckigem Blau, Grün oder Grau reichen kann. Es gibt aber auch dunkle Varianten, die fast bis ins Schwarze gehen. Die Oberfläche ist fein, aber lebendig texturiert. Oft ist er leicht geädert, gefleckt oder gesprenkelt. Gelegentlich findet man Spuren von Fossilien. Ähnlich wie Granit kann Kalkstein geflammt werden, was die Quarzbestandteile freisetzt. Es entsteht ein gesprenkeltes Muster, das ein altertümliches Aussehen hat.

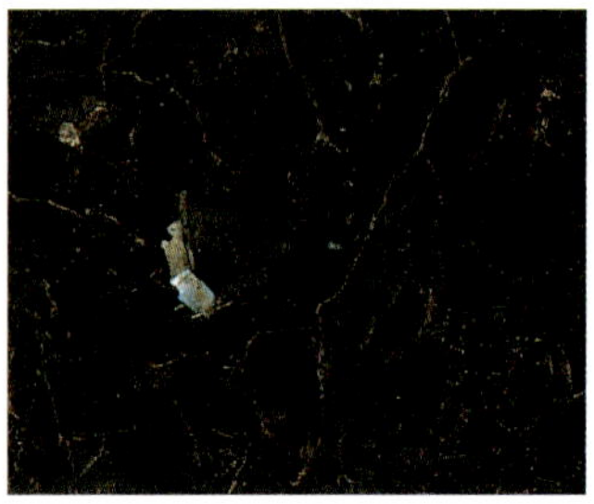

Granit

Kalkstein

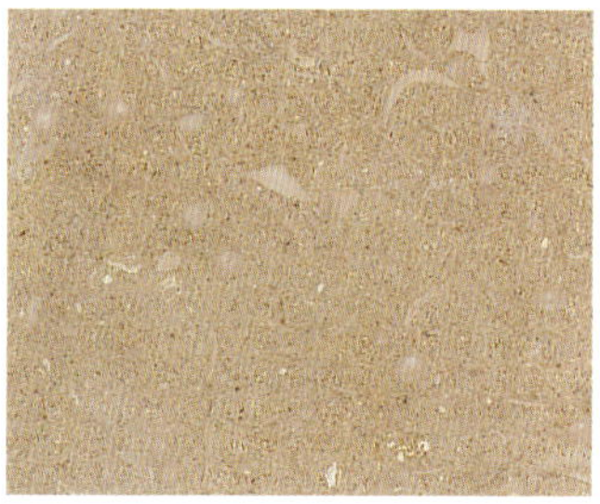

Kalkstein

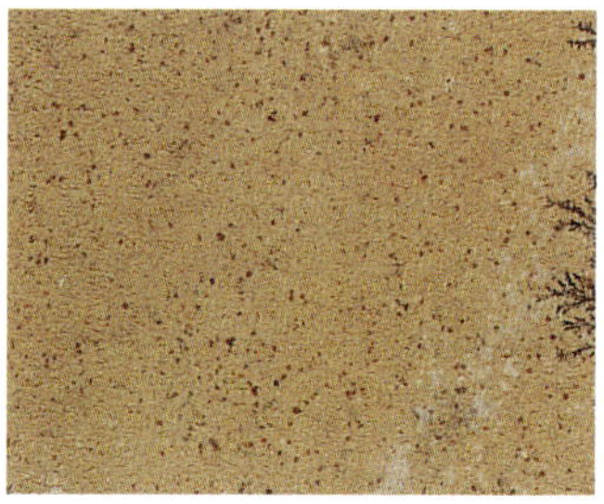

Sandstein

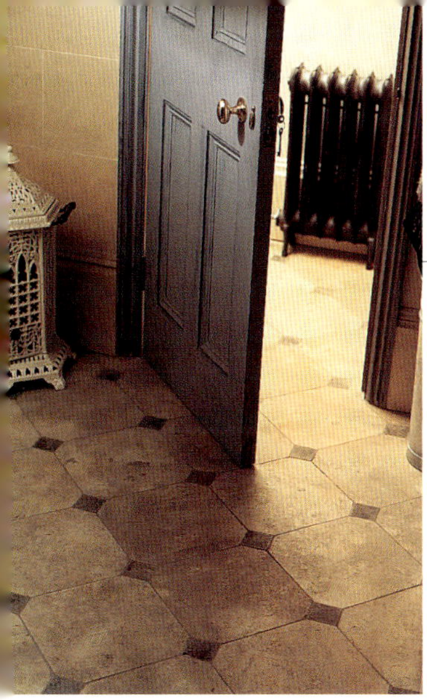
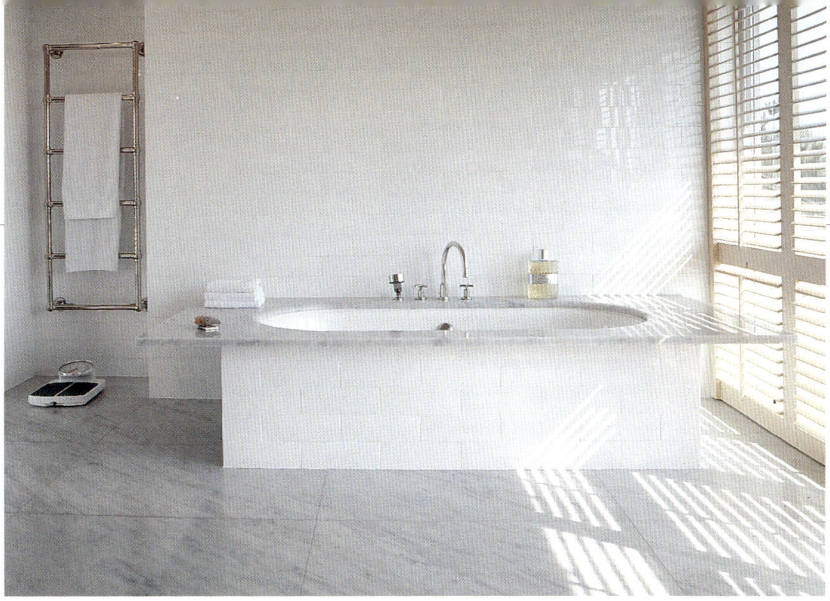
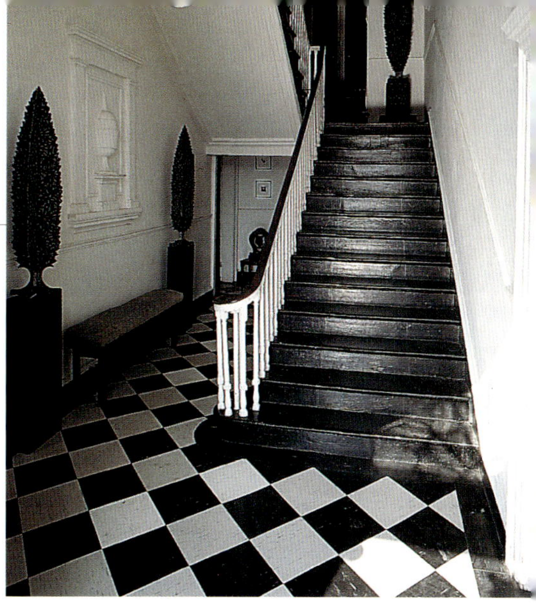

Kalkstein findet man überall auf der Welt. Einige der besten Sorten stammen aus England und Frankreich. Aus Deutschland kommen beispielsweise Hohenfels aus dem Sauerland, Jura-Grau aus Mittelfranken oder Ulmer Weiß aus Amstetten. Iscan und Blue-english-Kalkstein sind seltene und teure blaue Sorten, die man in London (Saint Paul's Cathedral, Westminster Abbey) bewundern kann. Travertin ist ein sehr harter Kalksinter, der zum größten Teil in der Toskana gebrochen und als Platten verwendet wird.

Kalkstein ist kühl und elegant. Große, schlichte Platten passen sowohl zu klassischen als auch zu modernen Interieurs. Manche Kalksteine sind widerstandsfähiger als andere. Alle Sorten sind porös, sie lassen sich aber zum Schutz vor Flecken versiegeln. Säuren wirken allerdings zersetzend. Festere Sorten können mit der Zeit rutschig werden. Kalkstein ist nicht billig: er kostet etwa zwei- bis dreimal so viel wie ein guter Teppichboden.

Sandstein ist im allgemeinen robuster, billiger und einfacher zu pflegen als Kalkstein. Er besteht größtenteils aus Quarzkörnchen. Es gibt ihn von warmen, sandigen bis tief rotbraunen Tönen, in Graugrün, Lavendel und hellem Perlgrau; in großen Platten wie in kleinen Zuschnitten. Wie Kalkstein ist auch Sandstein porös und verfleckt leicht. Versiegelt oder gebohnert kann er rutschig werden. Er ist mit matter, gesägter, gespaltener oder geflammter Oberfläche erhältlich.

Marmor ist der Inbegriff für Luxus. Dieser fast durchsichtige Stein mit seinen vielen Äderchen, dem feinen Muster und den oft leuchtenden Farben ist seit der Antike in den elegantesten Interieurs zu finden. Griechen und Römer schätzten den Stein wegen seiner hervorragenden Bearbeitungseigenschaften. Die Architekten der Renaissance verhalfen ihm in der westlichen Welt zur erneuten Blüte.

Schon immer hat man den gefragten Marmor auch imitiert. Gemalte Marmorimitate auf Böden und Wänden als Ersatz für das teure und schwer zu beschaffende Original waren besonders im Barock beliebt. Heutzutage sind Imitate aus Vinyl oder Linoleum das billige Äquivalent dazu. Sicherlich hat echter Marmor Würde und Größe, aber in einer unpassenden Umgebung kann er schnell billig und protzig wirken. Architektonisch oder historisch herausragende Gebäude sind für diesen Stein besonders prädestiniert. Mehr als bei allen anderen Steinsorten verlangt Mar-

Gegenüber links: Kleine Granitwürfel, kreisförmig in einem Bad verlegt.

Gegenüber Mitte: Hochglänzende Granitfliesen sind kompromißlos modern.

Gegenüber rechts: Kühler Kalkstein kontrastiert effektvoll mit türkisen Wandfliesen.

Oben links: Ein klassischer Kalksteinboden in einem klassischen Flur.

Oben Mitte: Opulenter Marmor in einem luxuriösen Bad.

Oben rechts: Schwarze und weiße Fliesen für einen unaufdringlichen Eingangsbereich.

Bildreihe unten: Stein gibt es in vielen verschiedenen Farben, Texturen und Formaten. So läßt sich für jeden Raum das Passende finden – vorausgesetzt, der Untergrund kann das Gewicht tragen.

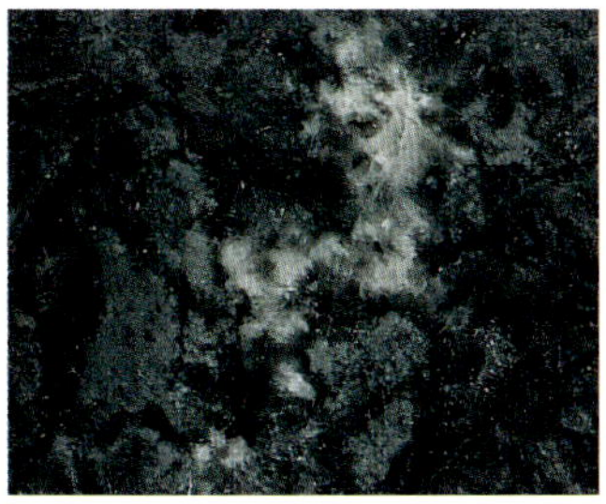

Marmor

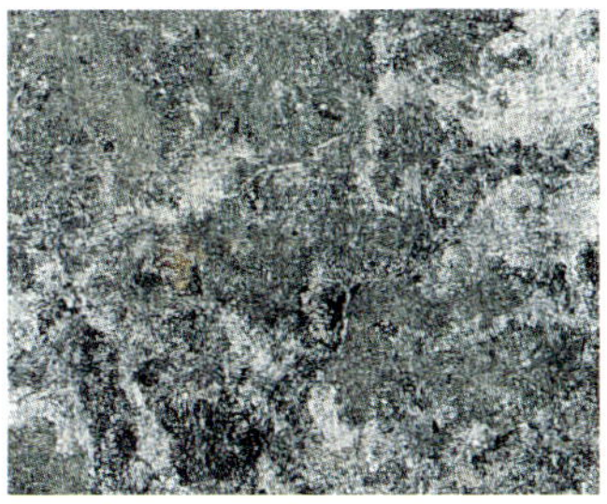

Gealterter Marmor

Gespaltener Schiefer

Chinesischer Schiefer

mor nach einem stimmigen Gesamtkonzept. Im klassischen Kontrast schwarzer und weißer Fliesen ist er relativ unproblematisch. Die Ausgestaltung mit nur einem Farbton erfordert jedoch viel Feingefühl und Sorgfalt, um nicht an die Verwendung von Laminat denken zu lassen. Marmor ist eine Form des Kalksteins, die unter hohem Druck kristallisiert ist. Er wird in den Bergregionen auf der ganzen Welt gebrochen. Italien ist berühmt für seine besonders feinen Sorten. Reiner Marmor ist völlig weiß. Doch gerade die Verunreinigungen durch mineralische Ablagerungen machen den Stein so ansprechend und attraktiv. Es gibt sie in Farbtönen von Rosa über Rot, Grün und Braun bis Schwarz und in charakteristischen Streifen, Wolken oder Adern. Oft treten auch mehrere Farben in unterschiedlichen Mustern gleichzeitig auf.

Marmor ist relativ langlebig. Allerdings können Farbe und Marmorierung an vielbegangenen Stellen stumpf werden. Wie Kalkstein ist er säureempfindlich. Die Rutschigkeit hängt von der Oberflächenstruktur ab. Rauhere Oberflächen sind für Fußböden grundsätzlich eher zu empfehlen.

Es gibt Marmor nicht nur in großen Platten, sondern auch in vielen verschiedenen, preislich günstigeren Fliesenformaten. Meist besteht eine Fliese aus einer dünnen Marmorscheibe, die auf ein anderes Material aufgebracht wurde. Marmorsplitt, mit Kunstharzen vermischt und zu Blöcken gegossen, führt zu Kunststoff-Werkstein (z. B. Agglo-Platten).

Schiefer ist wie Marmor ein metamorphes Gestein, das überall auf der Welt in Bergregionen zu finden ist. Es gibt ihn in phantastischen Farben: dunkles Grün, Blau, Blaugrün, Rot, Rosa und Schwarz. Durch seinen hohen Anteil an Glimmer sieht er naß und glatt aus. Afrikanischer Schiefer ist besonders bunt.

Durch die Art seiner Metamorphose hat sich beim Schiefer der Glimmer parallel ausgerichtet. Deshalb läßt sich das Material leicht in Platten spalten, was es auch für Dacheindeckungen geeignet macht. Für den Fußboden sind die Platten allerdings dicker. Die Stärke hängt davon ab, wie der Schiefer bearbeitet wurde. Gespaltene Platten sind leicht gewellt und müssen deswegen dicker sein als gesägte. Weichere Sorten können handbearbeitet sein oder abgemeißelte Kanten haben, was ihnen ein rustikaleres Aussehen verleiht.

Schiefer ist keinesfalls billig, hat jedoch einen günstigeren Preis als Granit oder Marmor und besitzt einige praktische Vorzüge. Anders als Marmor oder Kalkstein sind die meisten Schiefersorten witterungsfester. Dadurch eignen sie sich nicht nur für

Rechts: Der großzügige Schwung der Treppe wird in seiner Wirkung durch die fächerartigen, polierten Schieferplatten noch verstärkt.

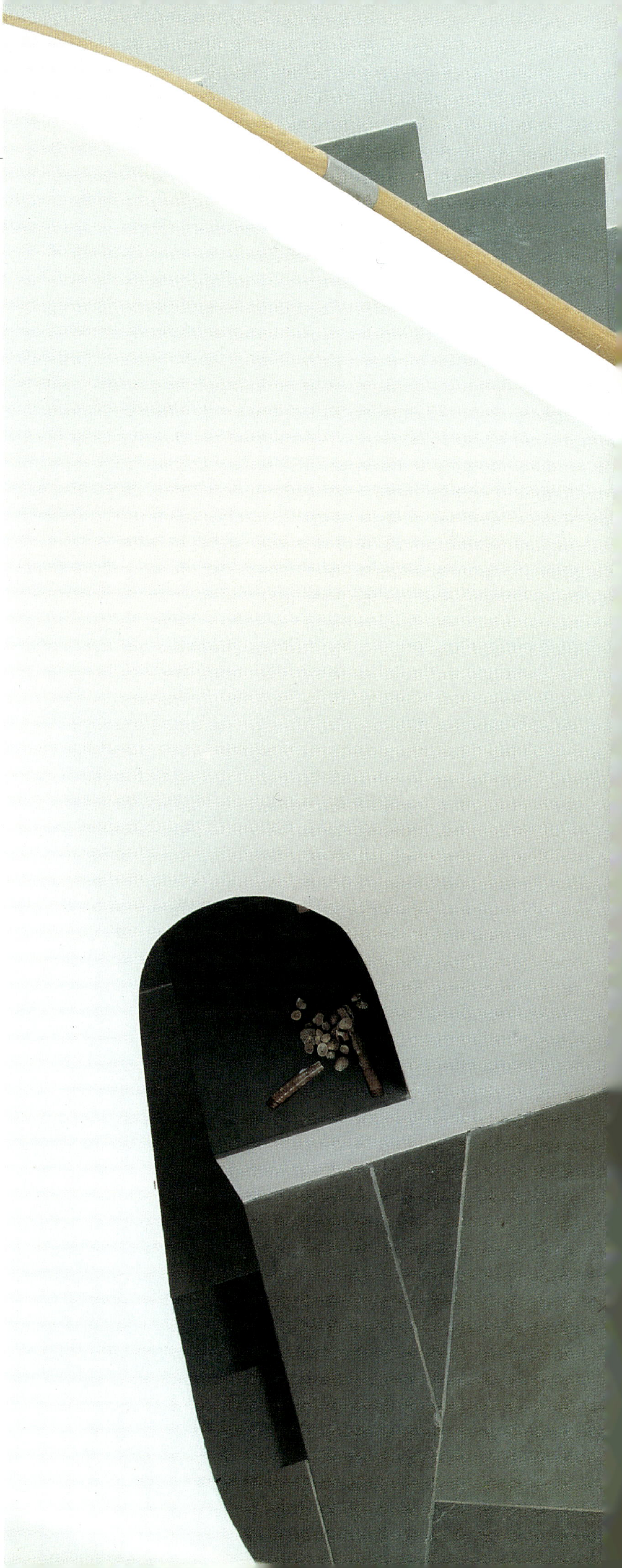

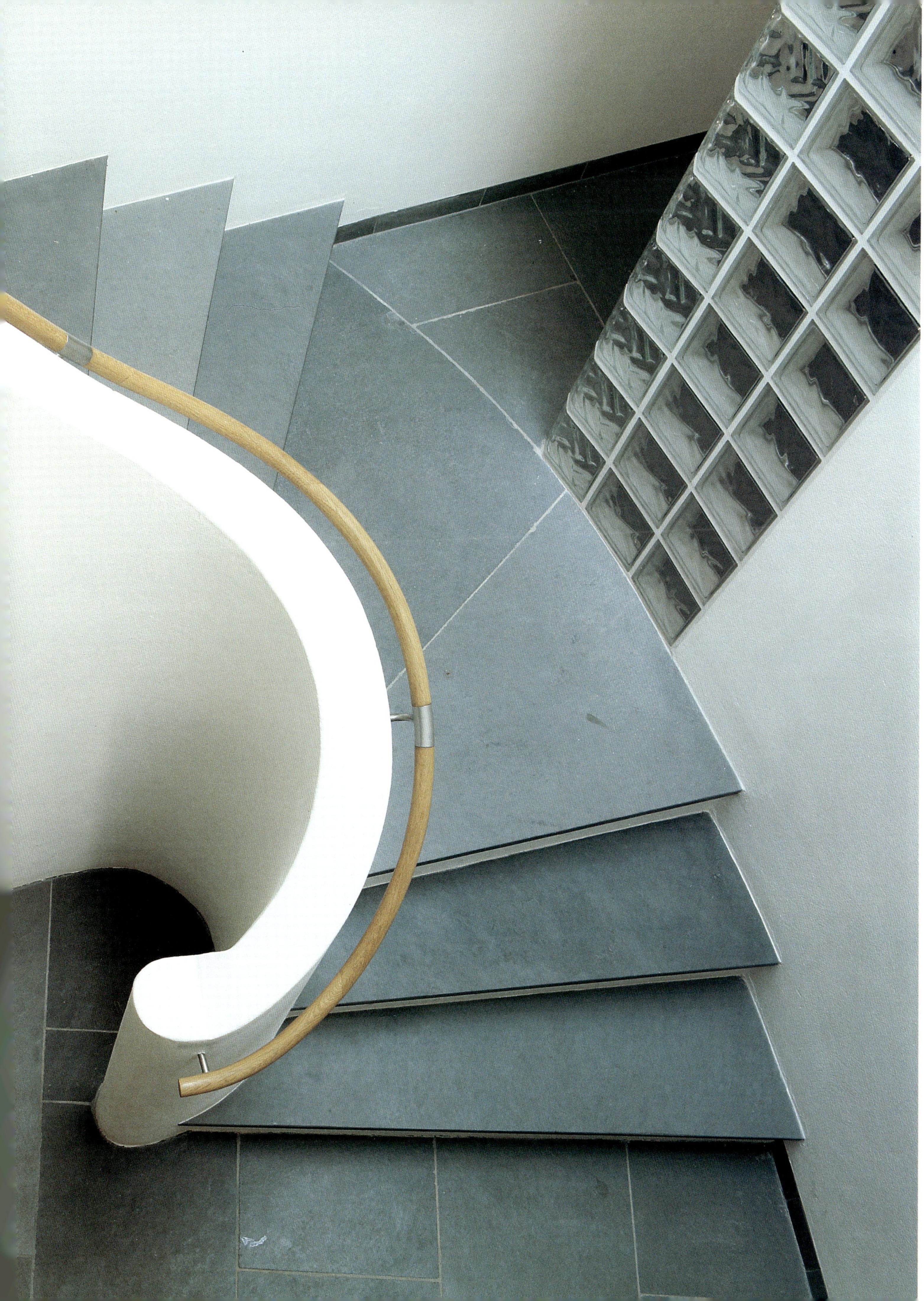

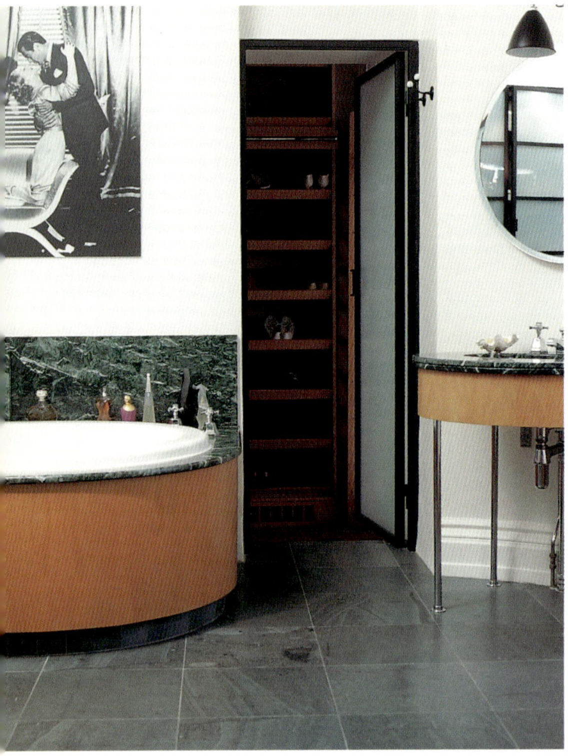

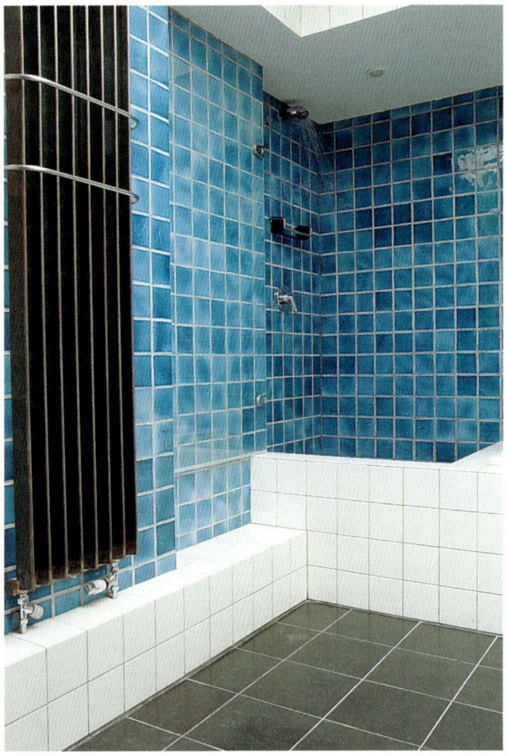

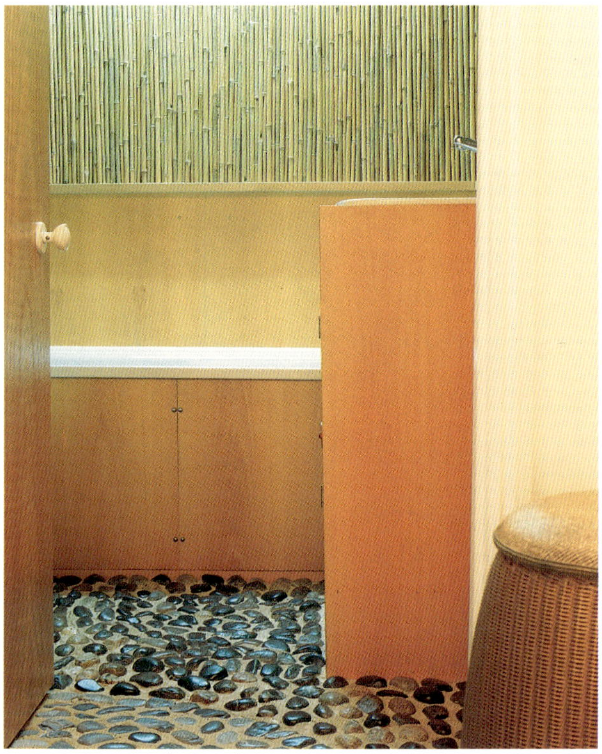

Feuchträume, sondern bieten sich auch draußen als Plattenmaterial an. Darüber hinaus ist Schiefer hart und abriebfest und verlangt wenig Pflege. Auf dunklen Sorten sind allerdings Schmutz und Kratzer gut zu sehen.

Schiefer ist in verschiedenen Texturen erhältlich: gespalten (nicht rutschig), gesägt, geschliffen oder poliert. Wie bei anderen Steinen sind glattere Oberflächen rutschiger. Es gibt rechtwinklige Platten genauso wie unregelmäßig geschnittene Stücke, mit denen sich ein urwüchsiges Pflaster legen läßt.

Kiesel- und Kopfsteinpflaster auf Terrassen, Wegen und Sitzplätzen sind ein belebender Kontrapunkt zu den Pflanzen. Aber auch in Innenräumen sind sie – etwa für Eingänge oder sogar für ein Bad – sehr interessant. Kopfsteine kann man zu vernünftigen Preisen in Gartencentern kaufen. Die Steine sollten glatt, gleichmäßig geformt sein und in etwa dieselbe Größe haben. Für Menschen mit weniger radikalem Naturverständnis gibt es auch in Kunstharz gebettete Kiesel in Fliesenform. Bei einem Steinplattenboden eignen sie sich sowohl für einen Rand als auch für Einlegearbeiten.

Natursteinimitat

Puristen schlagen die Hände über dem Kopf zusammen, aber ökologisches Bewußtsein, Kosten und schwierige Verarbeitung der Natursteine ließen einen Bedarf nach billigen, problemlosen Kopien der Originale entstehen. Ein Großteil des Angebots aus dem Gartencenter läßt tatsächlich zu wünschen übrig. Aber es gibt auch Imitate, die eine Klasse für sich sind. Solche sorgfältig von Hand gemachten Kopien aus Beton haben realistische Farben, Texturen und reichlich Variationen von Platte zu Platte. Man kann kaum erkennen, daß sie falsch sind. Der größte Vorteil von Imitaten ist, daß sie viel billiger sind. Die einheitliche Plattenstärke vereinfacht das Legen, die versiegelte Oberfläche die Pflege. Manche Platten sind dünn genug, um sie auf bestehende Böden zu verlegen. Kalkstein und Granit-Kopfstein gehören zu den beliebtesten Imitationen.

Pflege

Poröse Steinsorten verflecken leicht. Holen Sie sich vom Lieferanten sachkundigen Rat, ob eine Versiegelung empfehlenswert ist. Versiegelungen verändern das Aussehen der Steine geringfügig. Zur Reinigung verwenden Sie warmes Wasser mit etwas sulphatfreiem Reinigungsmittel. Wischen Sie klar nach.

Oben links: Die dunkle Farbe des Schiefers wirkt avantgardistisch. Gespaltener Schiefer ist interessant gewellt.

Oben Mitte: Regelmäßig gesetzte Schieferfliesen sehen graphisch aus.

Oben rechts: Ein Bad mit in Zement gesetzten Strandsteinen erinnert an Innenhöfe im Mittelmeerraum.

Gegenüber: Japanische Kiesel in gebleichtem Beton und wie bei Terrazzo abgeschliffen.

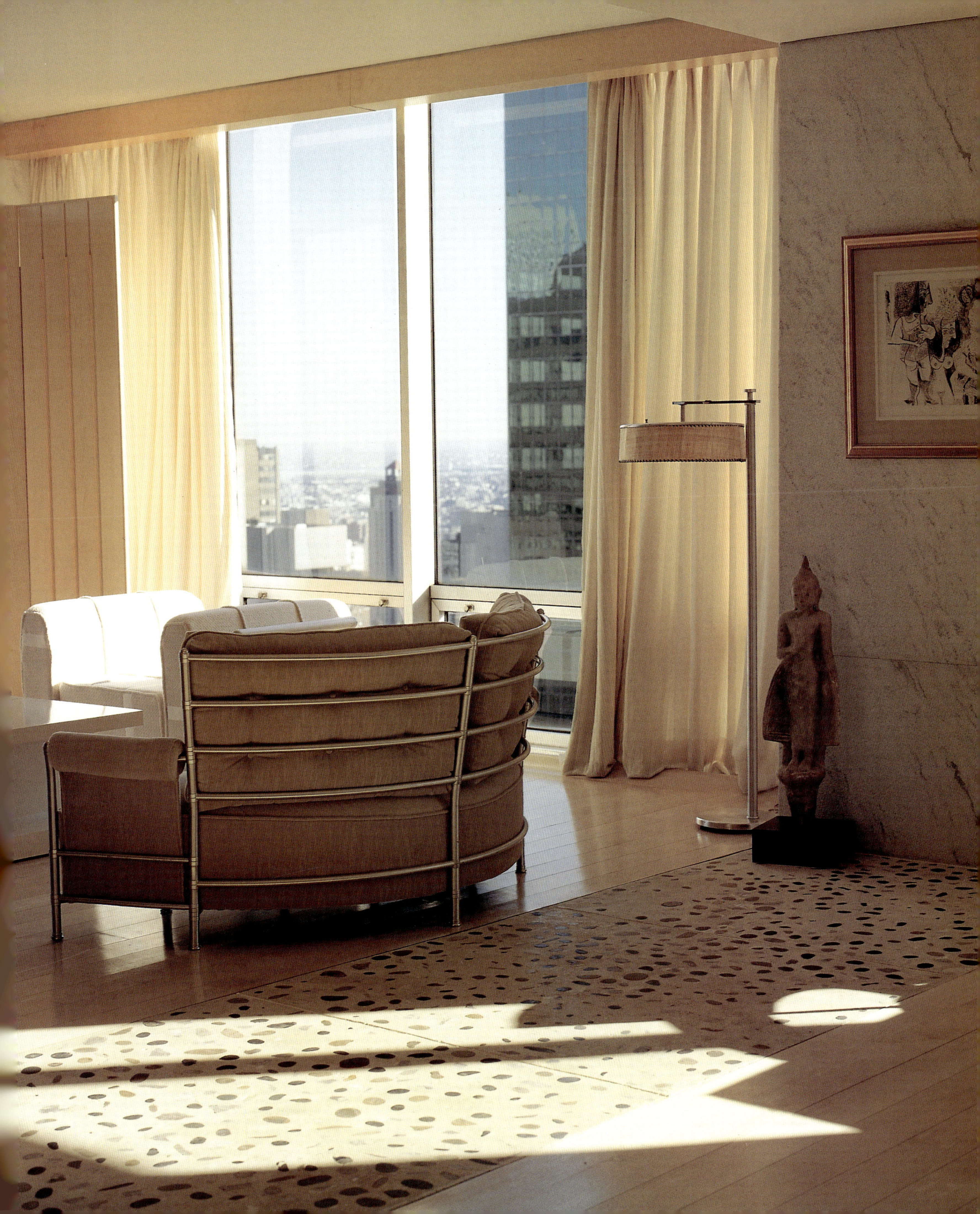

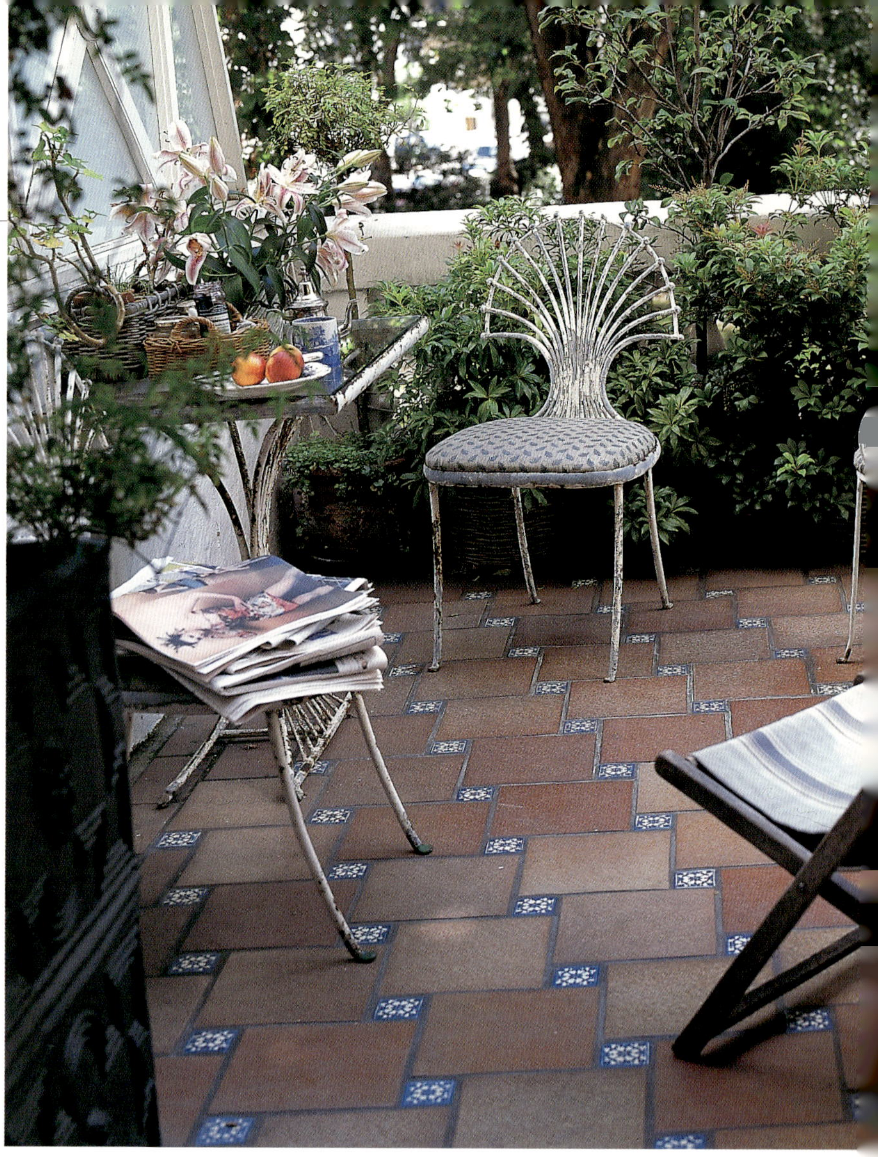

Fliesen

Mit der Hand oder maschinell gefertigt, glasiert oder unglasiert, mit Intarsien oder Relief – in der Vielfalt gebrannter Fliesen spiegelt sich der Reichtum der kulturellen Überlieferungen der ganzen Welt. Sie kommen aus dem Nahen Osten, aus Mexiko, dem Mittelmeerraum oder Skandinavien. Fliesen sind so praktisch wie hübsch. Da es sie passend zu jedem Stil gibt, findet sich in jedem Haus eine geeignete Stelle für sie.

Das Ausgangsmaterial ist Erde, daran erinnern auch die warmen Farben und lebendigen Texturen. Terrakottafliesen werden schon seit Jahrtausenden hergestellt. Ab Mitte des 19. Jahrhunderts wurden sie von den maschinell gefertigten Klinkerplatten (Steinzeug) verdrängt. Heutzutage erleben sie eine Renaissance. Man schätzt ihr würdevolles Altern, ihr handwerkliches Aussehen und die Natürlichkeit des Materials. Steinzeugfliesen sind in allen erdenklichen Farben, Oberflächen, Formen und Größen erhältlich. Enkaustik-Fliesen, eine besondere Fliesensorte aus England, bieten eine Vielzahl dekorativer Motive für den Boden. Der praktische Reiz der Fliesen liegt darin, genauso langlebig, aber viel leichter verarbeitbar als andere harte Materialien zu sein. Wie Ziegel haben sie ein gewohntes Maß und eine vertraute Erscheinung, was ihnen viele Anwendungsbereiche eröffnet. Anders als bei Ziegeln sind ihre Verzierungen aber wirklich unüberschaubar. Ein gefliester Boden kann rustikal oder modern

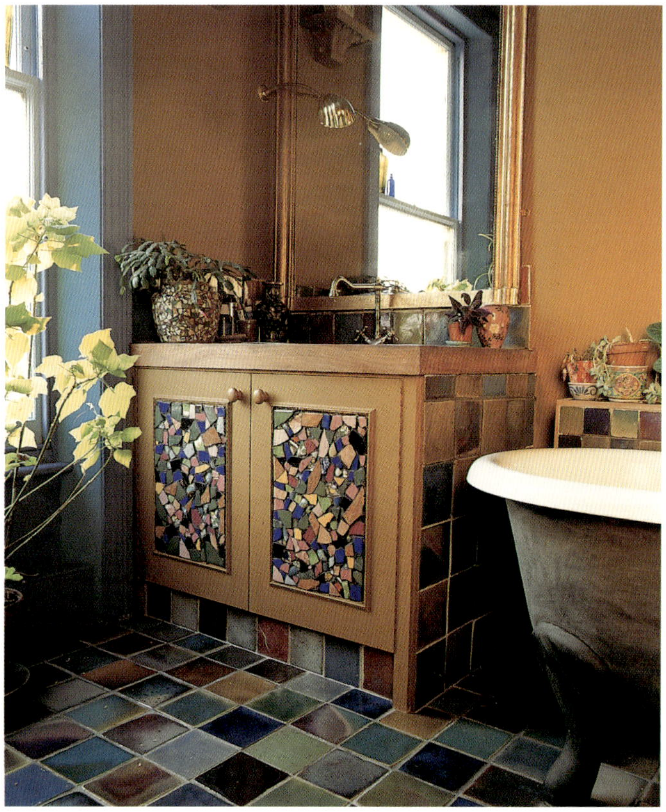

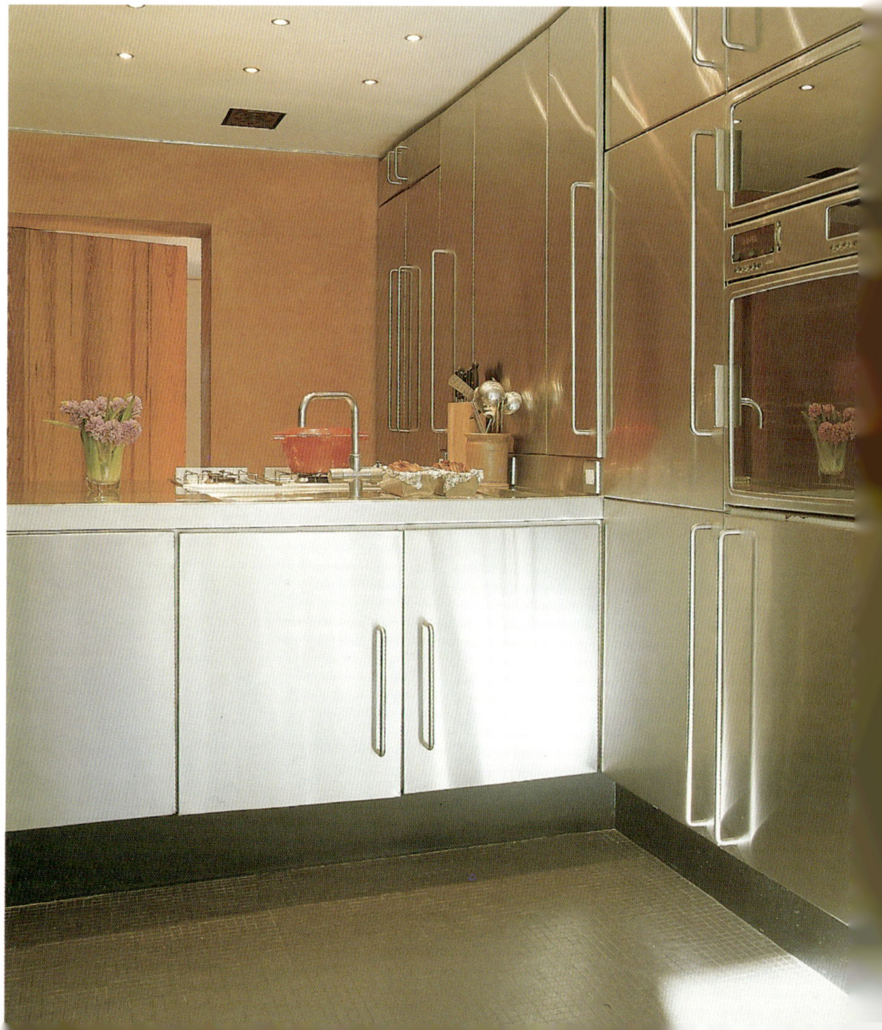

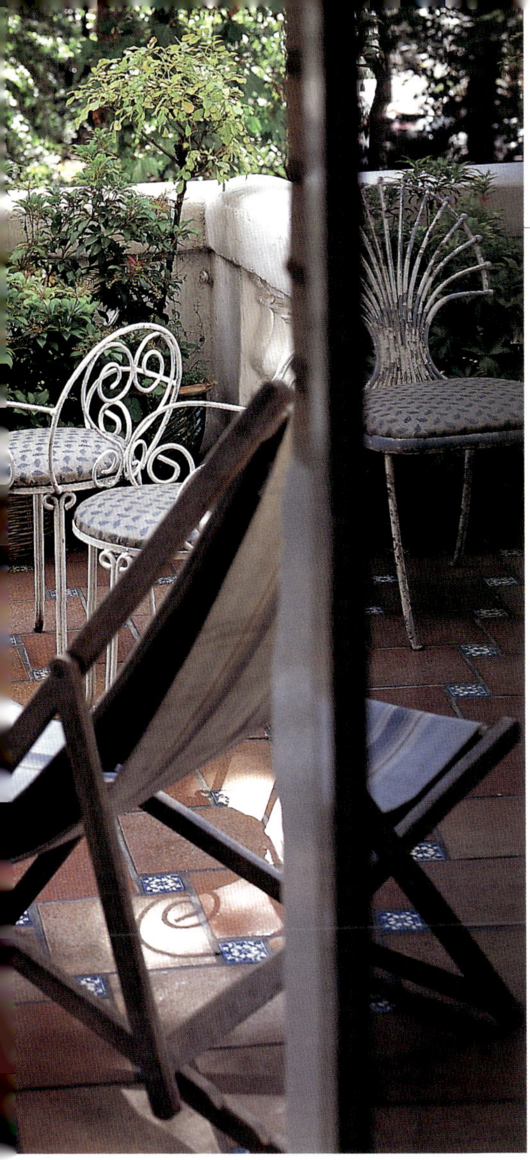

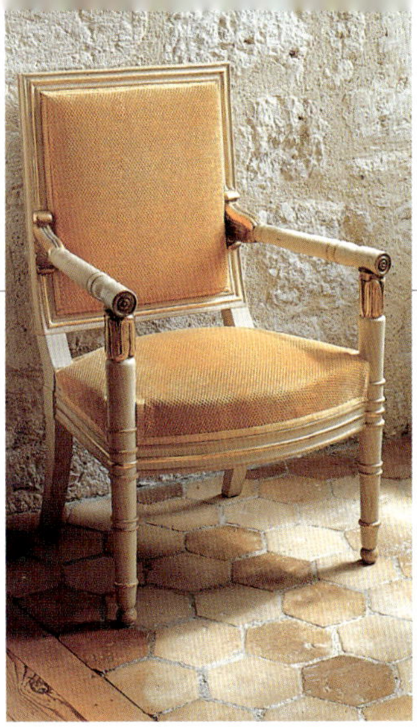

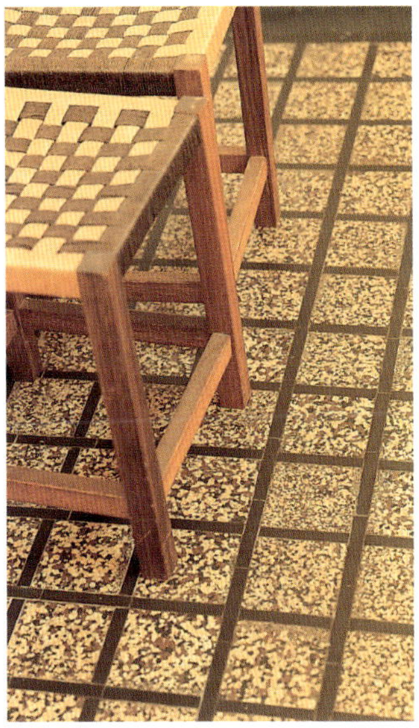

In den meisten westlichen Ländern schätzt man die praktischen Vorzüge der Fliesen in Bad, Küche und Flur. Abgesehen von diesen zweckorientierten Anwendungen können Fliesen aber auch im Wohn- und Eßbereich ausgesprochen attraktiv aussehen. Besonders in wärmeren Klimaten schätzt man ihre kühle Oberfläche.

Wie auch bei anderen Belägen sollte sich die Größe der Fliesen nach dem Raum richten. Große Fliesen wirken am besten auf großzügigen Flächen, während kleinere im allgemeinen für beengtere Räume geeignet sind. Werden neben dem Boden auch Wände oder Arbeitsflächen gefliest, wirkt es harmonisch. Jedoch können Sie nicht eine Fliesensorte für alle Flächen nehmen. Bodenfliesen sind stärker und schwerer als Wandfliesen, und besonders glatte, hochglänzende Fliesen sind auf dem Boden nicht sicher genug.

Wie viele andere natürliche oder naturnahe Beläge werden auch Fliesen oft mit künstlichen Stoffen wie Vinyl imitiert. Einige Fliesenhersteller haben auf die Konkurrenz mit Massenware reagiert, die optisch wenig mehr bietet als die Imitate. Mittlerweile schätzt man wieder die Ausstrahlung des Materials an sich. Man greift zurück auf historische Muster und Fliesentypen, legt mehr Wert auf Handarbeit und Besonderheiten regionaler Handwerkstraditionen.

sein, einen zurückhaltenden Hintergrund oder einen Blickfang bilden. Ob schlicht oder kühn in Farben und Mustern – Fliesen beweisen eine Lebendigkeit, die man bei Meterware oft vergeblich sucht.
Fliesen teilen einige positive und negative Eigenschaften anderer harter Materialien. Mit Ausnahme von Terrakotta sind die meisten Sorten kalt. Eine Fußbodenheizung kann dieses Problem lösen. Alle sind sehr strapazierfähig, insbesondere Steinzeugfliesen. Schritte hallen, und die Rutschgefahr auf den Fliesen ist groß. Da diese nicht nachgiebig sind, ist langes Stehen auf ihnen ermüdend. Die Pflege ist unproblematisch. Die Kosten für einen Fliesenboden sind so verschieden, wie die Auswahl groß ist. Eine gute Qualität kostet etwa so viel wie gutes Parkett. Das Verlegen, insbesondere im Mörtelbett, verlangt professionelles Arbeiten. Das Zurechtschneiden der leicht brechenden Fliesen kann gerade bei Rundungen extrem knifflig werden.

Gegenüber unten, links und rechts: Bezauberndes glasiertes Terrakotta im Bad, nützliche Fliesen in der Küche.

Seite 50/51: Kleine blaue Fliesen erstrahlen vor einem Hintergrund aus Terrakotta.

Mitte oben: Terrakotta wirkt warm und anheimelnd weich.

Mitte unten: Terrazzo wirkt kühl und ist ausgesprochen haltbar.

Rechts: Das kleinförmige Muster ist angenehm für das Auge.

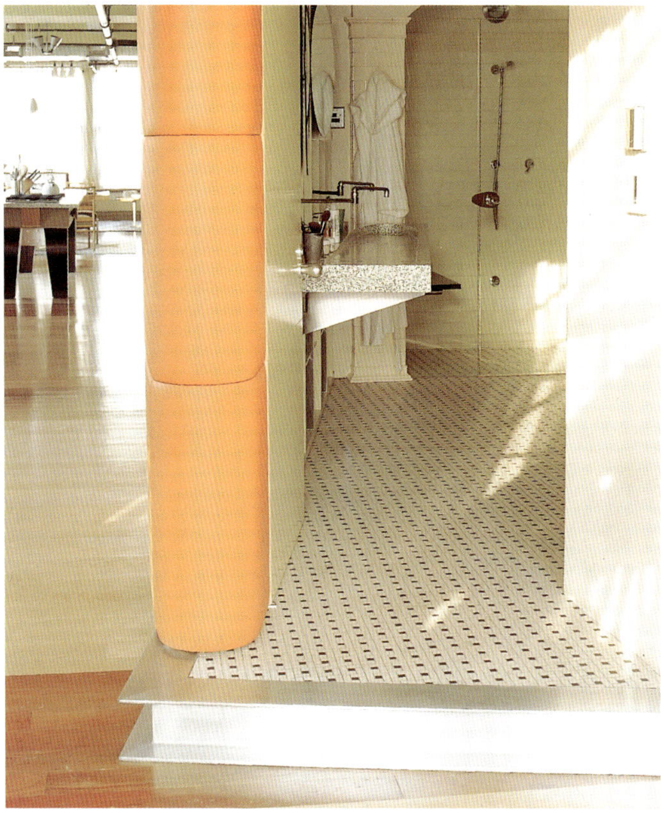

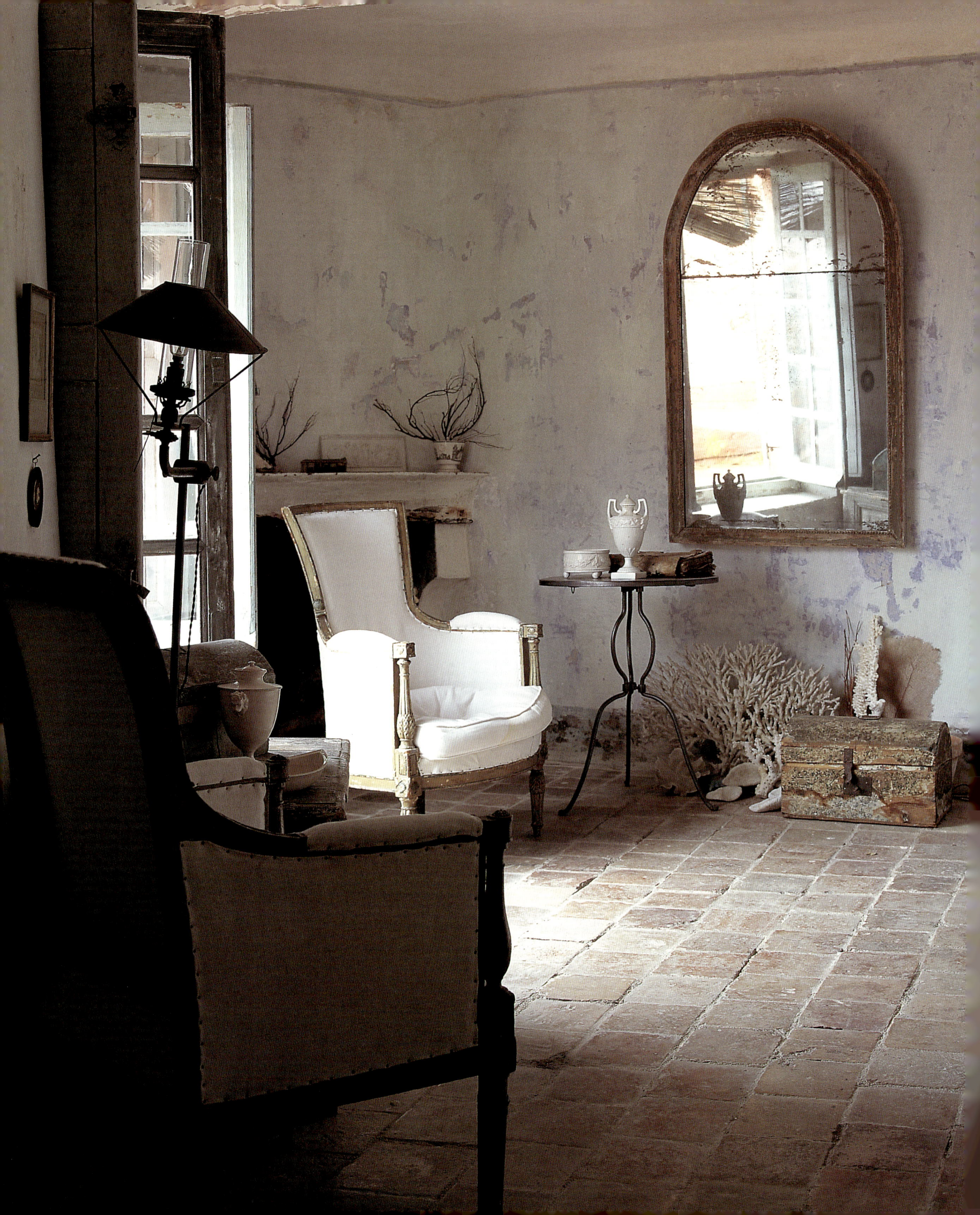

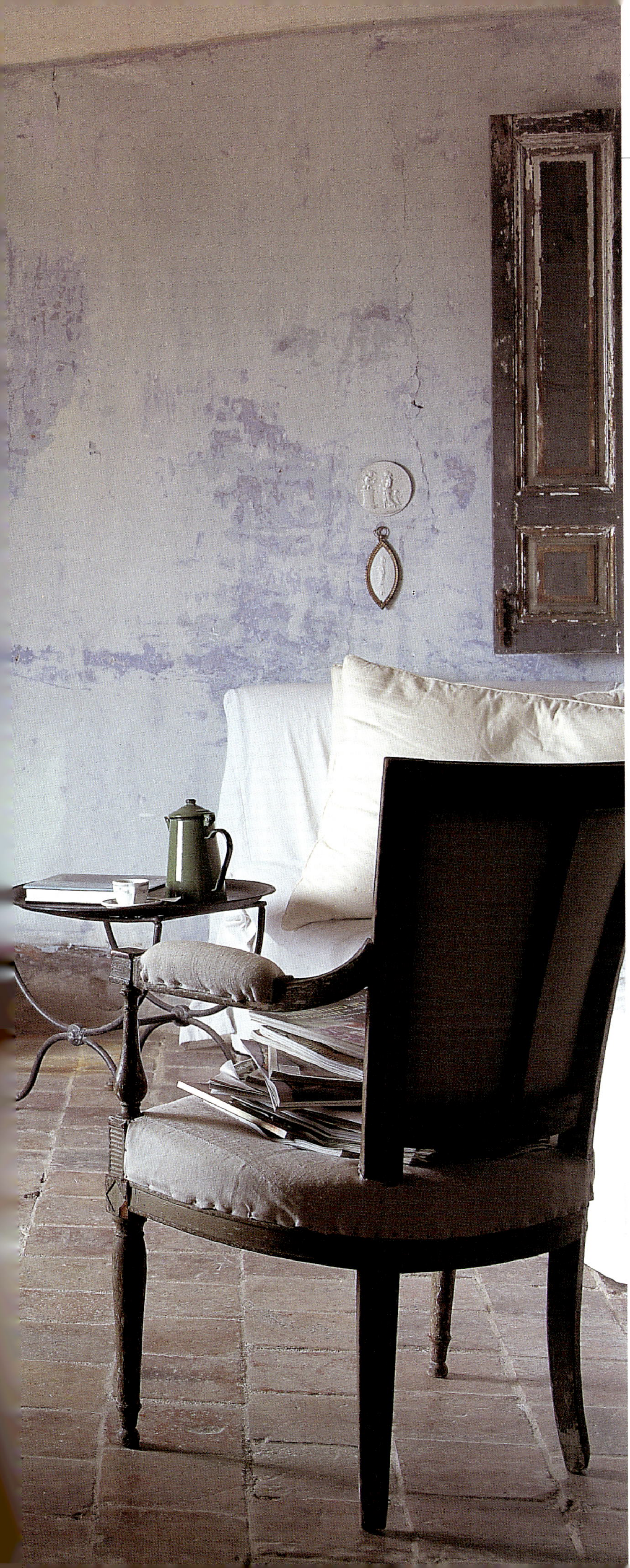

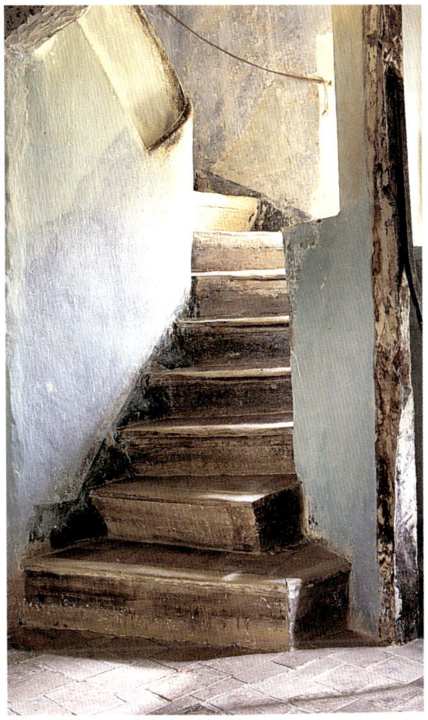

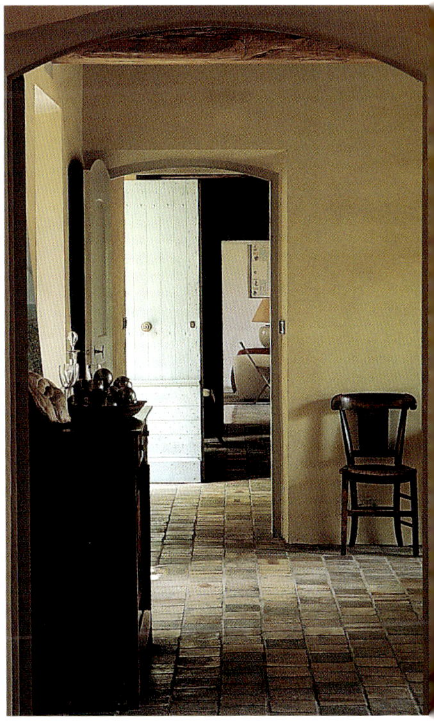

Terrakotta Diese „gebrannte Erde“ ist die älteste und vielleicht natürlichste Form der Fliese. Die Mauren brachten die Herstellungstechnik zwischen dem 13. und 16. Jahrhundert nach Spanien. Von dort verbreitete sie sich nach Nordeuropa und in die spanischen Kolonien in Übersee. Noch immer werden im kleineren Umfang auf der ganzen Welt Terrakottafliesen mit der Hand in einer Technik gefertigt, die sich über die Jahrhunderte kaum gewandelt hat. Man kann aber auch alte Terrakottafliesen kaufen, die zum Teil bis zu zweihundert Jahre alt sind. Und selbstverständlich gibt es auch maschinell hergestellte Varianten.

Aus einfachsten Rohstoffen und in einer relativ simplen Technik entsteht eine erstaunliche Vielfalt charaktervoller Produkte. Unterschiede ergeben sich durch verschiedene Tonsorten und Brenntechniken. Die Farben reichen von Kieselsteingrau über Ocker und Rosa zu traditionellem Ziegelrot. Für Fliesen aus der Provence sind warme Rosa- und Gelbtöne, für Fliesen aus der Toskana Ockertöne typisch. Durch Vermengung mehrerer Tonsorten kann eine Fliese mehrfarbig sein. Der Typ des Brennofens hat ebenfalls Einfluß auf das Aussehen. Mit Holz befeuerte Öfen produzieren lebendigere Fliesen als solche, die mit Gas oder Kohle befeuert werden. Sogar die Art, wie die Öfen beschickt werden, wirkt sich auf das Ergebnis aus. Mexikanisches Terrakotta, auch Saltillo genannt, hat beispielsweise ein rauhes, ge-

Links und oben: Gebrauchte, alte Terrakottafliesen sehen warm und soft aus. Sie werden immer beliebter, und der Markt für sie wächst.

flammtes Aussehen, das gut zu seinem Orangeton paßt. Die Variation in Farbe und Textur wird ergänzt durch leicht variierende Stärken.

Terrakottafliesen gibt es in verschiedenen Formen: Rechtecke, Sechsecke und Achtecke und natürlich die traditionellen Quadrate mit 25 cm Kantenlänge. Maschinell gefertigte, gepreßte Fliesen sehen frischer und moderner aus als handgemachte. Es gibt sie aber auch künstlich gealtert, als seien sie einige Jahrhunderte alt. (Ein ähnliches Aussehen erhält man, wenn man die Fliesen mit der Oberseite nach unten verlegt.)

In der Küche machen sich Terrakottafliesen besonders gut. Hier ergänzen sich optimal der warme Farbton und die Eigenschaft, Wärme länger als andere harte Materialien zu speichern. Im Wohnzimmer, Wintergarten oder Flur sorgen sie für den typischen Landhausstil. Diese unglasierten Fliesen sind porös und bedürfen einer Versiegelung. Ihre Färbung wird dadurch tiefer. Mit der Zeit entwickelt sich die charakteristische Glut der Patina.

Klinkerplatten (unglasiert) Unveredelte silikatreiche Tonsorten werden in Form gepreßt und gebrannt. Sie sind Massenware und die billige Alternative zu Terrakotta. Sie wurden zuerst in England in der Mitte des 19. Jahrhunderts hergestellt. Ihre Popularität wuchs rasch, und große Mengen wurden in die ganze Welt exportiert. Ursprünglich waren sie porös, mittlerweile sind sie aber auch dichtgebrannt im Handel.

Klinkerplatten gibt es im Handel in typischen Erdfarben von Rot über Braun bis lederfarben und in dunkleren Farben, zum Beispiel Blau. Das Material ist dicht und hart, kann sich aber dennoch mit der Zeit ablaufen und narbig werden. Die Fliesen sind wenig rutschig (manche Sorten enthalten Siliziumkarbid, was sie sehr griffig macht).

Alle Klinkerplatten sind fußkälter als Terrakotta. Sie sind in vielen Größen und Dicken erhältlich. Am häufigsten sind quadratische Formate. Frostsichere Platten können auch draußen auf Terrassen und Veranden verlegt werden.

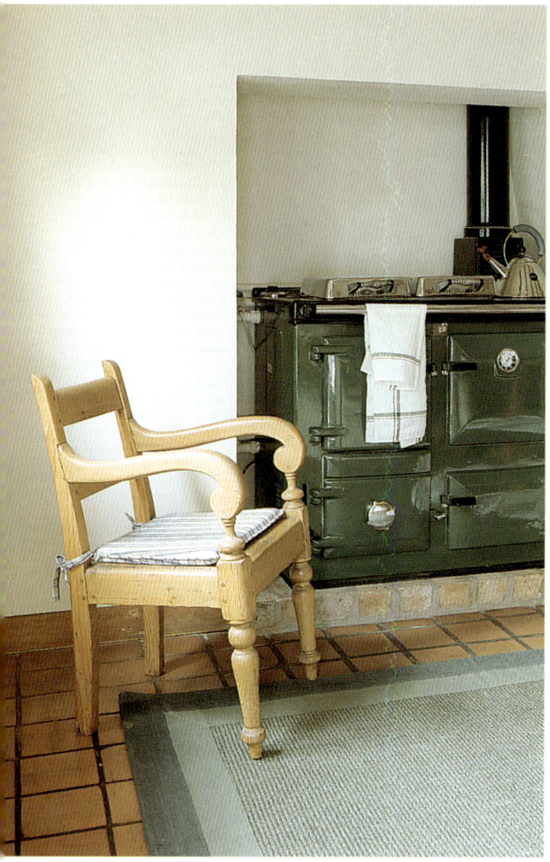

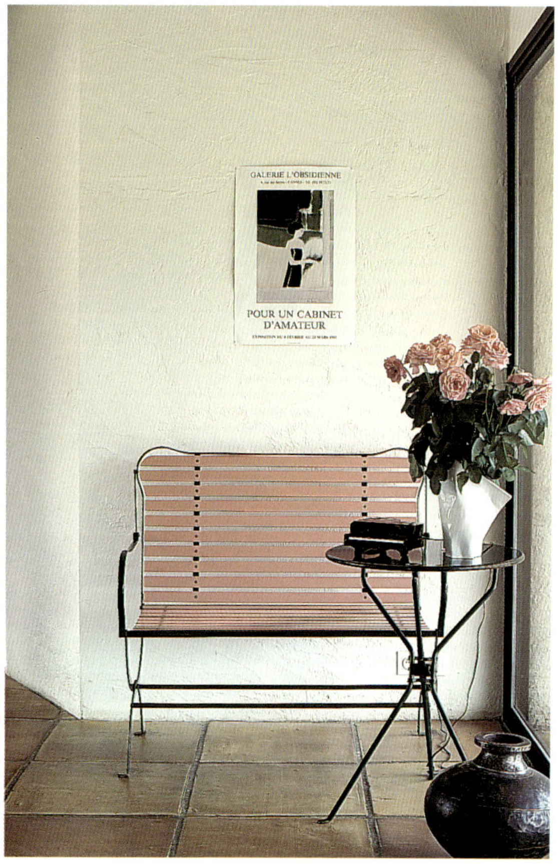

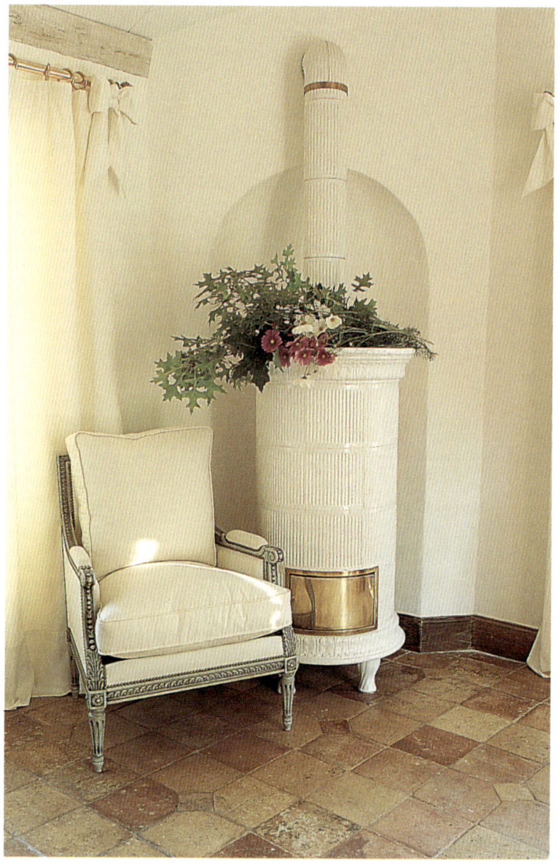

Links: Spaltplatten sind typisch viktorianisch. Sie passen hervorragend zu einer Küche oder einem Flur im ländlichen Stil.

Mitte: Moderne, handgemachte Terrakottafliesen geben dem Boden Schick. Die Patina entwickelt sich mit der Zeit.

Rechts: Ein alter Terrakottaboden ist ein Schatz. Farbe, Textur und Form sind regional verschieden.

Gegenüber: Cremefarbene und rote Terrakottafliesen im Schachbrettmuster liegen vor dem Kamin eines Bauernhauses.

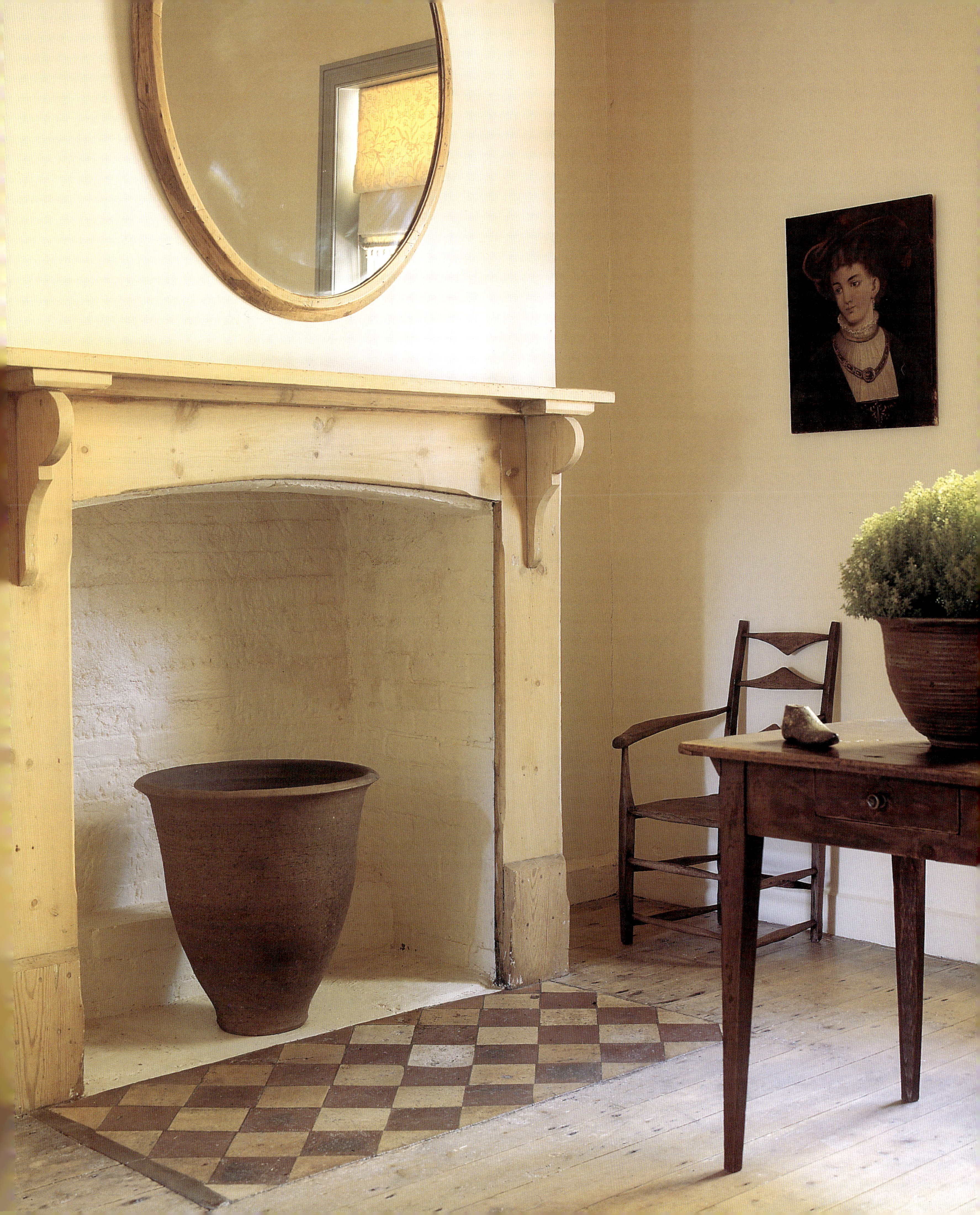

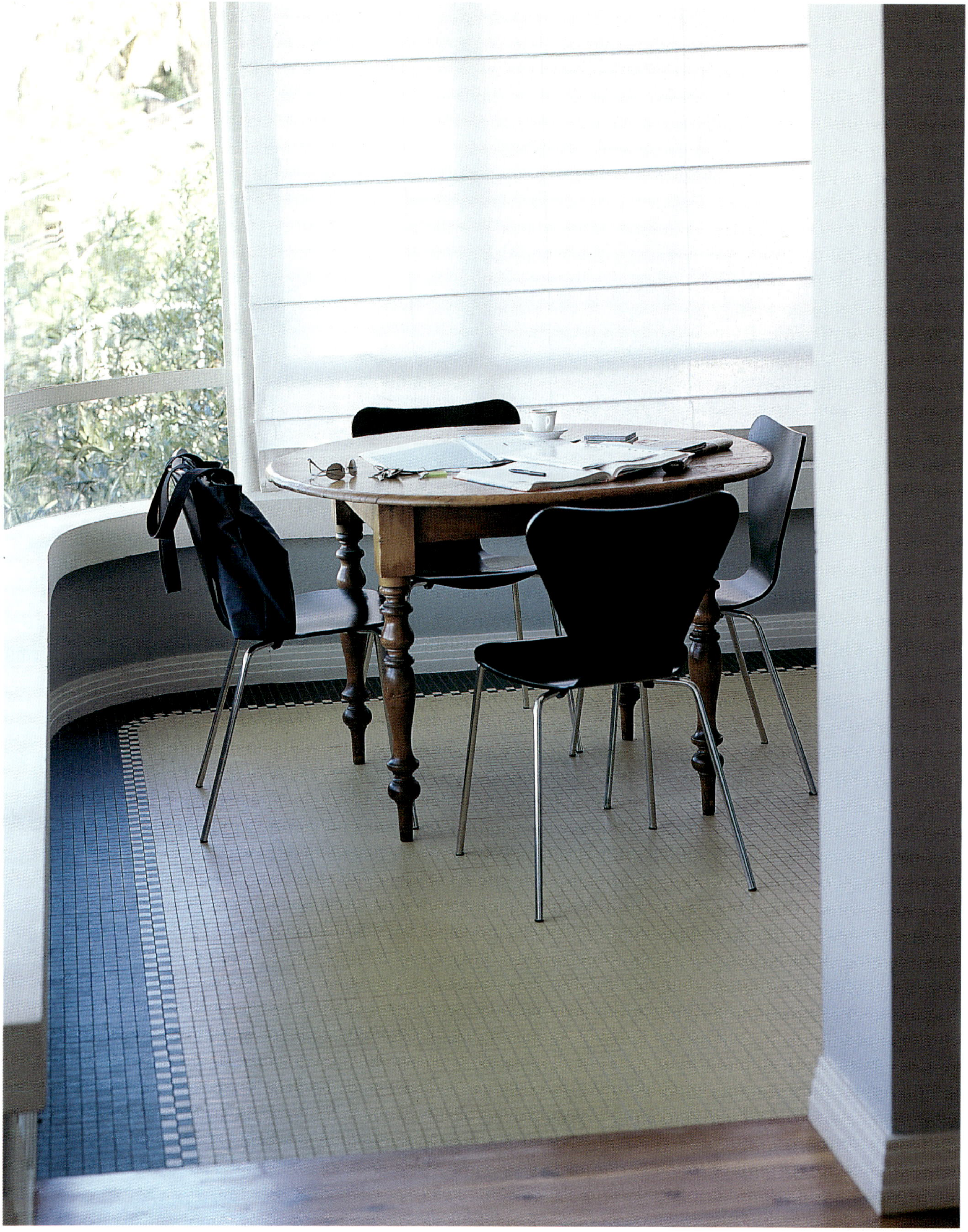

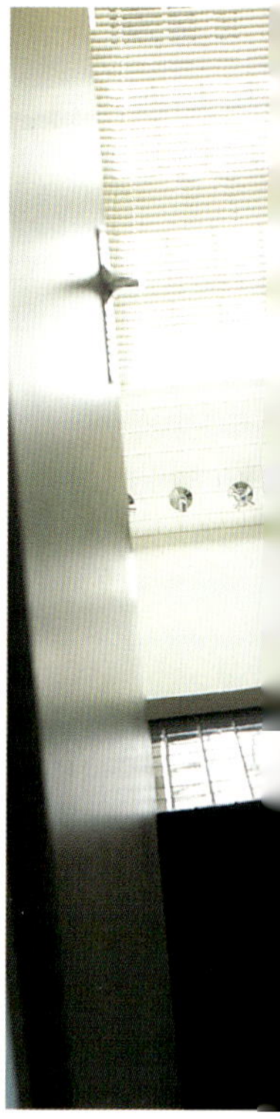

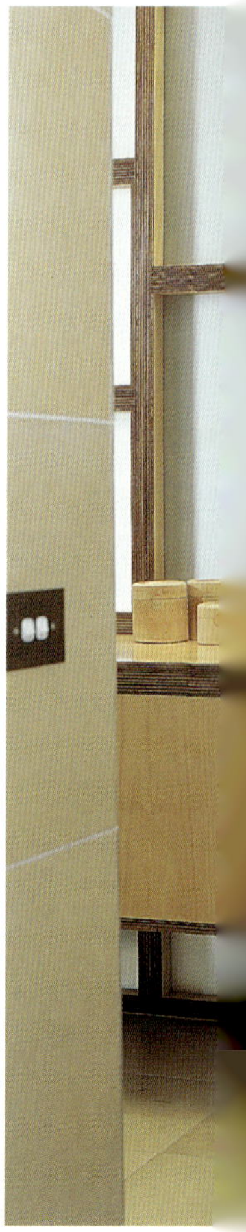

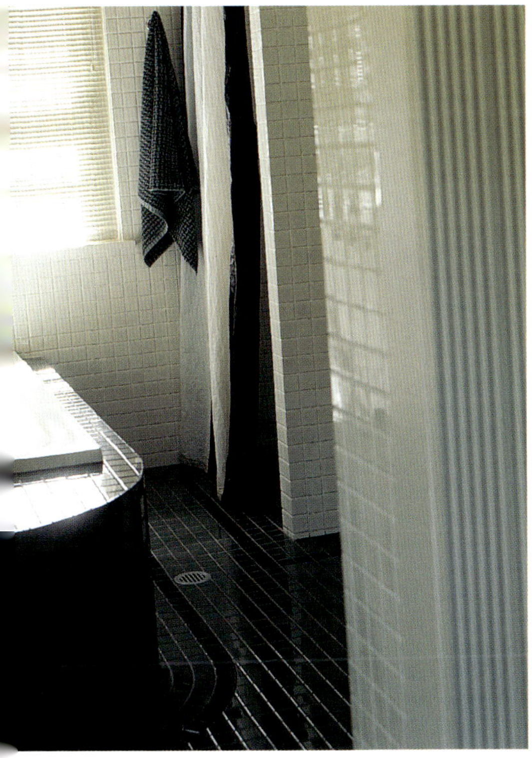

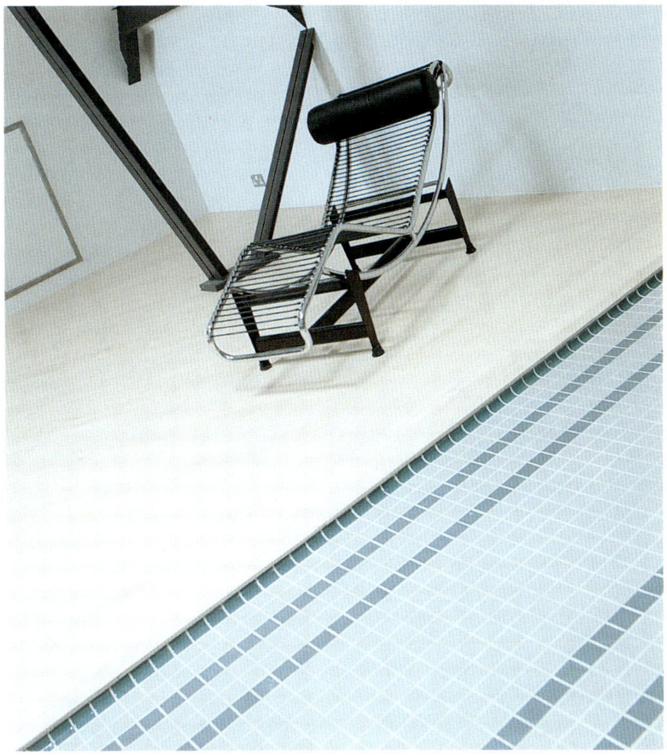

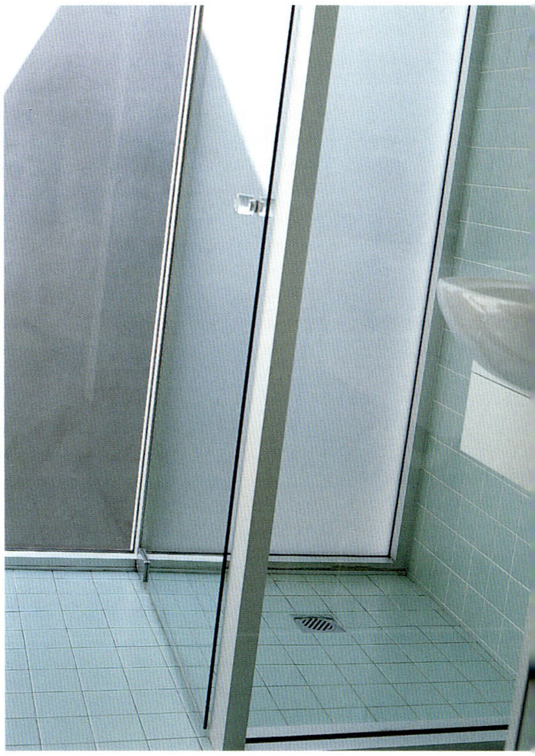

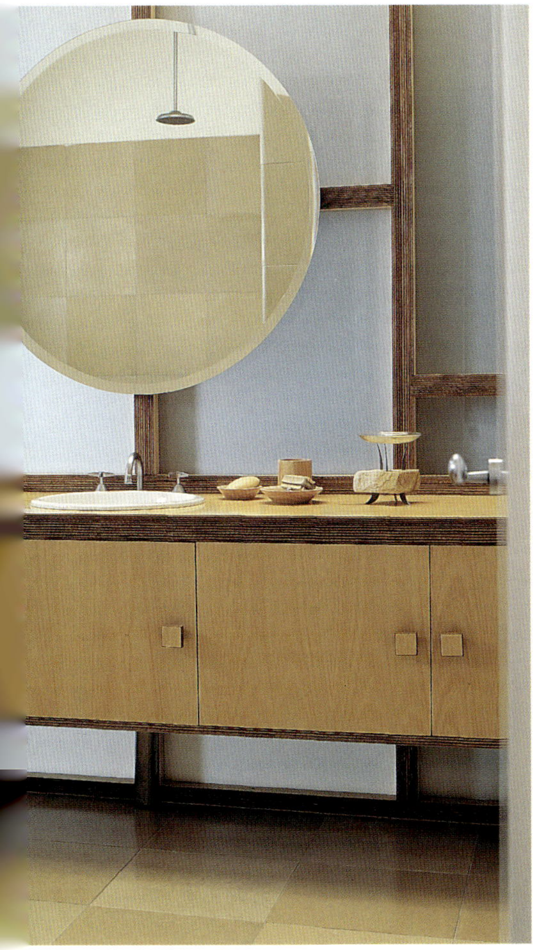

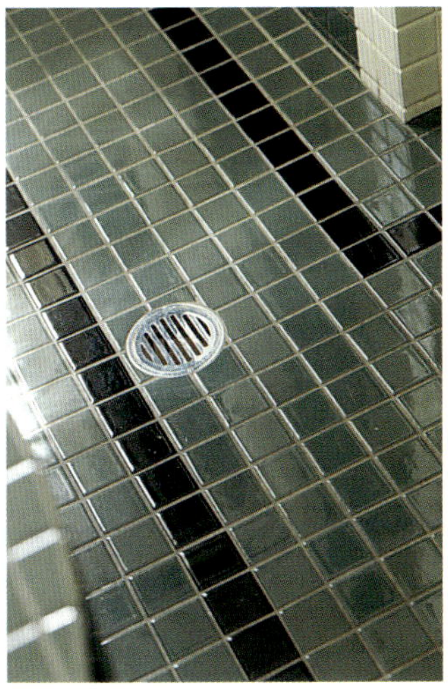

Gleichmäßige Keramikfliesen haben ein junges Aussehen. Sie passen gut zu modernen Interieurs. Die Fliesengröße hat eine nicht zu unterschätzende Wirkung auf den Gesamteindruck.

Seite 57 oben Mitte und darunter: Ränder oder Bänder definieren Bereiche und lenken die Aufmerksamkeit auf sich.

Seite 56/57 unten: Große Fliesen wirken großzügiger.

Steinzeugfliesen (glasiert und unglasiert) Aus gemahlenem, verfeinertem Ton und unter großem Druck werden Rohlinge gepreßt, die dann bei hoher Temperatur gebrannt werden. Das Ergebnis ist eine außergewöhnlich harte Fliese, die in Farbe und Form große Gleichmäßigkeit aufweist. Die akkurate Form ermöglicht schmalere Fugen, welche die Klarheit der Linien noch erhöhen. Aus diesem Grund sind Steinzeugfliesen am besten für sachlich-moderne Interieurs geeignet und überall dort, wo ein besonderes Regelmaß erwünscht ist.

Steinzeugfliesen sind hart, kalt und widerstandsfähig, besonders wasserundurchdringlich und fleckabweisend. Extrem dichtgebrannte Sorten sind zudem frostsicher. Im allgemeinen sind Steinzeugfliesen etwas rutschig. Beimengungen von Siliziumkarbid oder gerippte oder genoppte Oberflächen bieten mehr Halt. Glasierte Fliesen sind weniger strapazierfähig, und matte Fliesen können mit der Zeit glatt werden. Steinzeugfliesen können teuer sein und sind meist schwer.

Die Schönheit liegt in ihren erstaunlich vielfältigen Farben, Formen, Mustern und Texturen. Die vertraute Palette rustikaler erdiger Farbtöne wird durch eine breite Auswahl an lebendigeren _Farben – uni und bunt – sowie weißen, schwarzen und grauen Tönen ergänzt. Die Muster reichen von ausdrucksvoller Handbemalung bis zu maschinell hergestellten Glasuren und Reliefs. Anders als Terrakotta setzen Steinzeugfliesen keine erkennbare Patina an, was im Bad und in der Küche sicher kein Nachteil ist.

Enkaustische Fliesen Bereits im Mittelalter entwickelten englische Mönche diese Verzierungstechnik für Fliesen. In vielen alten Kirchen und Sakralbauten Englands sind sie mit ihren christlichen, heraldischen und geometrischen Motiven zu sehen. Die viktorianische Bewunderung für das Mittelalter spiegelte sich dann in den Motiven des 19. Jahrhunderts wider. Die Massenproduktion wurde in der Mitte des letzten Jahrhunderts von Herbert Minton eingeführt.

Der Ausdruck „enkaustisch" bedeutet eigentlich nur „gebrannt". Jedoch verbindet man damit eine spezielle Verzierungstechnik. Die Färbung geht dabei durch und durch. Noch im weichen Zustand des Materials werden mit andersfarbigem Ton Muster eingelegt. Es findet keine oberflächliche Verzierung oder Glasur statt. Manche Sorten bestehen aus einer Mischung aus Stein- und Marmorpulver, das mit Oxiden gefärbt und nicht gebrannt wurde.

Das Material kam Anfang des Jahrhunderts außer Mode. Oft wurde es einfach mit einem anderen Belag überdeckt. Das Freilegen eines solchen Bodens gibt dem Haus einen Teil seines ursprünglichen Charakters zurück. (Ersatzfliesen mit viktorianischen Mustern lassen sich neu und gebraucht finden.) Die Platten sind durchweg glatt, matt und kühl. Strahlendes Weiß altert zu einem Cremeton. Die Fliesen verflecken leicht und müssen aus diesem Grund mit Vorsicht behandelt und versiegelt werden.

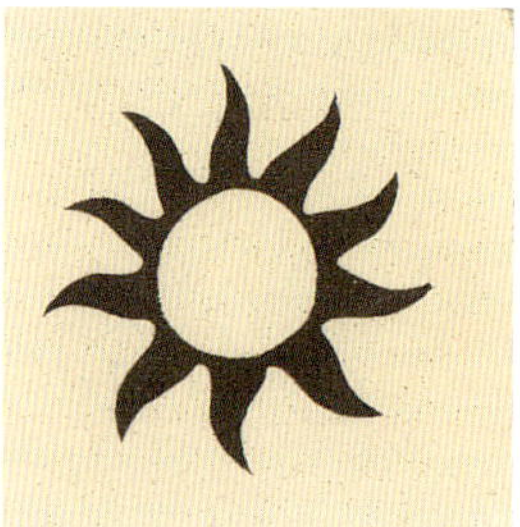

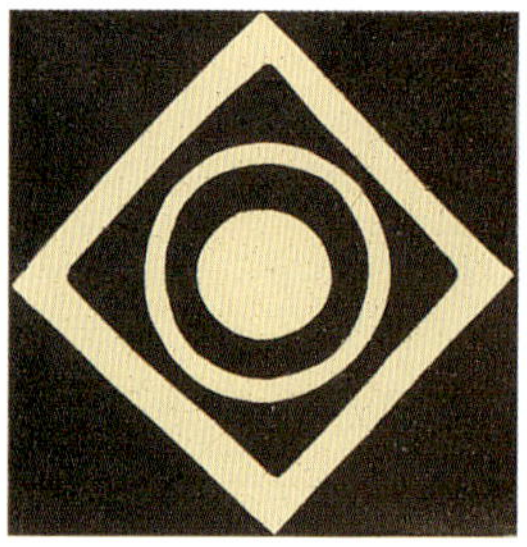

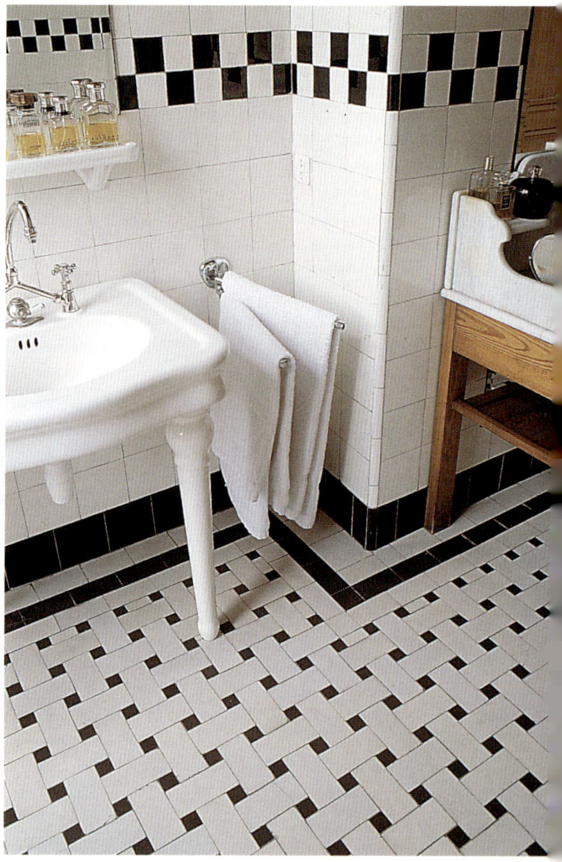

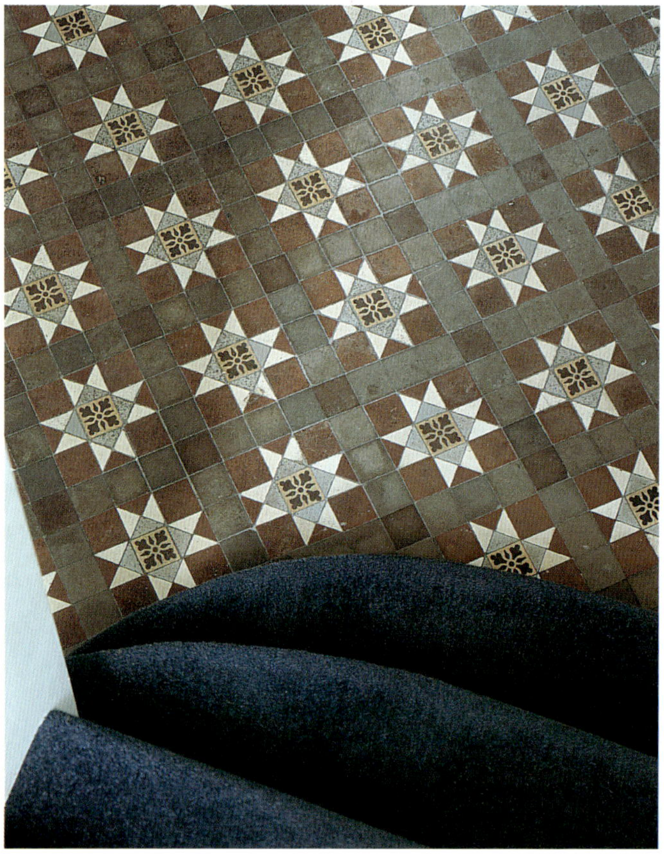

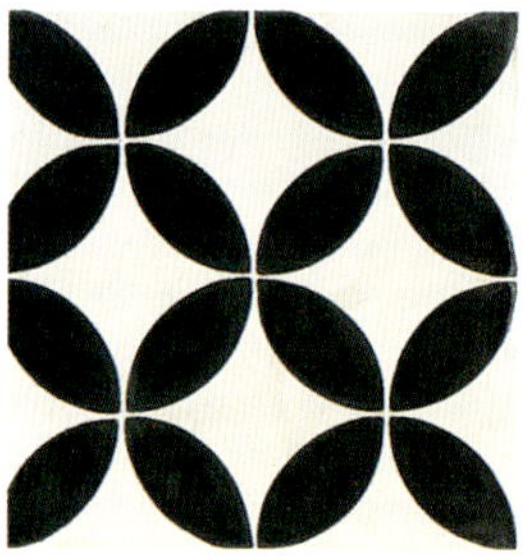

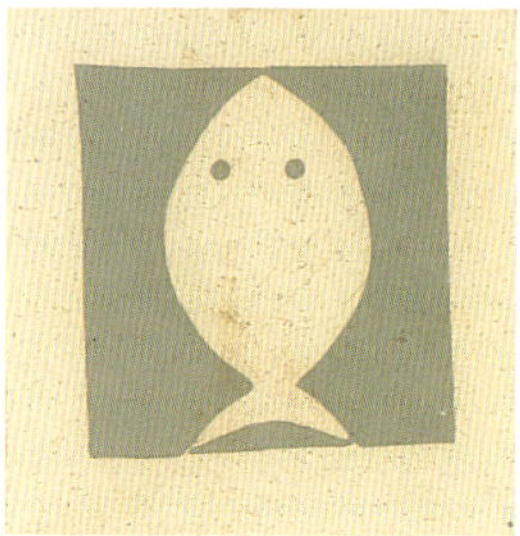

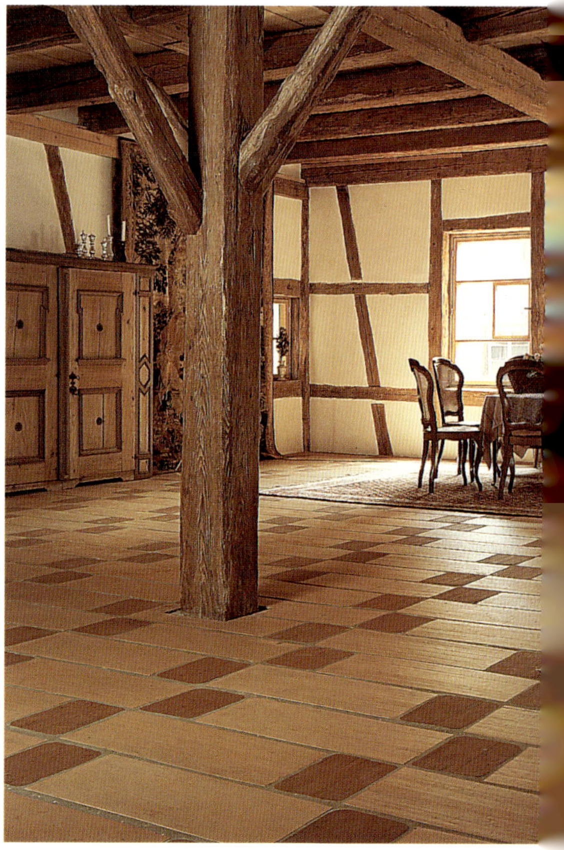

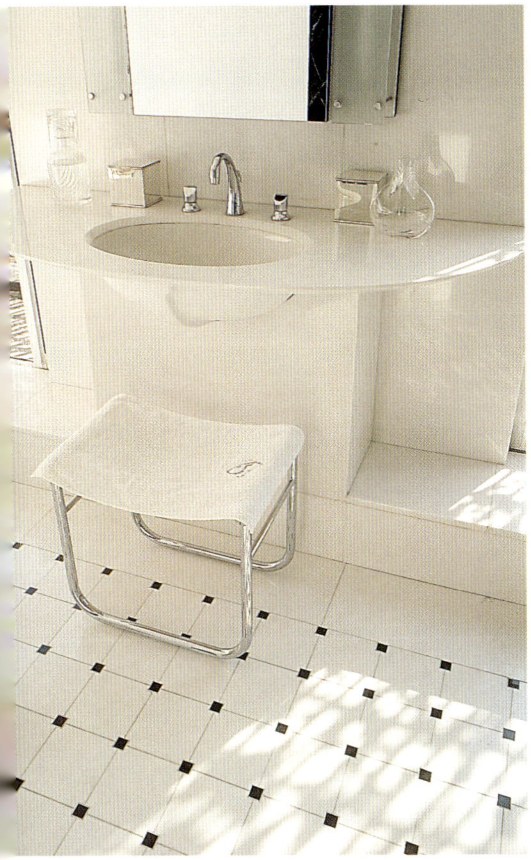

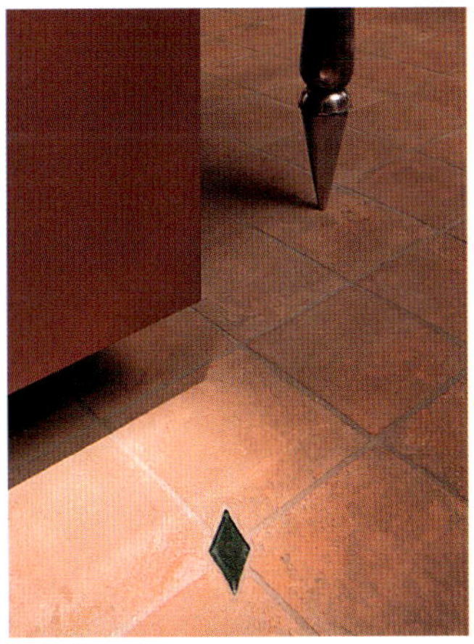

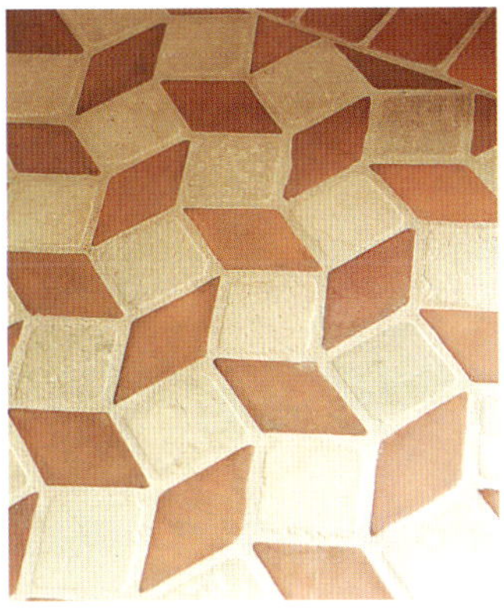

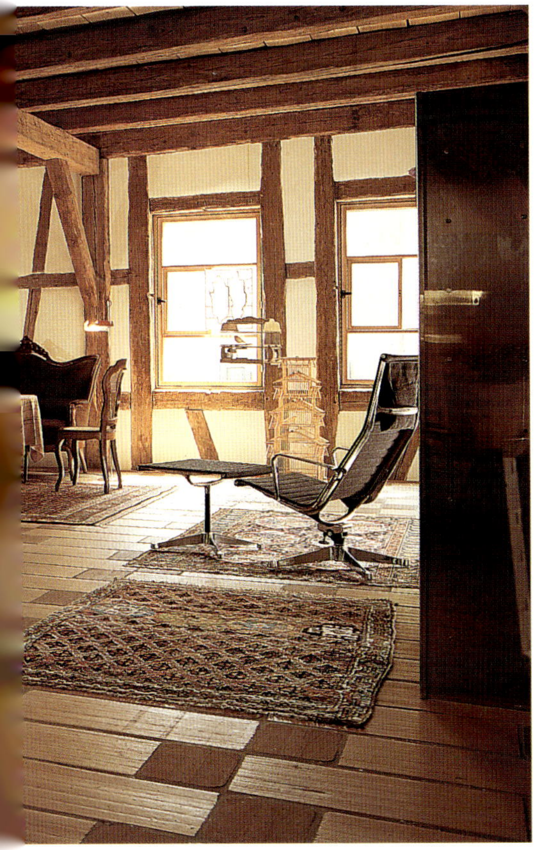

Ganz links und Musterreihe: Enkaustik-Fliesen werden meist mit dem England des 19. Jahrhunderts verbunden, obwohl sie bereits im Mittelalter verwendet wurden. Gotische Motive sind für sie typisch, mittlerweile gibt es aber auch organische und malerische Dekors.

Gegenüber oben: Diese verwobenen, schwarzweißen Keramikfliesen sind besonders reizvoll.

Oben links: Klassischer weißer Marmor mit schwarzen Einlagen ist ein schlichtes Muster.

Rechts oben: Eine kleine Raute mit großem Effekt.

Rechts Mitte: Traditionelles, versetztes Rautenmuster ist sehr lebendig.

Links: Variationen in Größe oder Farbe der Fliesen ergeben oft interessante Muster. Bei diesem Boden aus Spaltplatten entsteht ein fast zufälliges Aussehen.

Muster

Es gibt unerschöpfliche Möglichkeiten, mit Fliesen Muster zu legen. Viele davon sind sehr einfach. Bereits das Raster, in dem die Fliesen gelegt sind, bildet ein Muster. Die Dynamik der Komposition hängt von Größe und Form der Fliesen ab und ob sie gerade, versetzt oder diagonal verlegt wurden.

Klassische Fliesenmuster reichen von Achtecken oder Quadraten mit Einlegearbeiten bis zum Zopf, Fischgrät und Diamant. Der Effekt kann durch Variationen in Fliesensorte, Farbe oder Musterung gesteigert werden. Manche Muster, besonders solche mit Rauten, haben ein spanisches Flair, andere erinnern mehr an mittelalterliche Vorlagen.

Im allgemeinen sollten für große Flächen ruhigere Muster genommen werden. Komplexe Entwürfe eignen sich gut als Mittelstück auf einem größeren und schlichteren Fliesenboden. Viele Lieferanten haben einen speziellen Kundenservice, um bei Planung und Ausführung schwieriger Muster zu helfen.

Ränder vollenden den Raumeindruck. Ist der Grundriß des Raums unregelmäßig, sollte der Rand so weit von den Wänden abgesetzt sein, daß er gerade verlaufen kann. Die Fliesen im Rand sollten versetzt zu den Fliesen innen liegen. Mit speziellen Sockelfliesen läßt sich ein sauberer Übergang vom Boden zur Wand gestalten.
Sockelfliesen in kontrastierenden Farben heben den Fußboden besonders hervor.

Verlegen Alle gebrannten Fliesen benötigen einen stabilen, ebenen Untergrund, damit sie nicht brechen. Durch schwere Fliesen kann ein hölzerner Untergrund stark belastet werden. Wenn Sie nur die geringsten Zweifel haben, sollten Sie einen Experten zu Rate ziehen. Fliesen werden entweder in ein Mörtelbett gelegt (Dicke 2 bis 4 mm) oder häufig auch mit Fliesenkleber befestigt.

Kleben ist nur bei Einhaltung einer Fugenbreite von 5 mm möglich. Nehmen Sie eine wasserfeste Sorte, wenn Sie Küche, Bad oder andere oft feuchte Räume fliesen.
Die Fugen werden nach dem Abbinden des Verlegematerials mit zementgebundenem Mörtel oder dauerelastischem Fugenfüller angefüllt.

Verlegen Sie die Fliesen zunächst trocken, um die optimale Lage zu ermitteln. Die Fugenbreite sollte Spiel für abweichende Fliesenbreiten lassen. Trockenes Verlegen ist besonders wichtig, wenn Sie ein Muster oder einen Rand verlegen wollen. Glasierte oder besonders verzierte Einzelfliesen sollten etwas tiefer als die umgebenden Fliesen liegen, um vorschnelle Abnutzung zu vermeiden.

Terrazzo

Terrazzo besteht aus Marmor- oder Granitsplitt, gebunden mit Beton oder Zement. Er ist außergewöhnlich schön und extrem belastbar. Weil er sich auf vielbegangenen Flächen bewährt hat und klassisch gut aussieht, wird er gerne in öffentlichen Räumen wie Cafés, Foyers und Einzelhandelsgeschäften verwendet. Im Privatbereich ist er optimal für Flure oder andere stark beanspruchte Flächen.

Handgearbeitete Terrazzofliesen werden im Mittelmeerraum seit über hundert Jahren hergestellt. Dort sind sie bis heute ein beharten Fliesen. Vor dem Setzen wird auf die Rückseite Mörtel aufgetragen. Normalerweise werden sie gruppenweise verlegt, verbunden durch Metalleisten. Manche müssen nach dem Legen abgeschliffen werden.

Terrazzo ist teurer als die meisten anderen harten Fliesensorten und nur wenig billiger als Natursteine bester Qualität. Er ist kalt, hart, wasserfest und extrem haltbar (besonders hydraulisch gepreßte Fliesen). Die glatte Oberfläche ist einigermaßen griffig, außer wenn sie naß, mit Seife gewaschen oder gebohnert ist.

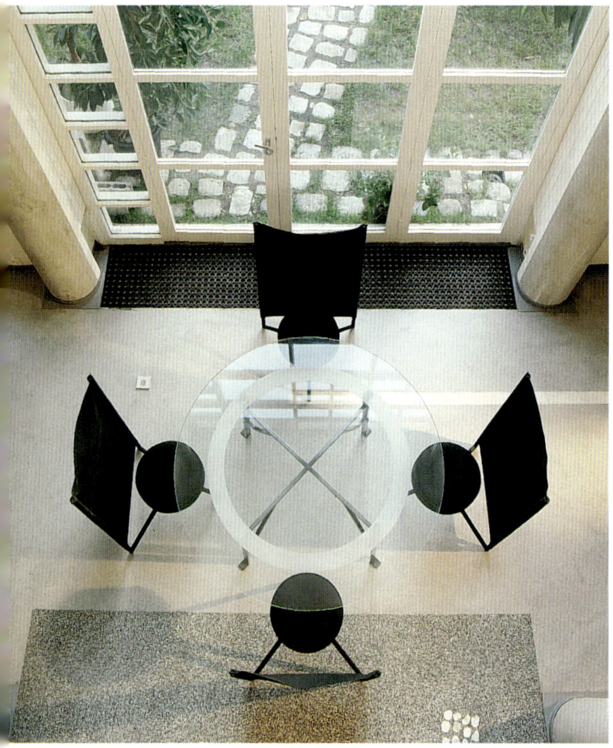

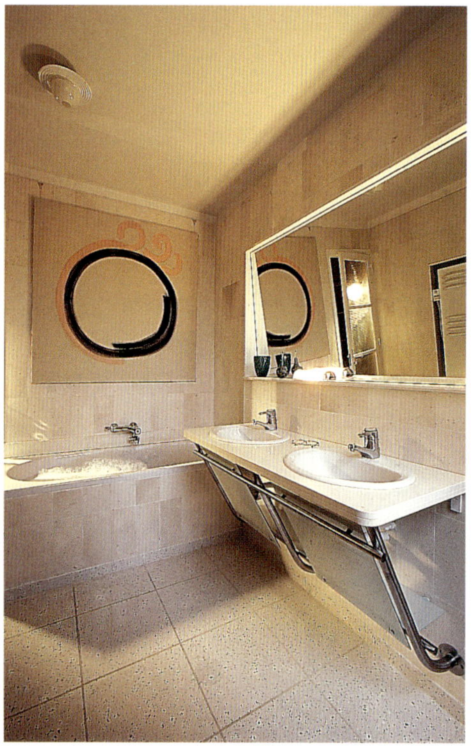

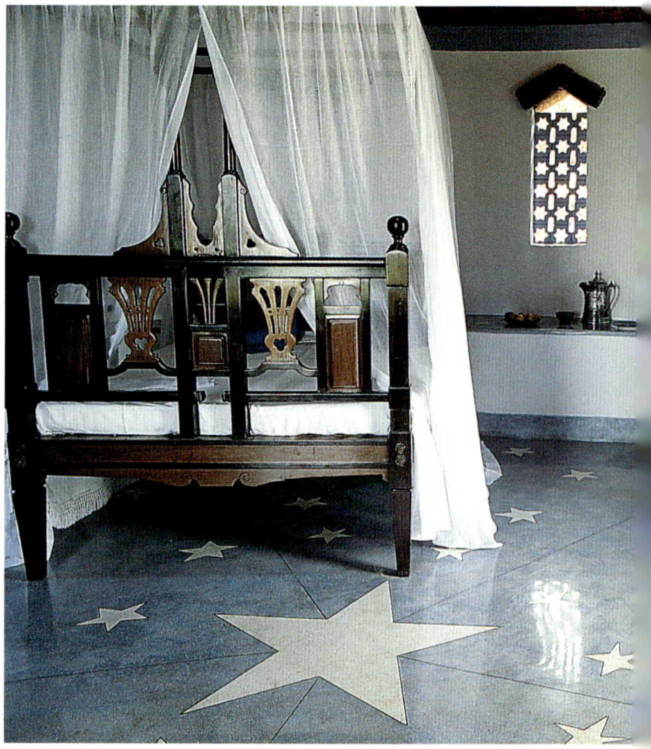

liebter Bodenbelag für draußen und drinnen. Sie sind in einer großen Bandbreite an Farben erhältlich und variieren in ihrer Erscheinung von den bekannten gesprenkelten Mosaiken der Gesteinssplitter bis zu lebhaften geometrischen Mustern. Letztere passen besonders zum modernen Einrichtungsstil mit Chrom, hellem Holz und Glas.

Es gibt diverse Formate. Terrazzo kann vor Ort gemischt und aufgebracht werden. Oder es werden fertige Platten oder Fliesen verlegt. Stets ist es aber eine Arbeit für den Fachmann. Bei der Herstellung vor Ort wird die Masse mit der Kelle auf Beton oder Estrich aufgetragen und durch Zink- oder Messingleisten in Felder unterteilt. Nachdem sie abgebunden hat, wird sie abgeschliffen, bis sie glatt ist, mit Zementpaste verfüllt und abschließend poliert. Terrazzofliesen werden im wesentlichen verlegt wie alle

Pflege

Allgemein ist die Pflege unproblematisch. Terrazzo wird am besten mit warmem Wasser und ein wenig Scheuerpulver gereinigt. Seife macht ihn zu rutschig. Eine Versiegelung auf Wasserbasis schützt gegen Flecken. Vermeiden Sie Polituren mit Wachs.

Oben links: Terrazzo ist clean und modern. Die Assoziation mit öffentlichen Räumen gibt ihm zu Hause eine spannende Note.

Oben Mitte: Terrazzo verdankt seine luxuriöse Erscheinung Zuschlägen wie Splitt aus Marmor, buntem Glas oder Stein, die glattgeschliffen werden.

Oben rechts: Muster und Motive können durch kontrastierende Farben erzielt werden. Echter Terrazzo ist sehr teuer.

Gegenüber: Diese kleinen Terrazzofliesen fügen sich gut in das häusliche Umfeld. Das Material ist leicht zu pflegen und ideal für stark beanspruchte Flächen.

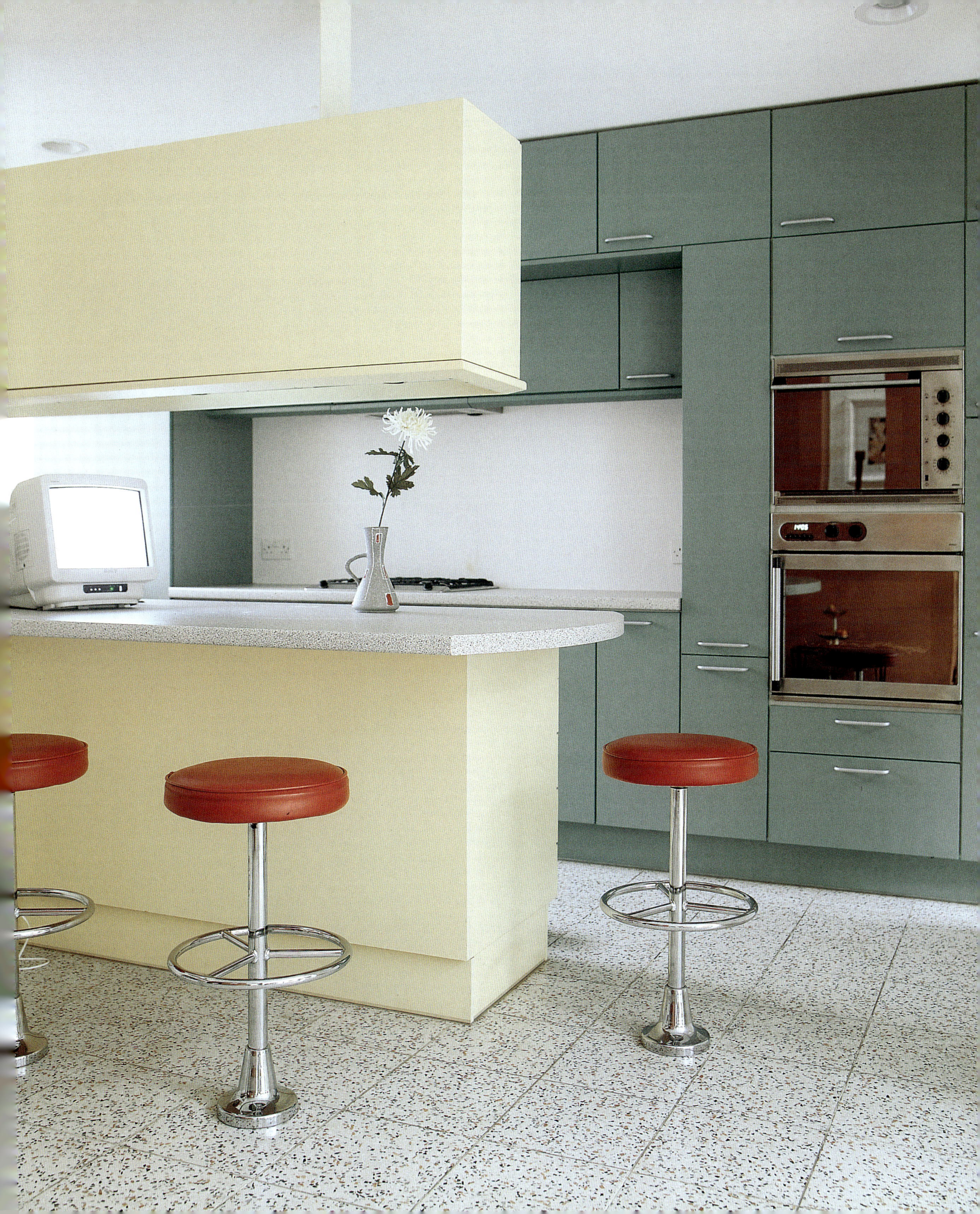

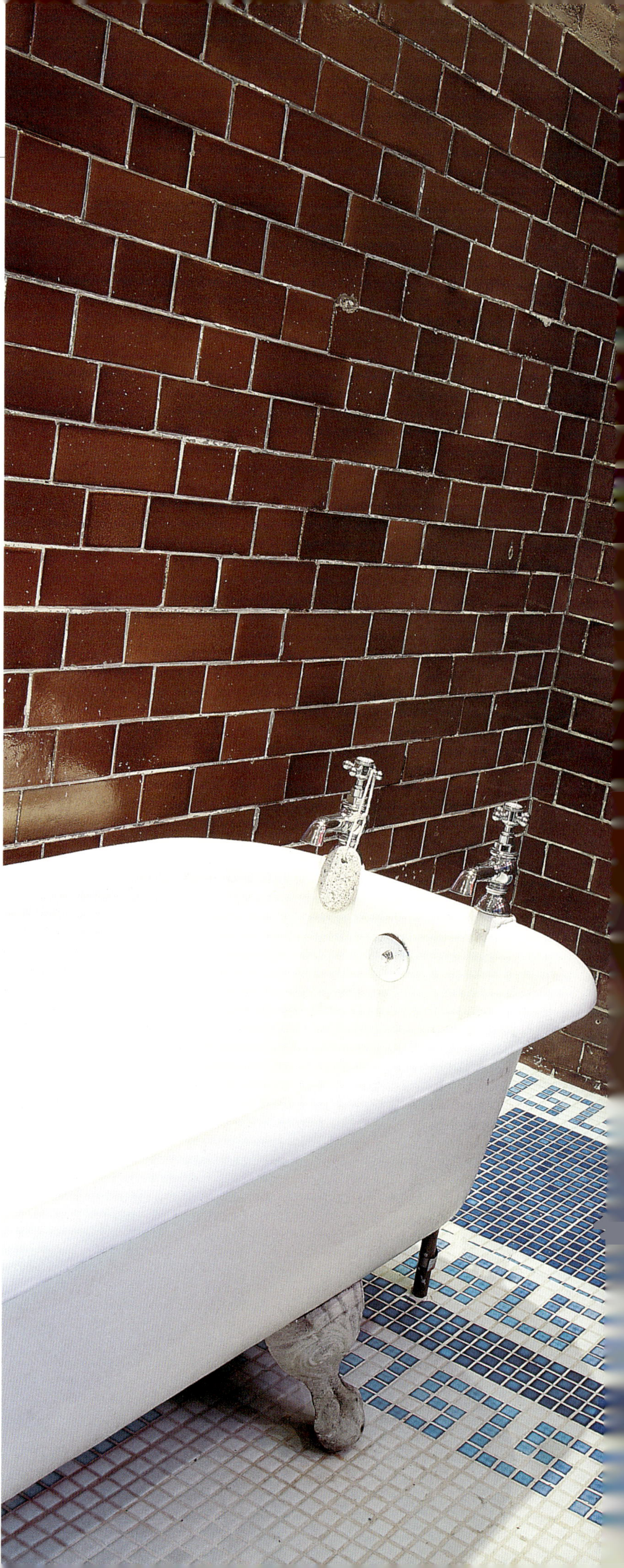

Mosaik

Mosaik ist ein wirklich künstlerischer Bodenbelag. Ornamente und geometrische Figuren aus kleinen würfelförmigen Steinchen geben ihm unwiderstehliche Feinheit und Raffinesse. Mosaik ist zwar ein harter Boden, seine Erscheinung aber alles andere als streng.

Mit Mosaik können Fußböden jeder Größe belegt werden. In der Praxis werden aber überwiegend kleinere Räume wie Bad oder Flur damit versehen oder Zentralmotive auf großen, gefliesten Böden gestaltet. Das Verlegen ist ausgesprochen arbeitsintensiv. Das führt zu hohen Kosten, wenn Sie es in Auftrag geben. Ein einfaches geometrisches Muster läßt sich auch von einem Amateur verlegen. Anspruchsvolle Bilder sollten von einem Mosaikkünstler entworfen und ausgeführt werden. Er zeigt ihnen Beispiele und wird für Sie ein speziell auf Ihre Situation abgestimmtes Mosaik entwerfen.

Bodenmosaike werden im allgemeinen aus Würfelchen gelegt, die aus Marmor, Stein, Terrakotta oder unglasierter, durchgefärbter Keramik bestehen. Man kann in einem Mosaik verschiedene Materialien kombinieren. Glas ist für den Fußboden schlecht geeignet, da es rutschig ist und bei Punktbelastungen leicht springt. Geschliffener Marmor wird hochglanzpolierten Sorten meist vorgezogen. Mosaikwürfel aus Marmor oder Stein variieren oft in der Dicke, wodurch sie schwieriger zu verlegen sind als die gleichmäßigeren Keramikwürfel.

Mosaik teilt viele Eigenschaften mit anderen harten Belägen: langlebig, „laut" und relativ hart. Allerdings ist es weniger rutschig als Böden aus großen Fliesen oder Platten desselben Materials, da die unzähligen Fugen für Halt sorgen.

Unten: Bodenmosaike waren im ganzen Römischen Reich beliebt. Heutige Entwürfe sind oft von der Antike inspiriert.

Seite 62/63: Ein griechisches Muster gibt dem Mosaik antikes Flair.

Gegenüber Mitte: Die unzähligen Steinchen werfen das Licht schimmernd zurück.

Gegenüber rechts: Geometrische Muster sind für Amateure eher zu bewältigen als große Bilder.

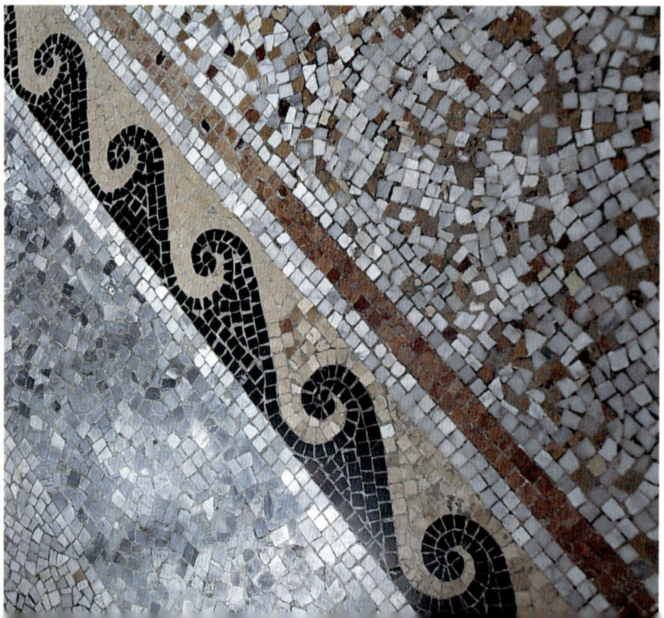

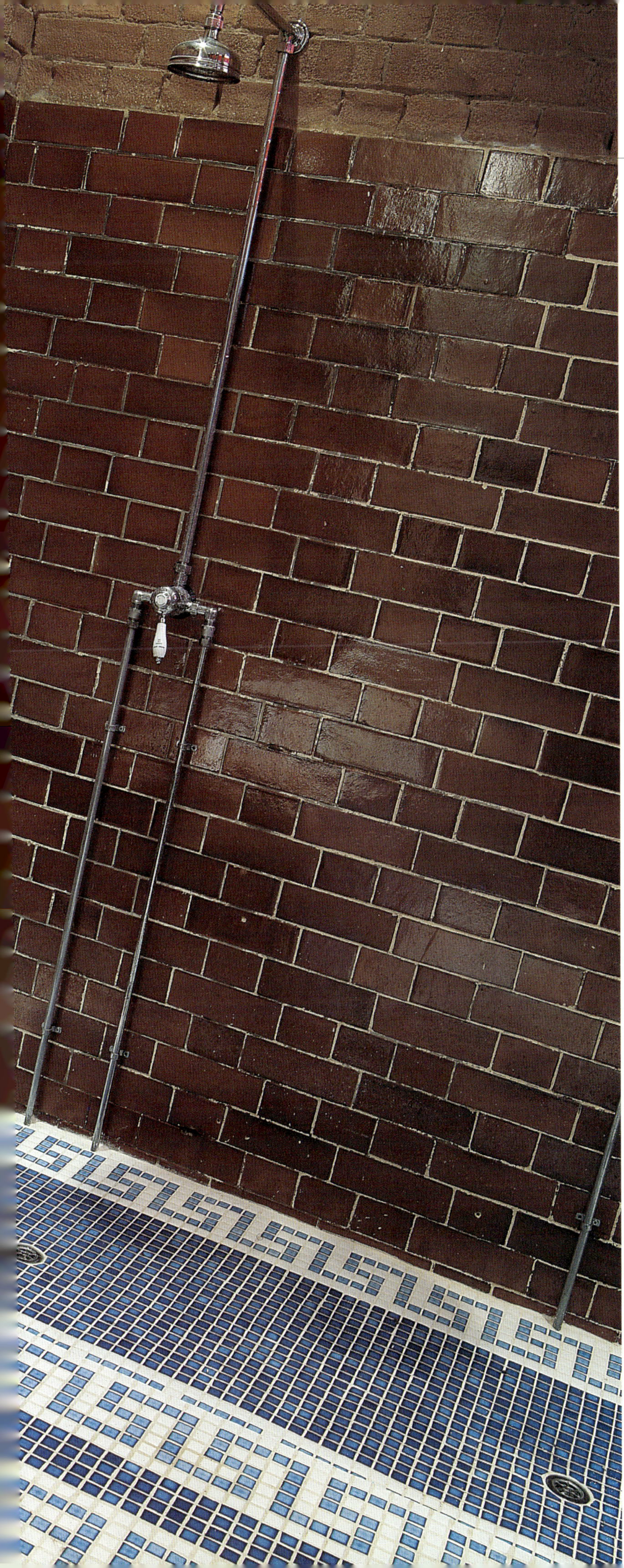

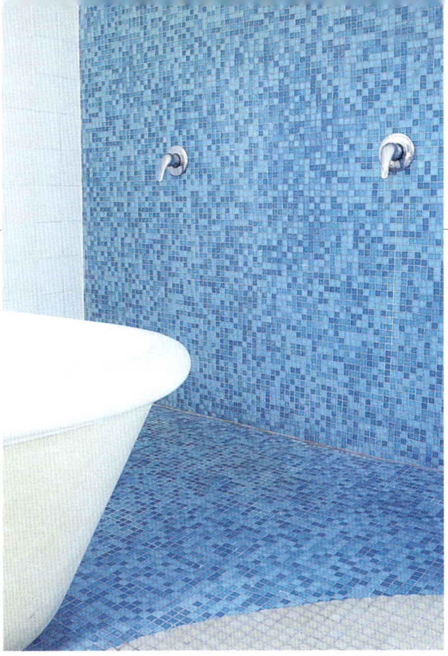

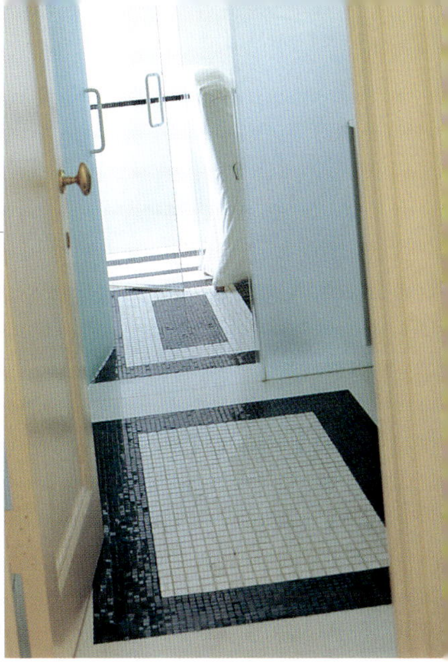

Das Fugenmaterial beeinflußt auch den Gesamteindruck. Intensive Farben werden durch dunkle Fugen hervorgehoben. Helle Fugen brechen kräftige Farben und lassen das Muster „fragmentarisch“ aussehen. Bei einem hellen Mosaik treten helle Fugen in den Hintergrund, während dunkle eine graphische Komponente ins Spiel bringen.

Verlegen

Mosaik kann schwer sein. Als Träger ist am besten ein Betonuntergrund. Aber auch ein Blindboden aus Spanplatten sorgt für einen genügend steifen und ebenen Untergrund. Ein dickes Mörtelbett gleicht alle Dickenunterschiede aus. Keramisches Mosaik kann in ein dünnes Klebebett auf einem ebenen Estrich gelegt werden. Beim geringsten Zweifel sollten Sie einen Statiker nach der Tragfähigkeit des Untergrundes fragen.

Es gibt zwei Techniken, ein Mosaik zu legen. Bei der ersten Methode wird Steinchen um Steinchen eingesetzt. Sie taugt nur für kleine Flächen, da sie sehr zeitaufwendig ist. Für komplexere Bilder ist sie ungeeignet, denn sie verzeiht kaum einen Fehler. Bei der zweiten Technik werden einige ausgelegte Steinchen auf der Oberseite mit Papier überklebt (mit wasserlöslichem Kleber). Die Rückseite wird mit einem Gemisch aus Zement und Sand verfugt und das Mosaik richtig herum auf den Boden gedrückt. Das Papier wird benetzt, um es abzulösen. Klebstoffreste werde abgewaschen. Lassen Sie aushärten, bevor Sie abschließend verfugen.

Der große Vorteil der letzteren Methode liegt in der Minimierung der Verarbeitungszeit. Der langwierigste Arbeitsschritt ist nämlich das Zurechtschneiden und Einpassen der Steinchen. Dies kann nun vorab erledigt werden. Die vorgefertigten Stücke lassen sich dann schnell aneinanderreihen. Achten Sie darauf, die Stücke sauber zu positionieren, damit nachher die Übergänge nicht mehr zu sehen sind.

Pflege

Mosaik sollte nicht gebohnert werden. Dadurch würde es unnötig rutschig werden und den natürlichen Reiz verlieren, der durch den Kontrast zwischen Fugen und Steinchen entsteht.

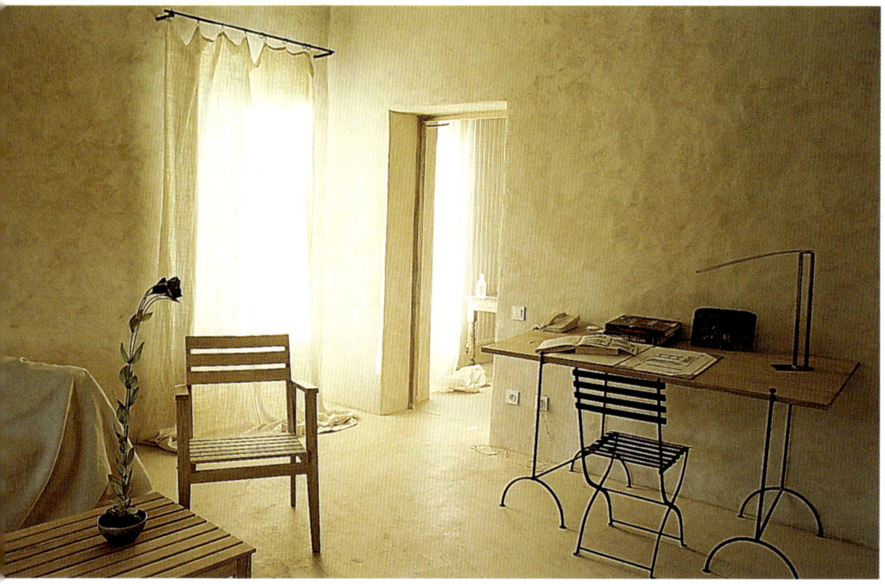
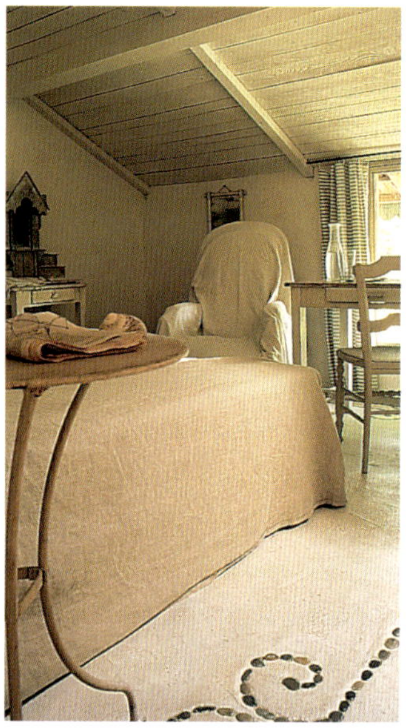
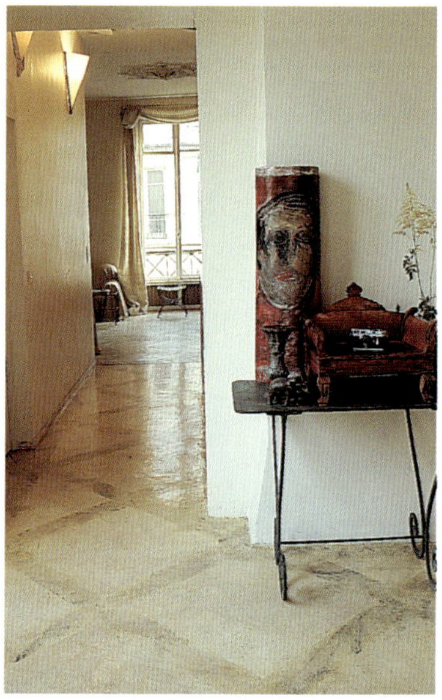

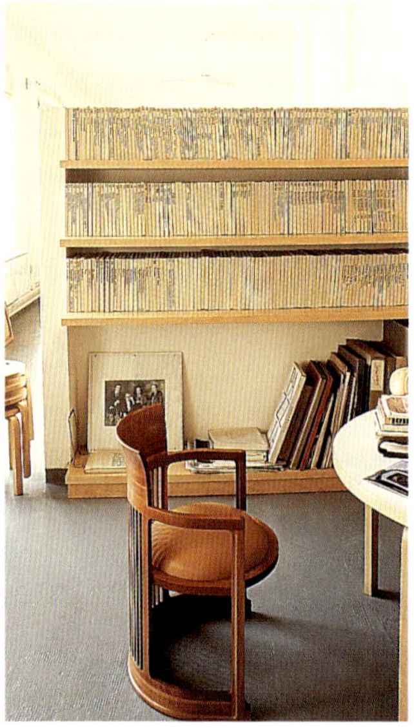

Oben links: Ein blanker Betonboden, ganz ohne Schnörkel.

Oben Mitte: Beton mit Kieseln ergibt einen Ethno-Look.

Oben rechts: Farbe und Textur des Betons können variiert werden. Hier wurden mit Farbe alte Steinplatten imitiert.

Links: Beton ist hart – aber er kann weich aussehen.

Rechts: Schwarz eingefaßter, polierter Beton ist modern.

Gegenüber: Der Reiz eines modernen Betonbodens liegt in seiner architektonischen Strenge.

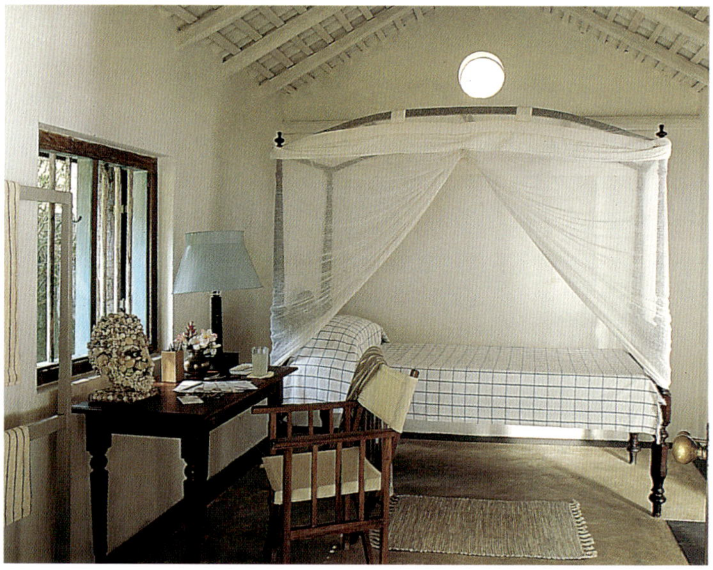

Beton

Beton ist der „Zweck"-Boden par excellence: anspruchslos, praktisch, fast ein bißchen brutal. Sein Image als seelenloses, unwirtliches Material ist für den Rohzustand wohl begründet; geglättet, bemalt, gewachst, strukturiert oder beschichtet erhält er eine schicke Oberfläche, die sich stilistisch sehen lassen kann.

Beton ist ein Gemisch aus Zement, Kies und Sand. Er ist in Fliesen- oder Plattenform erhältlich und läßt sich auch flüssig aufbringen. Beim Wohnungsbau wird er im wesentlichen für stabile Deckenkonstruktionen verwendet und als praktischer Boden in Garage und Keller. Für mehr Raffinesse wird der rauhe Beton zunächst mit einem glatten Estrich, etwa Fließestrich, nivelliert. Fast wie Terrazzo sieht er aus, wenn spezielle Zuschlagstoffe beigegeben werden und der gegossene Boden nach dem Abbinden geschliffen und poliert wird. Ein eigenwilliges Ergebnis erzielt man, wenn in den noch frischen Beton Muster gekratzt oder Steine eingebettet werden.

Beton muß versiegelt werden, damit er nicht staubt. Spezielle Betonbodenfarbe in allerlei Tönen ist attraktiv und haltbar. Beton läßt sich mit den gleichen Pigmenten einfärben wie Putz. Einige Schichten Acryl- oder Epoxidharz ergeben eine harte, glänzende Oberfläche, die sehr robust und gegen Chemikalien unempfindlich ist. Es gibt darüber hinaus spezielle Beschichtungen, die texturiert und besonders griffig sind; sie sind speziell für den industriellen oder kommerziellen Sektor entwickelt worden und sollten nur von einem Fachmann aufgetragen werden, um beste Ergebnisse zu erzielen. Ist der Boden fertig, braucht er wenig mehr Pflege als das Schrubben mit heißem Putzwasser.

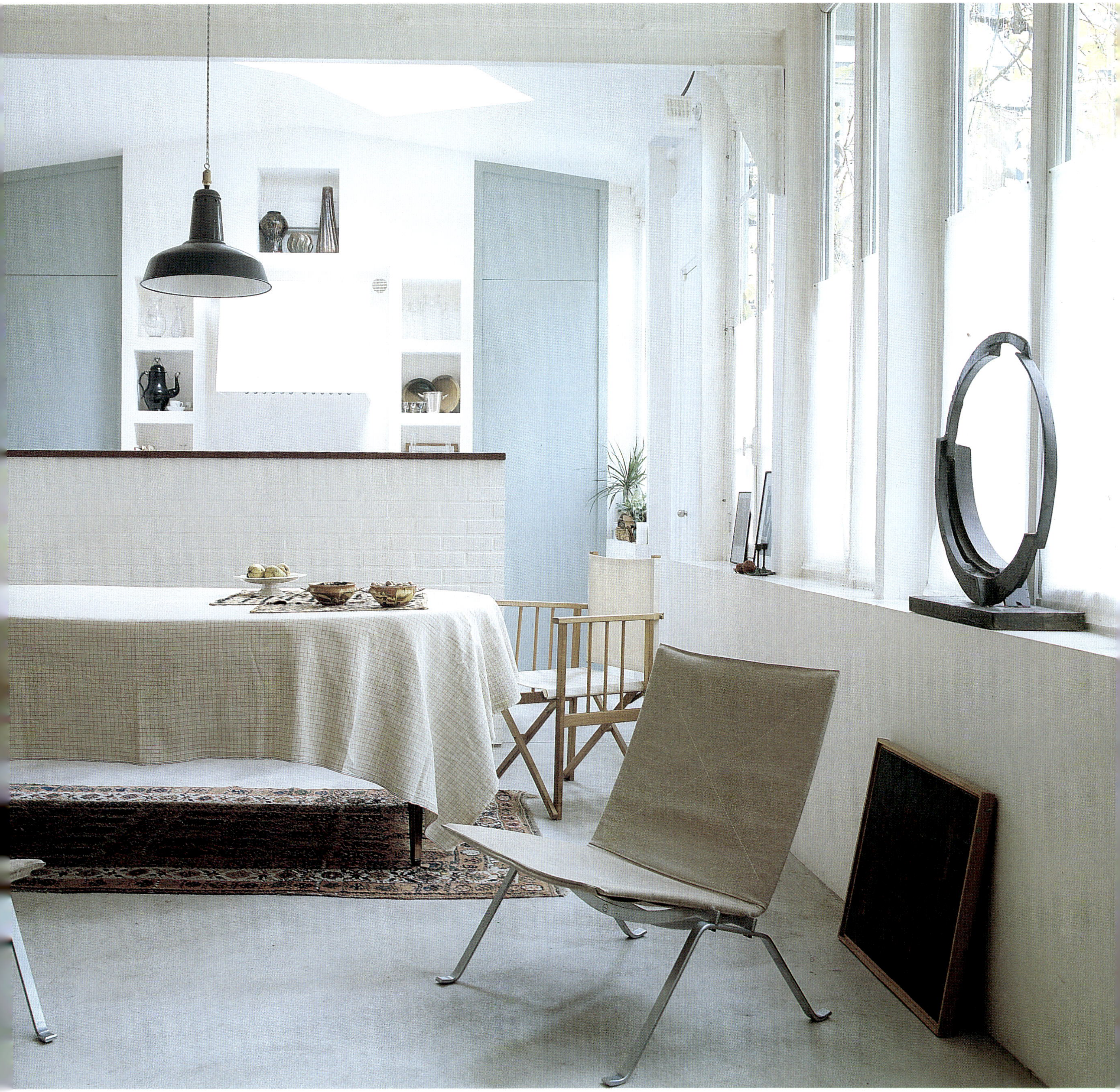

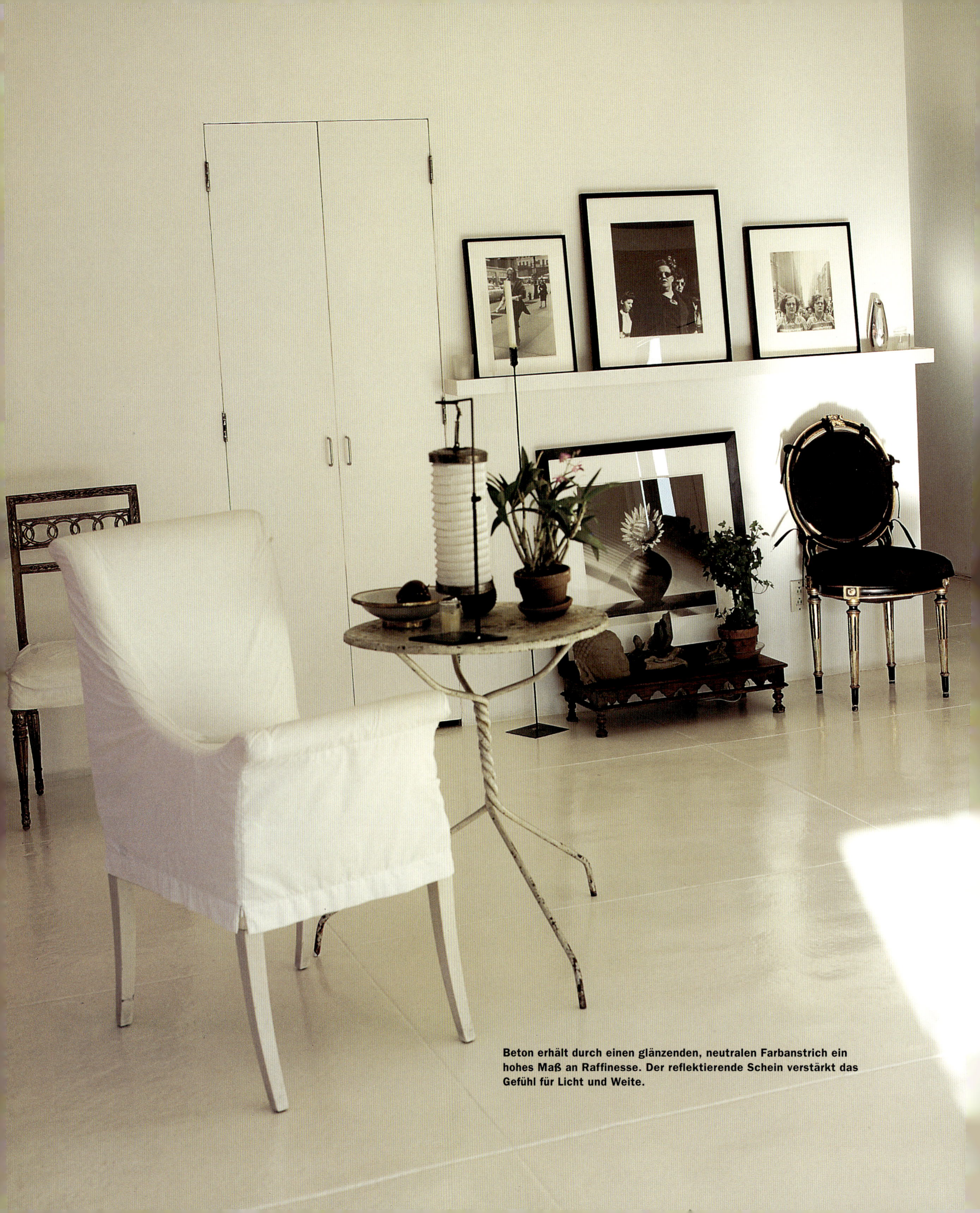

Beton erhält durch einen glänzenden, neutralen Farbanstrich ein hohes Maß an Raffinesse. Der reflektierende Schein verstärkt das Gefühl für Licht und Weite.

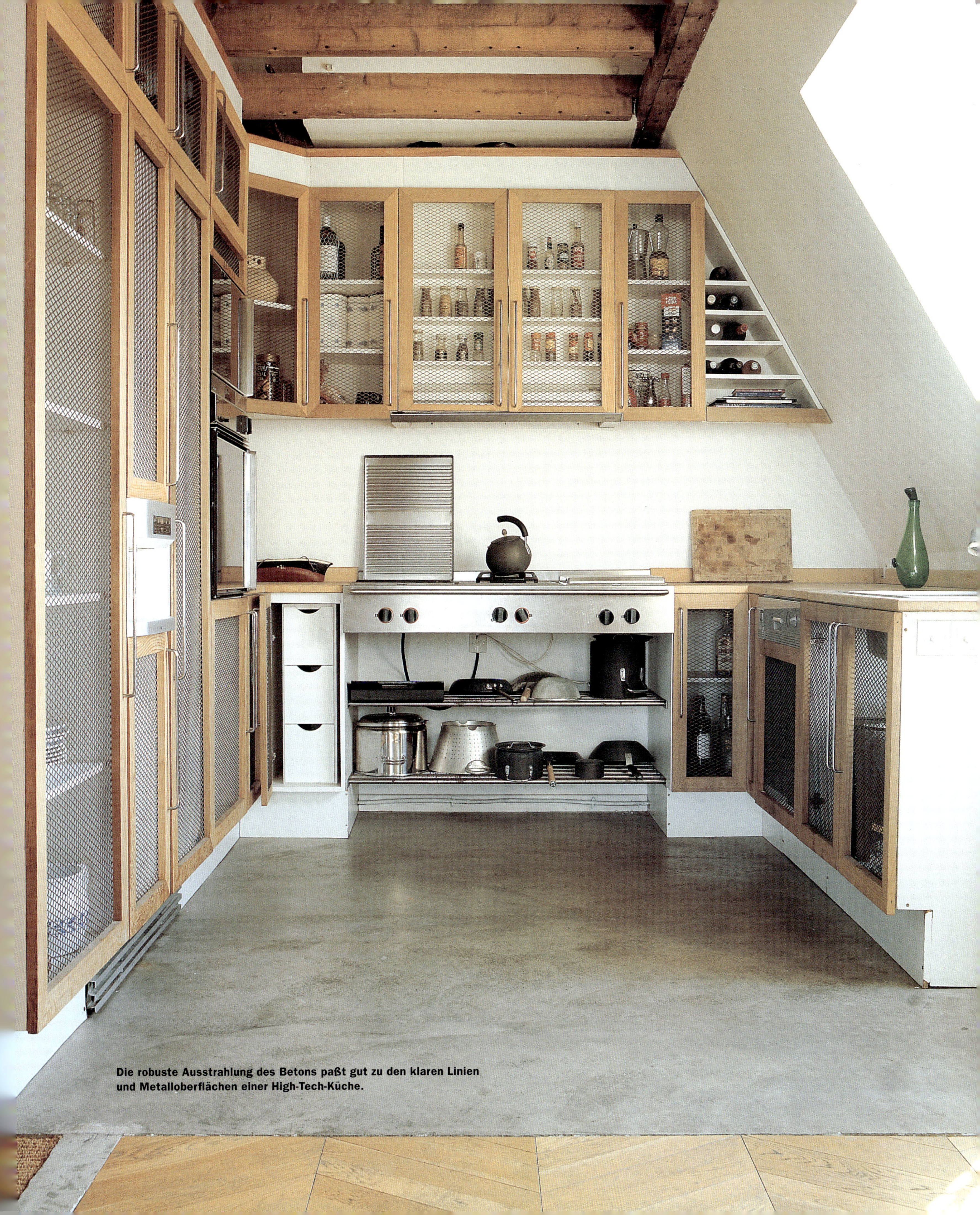

Die robuste Ausstrahlung des Betons paßt gut zu den klaren Linien und Metalloberflächen einer High-Tech-Küche.

Metall

Metallfußböden haben einen hypermodernen Touch und sind als ausdrucksstarke Bodenbeläge für avantgardistische Einrichtungen geeignet. Bleche gibt es in großen Tafeln oder handlichen Fliesen. Dekorbodenbleche sind geprägt, was sie griffiger macht. Aluminium und verzinkter Stahl sind die gebräuchlichsten Materialien. Zinkblech ist zu weich. Aluminium ist fast dreimal so leicht wie Stahl und kann nicht rosten.
Dekorbodenbleche können auf einen ebenen Holz- oder Betonuntergrund gelegt werden. Man kann sie schrauben oder kleben. Tut man beides, kann man einen federnden Untergrund versteifen und unangenehme Geräusche beim Gehen verhindern. Trotzdem bleibt die Oberfläche laut und fußkalt. Metall läßt sich versiegeln und wird am besten mit Wasser und Reinigungsmittel geputzt.

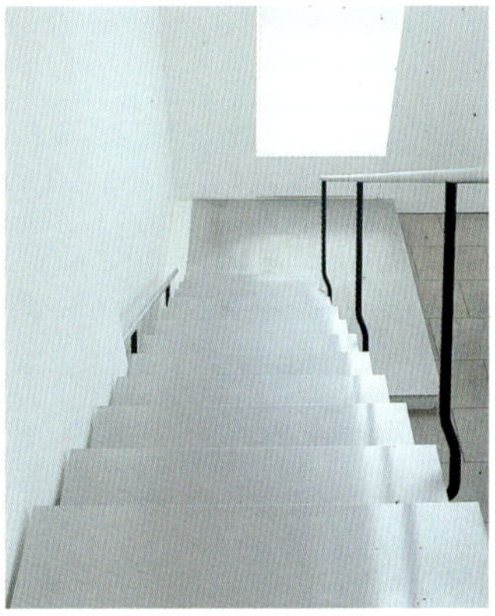

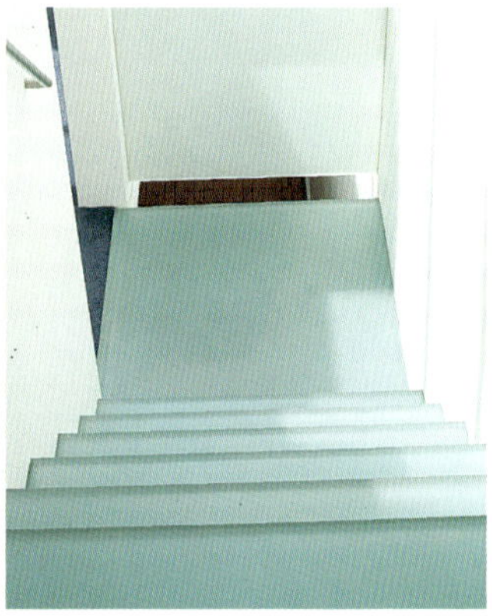

Glas

Glas ist bestimmt das ungewöhnlichste Material für Fußböden. Es eignet sich eher Verbundglas als dickes, vorgespanntes Glas: etwa das Hohlbetonglas (z. B. SOLARIS Betongläser) oder Vollglas in Vollsicht oder mit Motiv (beide bis 30 mm Glasdicke), geeignet für Fußböden wie auch für Treppenstufen. Halbschalengläser sind sogar für befahrbare Wege nutzbar.

Die Glasplatten sind meist einen Quadratmeter groß, um noch handhabbar zu sein. Jeder Glasfußboden muß individuell auf die zu erwartende Flächenbelastung hin ausgelegt werden. Begehbare Glasplatten sind nicht zugelassen für Überkopfverglasungen über Räumen zum ständigen Aufenthalt von Personen oder als Treppenstufen von Haupttreppen. Ist die Absturzhöhe unterhalb der begehbaren Platten geringer als 1 m, kann Einfachglas (z. B. PLANILUX®) verwendet werden; ist sie größer, muß Verbund-Sicherheitsglas zu Anwendung kommen.

Oben: Metall oder Glas machen Treppen noch aufregender.

Seite 68/69: Metallfliesen bilden einen ungewöhnlichen Boden eines Eßzimmers.

Gegenüber oben: Pfiffig sind Schaukästen als Fußboden!

Gegenüber unten: Anti-Rutsch-Streifen machen das Gehen auf Glas sicher.

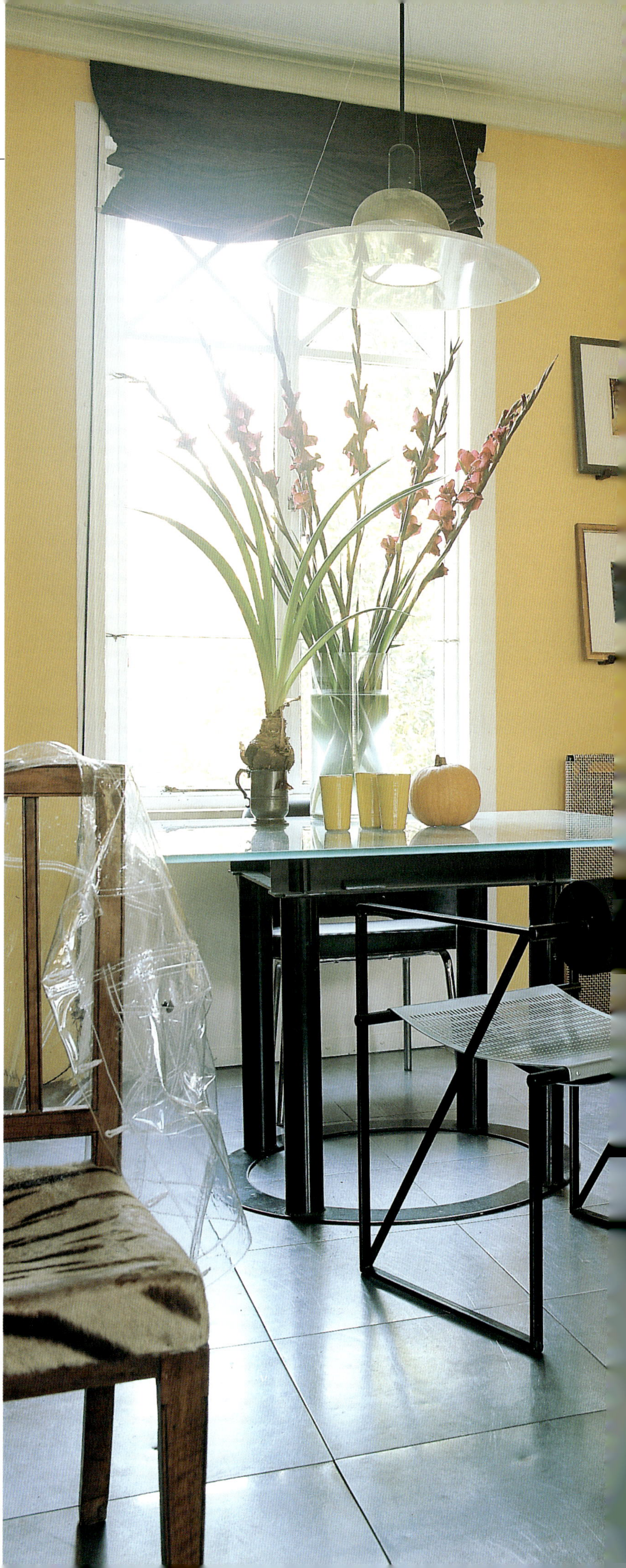

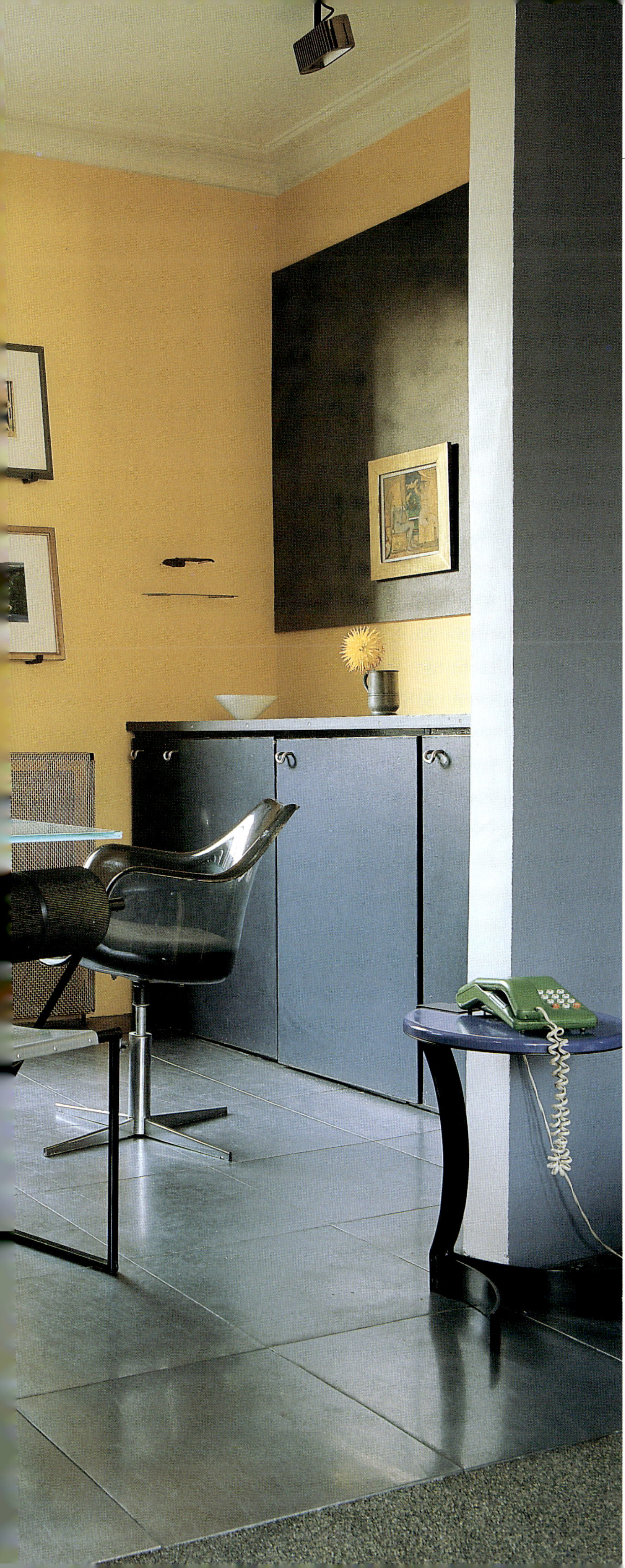

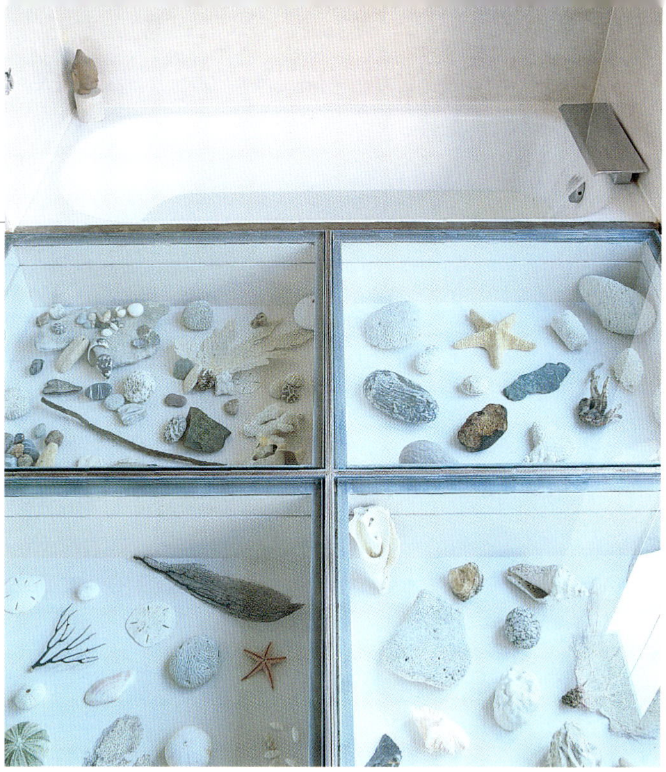

Freischwebende Platten müssen an allen vier Kanten durch einen Holz- oder Metallrahmen unterstützt werden, auf dem das Glas voll aufliegt. Sie sind an ihren Kanten auf Distanz zu klotzen, um eine Berührung Glas an Glas oder Glas an Metall auszuschließen. Die Gläser sollen allseitig zur Tragkonstruktion auf Hartgummistreifen (Neopren o. ä. Shore-A-Härte 60) liegen. Das Fugenmaterial muß dem Druck auf Dauer widerstehen können. Um die extreme Rutschigkeit zu reduzieren, werden meist in Intervallen Anti-Rutsch-Streifen auf die Oberfläche gesandstrahlt.

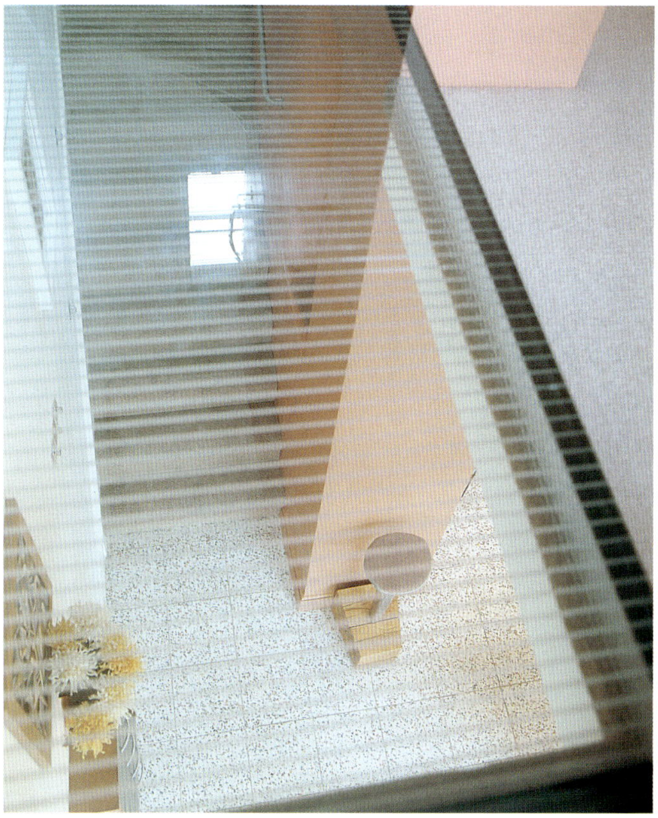

Holzfußböden

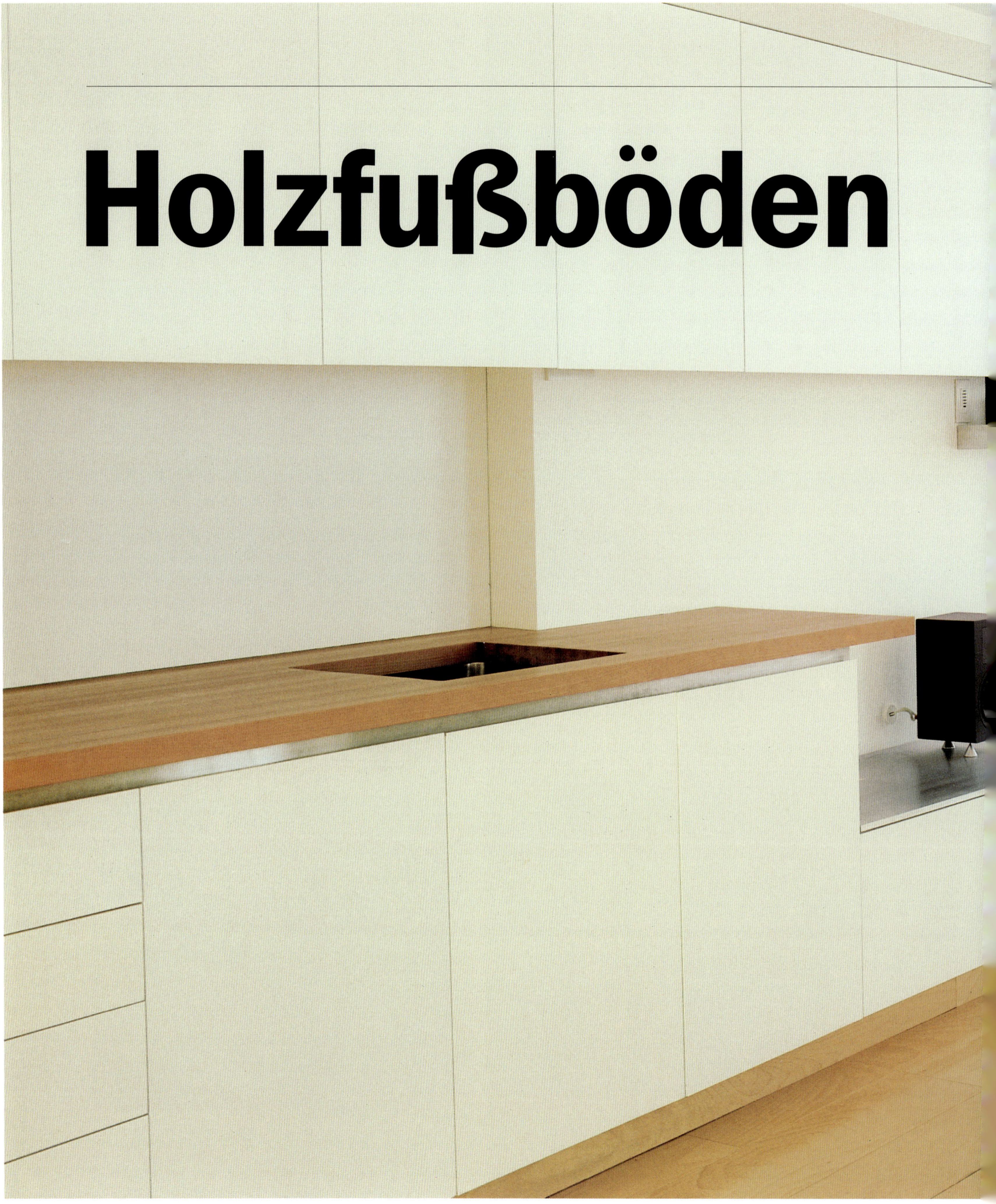

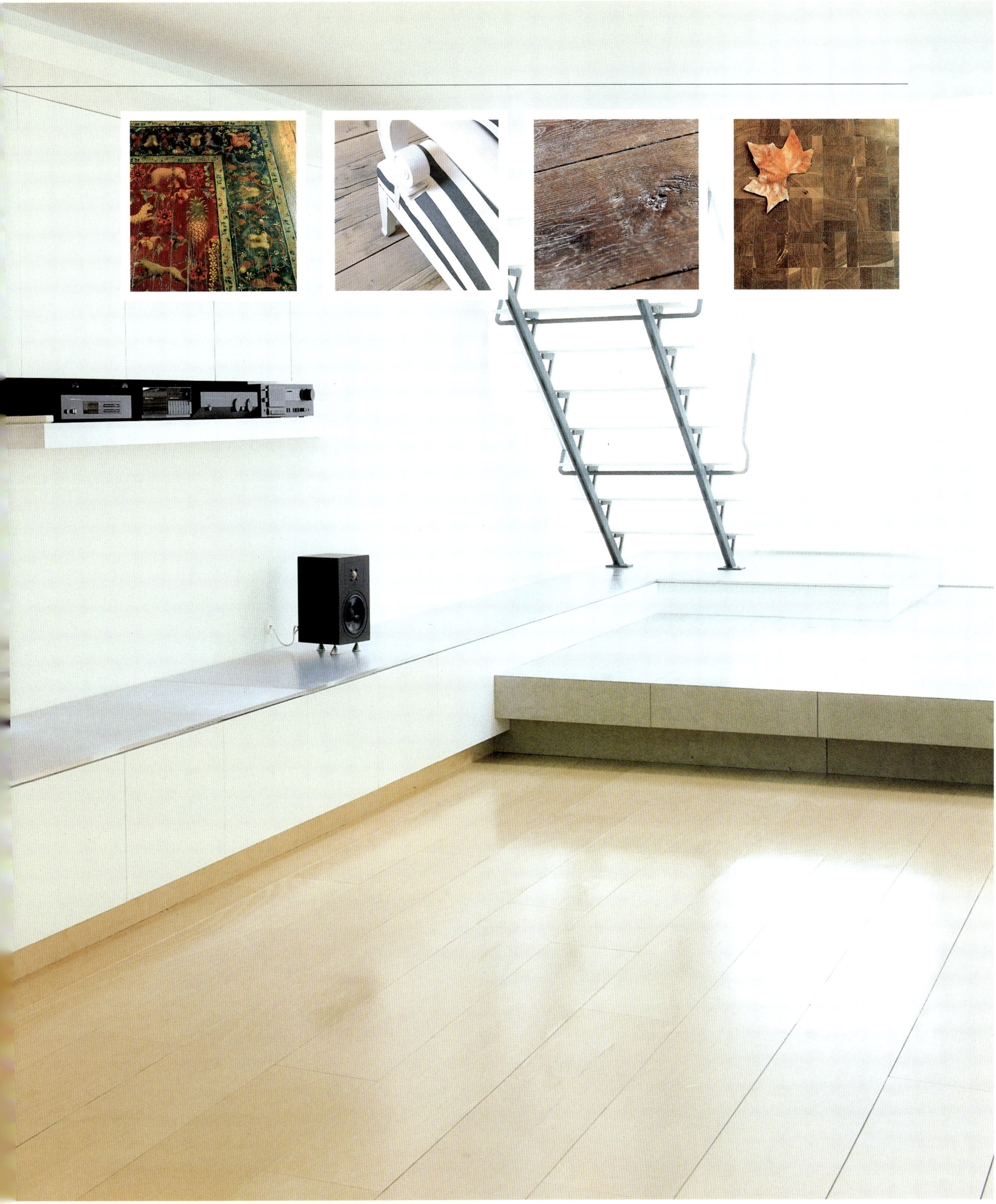

Gewachstes Eichenparkett, dunkel gebeizte Dielen, helle Esche oder honiggelbe Kiefer sind nur einige der vielen Möglichkeiten, die Holz bietet. Zu keinem anderen Werkstoff haben wir einen so vertrauten Bezug wie zu Holz. Es spielt fast in jedem Bereich des Roh- und Innenausbaus eine wichtige Rolle: als Balken, Fenster- und Türrahmen, als Fußleisten und Geländer, als Schränke und Tische und selbstverständlich auch als Fußboden.

Kaum ein Material ist so vielseitig und so allgegenwärtig. Es erwies sich schon immer als erstaunlich immun gegenüber Moden in Design und Architektur und macht sich ebensogut in einem schicken Penthouse wie in einem urigen Bauernhof.
Holz verdankt seinen unvergänglichen Reiz zum großen Teil seinem natürlichen, gewachsenen Ursprung. An dem lebendigen,

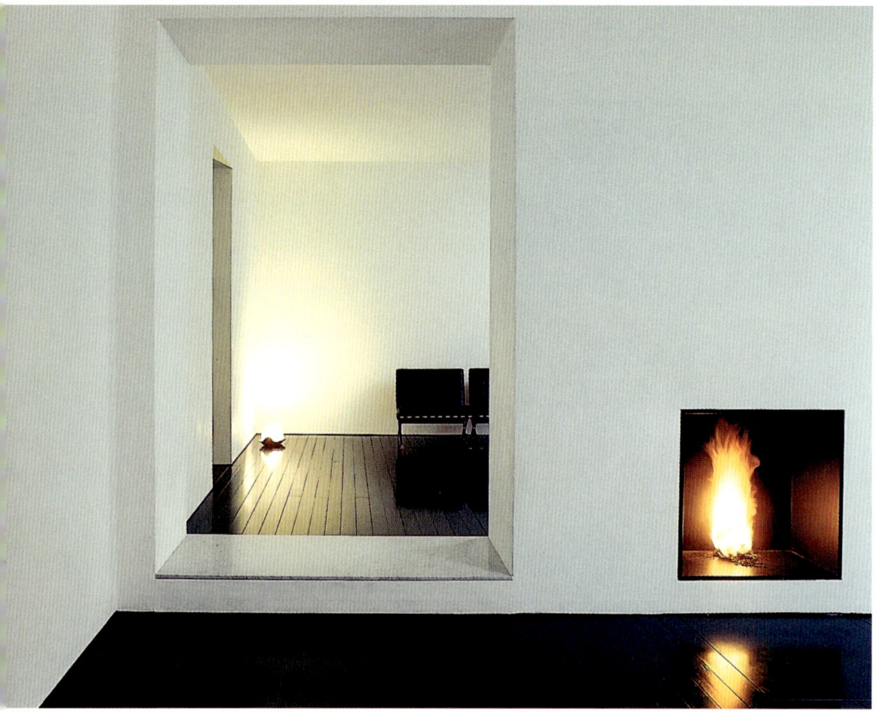

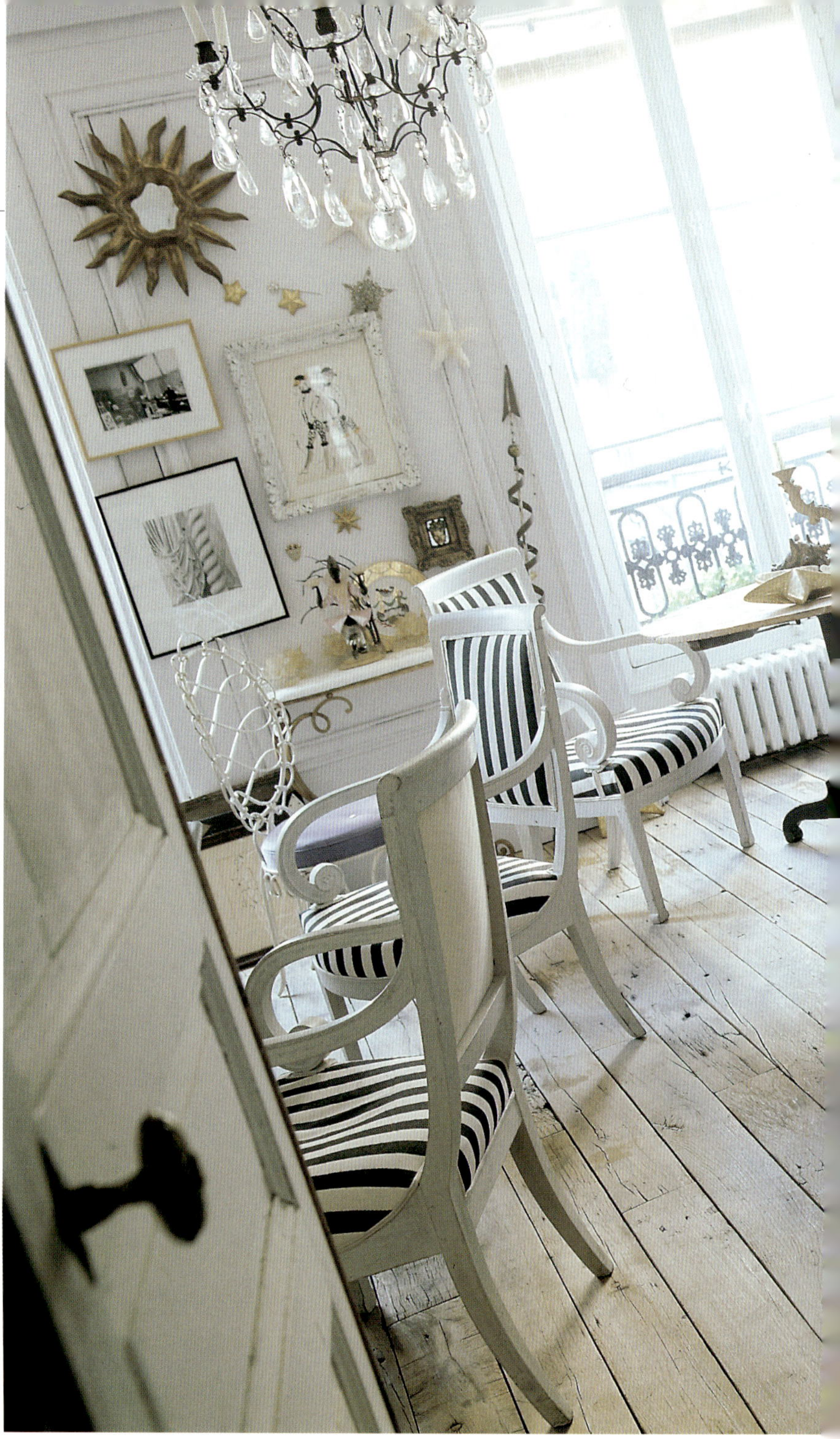

abwechslungsreichen Muster aus Maserung und Astlöchern kann man sich selbst auf großen Flächen nicht sattsehen. Nicht zwei Bretter sind gleich, keine Holzsorte ist wie die anderen. Holz bildet eine Familie von Materialien mit verwandten, aber nicht identischen Eigenschaften. Wie alle natürlichen Materialien sieht es auch alt gut aus. Bei einfühlsamer Pflege hält es lange und erwirbt eine charaktervoller Tiefe, die man für Geld nicht kaufen, die kein Hersteller imitieren kann.

Die Möglichkeiten in Farbe, Textur und Dichte verschiedener Sorten werden durch die Vielzahl an Formaten – von Platten, Streifen und Brettern bis zu Klötzchen – erweitert. Rhythmus und Größe eines Formats beeinflussen stark den Gesamteindruck.

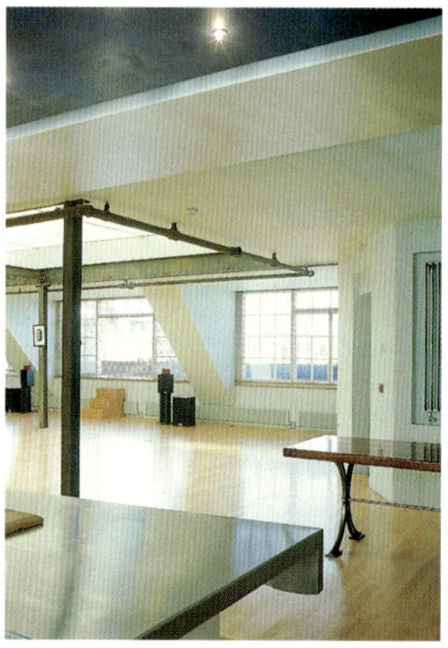

Seite 72/73: Ein unbehandelter Dielenboden bietet einen Kontrapunkt zu den Stilmöbeln. Der helle Ton der alten Eichendielen unterstreicht die luftige Weite des Raums.

Oben links: Schwarz lackierte Kiefer hat eine glänzende, graphisch wirkende Oberfläche, passend zum minimalistischen Interieur.

Links: Hartholzfußböden sind zeitlos modern. Buche ist momentan besonders beliebt.

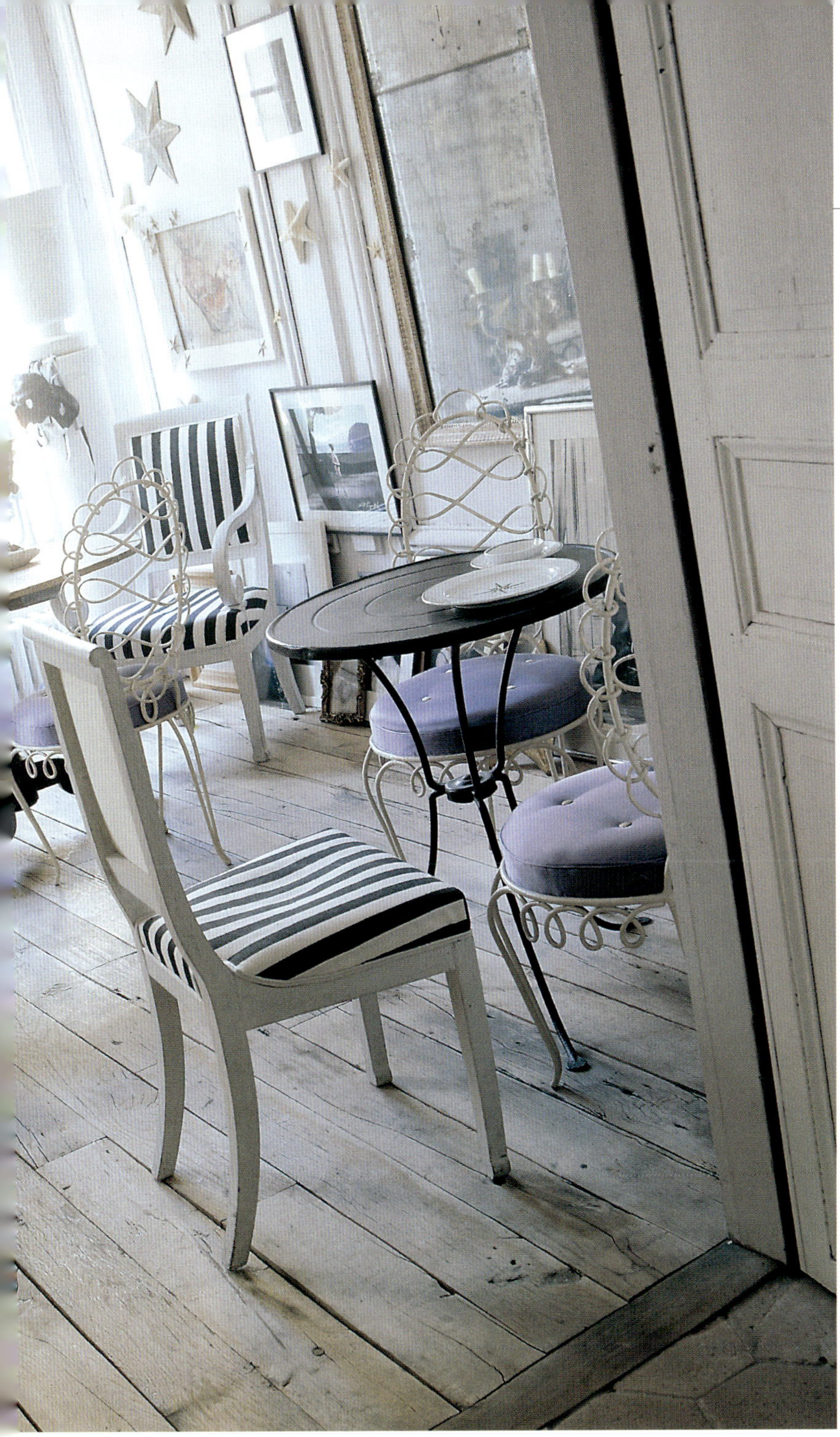

Breite Dielen haben ein rauhes, rustikales und Parkett mehr ein sauberes, nahtloses Aussehen. Holz kann darüber hinaus unterschiedlich behandelt werden. Mit einfacher Versiegelung bleibt es naturbelassen. Es kann aber auch wie eine Leinwand bemalt oder gebeizt, gebleicht oder schabloniert werden. Es bietet außerdem einen attraktiven Hintergrund für Teppiche und Matten.

Fußböden aus Holz sind aus praktischer Sicht ein fast idealer Kompromiß zwischen harten und weichen Belägen: kühler und luftiger als Teppich, aber wärmer als Stein oder Keramik. Außer wenn sie direkt auf Beton verlegt wurden, sind die meisten Holzfußböden federnd. Dadurch ist das Gehen und Stehen darauf angenehmer und weniger ermüdend, und die Bruchgefahr eines fallengelassenen Gegenstandes ist geringer.

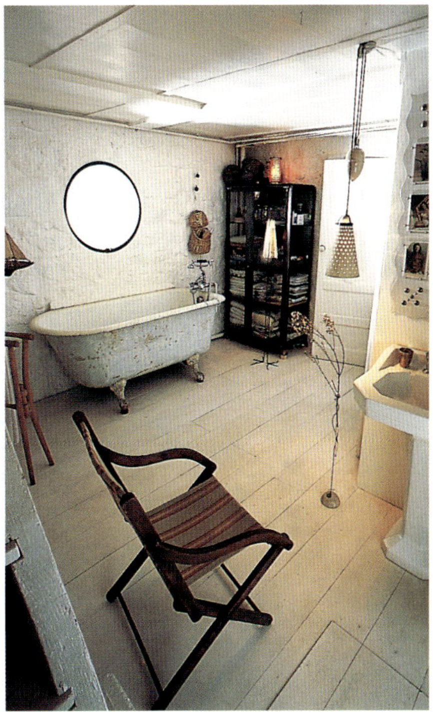

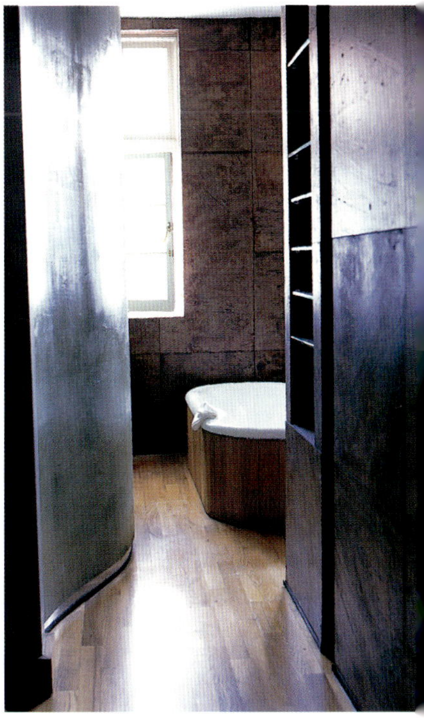

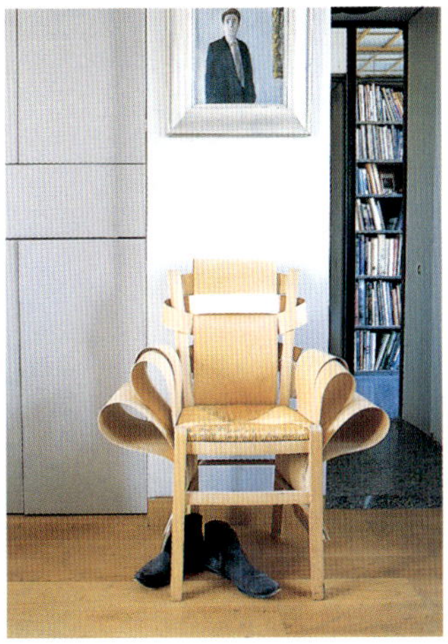

Oben Mitte: Weiße Farbe wurde in die Holzmaserung gerieben. So wurde die großzügige und doch schlichte Wirkung des Bades erhöht.

Oben rechts: Ulme besitzt einen vollen Farbton, der zu klassischen wie modernen Einrichtungen paßt.

Links: Neue französische Eiche bricht mit ihrer Wärme das spartanische Farbschema auf.

Holz ist nicht extrem „laut", aber auch keine Garantie für ungestörte Ruhe. In einem sparsam möblierten Raum kann ein Holzfußboden auf Deckenbalken den Hall verstärken. In oberen Stockwerken bedeutet ein blanker Dielenboden eine gewisse Lärmbelästigung für die Bewohner darunter. Wenn Sie die hauptsächlich begangenen Flächen mit Teppichen oder Matten auslegen, reduzieren Sie drastisch die Geräuschbildung, ohne ganz auf den Anblick von Holz verzichten zu müssen. Eine Schallschutzdämmung unter dem Holz beseitigt das Problem vollständig. Für viele Menschen gehört aber das Knarren von Dielen und Parkett zum Flair des Holzbodens dazu.
Holz gibt es in fast allen Preislagen. Besonders neues Hartholz ist teuer. Jedoch wird es einen Teppichboden selbst bester Qua-

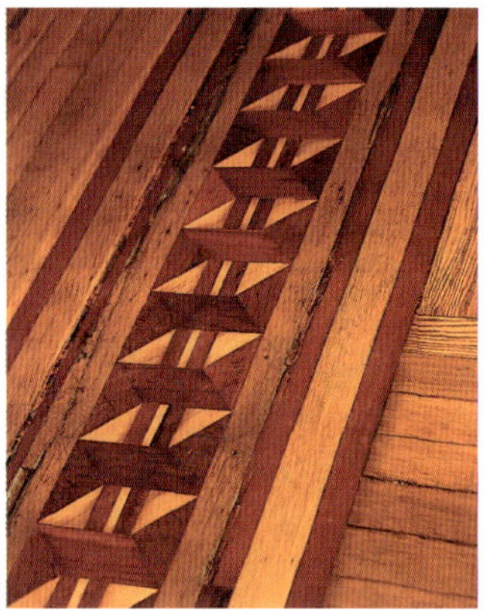

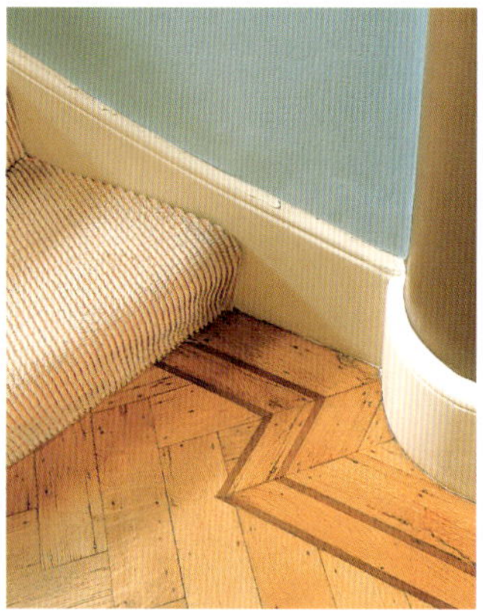

lität sicherlich überdauern. Ein massiver Eichenboden ist eine Anschaffung für Generationen. Fertigparkett ist etwas preiswerter. Es ist in Großhandlungen erhältlich. Am billigsten sind Verbundstoffe wie zum Beispiel Spanplatten. Aus ihnen lassen sich überraschend stilvolle Böden gestalten. Furniertes Holz ist billiger als die gleiche Sorte in Massivholz. Seine Lebensdauer ist entsprechend kürzer, weil das Furnier meist zu dünn ist, um bei einer Überarbeitung abgeschliffen zu werden. Die Renovierung von alten Dielen ist harte Arbeit, aber nicht kostspielig. Ein Holzfußboden muß pfleglicher behandelt werden als ein harter Fuß-

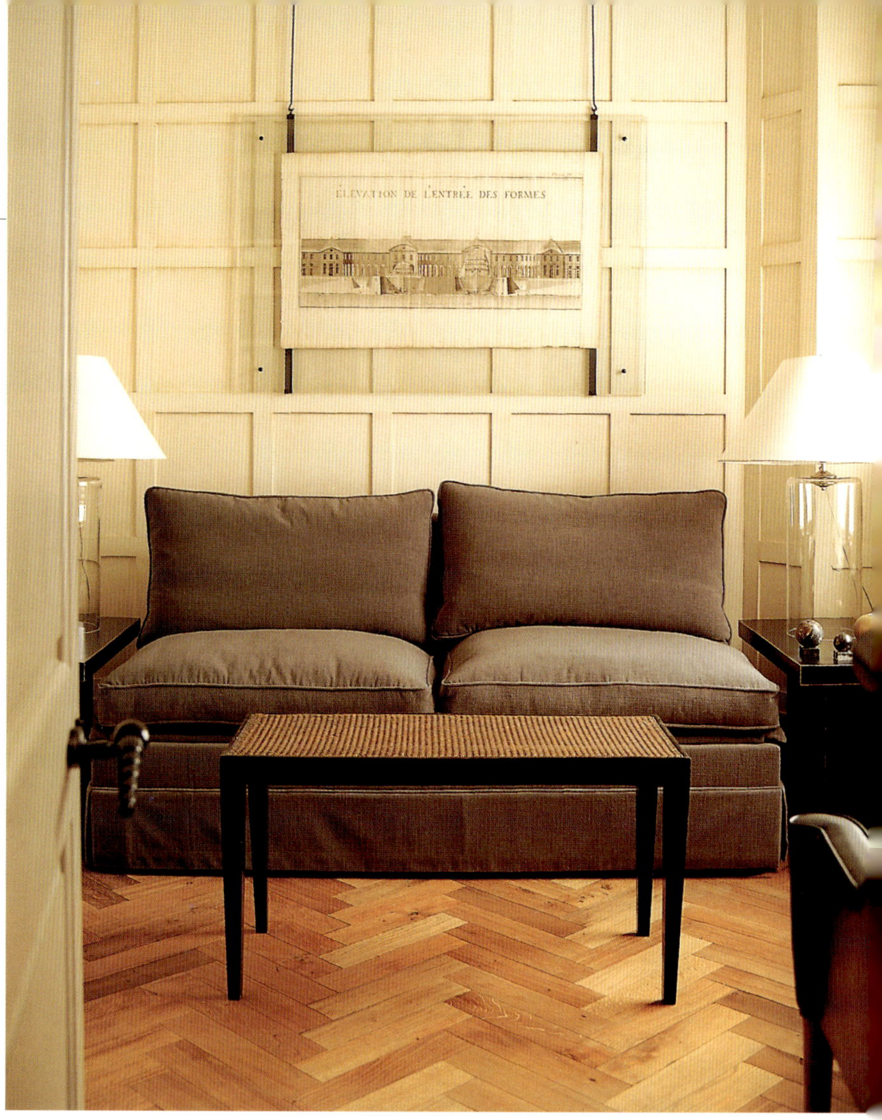

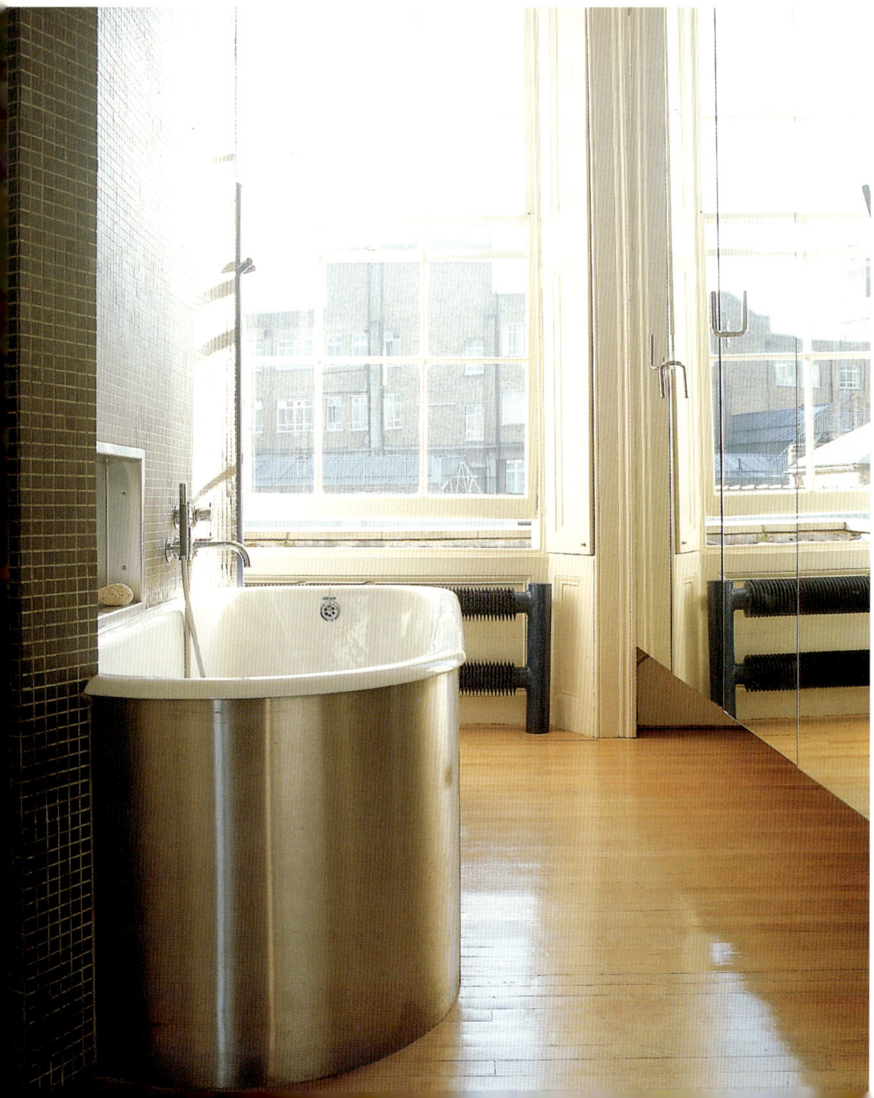

Oben links: Intarsien in Kirschbaumholz verleihen dem Fußboden einen außerordentlich exklusiven Touch.

Oben Mitte: Kiefer, mit zwei dunkleren Streifen umrandet, ist ein liebenswertes Detail.

Oben rechts: Fischgrätparkett bildet einen lebendigen Kontrast zu dem Raster der Wandtäfelung.

Unten links: Glänzendes Holz und Edelstahl sind ein schickes Paar.

boden. Auch versiegelt ist er keineswegs vor Beschädigungen geschützt. An Schuhsohlen hineingetragener Sand ruiniert die Versiegelung und damit den Schutz vor Feuchtigkeit und Schmutz – von Pfennigabsätzen und Möbelfüßen gar nicht zu reden. Selbst unter normalen Bedingungen müssen Versiegelung oder Anstrich von Zeit zu Zeit erneuert werden. Ist der Boden stellenweise gänzlich abgenutzt, hilft nur noch eine komplette Überarbeitung.

Es gibt nur wenige Flächen im Haus, wo ein Holzboden aus stilistischen oder praktischen Gründen unpassend wäre. Holz ist so funktional wie hübsch und eignet sich gleichermaßen für die Küche wie für das Wohnzimmer, für das Eß-, das Schlaf- und das Kinderzimmer. Starke Feuchtigkeit kann es nicht vertragen. Es sollte deswegen keinem Dampf oder Wasser ausgesetzt werden,

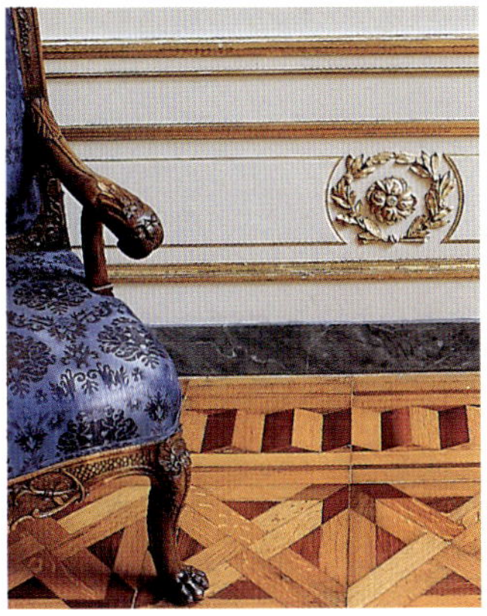

Links: Ein Fußboden aus dem 18. Jahrhundert mit künstlerischem Intarsienrand aus Eiche und brasilianischem Rosenholz.

Rechts: Selbst aus Spanplatten läßt sich ein ansprechender Boden gestalten.

Unten links: Breite Dielen sind typisch für alte Häuser.

Unten rechts: Helle Obstholzstäbe mit schwarzen Würfeln, ein klassisches Parkett mit modernem Touch.

seine Lebenszeit würde unweigerlich verkürzt werden. Für Bäder oder Wintergärten ist es darum nicht zu empfehlen. Mit wetterfestem Anstrich läßt es sich auch auf Veranden, Terrassen oder im Garten verwenden.

Auf offenen Flächen und in Mehrzweckräumen kann ein Holzboden ein verbindendes Stilmittel sein. Er zeigt dabei nie die sterile Ödnis mancher Teppich- und Vinylbeläge. Der Rhythmus der einzelnen Stücke – Bretter, Platten, Blöcke oder Stäbe – bewirkt selbst auf ausgedehnten Flächen eine gewisse Geborgenheit. Das wachsende Interesse an natürlichen Rohstoffen und Produkten hat dem Holzfußboden zu noch mehr Ansehen und Popularität verholfen. Damit verbunden wuchs auch das Umweltbewußtsein. Es ist wichtig geworden, daß das Holz aus einem geregelten Forstbetrieb stammt und nicht unwiederbringliche Regenwälder dafür abgeholzt werden.

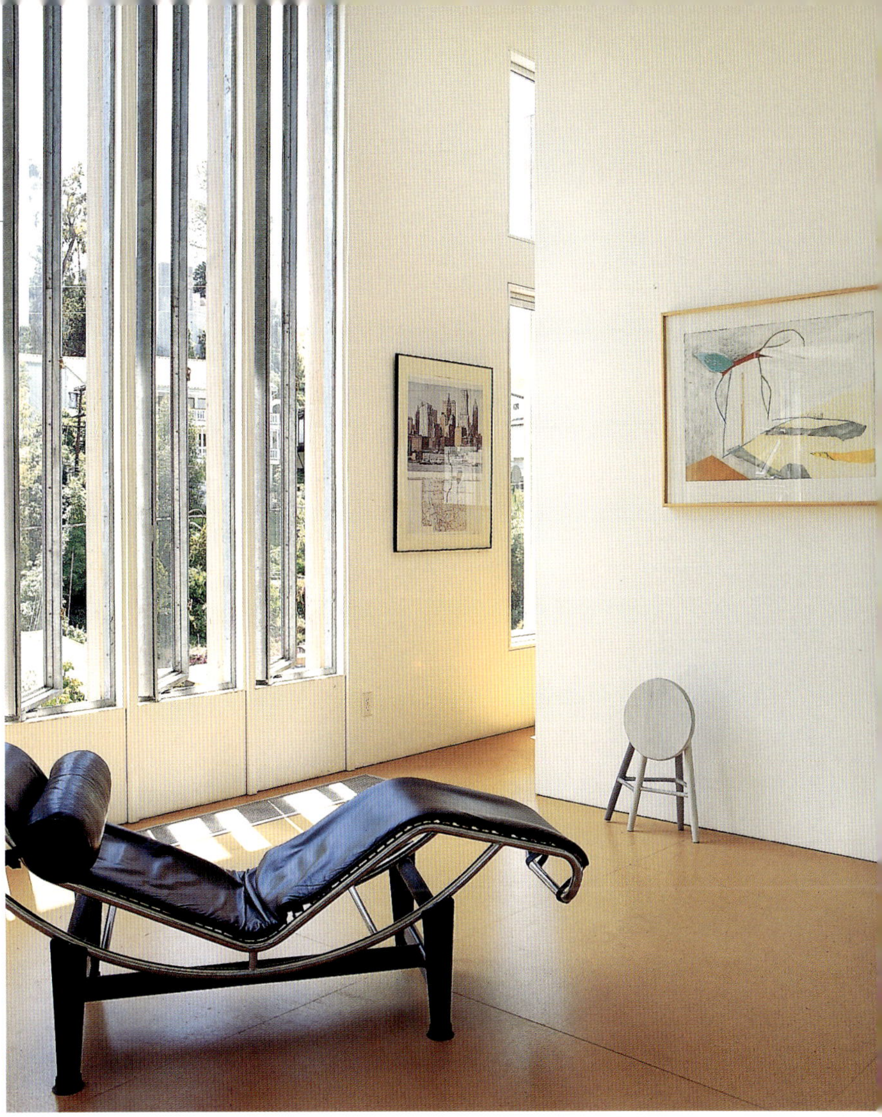

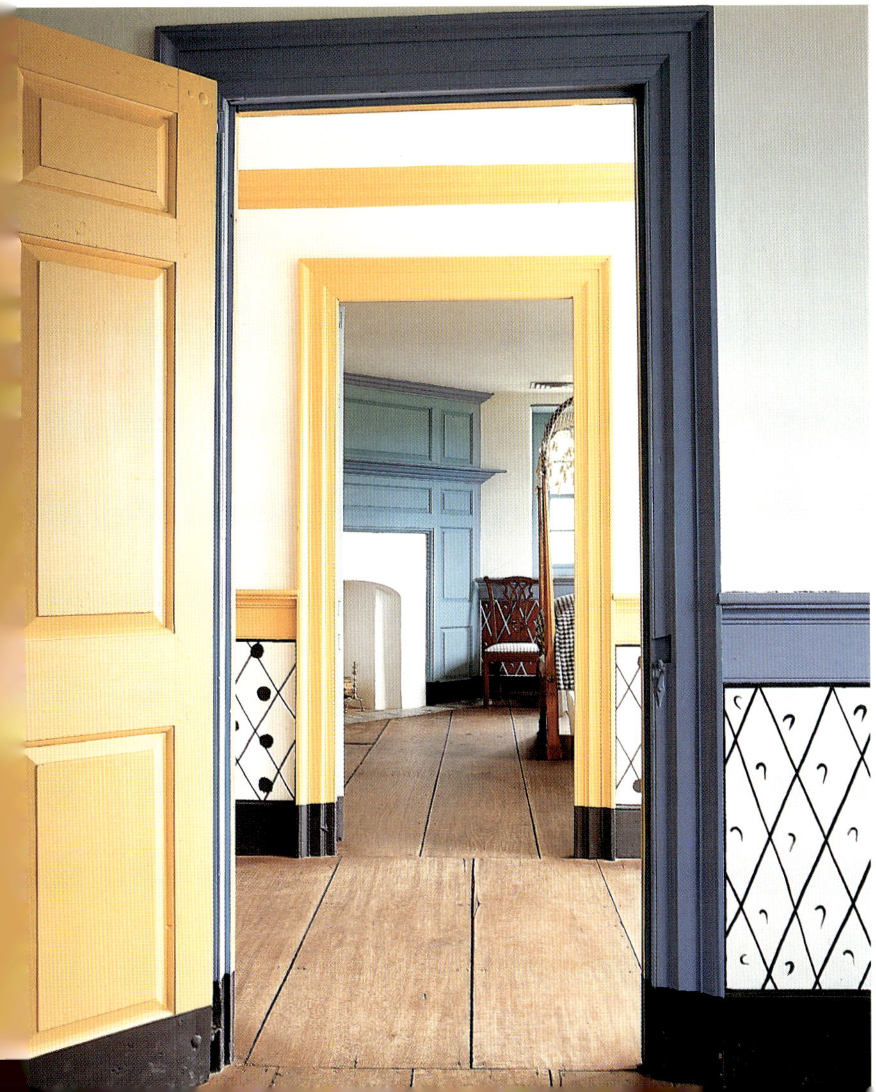

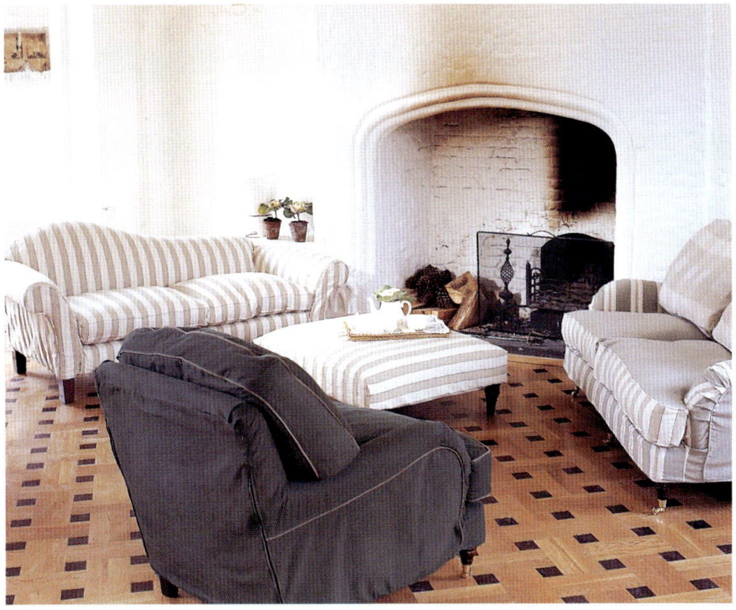

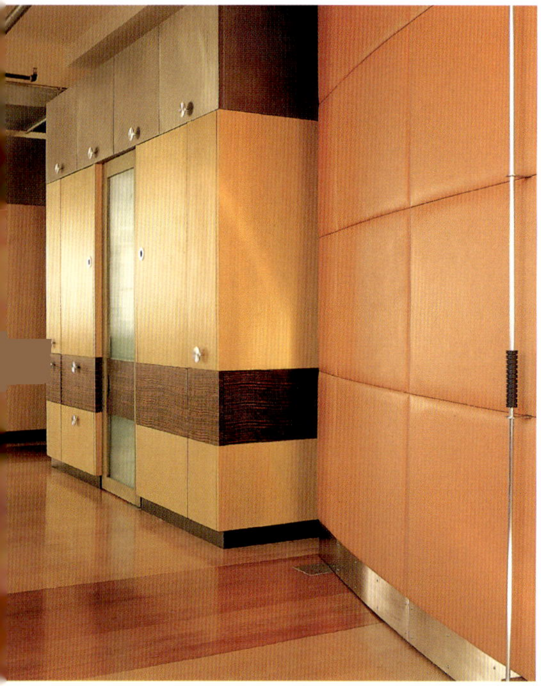

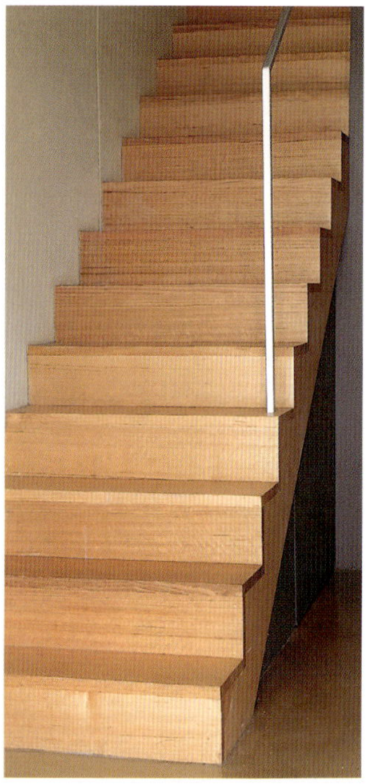

Neues Holz

Ein Fußboden aus neuem Holz ist ausgesprochen elegant, klassisch und doch modern. Er ist warm zu den Füßen, aber kühl in seiner Erscheinung, eine Klasse für sich. Das schließt aber anheimelndere Eigenschaften nicht aus. Ein qualitätvoller Holzfußboden erhält mit der Zeit eine angenehm sanfte Patina und eine Ausstrahlung wie ein geliebtes, altes Möbel.

Holz gibt es in breiter Auswahl an Sorten und Formaten mit Unterschieden in Preis, Haltbarkeit, Eignung und Erscheinung. Massives Hartholz ist teuer und verlangt professionelles Verlegen. Es ist außergewöhnlich schön und sehr dauerhaft. Informieren Sie sich gut, bevor Sie sich für eine Sorte entscheiden. Am anderen Ende der Skala stehen furnierte Fertigparkette, die mit handwerklichem Geschick selbst verlegt werden können und günstige Preise haben. Doch man bekommt nichts geschenkt: Der Nachteil dieser erschwinglichen Fußböden ist ihre kürzere Lebensdauer, die durch Überarbeitung auch nicht verlängert werden kann. Sie werden aber auch mit dem billigsten Holz, wenn es richtig gepflegt wird, Freude an seiner Natürlichkeit und dem ansprechenden Charakter haben.

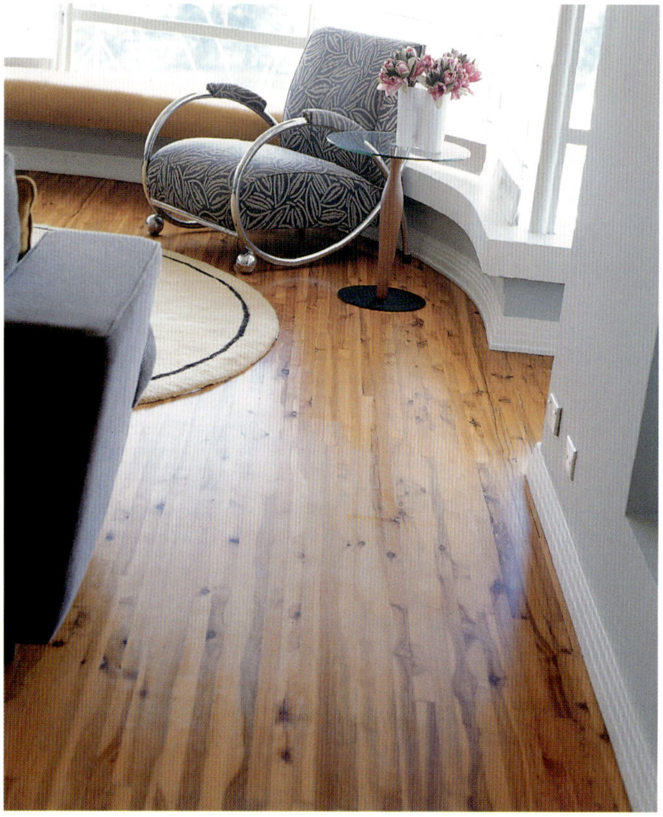

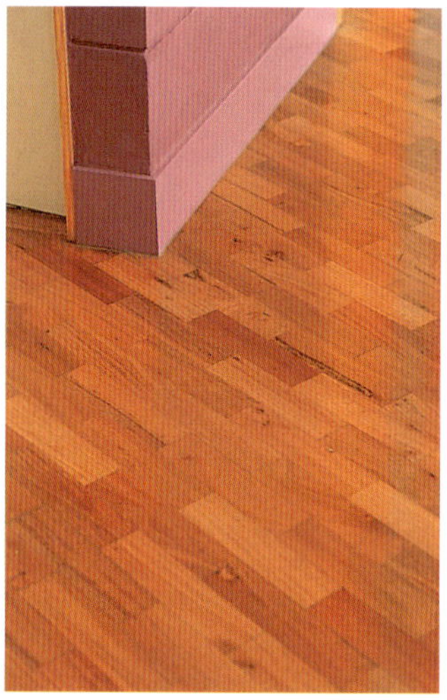

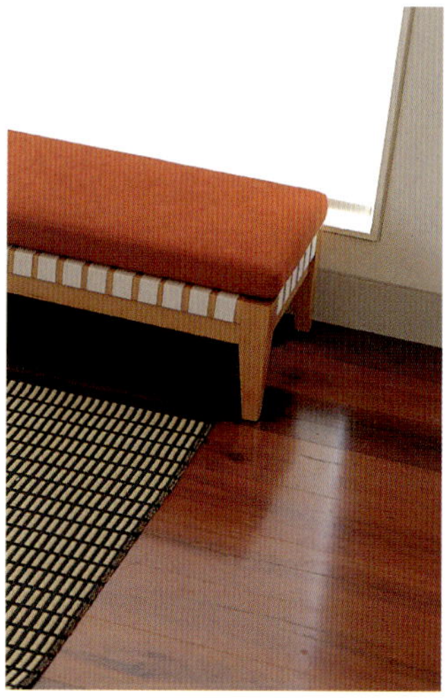

Oben links: Verschiedenfarbiges Holz, in breiten Streifen verlegt, ergibt einen subtilen Kontrast.

Oben rechts: Hartholz gibt der Treppe Wärme und Textur.

Unten links und Mitte: Auch Fertigparkett bietet Rhythmus.

Gegenüber: Hartholz im Fischgrät betont die fließenden Übergänge zwischen Bereichen.

Die festesten Holzsorten sind extrem belastbar. Einige sind so stabil, daß sie als Fußbodenmaterial in Werkhallen Gewichte schwerer Maschinen aushalten oder die Strapazen in einem Schulkorridor überstehen. Unwahrscheinlich, daß bei Ihnen zu Hause ähnlich harte Anforderungen an das Material gestellt werden. Jede Holzsorte hat aber ihre spezifischen Charakteristiken und ist deswegen in bestimmten Fällen anderen überlegen.

Die Haltbarkeit von Holz hängt auch von seiner Verarbeitung ab. Am robustesten sind die Hirnflächen, sie verlaufen senkrecht zu

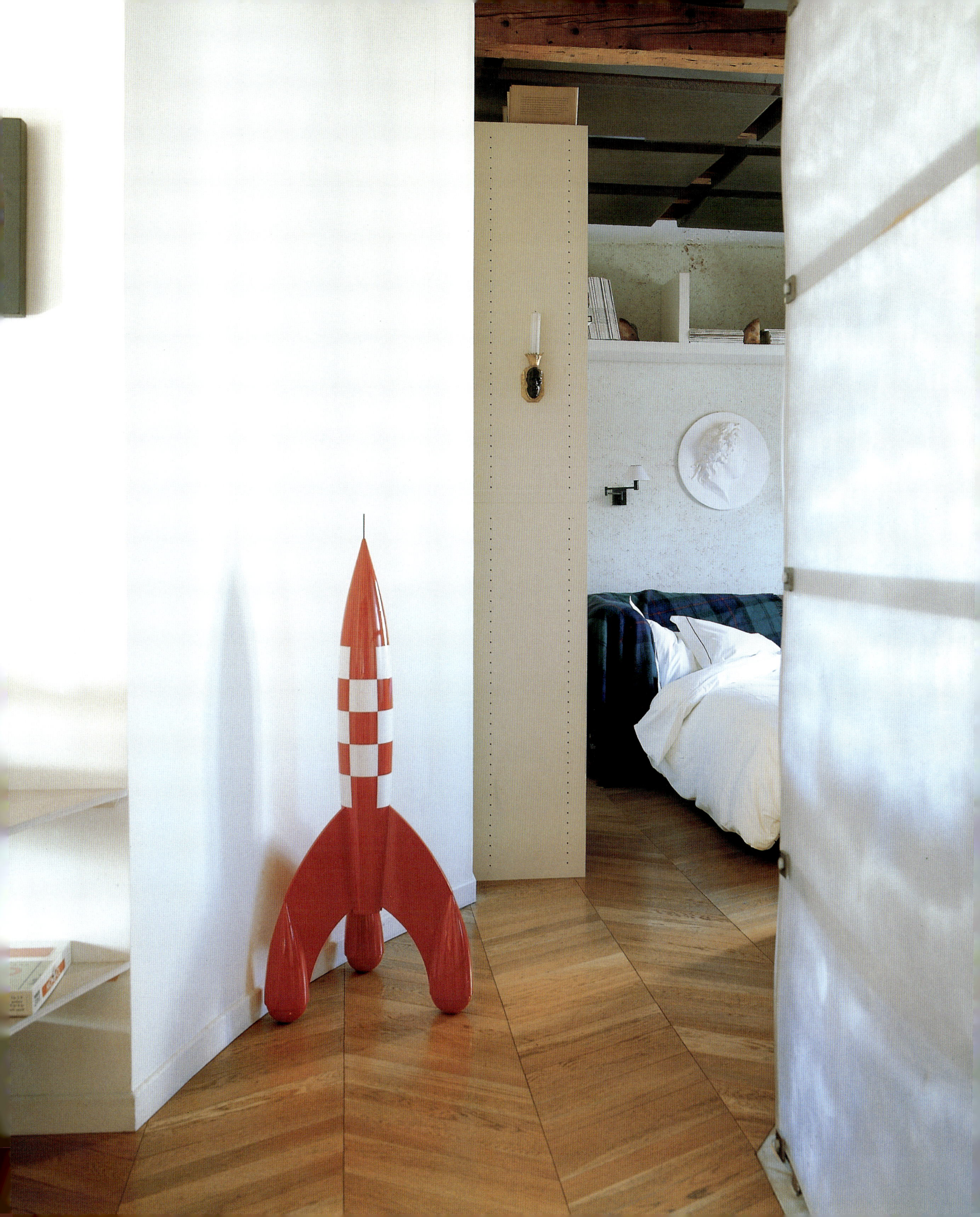

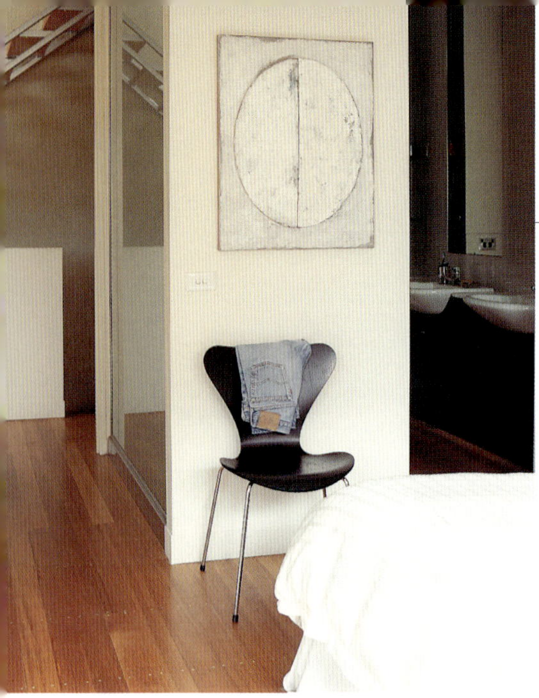

Links: Holzboden ist ein verbindendes Element in offenen Räumen. Seine warme, natürliche Art mildert die Härte einer modernen Einrichtung.

Gegenüber: Der helle Eichenboden verbindet sich mit dem Farbschema der Küstenlandschaft.

Links Mitte: Neue Hartholzböden wie dieses Eichenparkett gewinnen oft mit dem Alter. So macht sich die hohe Investition mehr als bezahlt.

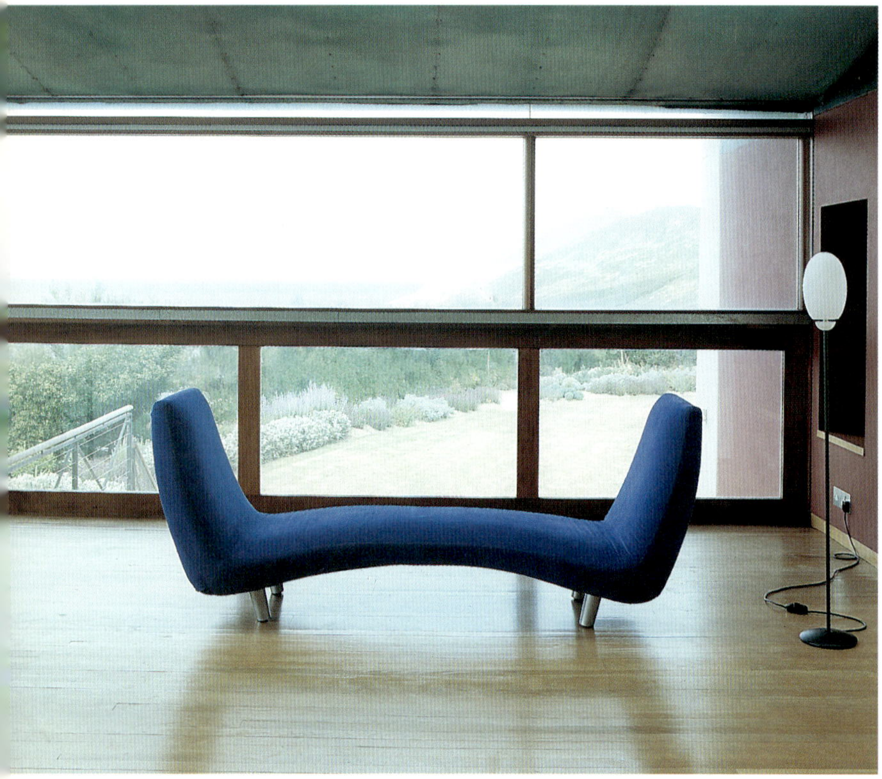

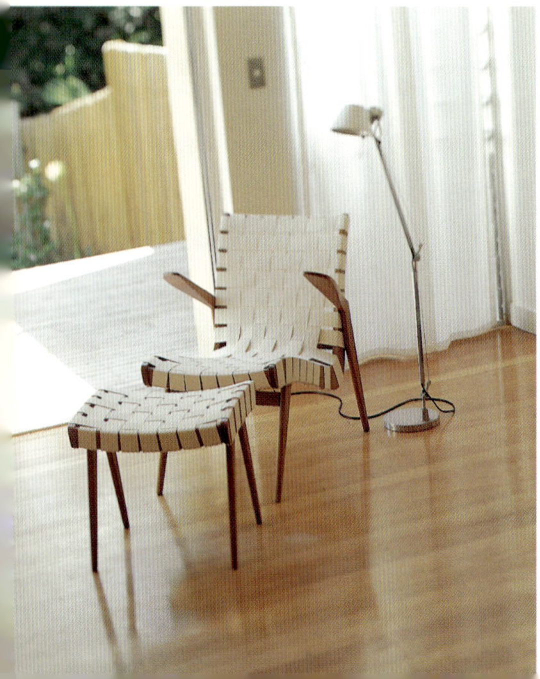

Links: Der gleichmäßige Farbton der Buche macht sie so populär und stilistisch unkompliziert. Sie ist sehr hart, preßgetrocknet sogar härter als Eiche, kostet aber weniger als diese.

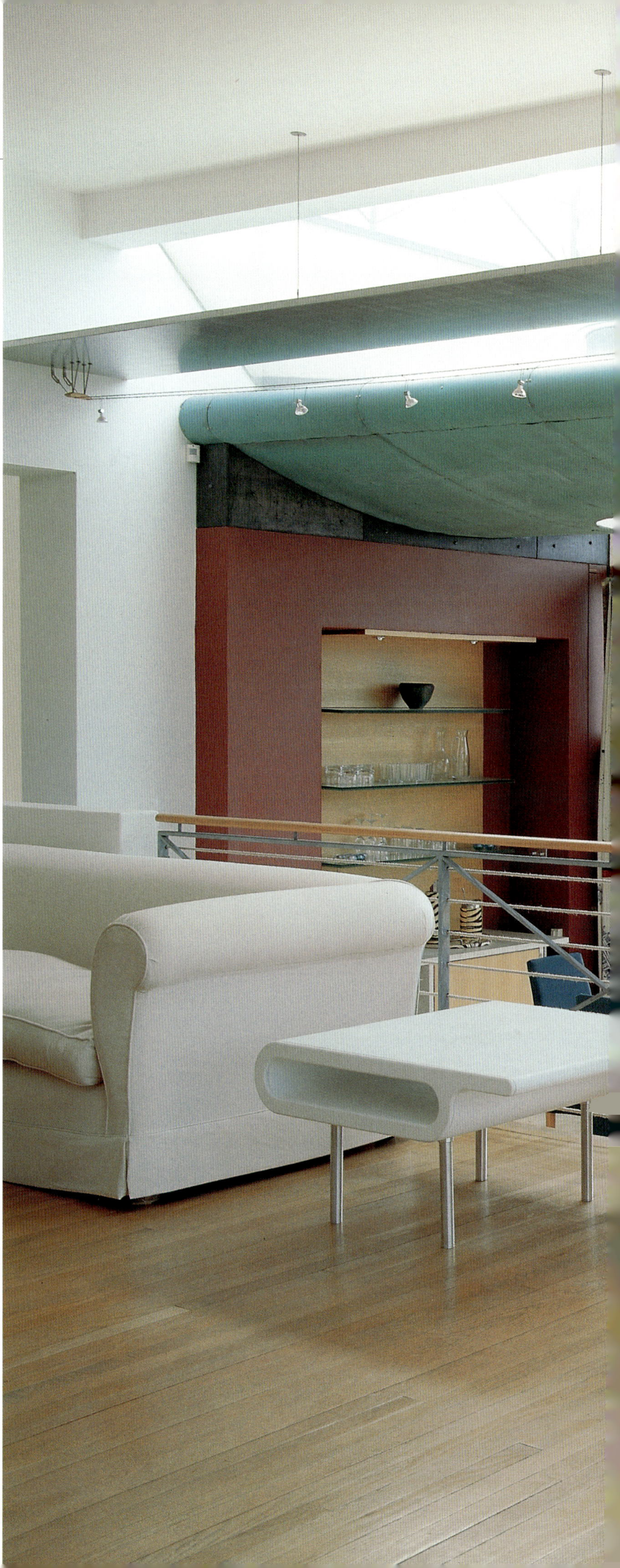

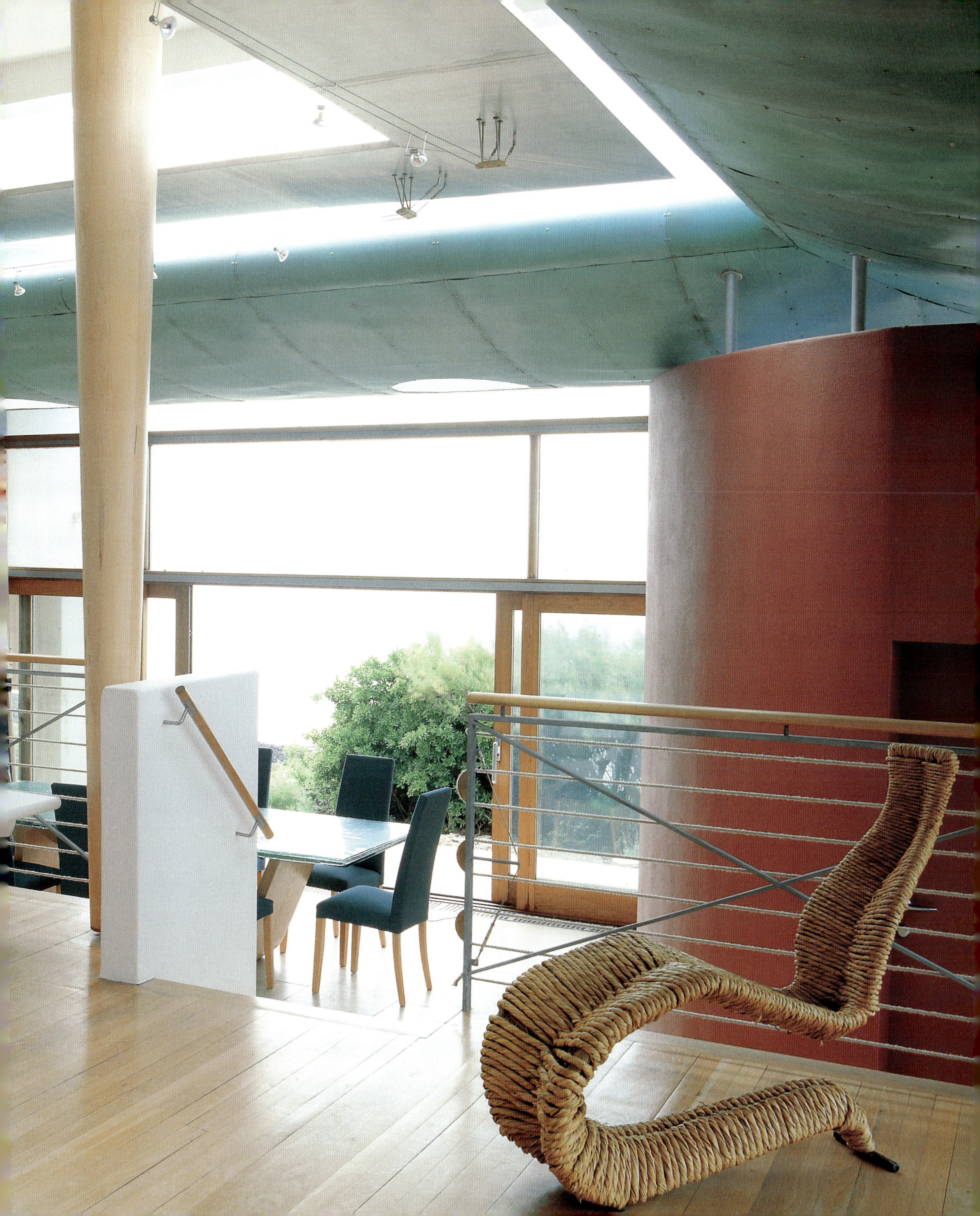

den Holzfasern. Etwas empfindlicher ist schräg gesägtes Holz, es zeigt aber eine gleichmäßige Maserung. Noch weniger hart ist in Faserverlauf längs geschnittenes Holz. Es sieht auch nicht so elegant aus (längs gesägtes Nadelholz ist zum Beispiel sehr astreich). Es ist jedoch preiswerter und leichter erhältlich. Furniertes Holz hat von allen Sorten die geringste Lebenserwartung.

Sorten und Eigenschaften

Die verschiedenen Holzsorten lassen sich grob in Hart- und Weichhölzer unterteilen. Wie der Name schon vermuten läßt, ist Hartholz im allgemeinen strapazierfähiger als Weichholz. Dieses ist dafür billiger und leichter erhältlich. Es wird im wesentlichen zum Ausbessern alter, kaputter Dielenböden und in Verbundplatten verwendet. Parkett ist in der Regel aus massivem Hartholz oder mit Hartholz furniert.

In den letzten Jahrzehnten wurden einige Harthölzer, insbesondere tropische, in ihrem Bestand gefährdet. Das weltweite unkontrollierte Abholzen der Regenwälder hat katastrophale ökologische Folgen. Einige der gefährdetsten Sorten sind Afromosia, Iroko, Mahagoni, Sapelli, Utile und Teak, die alle auch für Fußböden verwendet wurden.

Es liegt in der Verantwortung des Verbrauchers, also bei Ihnen, auf Tropenhölzer zu verzichten. Es gibt allerdings auch nachhaltig bewirtschaftete Forstbetriebe in den Tropen. Die Herkunft des Holzes aus einem solchen Betrieb sollte von einer unabhängigen Organisation zertifiziert sein. Nur dann können Sie sichergehen, daß das Holz im Einklang mit der Natur und den dort lebenden Menschen produziert wurde.

Folgende Hölzer aus den gemäßigten Klimaten Europas und Nordamerikas sind für Fußböden geeignet:

Ahorn Hervorragendes Fußbodenholz. Extrem strapazierfähig, weswegen es in Museen, Schulen und Sporthallen Verwendung findet. Rötliche Tönung.

Birke Hell, fein texturiert. Nicht sehr fest. Häufig als Sperrholz genutzt.

Buche Attraktiver lichter Farbton, sehr hart und langlebig. Preßgetrocknet härter als Eiche.

Eiche (amerikanische, englische und französische) Sie ist das klassische Fußbodenholz. Grob gemasert, fest, langlebig und unempfindlich gegen Wasser, Pilz- und Insektenbefall.

Esche Hell, robust, mit grober Textur und gerader Maserung. Allgemein gut verwendbar.

Kastanie Außergewöhnlich fest und langlebig.

Kiefer Sehr helles Weichholz, erhältlich in diversen Qualitäten. Versiegelt ist es honiggelb. Weniger haltbar als Harthölzer, aber sehr ökonomisch. Muß gegen Pilz- und Holzwurmbefall behandelt werden.

Kirsche Feine Maserung, reicher, warmer Farbton mit einem leichten Stich ins Rosa.

Linde Hell, gerade Maserung, fein texturiert. Allgemein gut verwendbar.

Sykomore Hell, aber fleckempfindlich. Allgemein verwendbar.

Ulme Sehr wasserbeständig und fest. Dunkle, reiche Färbung.

Walnuß Altert zu einer reichen Farbtönung, wellenförmig gemasert.

Von diesen Sorten sind Esche, Buche, Ahorn und Eiche für Fußböden die gebräuchlichsten Harthölzer. Viele Hersteller bieten ein und dieselbe Holzsorte unterschiedlich behandelt an. So gibt es Fußbodenholz in Natur, gebleicht, geölt, lackiert, gebeizt oder gefärbt, um Tropenholz zu imitieren. Fertigparkett ist manchmal mit Acrylharz behandelt, um es langlebiger zu machen. Zusätzlich ist auch unbehandeltes Holz erhältlich, das Sie mit umweltfreundlichen Mitteln selbst überarbeiten können.

Holz muß vor der Verwendung richtig abgelagert werden. Dabei verliert das frisch gesägte Holz Feuchtigkeit, bis es im Gleichgewicht mit der Atmosphäre ist. Das Holz schrumpft bei diesem Vorgang. Wenn Sie frisches Holz in einen geheizten Raum legen, würde es bald beträchtlich schrumpfen und dabei vermutlich

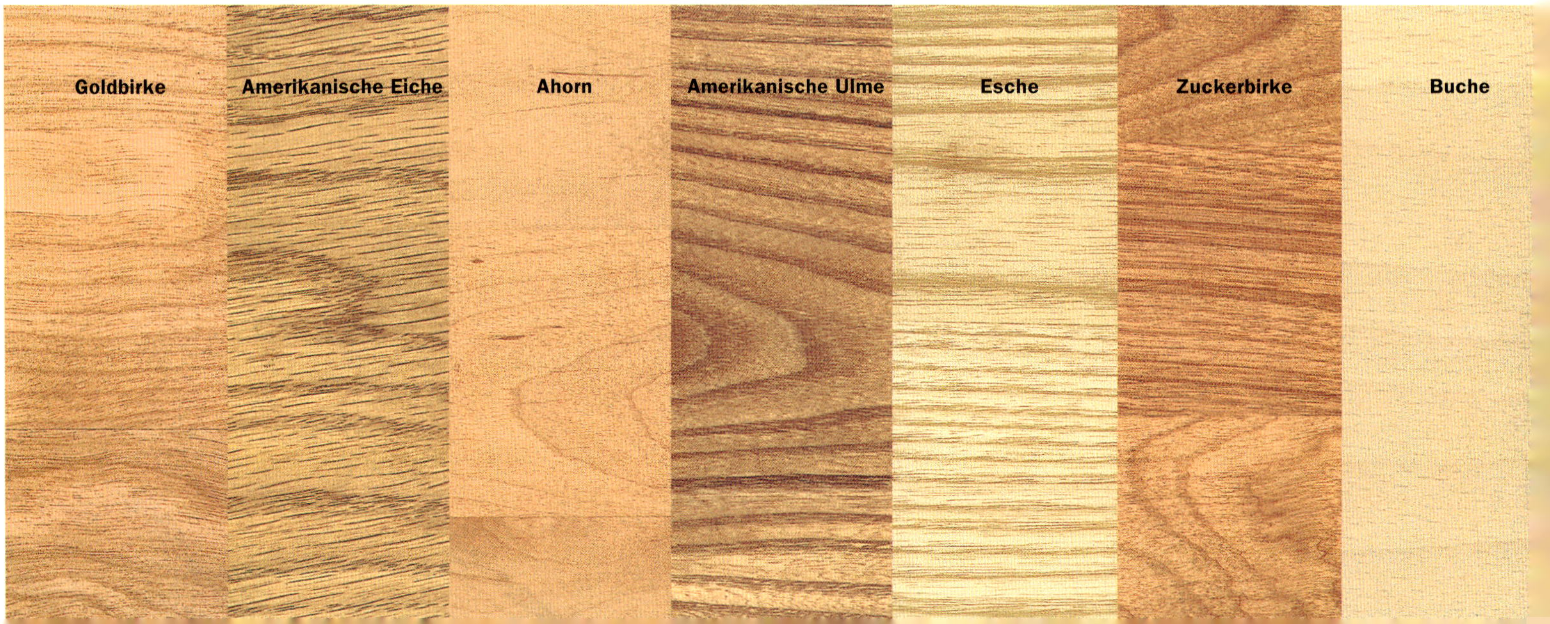

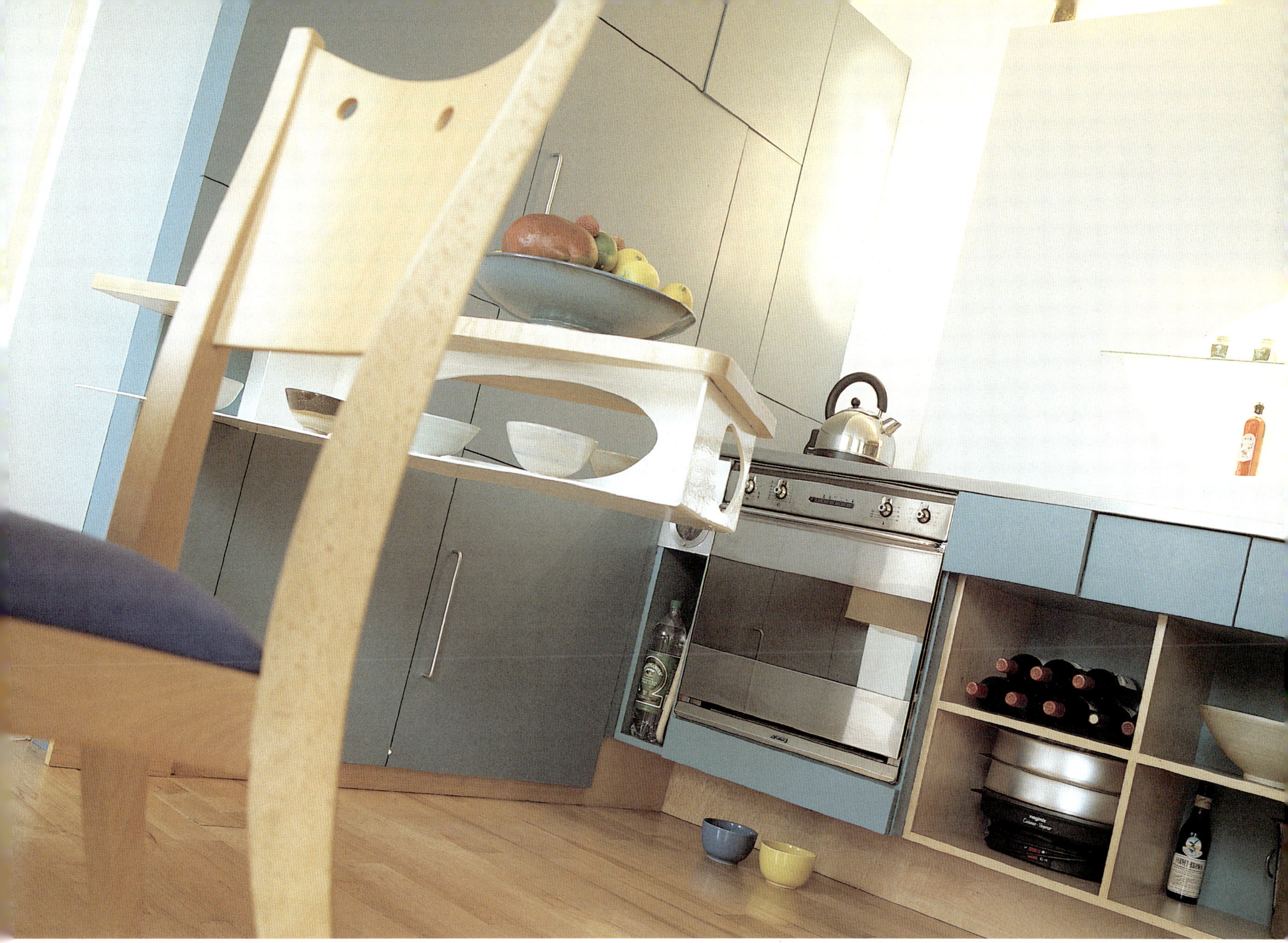

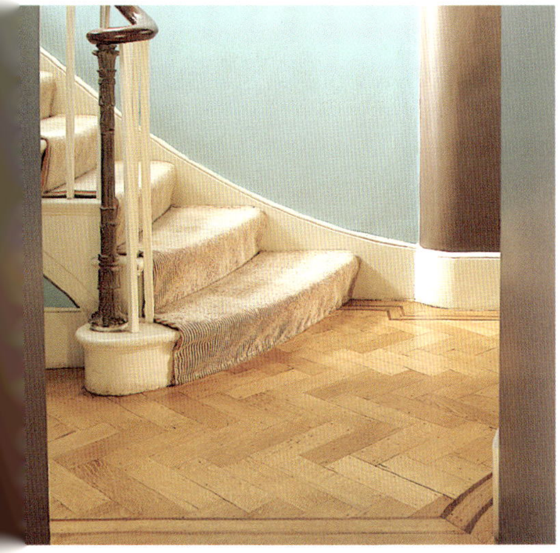

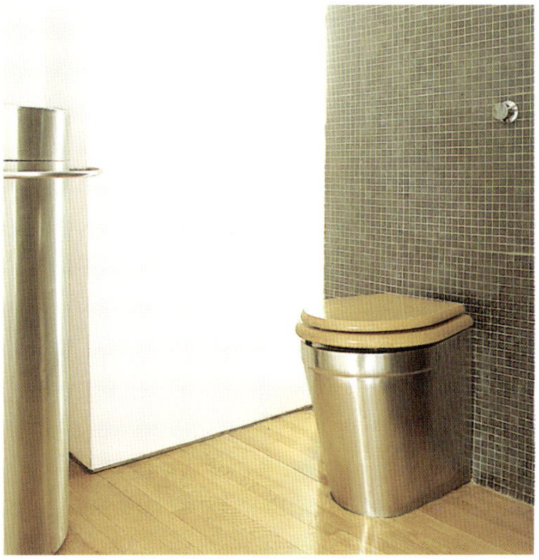

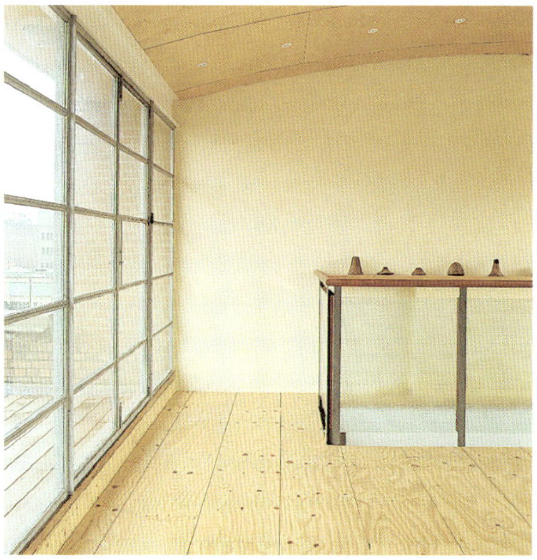

Oben: Helle Buche akzentuiert die klaren, sachlichen Linien einer modernen Küche.

Unten links: Pirainah-Kiefer im Fischgrätverband und ein Rand aus dunklen und hellen Holzstreifen geben dem Flur klassische Eleganz.

Unten Mitte: Neues Holz gibt diesem avantgardistischen Bad eine weichere Note. Schmale Holzstäbe sind für beengte Räume ideal.

Unten rechts: Schlichte Kiefer wird etwas Besonderes, wenn sie in breiten Brettern verlegt, geschliffen und dauerhaft versiegelt wird.

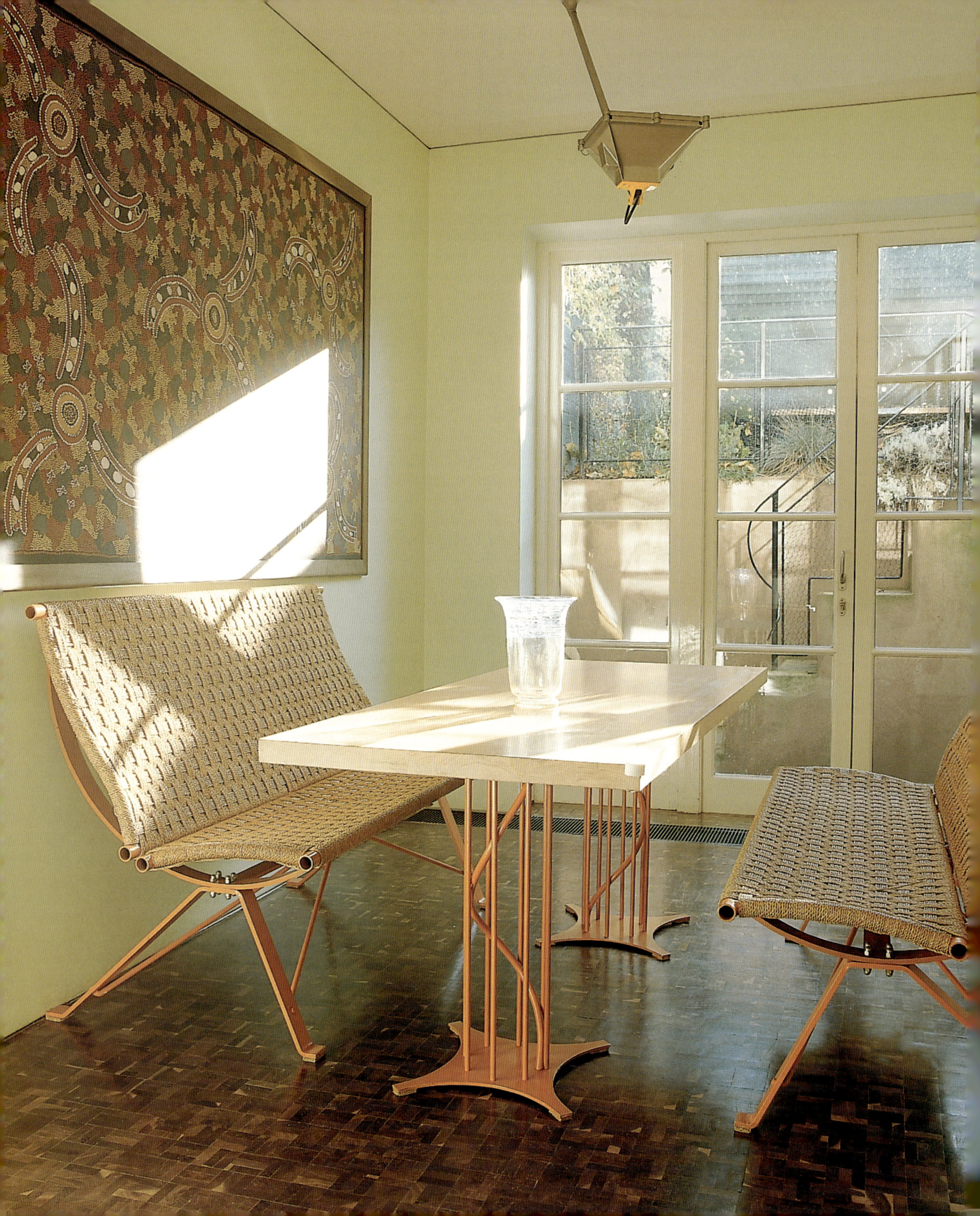

reißen und sich verziehen. Umgekehrt dehnt sich zu stark getrocknetes Holz in feuchter Umgebung unter Aufnahme von Wasser aus. Fußbodenholz ist meistens bis auf 10 % Feuchtigkeitsgehalt und darunter im Ofen getrocknet worden. Überwiegend wird das Holz verwendungsfertig geliefert. Andernfalls muß sich das Holz für zehn bis sechzig Tage im Raum akklimatisieren. Heizungsart und Heizgewohnheiten sollten berücksichtigt werden. Wenn Sie es warm lieben oder eine Fußbodenheizung haben, sollte das Holz mit einem niedrigeren Feuchtigkeitsgehalt verlegt werden.

Die Terminologie für Holzböden kann etwas verwirren. Parkett wird manchmal synonym für Stabparkett verwendet, Riemen und Stäbe sind ebenso austauschbare Begriffe. Dielen sind meistens Weichholzbretter, Holzstäbe können ganz unterschiedliche Größen und Formate haben, bis hin zu dünnen Belägen.

Parkett oder Stabparkett Es hat ein lange Geschichte, die im 17. und 18. Jahrhundert in den französischen Schlössern eine künstlerische Blüte erlangte. Parkett besteht aus kleinen Streifen oder Blöcken von Hartholz. Meist wird dafür Eiche verwendet. Die Muster reichen vom bekannten Fischgrät bis zu raffinierteren Rechtecken oder Flechtmustern.

Modernes Parkett besitzt Nut und Feder oder wird gedübelt. Es ist in verschiedenen Hartholzsorten zu haben. Massives Stabparkett kann überarbeitet werden, vorausgesetzt, die Nut oder die Dübel befinden sich nicht zu dicht unter der Oberfläche.

Fertigparkett besteht aus massiven Hölzern, die verklebt wurden, oder einer mit Hartholz furnierten Weichholzplatte. Manche dieser Produkte können schwimmend verlegt werden. Andere können auf einem trockenen, bestehenden Boden verlegt werden, wenn dieser völlig eben ist. Massives Parkett kann überarbeitet werden. Es gibt spezialisierte Lieferanten für altes Parkett.

Holzmosaik In der Regel sind dies Holzfliesen, die aus kleinen, zusammengeklebten Stäben bestehen, die ein Quadrat bilden. Die Holzfliesen sind auf der Rückseite mit einem Gewebe, Filz oder einer selbstklebenden Schicht versehen. Manche werden durch Papier oder eine Folie geschützt, die nach dem Verlegen abgezogen wird. Gewöhnlich besteht eine Fliese aus vier rechtwinklig zueinander liegenden Quadraten, so daß beim Legen ein Flechtmuster entsteht. Es gibt unterschiedliche Größen, Dicken und Holzarten.

Holzfliesen sind normalerweise mit Nut und Feder versehen, manchmal selbstklebend oder mit Verbindungsklipsen versehen. Mosaik ist sehr strapazierfähig und unempfindlich gegenüber Feuchtigkeitsschwankungen.

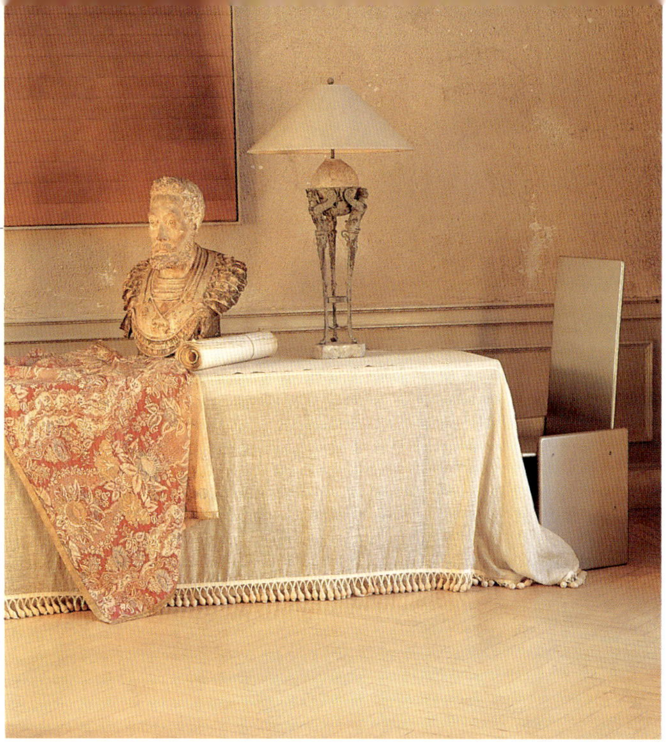

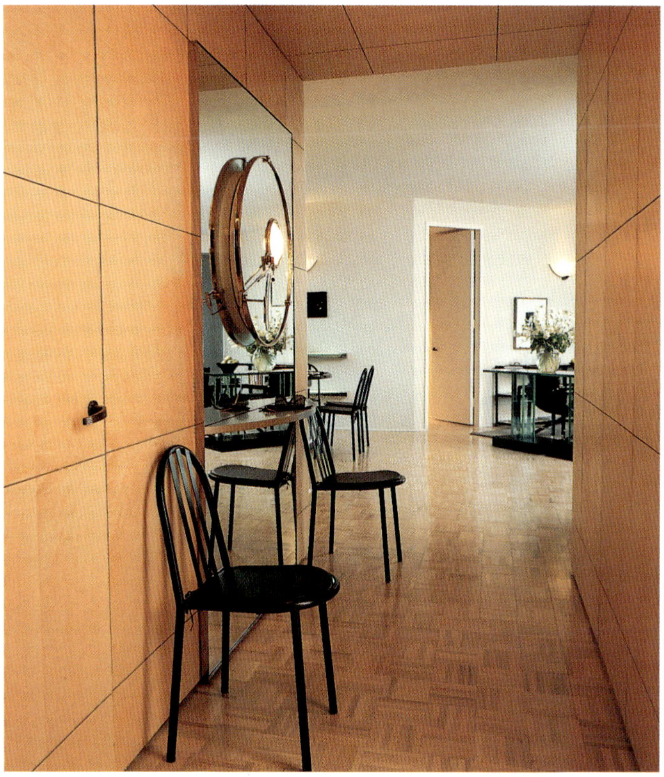

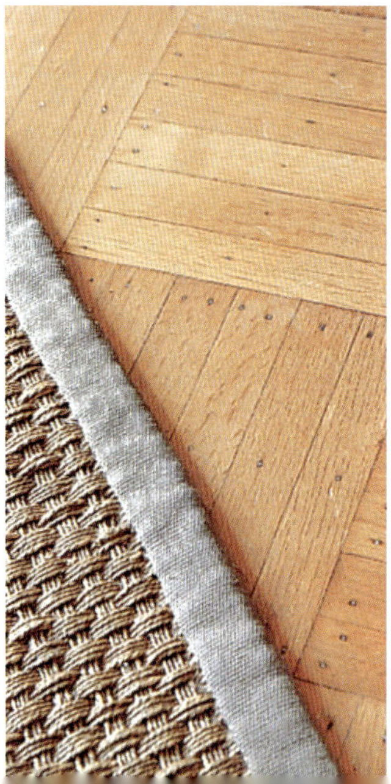

Gegenüber: Ein Boden aus Hirnholz ist robust und dauerhaft und ein praktischer Belag für eine Eßecke.

Oben: Helles Holz ist zeitlos schön.

Mitte: Buchenstäbe verbinden den Durchgangs- mit dem Wohnbereich.

Links: Der Rhythmus des Holzmosaiks wird durch die Naturfasermatte bereichert. Textile Beläge dämpfen den Schall.

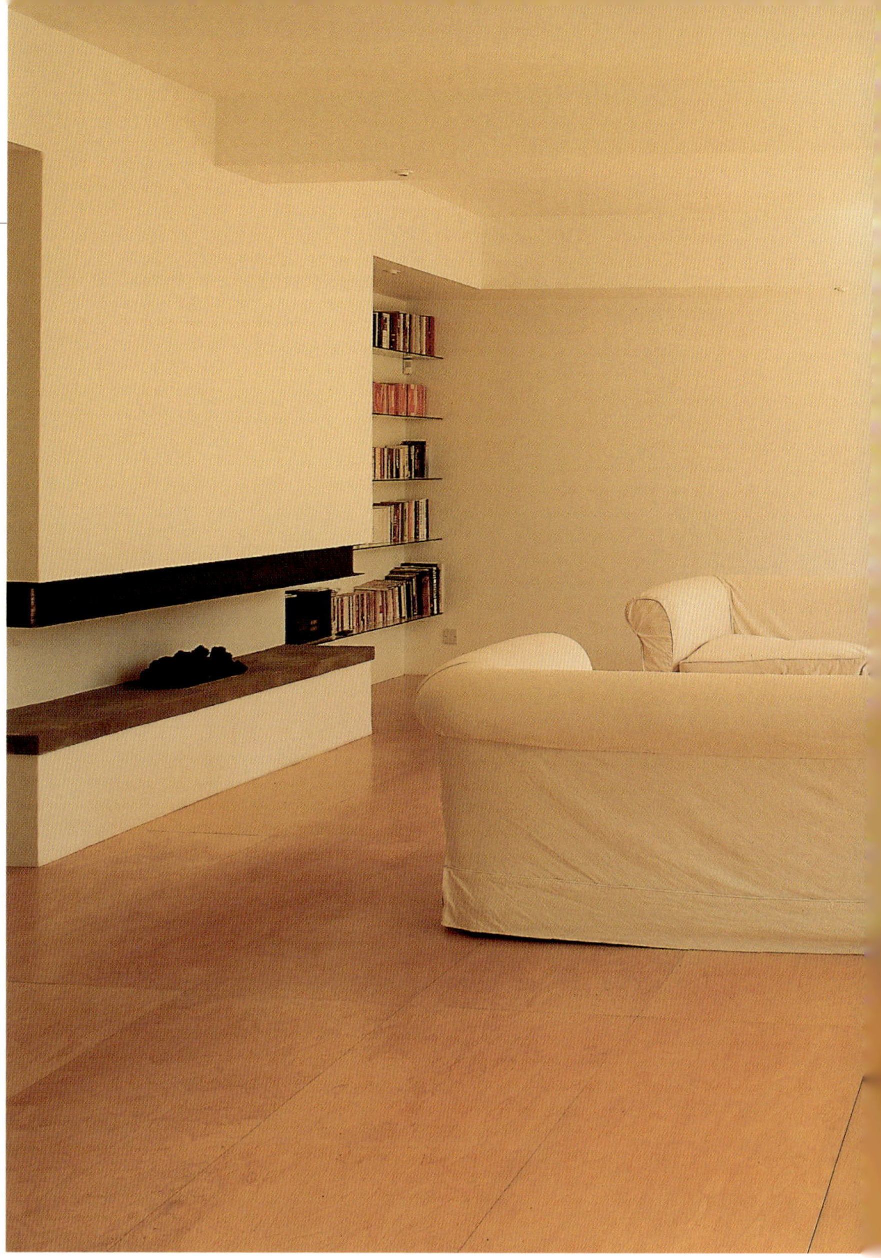

Parkettriemen Parkettriemen aus Hartholz gibt es in unterschiedlichen Dicken, Längen und Breiten. Im allgemeinen sind Böden aus größeren Riemen teurer. Schmale Riemen sehen etwas formell aus und erinnern an die Turnhallen der Schulzeit. Breite, lange Bretter wirken luxuriöser. Viele stabverleimte Böden ähneln Dielen.

Kräftige Platten und Fertigparkett können wie Dielen direkt auf Balken gelegt werden. Dünnere Holzböden brauchen einen flächigen Untergrund, der trocken und eben ist. Beide Sorten werden normalerweise mit Nut und Feder angeboten, so daß sie ohne sichtbare Lücke zusammenpassen. Ein internationaler Lieferant bietet dicke Holzbretter an, die wie Schiffsplanken verlegt werden können. Die Bretter werden zusammengeklopft. Die Fugen bestehen aus farbigem Neopren, das die Bewegungen des Holzes ausgleicht und den Boden griffiger macht.

Die Dicke ist eine wichtige Größe. Sie reicht von 8 bis 25 mm. Holzstäbe ab einer mittleren Dicke können überarbeitet werden, wenn sie aus Massivholz bestehen und die Nut tief genug unterhalb der Oberfläche liegt. Parkett, das aus hartholzfurniertem Weichholz besteht, kann nicht abgeschliffen werden.

Laminatfußböden wurden als billige Alternative entwickelt, die einfacher zu installieren und zu pflegen ist. Jedoch sieht man die Unterschiede zu echtem Parkett. Manche Laminatböden haben nur eine hauchdünne Oberfläche aus Furnier und sehen entsprechend künstlich aus. Besonders strapazierfähige Laminate überstehen sogar Pfennigabsätze und Zigarettenglut.

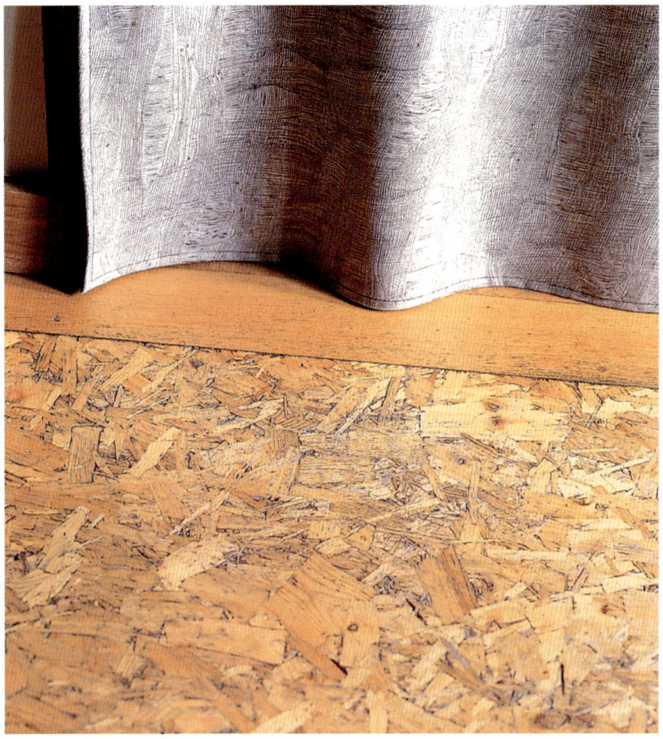

Links: Preßspan hat eine lebendige Struktur. Er ist allerdings nicht für alle Ansprüche einsetzbar.

Gegenüber unten: Sperrholzplatten wurden auf alte Dielen geschraubt. Sie passen bestens zur modernen Einrichtung.

Furniertes Holz gibt es auch mit einer Korkrückseite, die für zusätzliche Elastizität und Komfort sorgt. 4 mm dünne Platten können direkt auf den Untergrund geklebt werden. Doppelt so dicke lassen sich schwimmend auf einen Blindboden legen. Wie Laminate sind sie unempfindlich gegenüber schweren Möbeln und Pfennigabsätzen und benötigen außerdem keine abschließende Versiegelung.

Die Korkrückseite macht diese Platten ideal für Betonuntergründe. Sie sind leise, nicht rutschig, antistatisch und für Allergiker geeignet. Puristen werden sich daran stören, daß der Fußboden industriell gefertigt aussieht und die charakterliche Tiefe echten Holzes vermissen läßt.

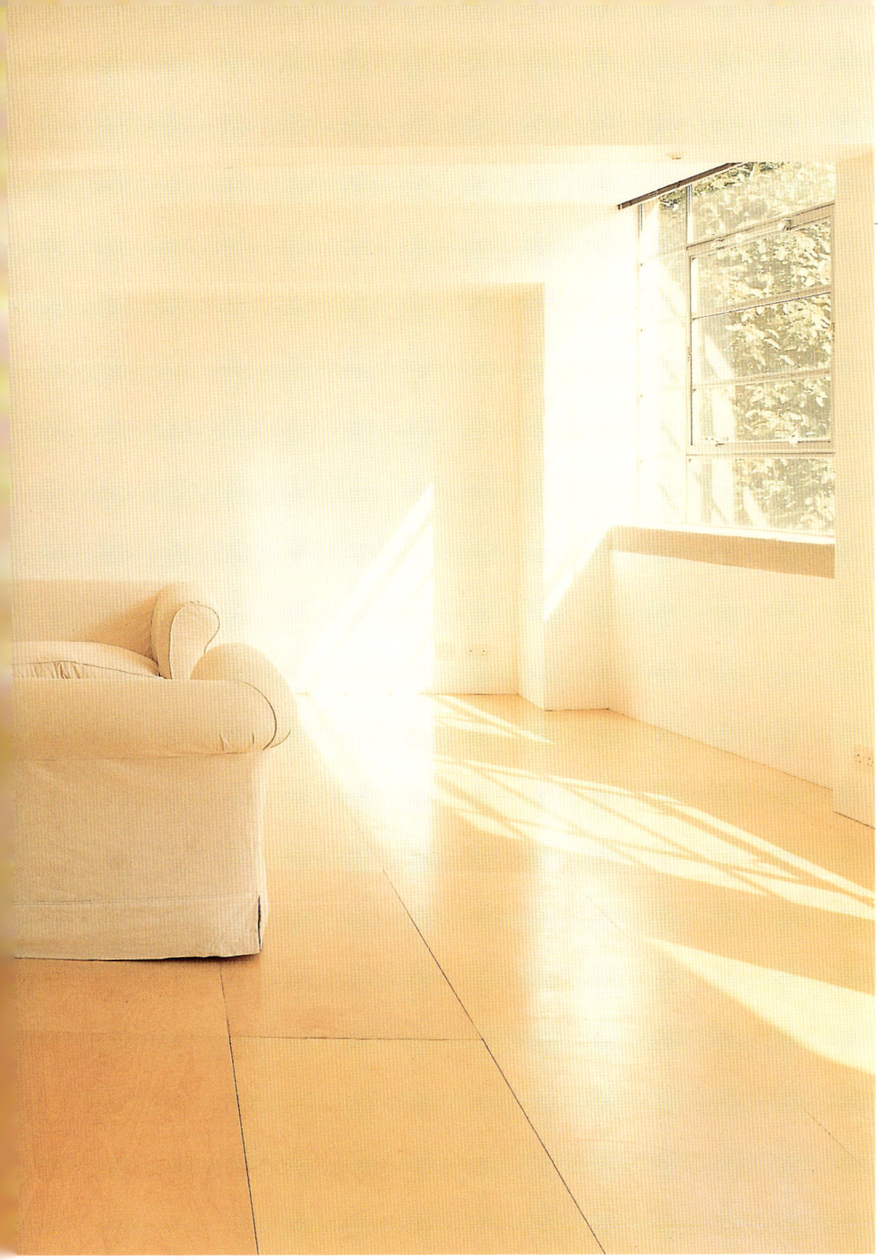

Links: Ein stilvoller Boden entstand aus großen Birken-Sperrholzplatten.

Sperrholz

Sperrholz besteht aus Holzplatten mit mindestens drei aufeinandergeleimten Holzlagen. Furnierplatten bestehen aus mindestens drei Furnierlagen, deren Faserrichtungen (benachbarter Lagen) jeweils nahezu senkrecht zueinander verlaufen (bei Diagonal-Sperrholz unter einem Winkel von rund 45°). Tischlerplatten enthalten eine Mittellage aus plattenförmig aneinandergesetzten Holzleisten und mindestens eine Furnierlage auf jeder Seite.

Sperrholz war lange Zeit fast ein Synonym für einen dürftigen Notbehelf, für Holz, das nur für vorübergehende Zwecklösungen taugte. Doch in den letzten Jahren wurde das Material wiederentdeckt. Aus billig und häßlich wurde teuer und schick.

Die frühen Avantgardisten wie Le Corbusier und Mies van der Rohe waren unter den ersten, die den freundlichen, glatten Charakter des Sperrholzes schätzten. Vor dem Krieg war es ein Bodenmaterial unter vielen. In den 50er und 60er Jahren wurde es weitgehend von anderen Holzprodukten und von Vinylbelägen mit Holzimitation verdrängt.

Verlegen

Das Verlegen eines neuen Holzbodens ist normalerweise eine Arbeit für den Fachmann. Gutes Hartholz ist eine hohe Investition, die nur allzuleicht von einem Laien verdorben werden kann. Raffinierte Parkettmuster erfordern Können. Eine Ausnahme bildet Fertigparkett, das relativ einfach verlegt werden kann (s. S. 174–175). Anstelle des Verlegens mit Nägeln ist heute die häufigste Verlegeart mit Parkettklebstoffen.

Die Anforderungen an den Untergrund sind unterschiedlich. Dielen und starkes Fertigparkett können direkt auf Balken oder Dielen verlegt werden. Kabel und Rohrleitungen können also unter dem Boden entlanglaufen. Die maximale Spannweite hängt von der Stärke des Holzes ab. Dielen und Fertigparkett können auch über eine Fußbodenheizung gelegt werden. Dünneres Fertigparkett, Mosaik und Parkettstäbe können auf jeden trockenen, ebenen Untergrund verlegt werden. Ein bestehender Dielenboden sollte hier mit Spanplatten abgedeckt werden. Beton benötigt eventuell eine Feuchtigkeitssperre oder eine weiche Überlage. Massives Stabparkett wird meist auf einen Estrich gelegt.

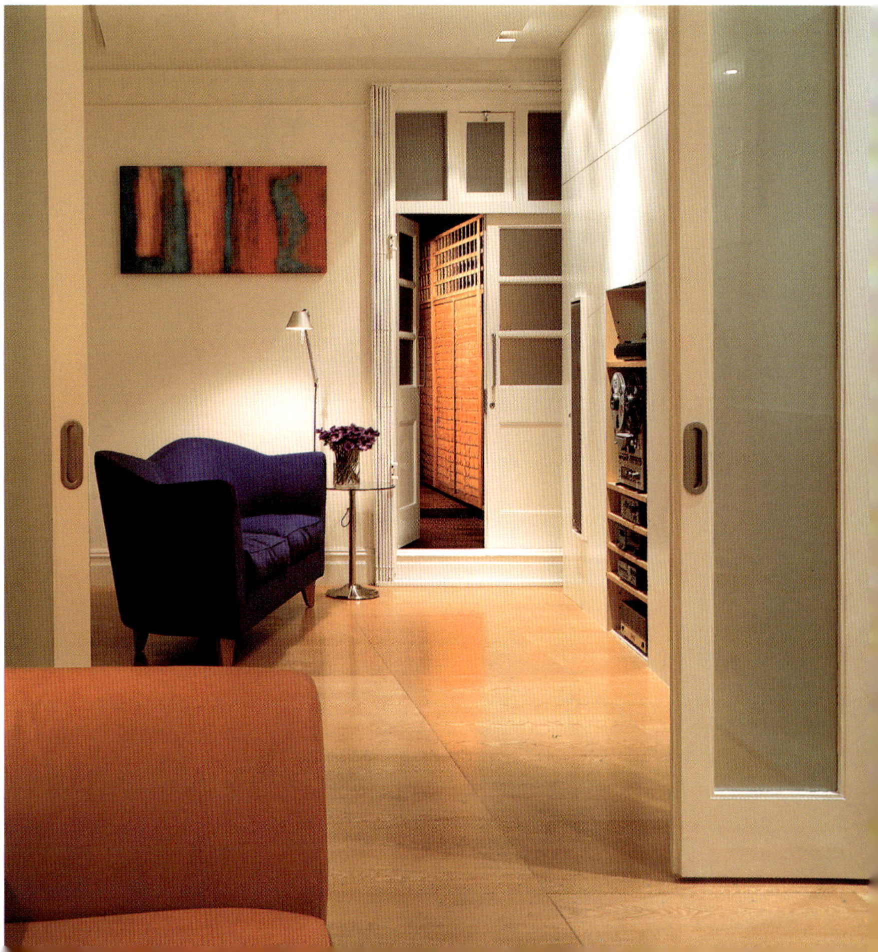

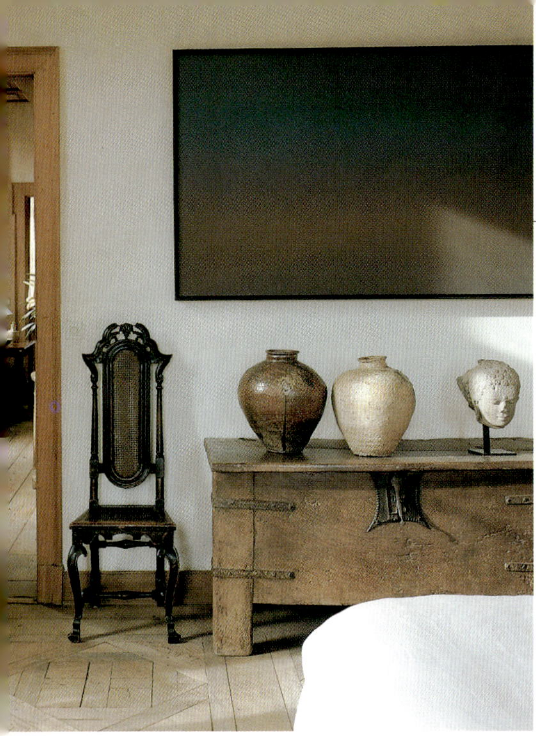

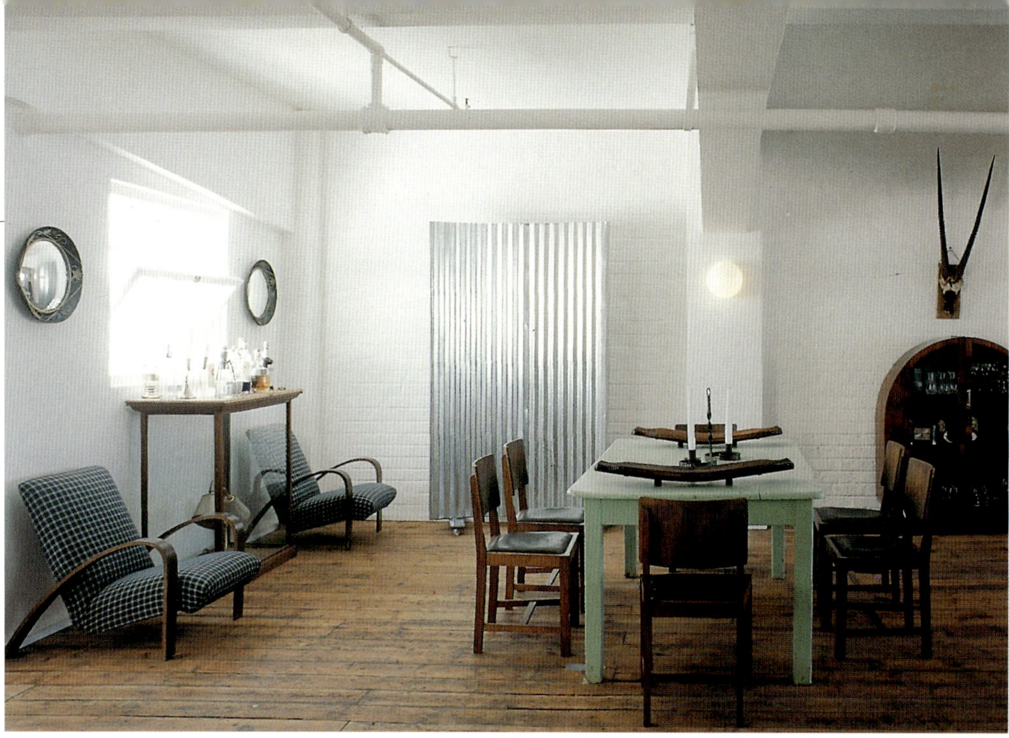

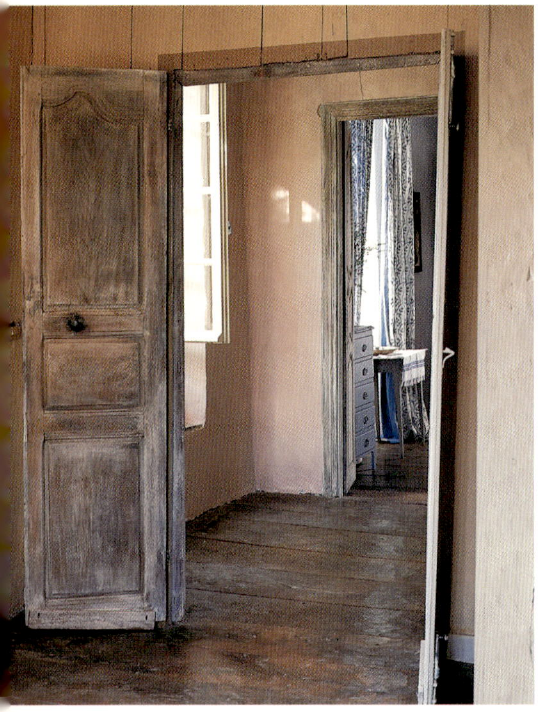

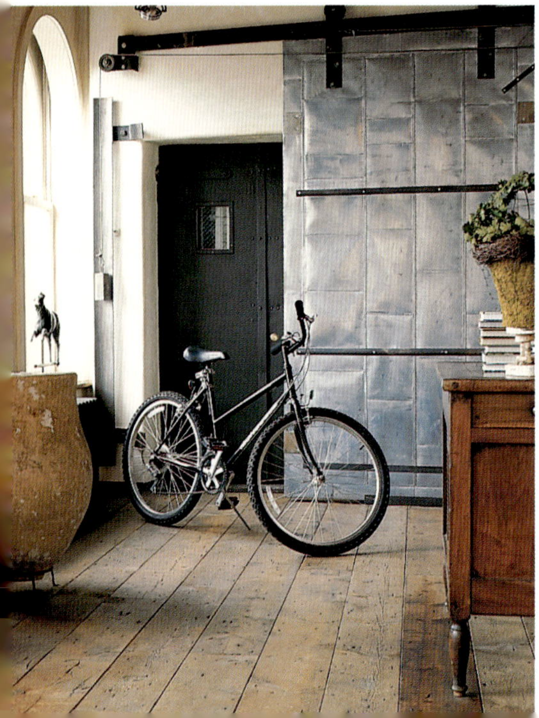

Oben links: Die Schlichtheit eines alten Holzfußbodens harmoniert bestens mit Stilmöbeln.

Oben rechts: Der alte Boden in diesem ehemaligen Warenlager kontrastiert charaktervoll mit den modernen Möbeln.

Mitte links: Der besondere Reiz dieser Walnußdielen liegt in ihrer Bearbeitung. Sie wurden nicht maschinengesägt, sondern mit dem Beil behauen.

Unten links: Unbehandelte Dielen für einen urwüchsigen Fußboden.

Gegenüber: Um einen alten Fußboden vorzutäuschen, wurden alte Eichendielen in verschiedenen Niveaus und Fugenstärken verlegt. Sie wurden durch Kratzen und Bleichen gealtert und nicht durch Schleifen geglättet.

Altes Holz

In den 50er und 60er Jahren war der westliche Lifestyle durch Teppichböden, Einbauküchen und offenräumige Innenarchitektur geprägt. Heutzutage sind abgeschliffene Dielenböden in Mode. Für sie sprechen viele gute Gründe. Ein renovierter Dielenboden ist preiswert und hat Charakter, ist vielseitig und praktisch. Altes Holz bietet einen natürlichen, gefühlvollen Hintergrund für eine Stilmöbeleinrichtung. Seine schlichte, strukturalistische Qualität fügt sich aber auch hervorragend in avantgardistische Interieurs.

Die Mode, alte Holzböden zu renovieren, ging Hand in Hand mit dem Bestreben, alte Bausubstanz zu bewahren und mit dem Hobby, alte Möbel zu restaurieren. Heutzutage stehen weniger denkmalpflegerische Werte als vielmehr praktische Überlegungen im Vordergrund. Aus alten Dielen kann schnell und billig ein angenehmer, natürlicher Fußboden entstehen, der noch dazu robust ist.

Die meisten Dielenböden, die heute freigelegt werden, stammen aus dem letzten Jahrhundert. Damals wurden gewachste oder getünchte Bretter verlegt. In den Räumen wurden sie aber durch Läufer und großflächige Teppiche verdeckt. Blieb Holz sichtbar, so wurde es dunkel angemalt, um es in den Hintergrund treten zu lassen. Abgeschliffene Dielenböden mögen zwar authentisch erscheinen, sind aber vielmehr der Ausdruck unseres heutigen Bedürfnisses nach Einfachheit und natürlichen Materialien. Eines Tages wird man sie vielleicht mit dem späten 20. Jahrhundert ebenso unvermeidlich verbinden wie Schondeckchen mit dem Biedermeier.

Im großen und ganzen ist Renovieren von Holz nicht teuer. Es ist eine wirklich sinnvolle Empfehlung für frischgebackene Hausbesitzer mit Gefühl für Stil, aber ohne Geld. Das Freilegen alter Dielen unter einer Lage von alten Teppichen oder Linoleum ge-

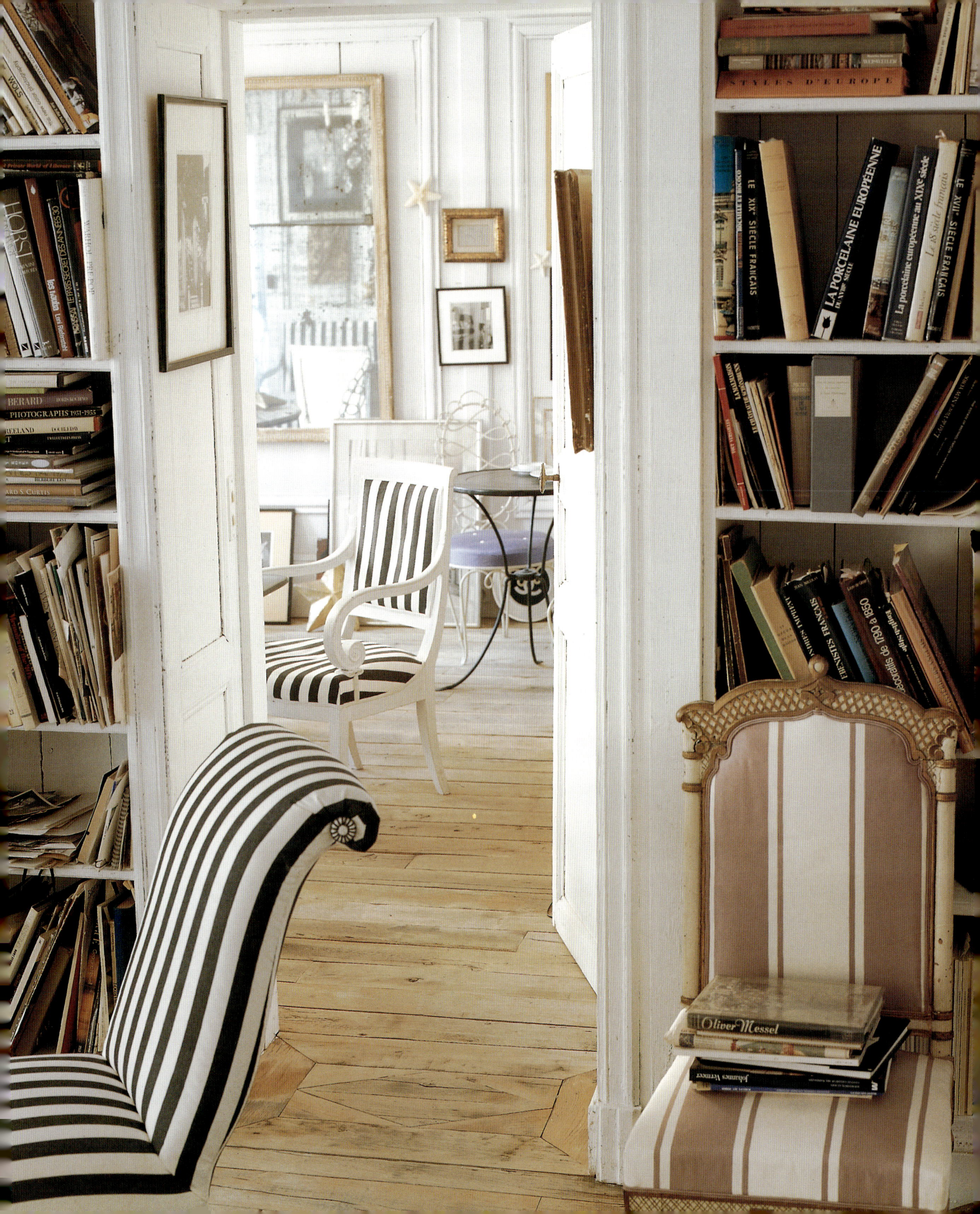

STYLES D'EUROPE
LA PORCELAINE EUROPÉENNE
LE XIXe SIÈCLE FRANÇAIS
BERARD
PHOTOGRAPHS 1951-1955
HORST
Oliver Messel
Johannes Vermeer

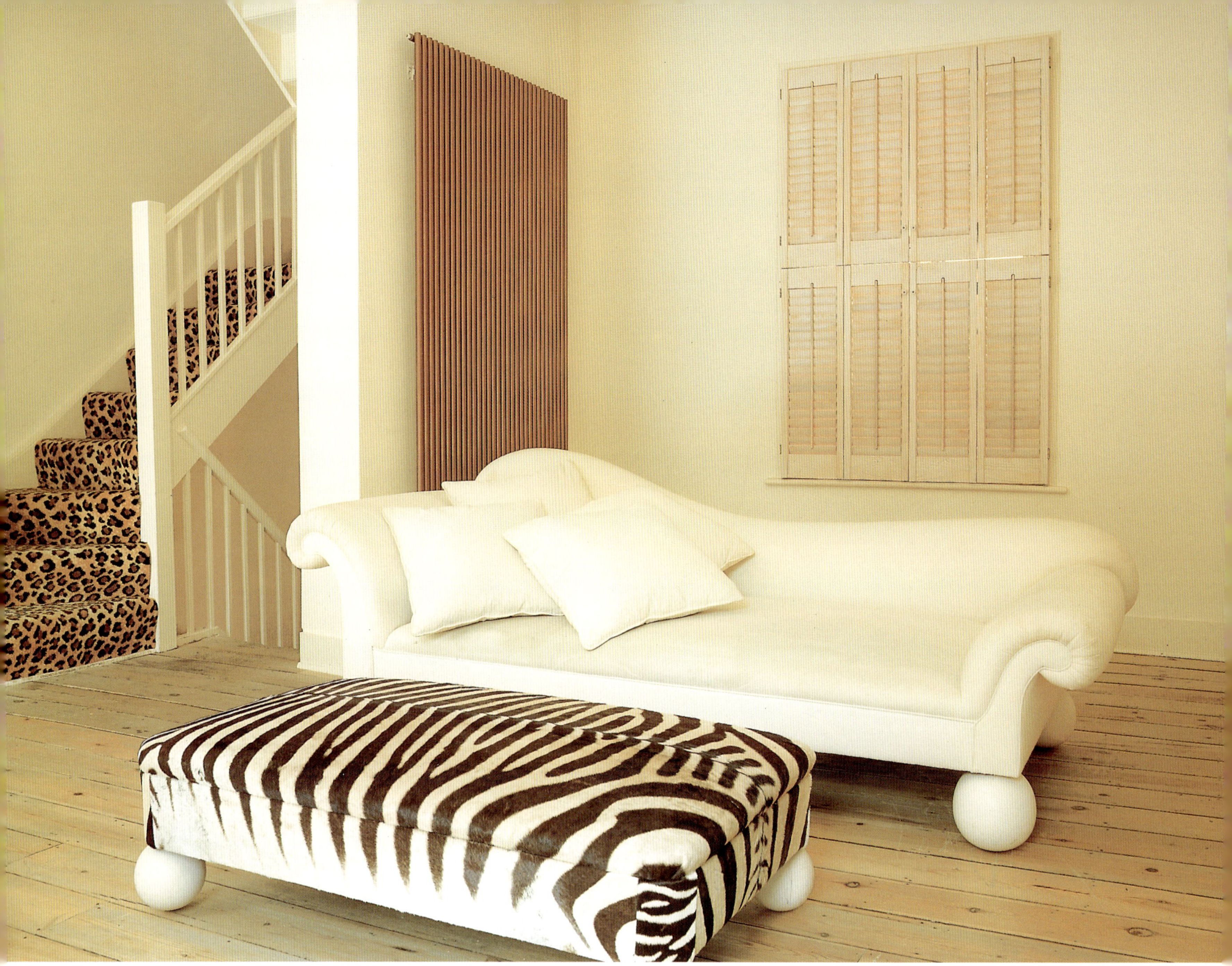

hört zu den häufigsten Renovierungsmaßnahmen für diejenigen, die stolze Besitzer eines älteren Hauses sind. Doch unterschätzen Sie nicht den Arbeitsaufwand. Das Freilegen, Abschleifen und Versiegeln originaler Holzböden verlangt einen gewissen Grad an Erfahrung und viel Kraft. Im Zweifel sollten Sie besser einen Handwerker beauftragen.

In englischen Häusern aus dem 19. und frühen 20. Jahrhundert wurden überwiegend Kieferndielen rechtwinklig zu den Balken verlegt. Kiefer ist ein Weichholz. Sie war lange Zeit ein gängiges Baumaterial. Weichholz läßt sich selbstverständlich leichter abschleifen als Hartholz. In älteren, besonders in ländlichen Anwesen bestehen Böden oft aus Hartholz, meist aus breiten Eichendielen. Originaler Parkettboden ist ebenfalls aus Hartholz und kann genauso abgeschliffen und versiegelt werden wie Dielen.

Oben: Geschliffene kolumbianische Kiefer ist ein warmer, ruhiger Hintergrund für einen zeitgemäßen Wohnraum.

Überarbeiten des Bodens

Zunächst muß der Boden genau inspiziert und eventuell repariert werden. Ist er abgeschliffen und vorbereitet, gibt es verschiedene abschließende Behandlungs- oder Färbemöglichkeiten. Das reicht von Versiegelungen, welche die Maserung und den Ton des Holzes im wesentlichen nicht verändern, bis hin zu Bemalungen unterschiedlicher Art, die den Holzcharakter zwar überdecken, dafür aber das Spektrum an Farben und Mustern erweitern.

Unabhängig davon, ob der Holzboden von einem anderen Belag verdeckt wurde oder über Jahre der Abnutzung ausgesetzt war, sollten Sie zuerst seinen Zustand überprüfen und alle nötigen

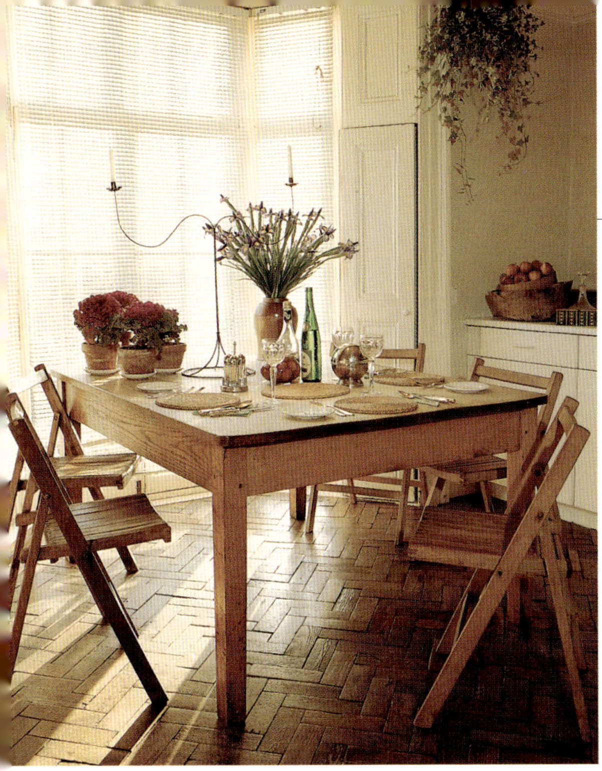

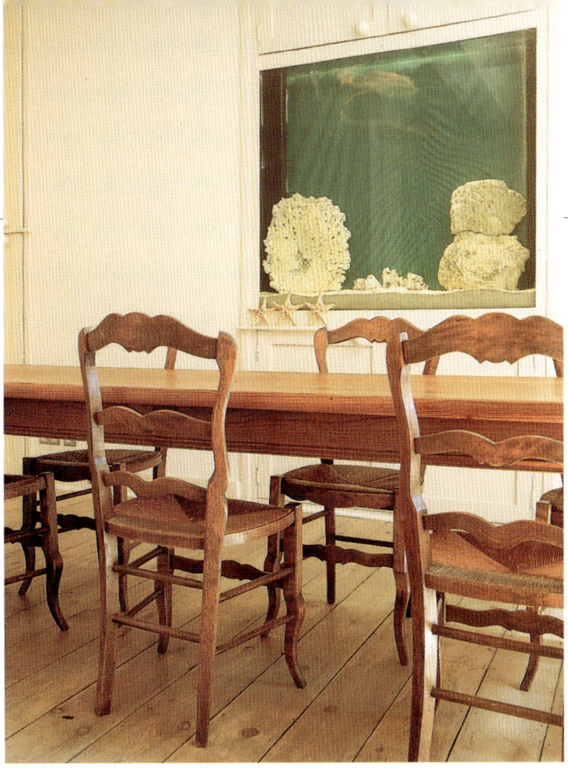

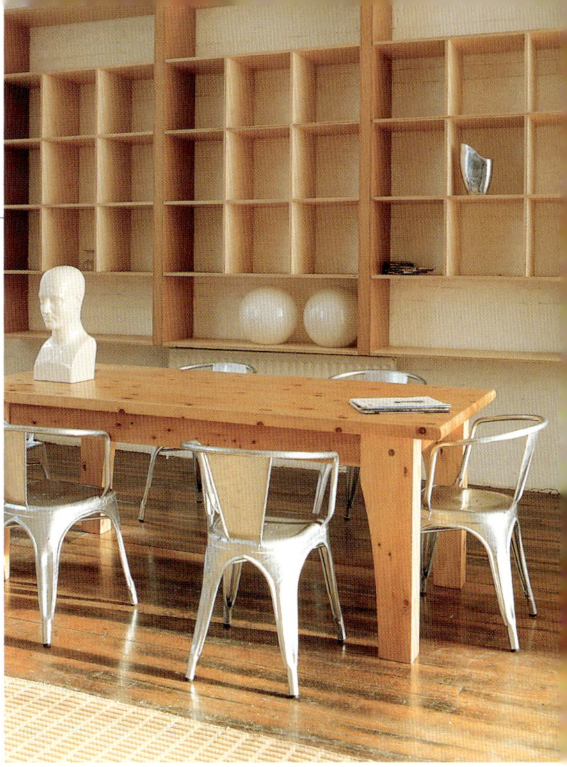

Oben links: Original Fischgrätparkett ist ein stilvoller Boden für eine Eßecke. Altes Parkett ist Massivholz. Es kann ähnlich den Dielen wiederverwendet und restauriert werden.

Oben Mitte: Freigelegte Kiefer paßt gut zu traditionellen Dekors.

Oben rechts: Alte Eichendielen haben Charakter.

Unten links: Küchen werden intensiv genutzt, aber Holzböden können auch eine ganze Menge vertragen. Diese freigelegten Dielen bilden den Kontrapunkt zu glänzenden Metallarmaturen.

Unten rechts: Wiederverwendete Kiefernblöcke bilden einen robusten Boden für eine Inselküche. Diese Blöcke sehen mehr nach Arbeitsbereich aus als Dielen oder Parkett.

Reparaturmaßnahmen vornehmen. Vielleicht sind faule Stellen zu ersetzen oder statische Fehler zu beseitigen. Oder es müssen ganz einfach lose Dielen befestigt und Fugen verspachtelt werden (s. S. 164–165). Nägel, die sich bis zur Oberfläche durchgearbeitet haben, müssen versenkt und das Holz muß von allen Farben, Wachs und Polituren gereinigt werden. Farbspritzer können mit Abbeize und einer Spachtel oder mit Sandpapier entfernt werden. Wenn der Boden bemalt war, sollten Sie ebenfalls versuchen, soviel Farbe wie möglich vor dem Schleifen zu entfernen, um das Zusetzen des Sandpapiers zu verringern. Abbeizen sind teuer und müssen mit Vorsicht verwendet werden. Für große oder komplizierte Flächen sind sie jedoch am geeignetsten.

Danach werden Sie auch in der Lage sein, zu beurteilen, ob Sie eine Fußbodenschleifmaschine brauchen oder nicht. In seltenen Fällen, wenn der Boden glatt ist und gut geschützt war oder wenn Sie ihn bemalen wollen, kann ein Abschleifen mit der Hand genügen. Arbeiten Sie in der Richtung der Maserung.

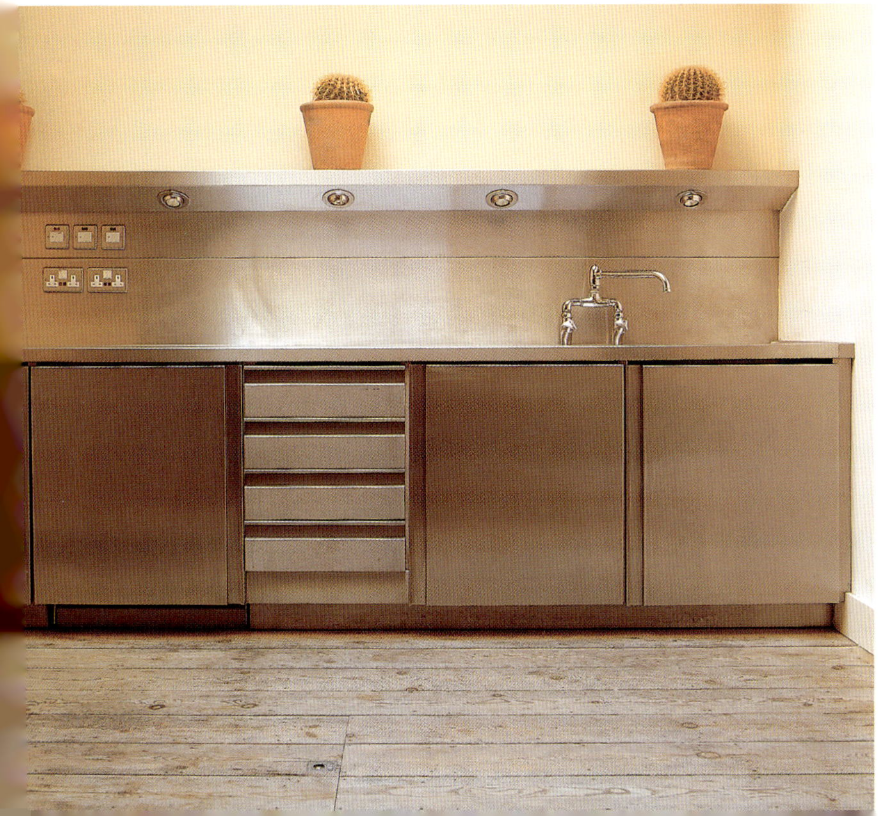

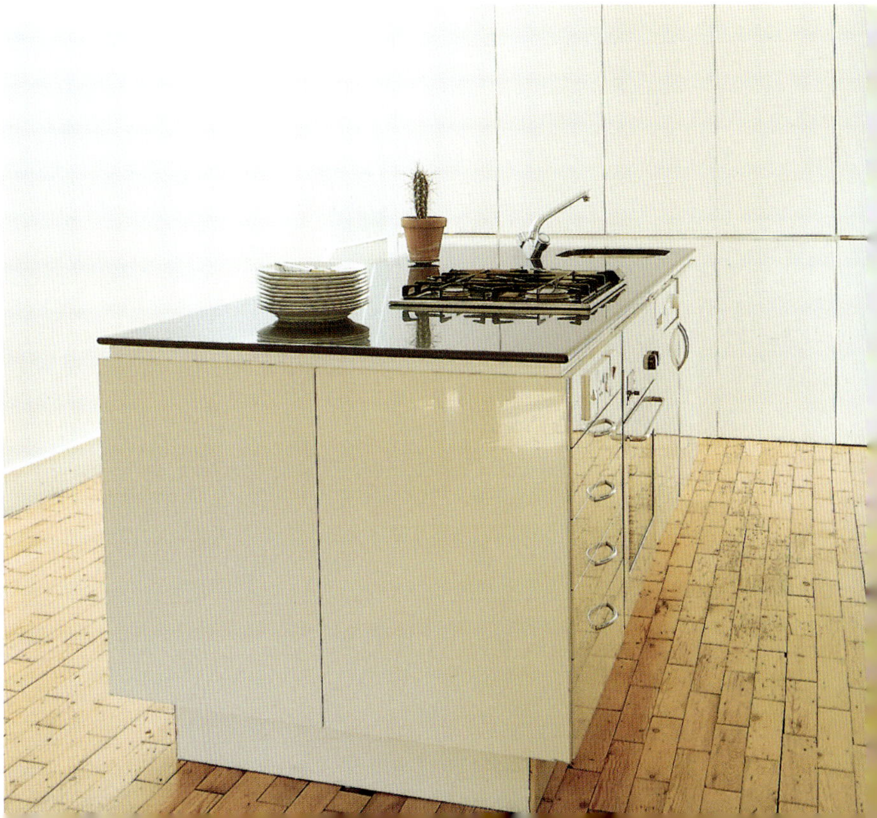

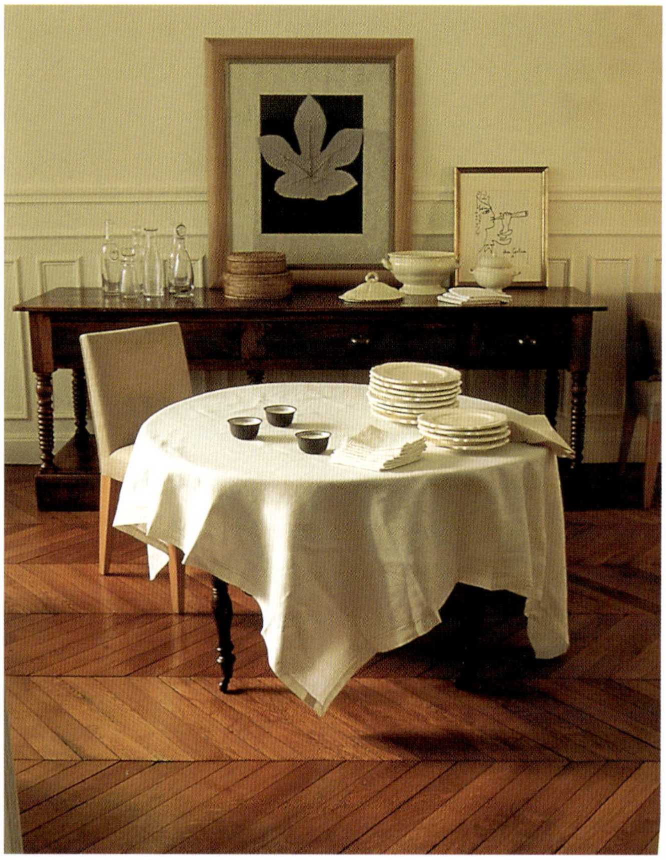

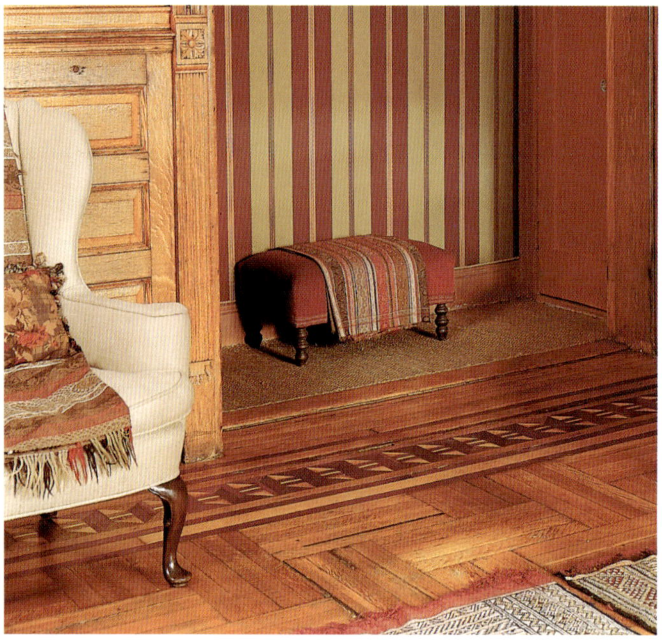

Ganz oben: Parkett hat eine verläßliche und solide Ausstrahlung.

Oben: Die Kirschholzintarsie dieses Bodens aus Blöcken verschiedener Hölzer bildet ein raffiniertes Randmuster.

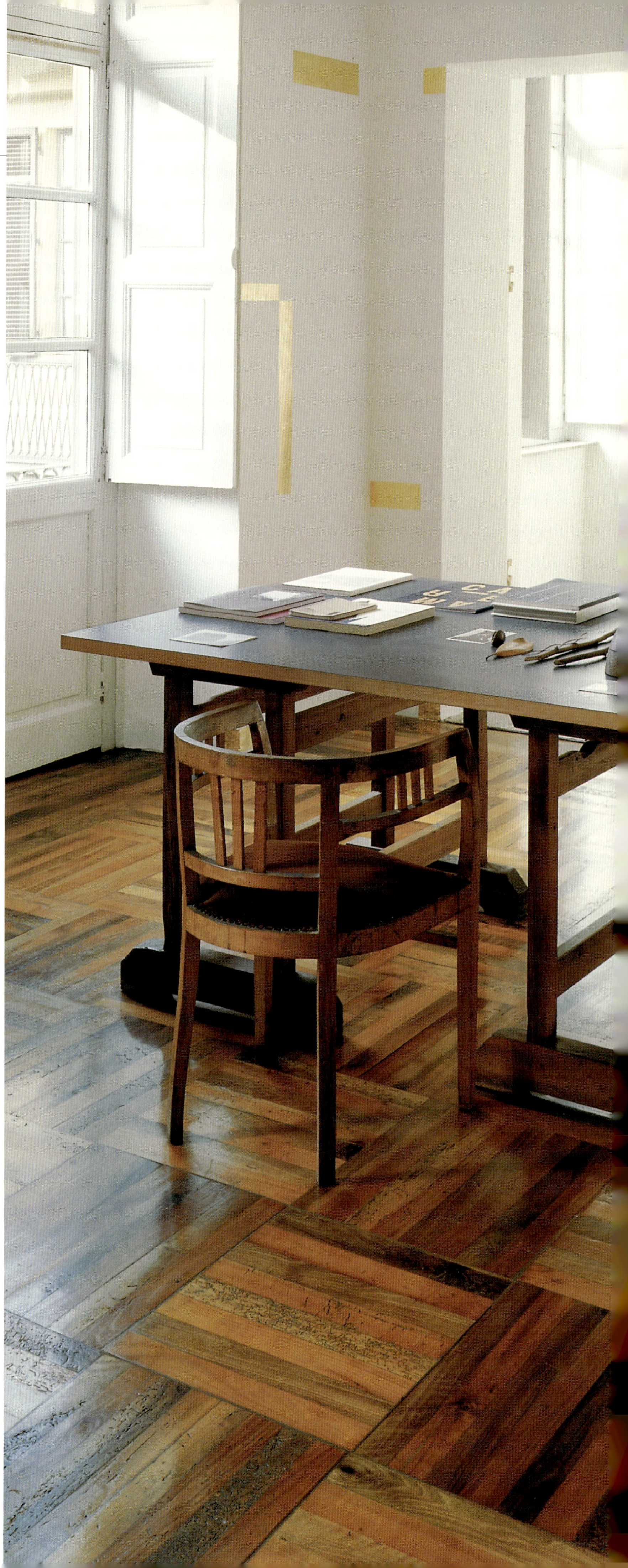

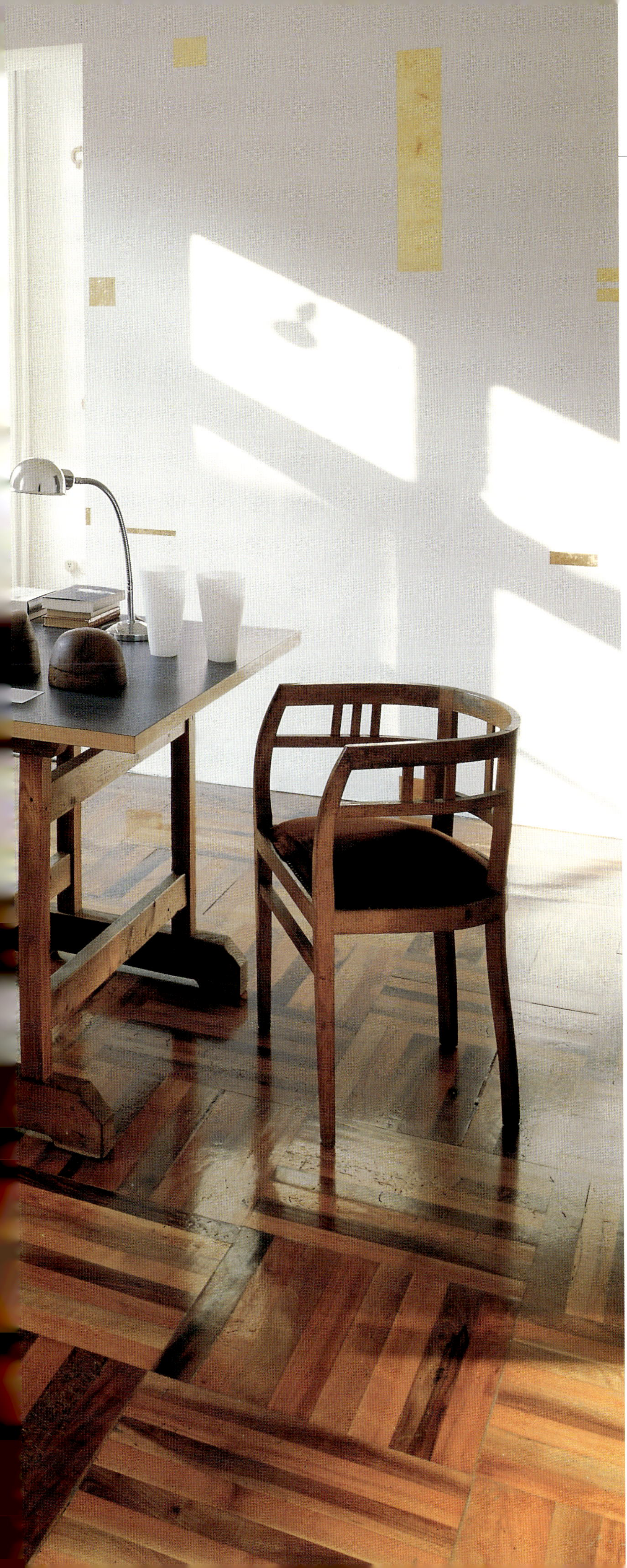

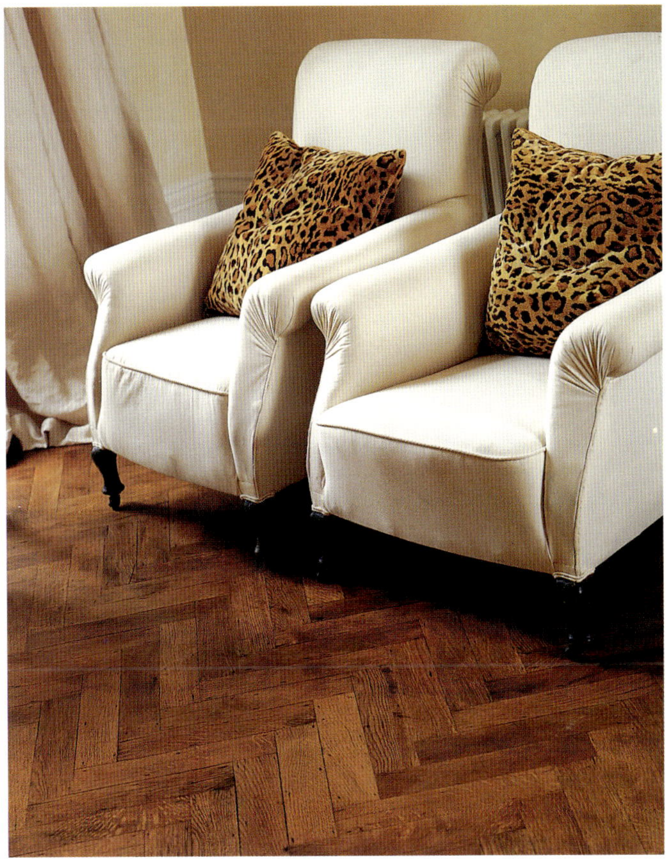

Links: In diesem Arbeitszimmer liegt ein Parkett aus Kirsche und Birne. Seine Ausstrahlung paßt gut zu den Möbeln aus der frühen Moderne. Er verhindert, daß der Raum zu streng wirkt.

Oben: Altes Parkett besticht vor allem durch seine bezaubernde Patina und seinen Charakter. Unregelmäßigkeiten in der Oberfläche gehören zu seinem Charme dazu.

Fischgrätparkett muß in beiden Richtungen entlang der Stäbe geschliffen werden. In den meisten Fällen brauchen Sie zur Überarbeitung eines alten Holzbodens eine Fußbodenschleifmaschine (ihre Handhabung findet sich auf S. 168). Nur so können alle Spuren ehemaliger Versiegelungen beseitigt und kann eine ebene Oberfläche erzielt werden. Schleifen entfernt die oberste Schicht des Holzes. Je verfleckter und unebener der Bodens ist, desto tiefer muß geschliffen werden, um eine gute Oberfläche zu erreichen. Aus diesem Grund eignet sich Schleifen meist nur für massive Böden. Furnier wird durch eine solche Behandlung leicht zerstört.

Schleifen ist eine Arbeit für kräftige Personen. Wenn Sie Bedenken haben, sollten Sie lieber einen Handwerker beauftragen. Die Renovierung wird so natürlich teurer. Die Ausgaben werden aber geringer sein als für die meisten neuen Bodenbeläge, und Sie vermeiden die Gefahr, sich selbst zu überanstrengen oder dem Boden irreparable Schäden zuzufügen.

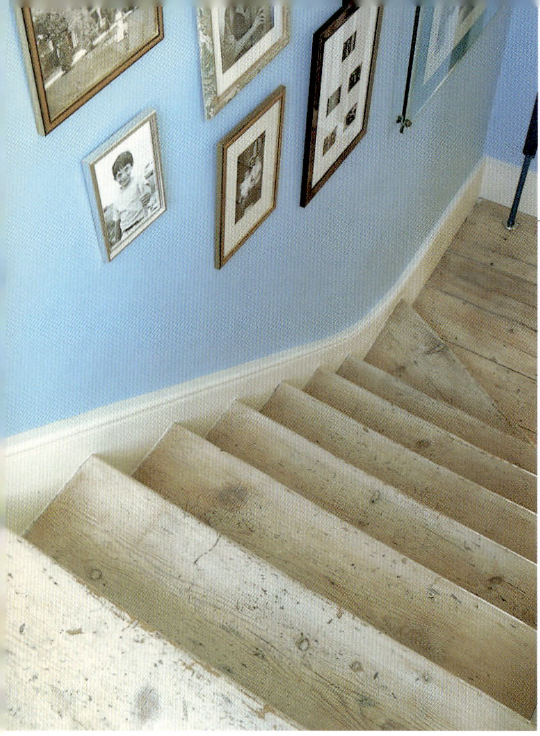

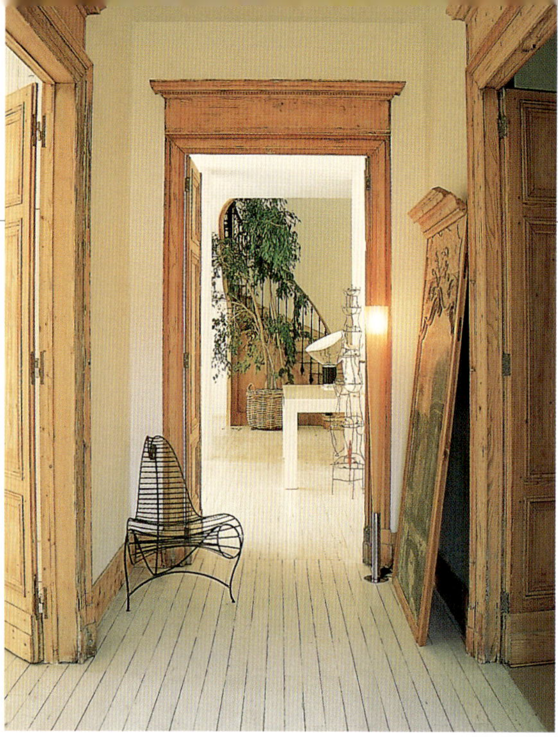

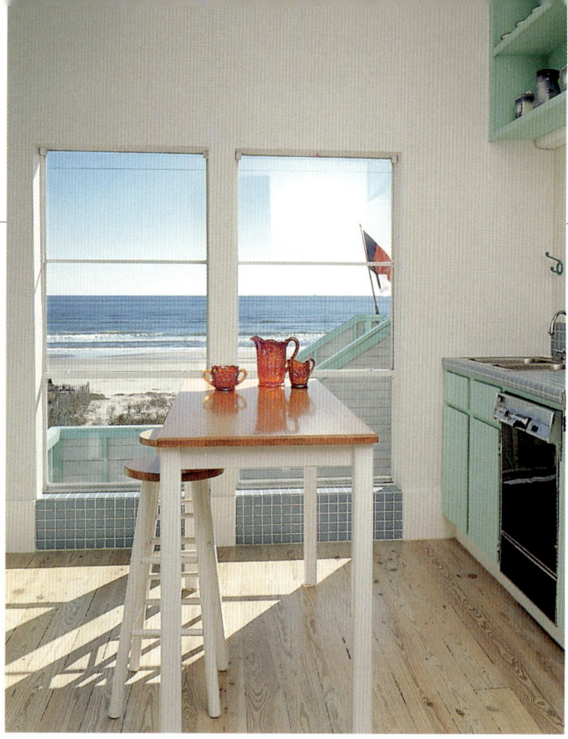

Färben und bemalen

Die meisten Menschen, die einen Holzboden renovieren, schätzen die Eigenschaften des rohen Materials, seine Maserung und den warmen Ton. Für andere ist der Holzboden wie eine frische Leinwand, wo sie ihrer Phantasie mit dem Pinsel freien Lauf lassen können. Wieder andere wollen sowohl das eine als auch das andere. Durch verschiedene Techniken läßt sich für jeden das Gewünschte erzielen.

Wenn der Holzcharakter reizvoll ist und Sie ihn deswegen erhalten wollen, werden Sie am wenigsten Arbeit haben. Die Fugen können sie füllen, indem Sie sie mit einer Mischung aus Holzleim und Sägemehl spachteln. Diese Spachtelmasse hat den Farbton des Holzes und bleibt flexibel genug, um Bewegungen des Holzes mitzumachen. Der Fußboden braucht nur noch versiegelt zu werden. Diese Schutzschicht macht ihn wasserfest und pflegeleicht.

Das Färben und Bemalen des Holzes muß ausgeführt werden, bevor es versiegelt wird. Bemalte und verzierte Böden benötigen im allgemeinen fünf Schichten eines Schutzlackes. Das hat zur Folge, daß die behandelte Fläche für eine beachtliche Zeit nicht benutzt werden kann.

Bleichen und beizen Bleichen und Beizen hellen den Farbton auf oder dunkeln ihn ab. Sie gehören zu den einfachsten Möglichkeiten, die Erscheinung eines Holzbodens zu ändern. Es lohnt sich, vorher etwas zu experimentieren, um die erwünschte Wirkung zu erreichen.

Das Aufhellen von Holz gibt einem alten Boden eine elegante, junge Oberfläche, die mit modernen Möbeln oft besser harmoniert. Viele alte Fußböden sind aus Kiefer, die versiegelt einen warmen, honiggelben Ton hat. Manche Versiegelungen, besonders solche mit Polyurethan, neigen allerdings zum Vergilben. Das Bleichen beseitigt das Gelb der Kiefer, so daß man fast die Farbwirkung klassischer Harthölzer erreicht.
Es gibt verschiedene Möglichkeiten der Aufhellung. Bleichen hat den größten Effekt. Ähnliches erzielt man mit weiß pigmentiertem Lack auf Wasserbasis, dieser ist aber sehr teuer.
Sie können das Holz auch durch Kalken deutlich heller bekommen. Reiben Sie dazu weiße Farbe in die Holzmaserung ein. Dabei können Sie jede Art von weißer Farbe, gefärbtem Wachs oder Öl verwenden. Für Kiefer sollten Sie die weiße Farbe verdünnen. Bei Eiche wird das Holz traditionell zunächst mit Beizen, Pigment oder Ammoniak gedunkelt und danach gekalkt. Die Tünche dringt in die Tiefen der Maserung ein und gibt dem Holz ein verwittertes Aussehen. Bleichen Sie vorher, wenn die gekalkte Eiche blaßhell werden soll.
Manchmal kann es wünschenswert sein, den natürlichen Ton des Holzes etwas abzudunkeln. Auf dem Markt gibt es diverse Holzbeizen und getönte Versiegelungen in der ganzen Bandbreite der Holzfarben, von Eiche bis Mahagoni. Mit ihnen kann man dem Holz ein reiferes Aussehen verleihen. Wurden einige Originaldielen durch neues Holz ersetzt, so sticht dieses stark von dem restlichen Boden ab. Werden diese Stellen gezielt gebeizt, kann der Effekt verringert werden. Um neue Bretter zu altern, wird zunächst dunkle Beize aufgetragen, dann vorsichtig gebleicht und erneut gebeizt.

Oben links: Mit weißer Tünche und Firnis wurde diese Treppe aufgehellt. Ein gleichmäßigeres Eindringen der Farbe erzielt man, indem zuvor die Oberfläche mit einer Drahtbürste aufgerauht wird.

Oben Mitte: Gebleichte Eiche ist ein kühler Hintergrund in heißen Klimazonen. Arbeiten Sie das Bleichmittel längs der Dielen in die Maserung ein, um eventuelle Fehler natürlich wirken zu lassen.

Oben rechts: Gebeizte und versiegelte Kieferndielen können sehr schick aussehen. Säubern Sie die Bretter vor dem Beizen sorgfältig. Für eine gleichmäßigere Färbung beizen Sie mehrmals.

Gegenüber: Geschliffene und versiegelte Kiefer ist fast orange. Für subtilere Resultate wird mit einem anderen Holzton oder Farbe gebeizt und matt versiegelt.

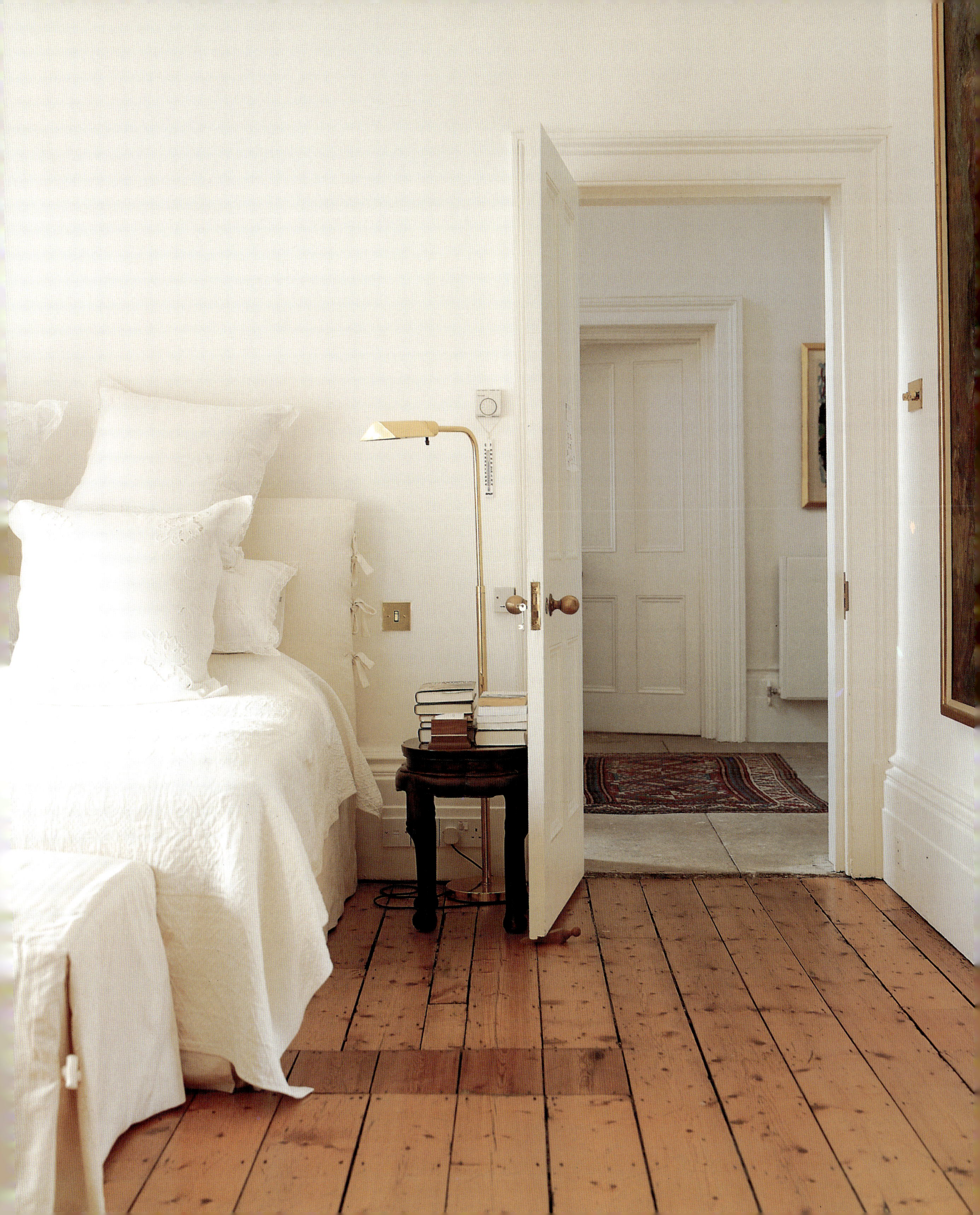

Farbe

Die umfassende Auswahl an Holzbeizen und -farben ermöglicht es Ihnen, sich von dem ursprünglichen Aussehen des Holzes vollständig zu trennen, ohne auf die vielen positiven Materialeigenschaften verzichten zu müssen.

Beizen Der große Vorteil von Beizen besteht darin, daß sie vom Holz aufgesaugt werden und dadurch die Maserung sichtbar bleibt. Wichtig ist es, gleichmäßig zu arbeiten. Beizen sind in unterschiedlichen Farben und auf Öl-, Wasser- oder Alkoholbasis erhältlich. Für beste Ergebnisse und echte Farben sollten Sie das Holz zuvor bleichen. So fangen Sie mit einem möglichst hellen Untergrund an. Alle gebeizten Böden müssen versiegelt werden (s. S. 98–101), damit aus Versehen verschüttete Flüssigkeiten keine häßlichen Flecken hinterlassen.

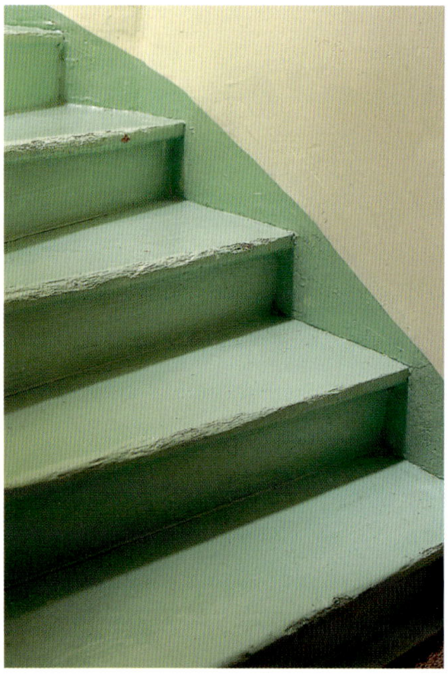

Deckende Farben Sie haben eine geschlossenere, massivere Farbwirkung. Mit Grundfarben läßt sich ein Kinderzimmer lustig bunt gestalten. Doch sie taugen auch für ernstere und edlere Ambiente. Reines Weiß kann in einer luftigen Schlafzimmereinrichtung beruhigend und raffiniert zugleich sein. Schwarz ist ein dramatisch graphischer Hintergrund für Teppiche.
Die Auswahl an Farben, die auf Holz verwendet werden können, ist groß, doch bilden nicht alle eine gleichermaßen strapazier-

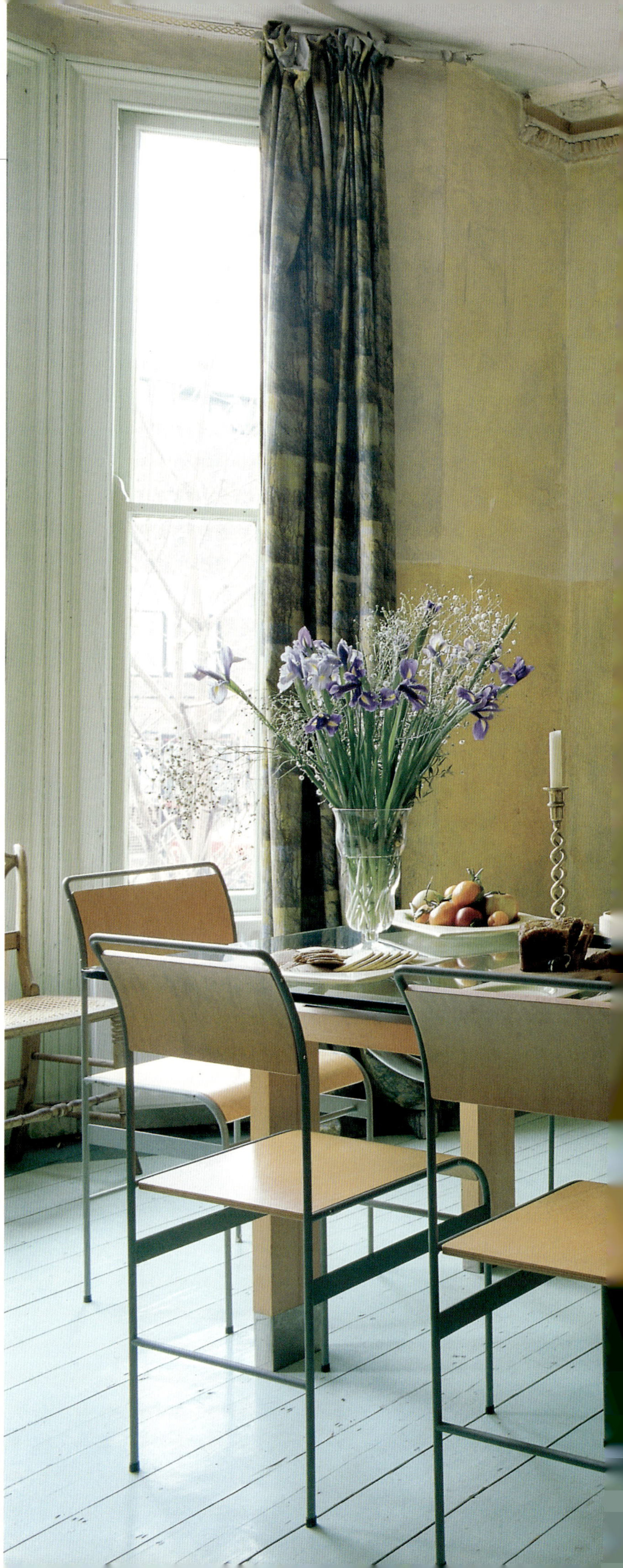

Oben: Deckende Farben können sowohl verbindend als auch vereinheitlichend wirken. An der Wand wurde entlang der Treppe mit demselben Schilfgrün eine Fußleiste imitiert.

Rechts: Der enteneiblaue Fußboden gibt den Stil für weitere Details vor. Als Bodenfarbe eignen sich Hochglanz- und Seidenmattlacke sowie Naturölfarben, die dann gewachst werden.

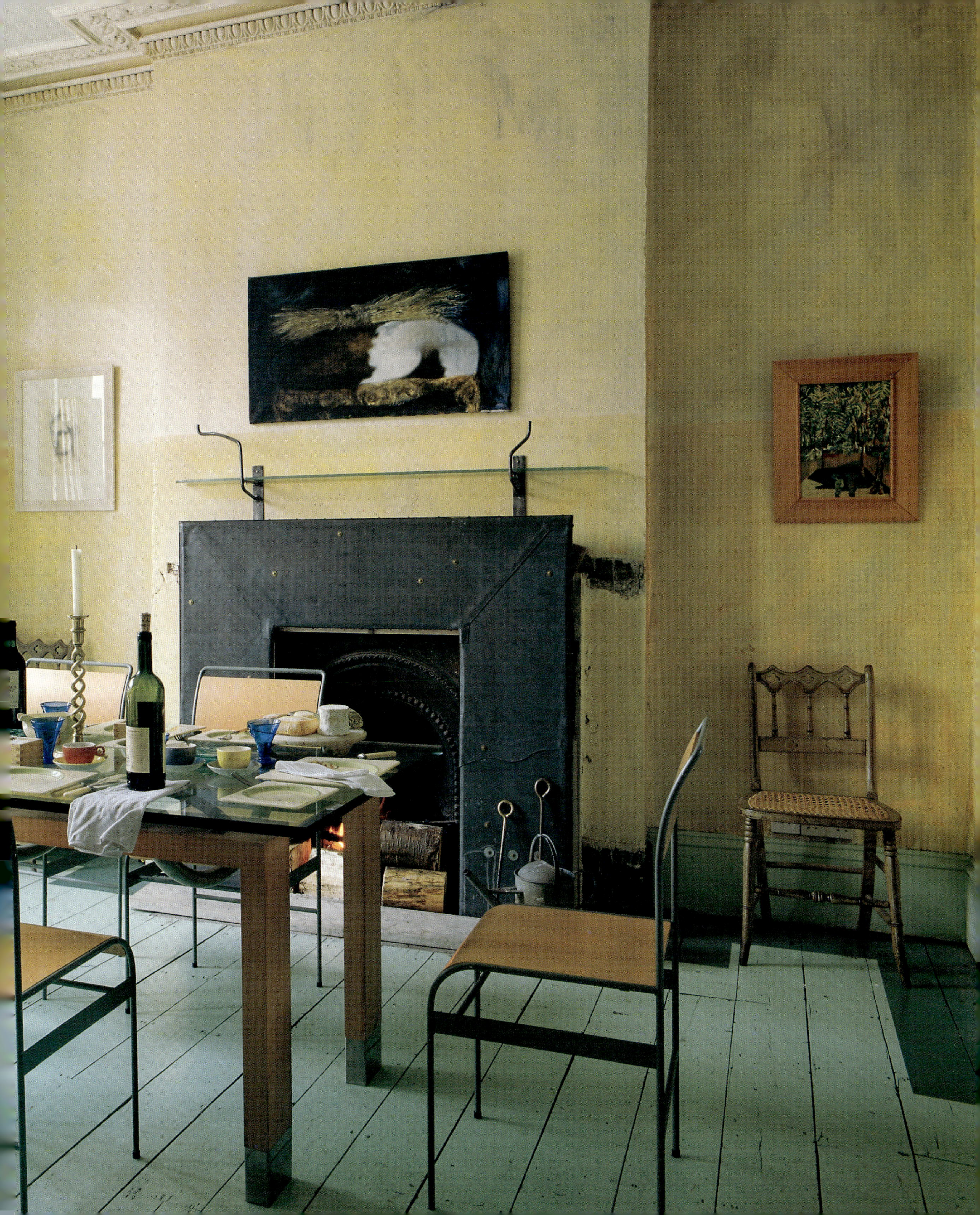

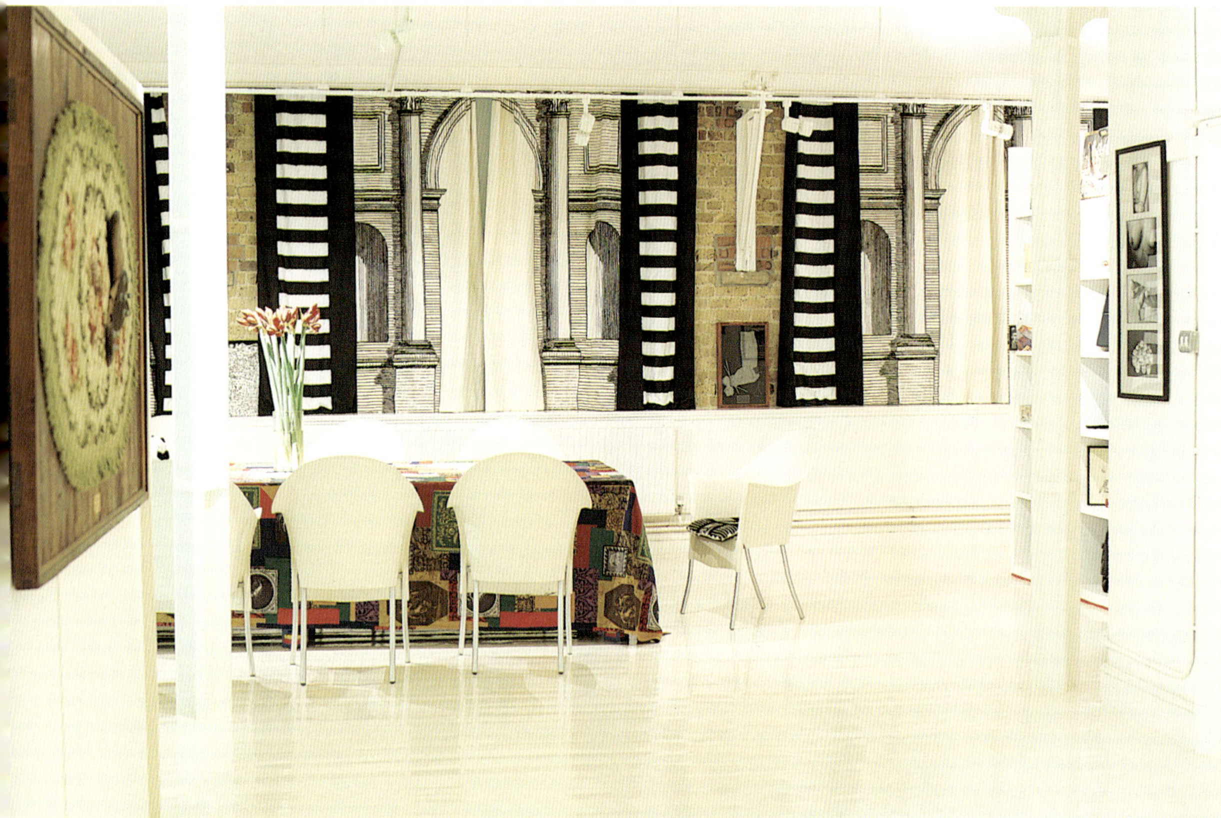

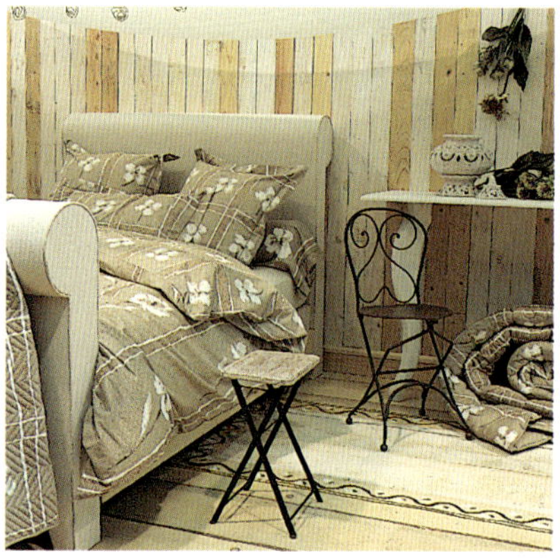

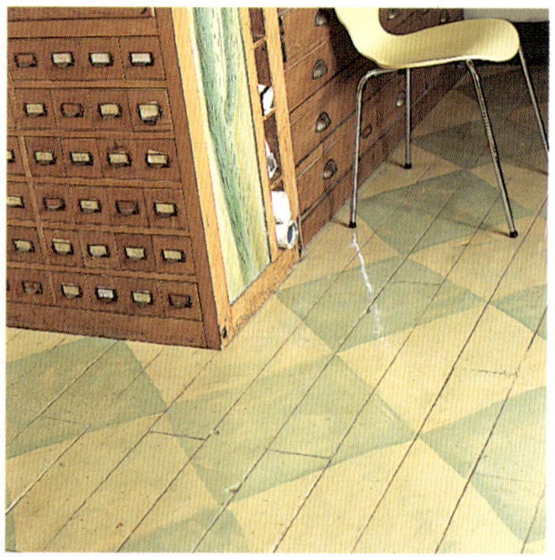

fähige Oberfläche. Generell eignen sich bemalte Flächen weniger für sehr beanspruchte Stellen. Als abschließende Schicht sind hochglänzende oder seidenmatte Lacke auf Ölbasis zu empfehlen (letztere haben ein schöneres Schimmern). Im Zuge des neuen Umweltbewußtseins werden vermehrt pigmentierte Naturölfarben zur farbigen Gestaltung von Holzfußböden eingesetzt. Sie werden anschließend gewachst; die Oberflächenwirkung ist strahlend und dennoch sanft, vom guten Geruch ganz zu schweigen.

Muster Wenn Sie beim Anblick blankgeschliffener Dielen die Lust packt, sich künstlerisch zu verwirklichen, können Sie auf eine riesige Vielfalt an Mustern und Effekten zurückgreifen. Viele der Techniken zum Dekorieren der Wände sind auch für den Boden geeignet. Das reicht von einfachen geometrischen Formen bis zu Trompe-l'œil. Die Wirkung kann den Charakter des Interieurs verfeinern oder einen leicht ironischen Zug haben, wenn luxuriöse und teure Oberflächen nachgeahmt werden. Manche Arbeiten sollten dem Fachmann überlassen werden, andere sind einfach genug, um selbst gemacht zu werden.

Farbmischtechniken können einem Fußboden ganz neue Strukturen und Wirkungen verleihen. Auffällige Muster wie durch Sprenkeln und Maserieren machen sich besser als feine, kaum wahrnehmbare Effekte. Beizen sind für diese Techniken nicht geeignet, Sie brauchen Farbe.

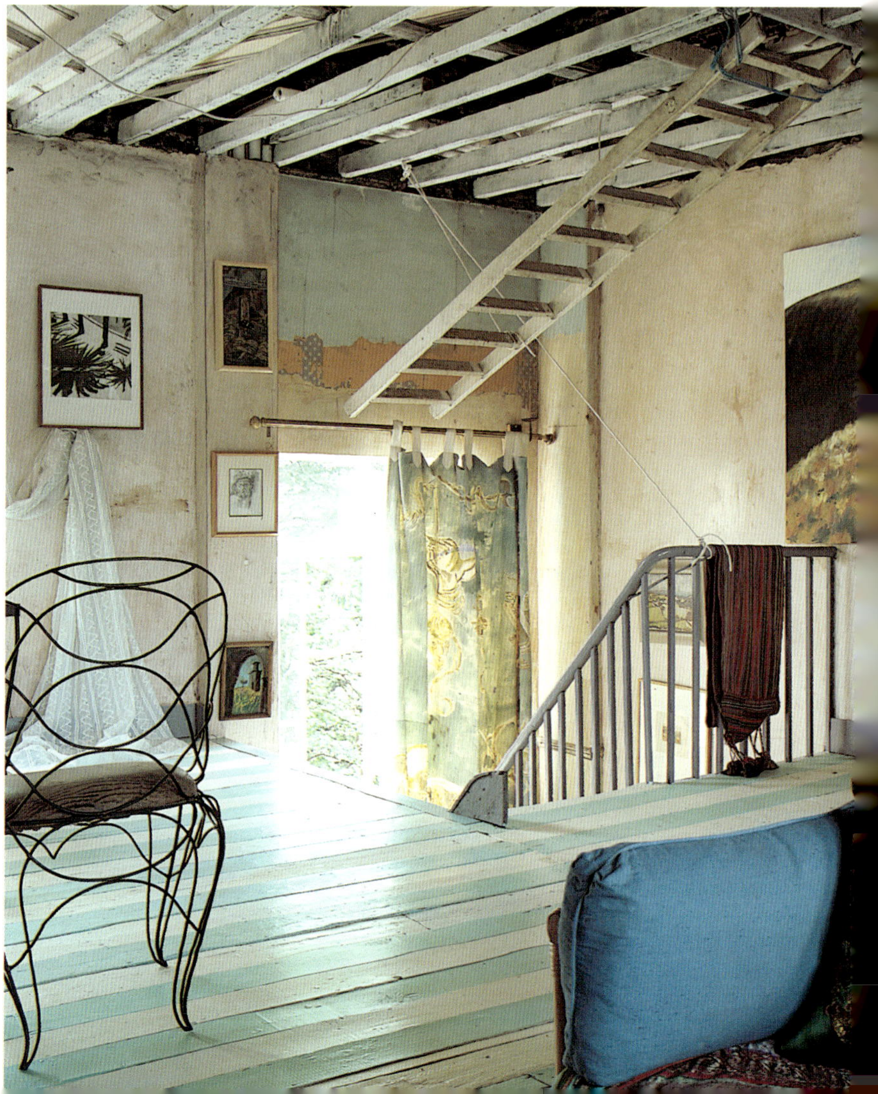

Beim Sprenkeln wird in die noch feuchte Farbe Terpentin getropft. Es entsteht eine kieselartige Struktur. Die besten Effekte erzielt man mit zwei oder mehr deutlich kontrastierenden Tönen. Es werden nacheinander Kleckse der Farbe aufgebracht und mit einem Schwamm grob vermischt.
Maserieren ist eine Technik, mit der man auch zarte Holzmaserungen imitieren kann. Halten Sie sich aber lieber an auffälligere Muster. Mit einem Maserierkamm werden in die oberste, noch feuchte Schicht Linien gezogen, so daß die darunter liegende Farbe zum Vorschein kommt (s. S. 173). Es entstehen feine Linien, welche die Oberfläche beleben und strukturieren. Einfache Streifen oder Quadrate sind wirkungsvoll. Geringe Präzision gehört zum Reiz der Technik dazu. Die Wahl der Farbe ist sehr wichtig. In der Regel machen sich beim Maserieren Schattierung derselben Farbe am besten.

Gegenüber links: Die hochglänzenden Dielen setzen sich von der matten Oberfläche der Wände ab und erzeugen eine schicke Weiß-in-Weiß-Kombination.

Gegenüber oben rechts: Dieser gemalte Teppich vor dem Bett ist witzig und trotzdem charmant.

Gegenüber Mitte rechts: Bemalungen sind selten exakt, was gerade reizvoll sein kann.

Rechts: Eine dezente Schablonierung in leicht dunklerem Ton als das Holz gibt den Eindruck eines Intarsienbodens.

Seite 96/97: Die zweifarbige Bemalung lenkt das Auge von den Fehlern in der Oberfläche ab.

Unten Mitte: Auf gekalkten Dielen wurde präzise ein Muster schabloniert, das sich in Form und Farbe auf den Möbelstoff bezieht.

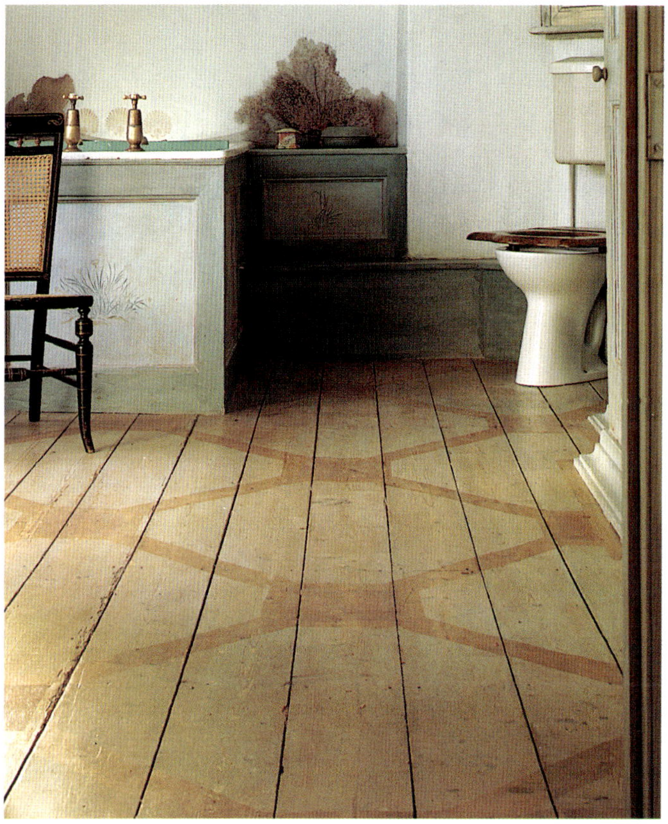

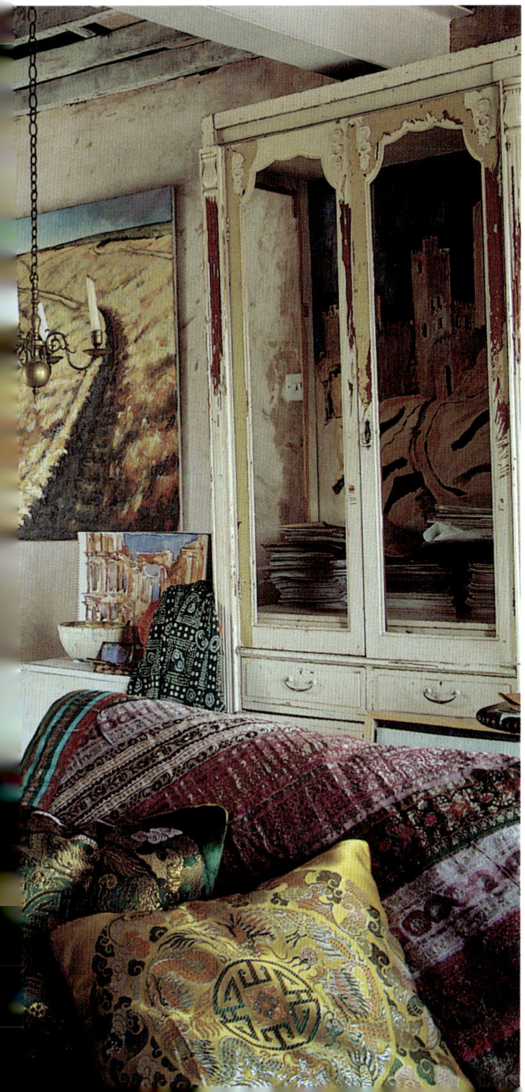

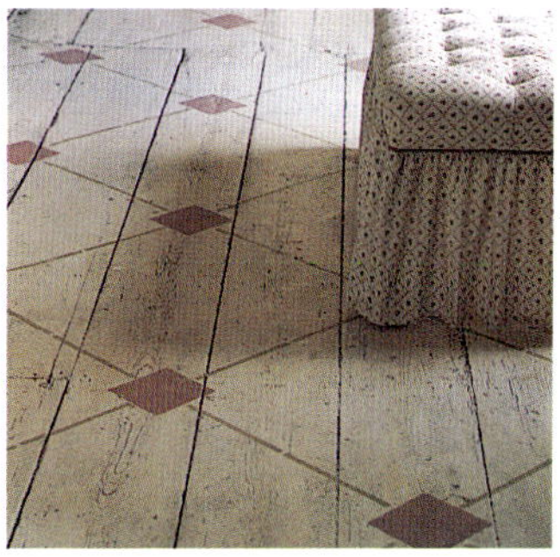

Unterschätzen Sie nicht die Zeit, die Sie brauchen, um einen Fußboden anzumalen. Auf dem grundierten Holz werden zwei Schichten aufgetragen, die jeweils gut trocknen müssen. Wenn die Farbe vollständig trocken ist, wird mit einigen Schichten Polyurethan eine dauerhafte Versiegelung erzielt.

Das Raster der Dielen kann mit ausgenutzt werden, um ein den Fliesen ähnliches Muster zu erzielen. Schachbrett ist sehr einfach auszuführen. Die Brettbreite bietet dabei die Vorlage des Rasters. Eine Brettbreite ergibt kleine, zwei Brettbreiten mittlere und drei Brettbreiten große Quadrate. Farben und Beizen können gleichermaßen verwendet werden. Geeignete Farbkontraste können klassisches Schwarz und Weiß, Ocker und Terrakotta oder Terrakotta und Schwarz sein.

Genauso attraktiv ist die Imitation von klassischen Steinplattenmustern. Auch hier ist es einfacher, sich an dem Raster der Dielen zu orientieren. Für komplexere Muster ist es ratsam, den Entwurf zunächst auf Millimeterpapier maßstabsgerecht aufzuzeichnen (s. S. 171).

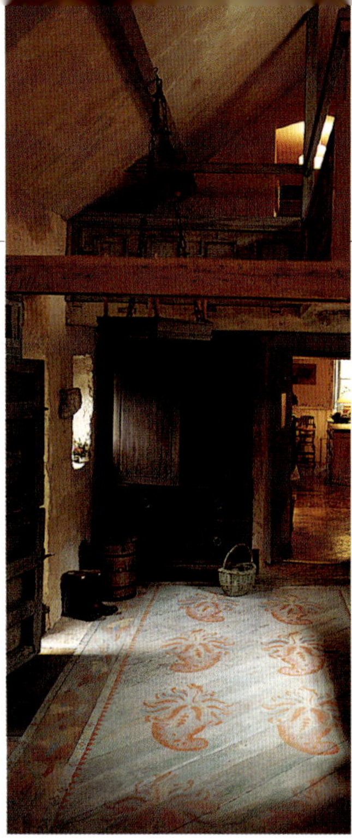

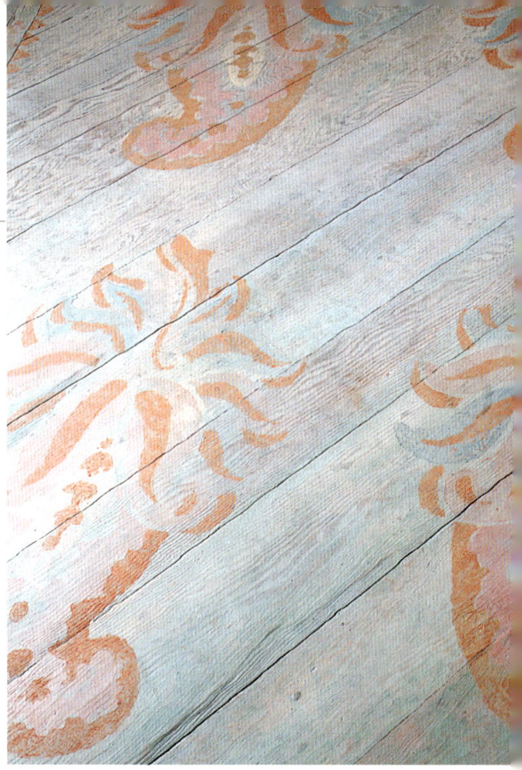

Ränder

Ein gemalter Rand gibt einem gewöhnlichen Boden etwas Besonderes und kann von einem unregelmäßigen Grundriß des Raumes ablenken. Der Trick ist dabei, einen regelmäßigen Rand zu schaffen und nicht sklavisch den Konturen des Raumes zu folgen. Ein Rand läßt den Boden ordentlich und abgeschlossen aussehen. Er bietet Farbkontrast und Muster, ohne unruhig und aufdringlich zu wirken. Man kann damit natürlich auch eine Fläche von einem größeren Raum optisch abtrennen.

Schablonieren

Schablonieren ist eine ausgezeichnete Verzierungstechnik für den Boden. Mit ihr können ein Rand, die Kanten von Treppenstufen oder der komplette Boden gemustert werden. Detailreiche Muster wirken als Rand oft halbherzig und verfehlen die Wirkung. Einfache Motive wie Blätter, Muscheln, Königslilie, Mäander und Sterne in zur Umgebung harmonierender Größe sind wirkungsvoller. Es gibt viele Fertigschablonen zu kaufen. Sie können aber auch Ihre eigenen Entwürfe auf Schablonenkarton übertragen. Spielen Sie mit den Kontrasten, indem Sie mit Farbe auf einem gebeizten Boden schablonieren, oder nehmen Sie Beize auf einem naturbelassenen Holz für eine subtilere Wirkung.

Trompe-l'œil

Anspruchsvollere Verzierungen imitieren Materialien wie Marmor, noch raffiniertere erzeugen Trompe-l'œil-Effekte. Wirklich überzeugende Imitationen sind echten Künstlern vorbehalten. Nichtsdestoweniger ermöglichen vereinfachte Versionen dieser Technik witzige und spektakuläre Effekte. Einen mit der Hand marmorierten Boden wird niemand für echt halten. Er hat aber mehr Charakter und Flair als ein Marmorimitat aus Vinyl. Die Technik beruht darauf, das wolkig-durchscheinende Material mit mehreren Farbschichten ähnlicher Tönung nachzuahmen und charakteristische Adern und Linien mit einem Künstlerpinsel in die noch weiche Farbe zu ziehen. Gebrochen weißer Marmor ist überzeugender zu imitieren als bunte Varianten, doch das Prinzip ist das gleiche. Marmorieren ist keine einfache Technik. Üben Sie vorher auf einem Stück Brett, bevor Sie an den Boden herangehen.

Versiegelung

Die Versiegelung ist bei allen neuen, abgeschliffenen oder verzierten Holzböden nötig. Die Ausnahme bildet vorbehandeltes Fertigparkett oder ein mit Hochglanzlack, Bodenfarbe oder Bootslack bemalter Boden. Die Versiegelung schützt das Holz vor eindringendem Wasser und macht es widerstandsfähig gegen Schmutz und Chemikalien. Probieren Sie die Versiegelung vor dem Aufbringen aus. Viele Versiegelungen verändern die Farbe des Holzes. Der Effekt hängt auch vom Holztyp und der Licht-

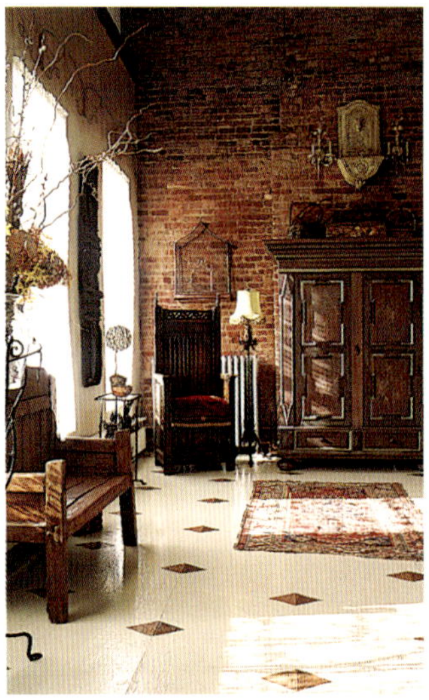

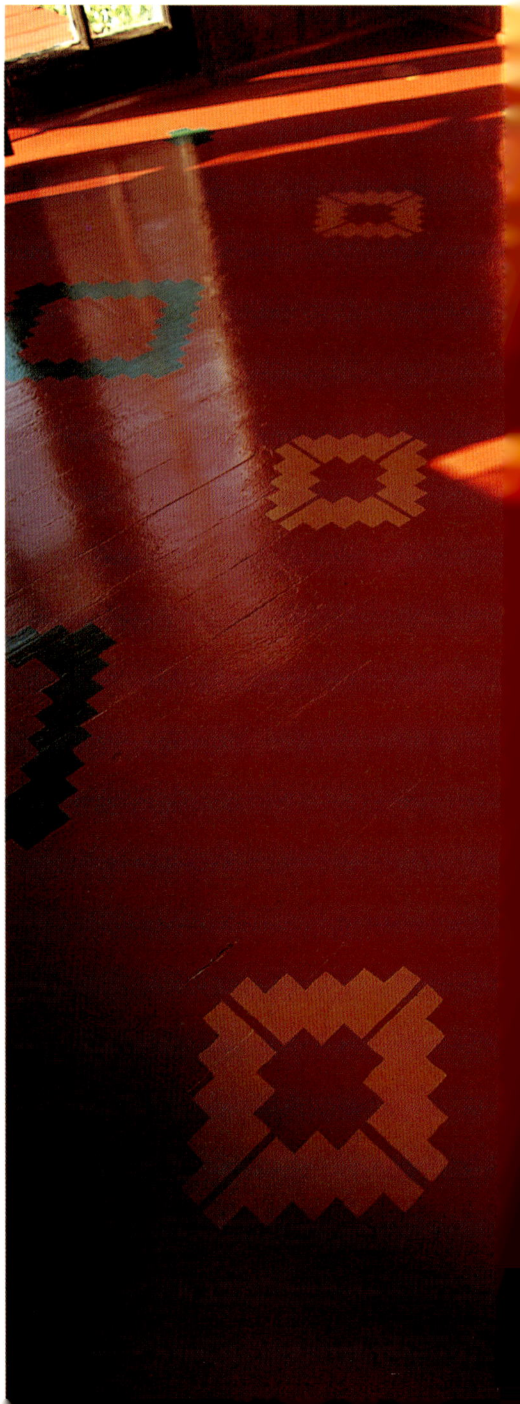

Ganz oben und Seite 98/99 oben: In der Diele eines Bauernhauses wurde ein „Teppich" aufgemalt. Zunächst wurde der Hintergrund gemalt und dann das Muster schabloniert. Der Farbauftrag wurde bewußt so dezent gehalten, daß die Maserung des Holzes sichtbar blieb. Der Rand des „Teppichs" stimmt genau mit den Rändern der Dielen überein.

Oben: Ein klassisches Steinplattenmuster wurde hier mit Farbe nachgeahmt; es paßt bestens zu der Würde und Größe der Möblierung. Dieses Schwarz-Weiß-Schema muß exakt gearbeitet werden, um seine Wirkung nicht zu verfehlen.

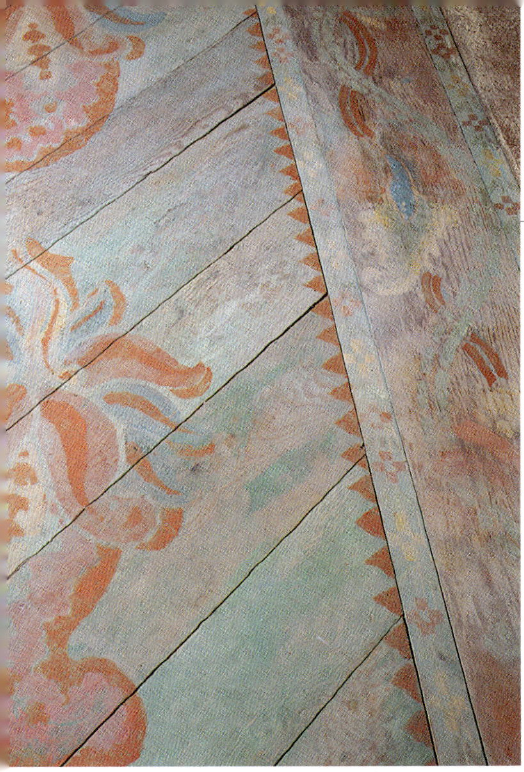

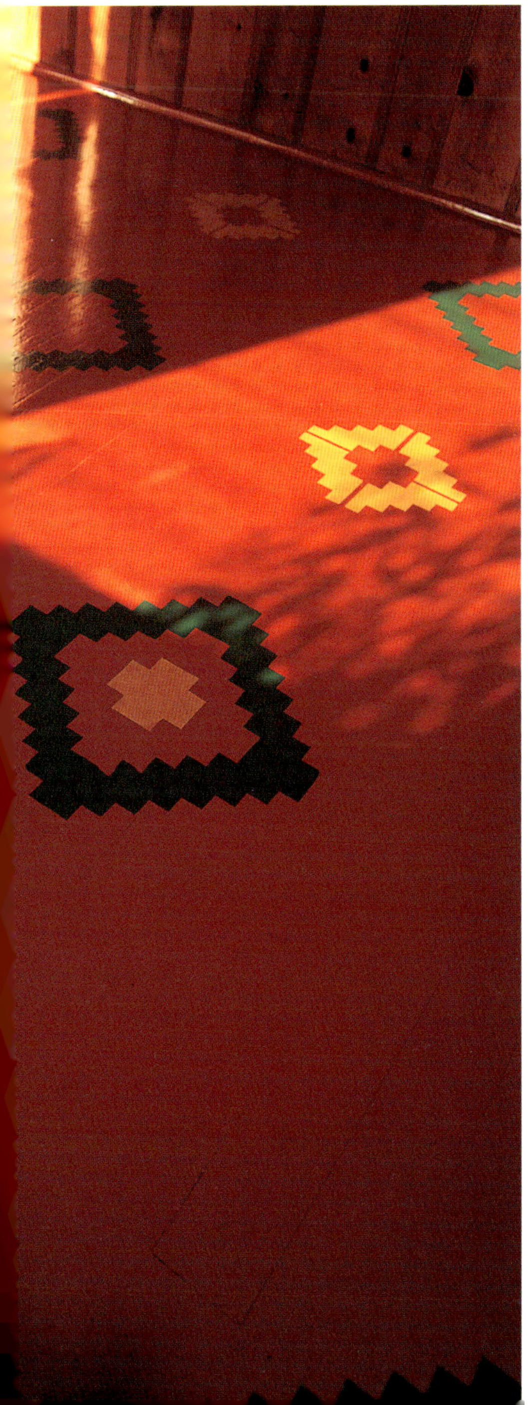

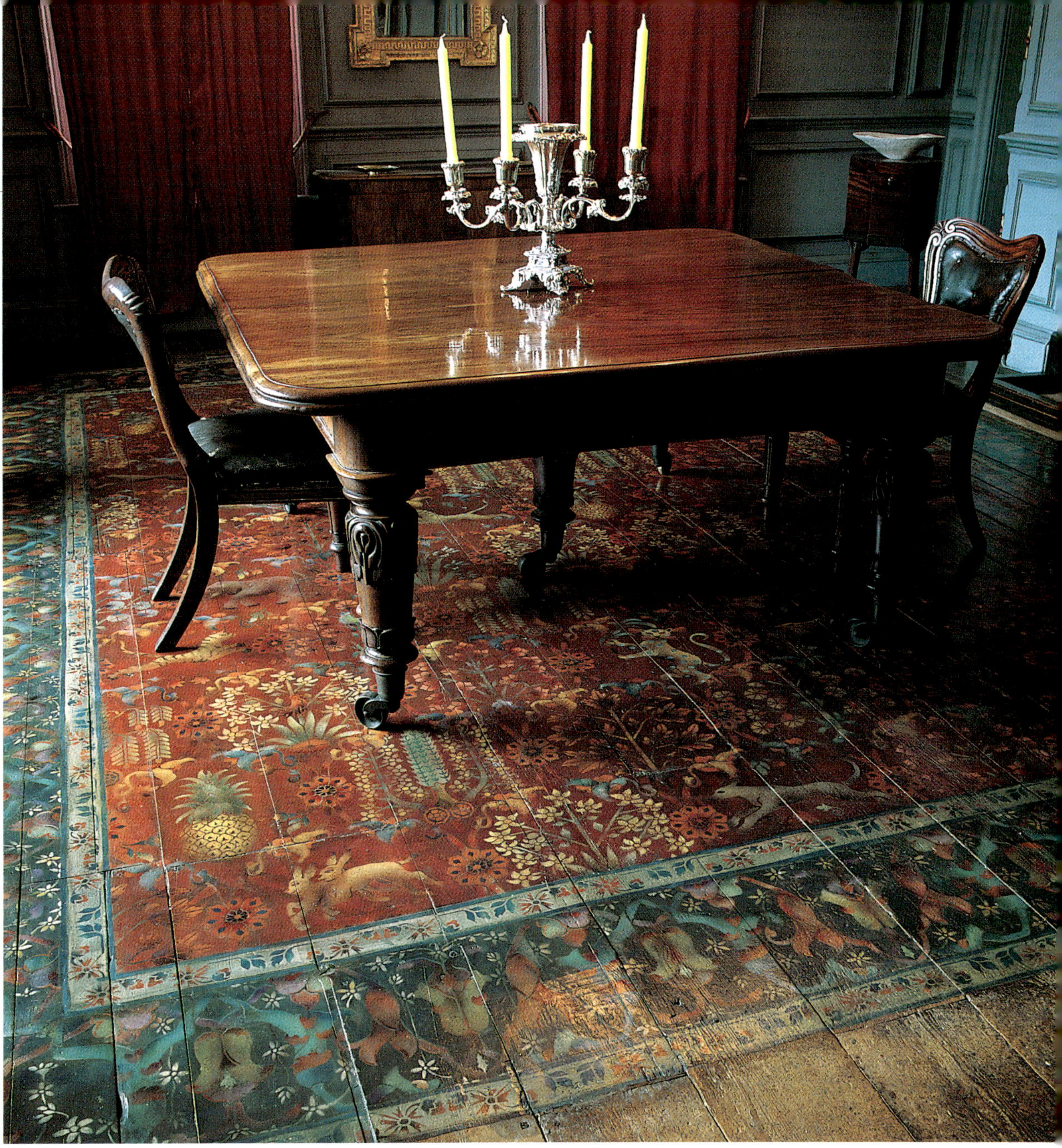

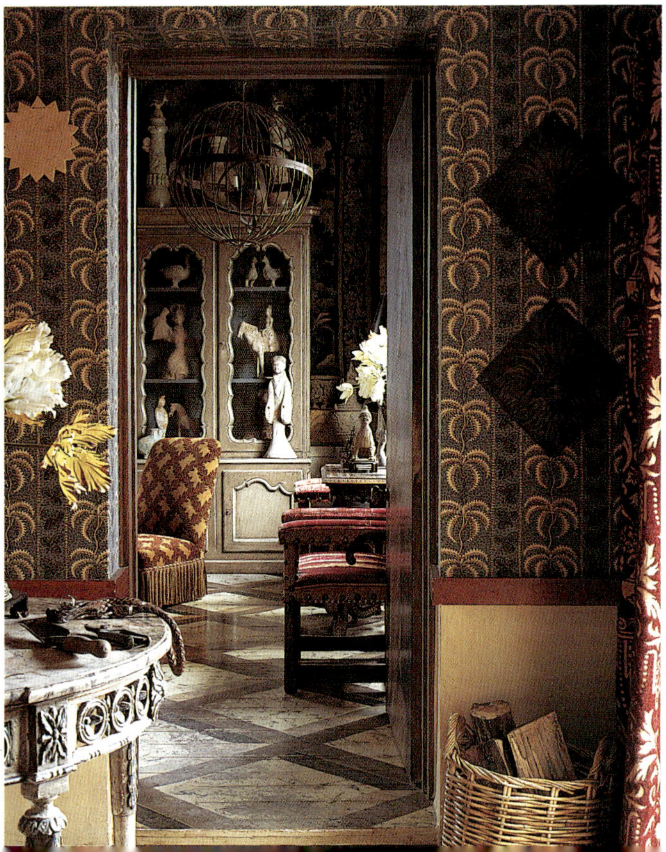

Oben: Nur sehr begabte Künstler können einen solchen luxuriös erscheinenden, gemalten „Teppich" kreieren. Er definiert auf unterhaltsame Weise den Eßbereich.

Seite 98/99 unten: Mehrere Schichten Farbe waren nötig, um diesen satten Farbton auf dem ganzen Fußboden zu erzielen. Die räumliche Verteilung der geometrischen Muster wurde auf den großzügigen Raum abgestimmt.

Links: Mit Farbe wurden hier Intarsien nachgeahmt. Das Ergebnis kostet nur den Bruchteil einer echten Holzlegearbeit und paßt trotzdem bestens zu der Stilmöbeleinrichtung.

quelle ab (je nachdem, ob natürliches oder künstliches Licht vorherrscht). Darüber hinaus gibt es Versiegelungen mit unterschiedlichen Oberflächen, von matt bis hochglänzend. Dies hat ebenfalls Einfluß auf die Wirkung des Fußbodens.

Viele Hartholzfußböden werden fertig versiegelt angeboten. Sie brauchen keine weitere Behandlung und nur minimale Pflege. Unbehandeltes Holz sollte nach dem Legen angeschliffen und mit Wachspolitur oder Ölkunstharz versiegelt werden. Polyurethanlack sollte nicht verwendet werden, wenn das Holz sich nicht in dem Raum, wo es verlegt werden soll, akklimatisieren konnte. Eine Spanne von zwölf Monaten wird empfohlen, ist aber selten einzuhalten.

Viele Versiegelungen sind robust und dauerhaft, andere bedürfen häufigerer Erneuerung. Einige enthalten Polyurethan, das bei der Verarbeitung Allergien auslösen und Haut- und Augenirritationen hervorrufen kann. Tragen Sie Handschuhe, Augenschutz und Atemmaske, während Sie versiegeln. Alle Versiegelungen sind leicht entflammbar. Wenn Sie Bedenken haben, solche Chemikalien zu Hause zu verwenden, gebrauchen Sie traditionelle und natürliche Harze, Öle oder Wachse. Sie bieten allerdings nicht die gleiche Haltbarkeit.

Bei dem Auftragen lösungsmittelhaltiger Versiegelungen sollte das Fenster immer geöffnet sein und der Raum gut gelüftet werden. Es ist sehr empfehlenswert, eine Ganzgesichtsmaske zu tragen, die außer den Augen auch Nase und Mund schützt. Manche Versiegelungen brauchen lange, um auszuhärten, bevor der Boden begehbar ist. Sie sollten auch berücksichtigen, wie stark der Boden beansprucht wird. Küchenböden haben am meisten zu leiden und bedürfen deswegen einer besonders dicken Versiegelung. Bemalte Böden brauchen etwa fünf Schichten, gebeizte etwa drei Schichten Versiegelung. Um beste Ergebnisse zu erzielen, wird jede Schicht mit einem feinen Sandpapier leicht angeschliffen. Tragen Sie die Versiegelung mit einem breiten Naturborstenpinsel auf. Arbeiten Sie mit gleichmäßigen Strichen längs der Maserung.

Versiegelungstypen:

Acryl Dies ist ein wasserverdünnbarer Lack, der schnell trocknet und ungiftig ist. Er ist leicht zu verarbeiten. Er muß im Jahr zwei- bis fünfmal gewachst werden.

Alkydharz Es vergilbt nicht, ist ungiftig und schnelltrocknend. Wie Acryl muß es zwei- bis fünfmal im Jahr gewachst werden.

Schellack Der traditionelle Grundstoff zur Bodenversiegelung. Doch wird er mit der Zeit brüchig, verkratzt und verfleckt leicht.

Epoxidharz Diese Versiegelung ist etwas gelblich im Ton, trocknet langsam, ist aber sehr strapazierfähig.

Natürliche Versiegelungen Ungefährliche und umweltfreundliche Produkte aus Harzen und Ölen, manche enthalten Wachs. Sie sind wasserbeständig und können mit natürlichen Pigmenten gefärbt werden.

Ölkunstharzsiegel Diese Versiegelungen sind kaum noch gebräuchlich. Sie sind eine Mischung aus Holzöl und Harzen (meist Phenolharz), klar, aber etwas gelblich, langsam trock-

Unten links: Dieser Kiefernboden wurde zuerst gebleicht und anschließend versiegelt.

Unten Mitte: Probieren Sie verschiedene Versiegelungen auf Holzresten aus, um die Wirkung im Raum beurteilen zu können.

Unten rechts und gegenüber: Holzfußböden, die öfter naß werden – wie in Wintergarten oder Küche –, müssen mit mehreren Schichten versiegelt werden. Bei stark beanspruchten Flächen muß die Versiegelung häufiger erneuert werden.

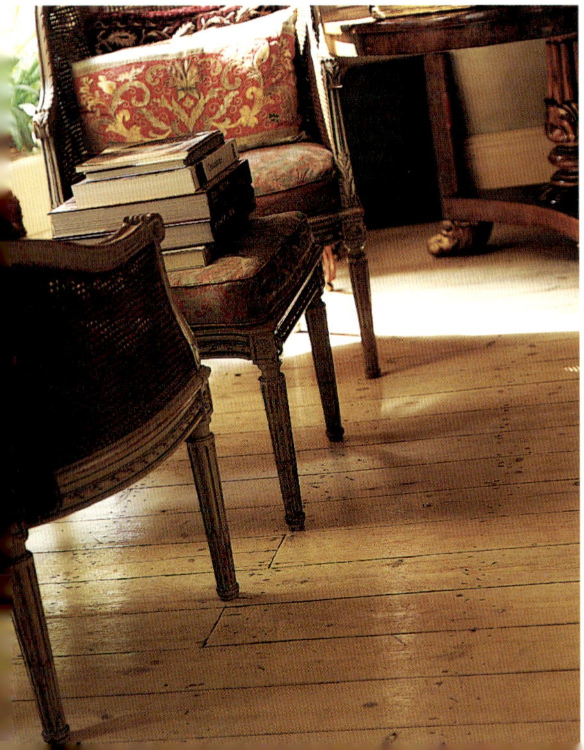

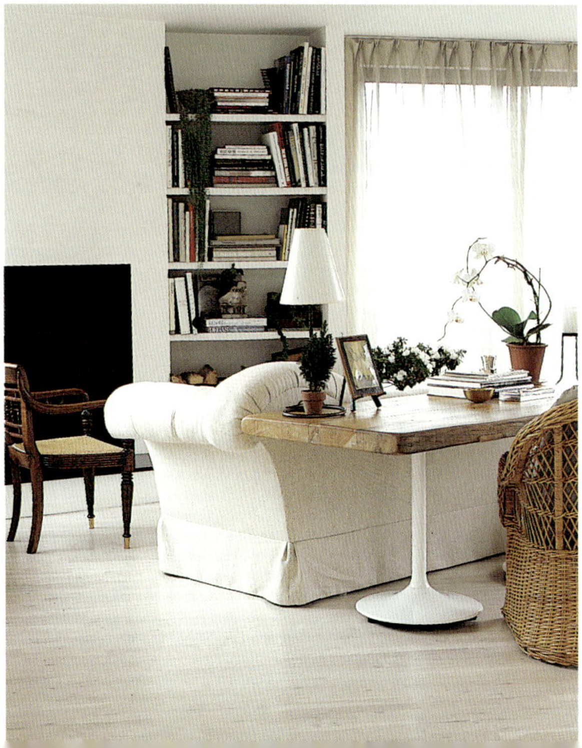

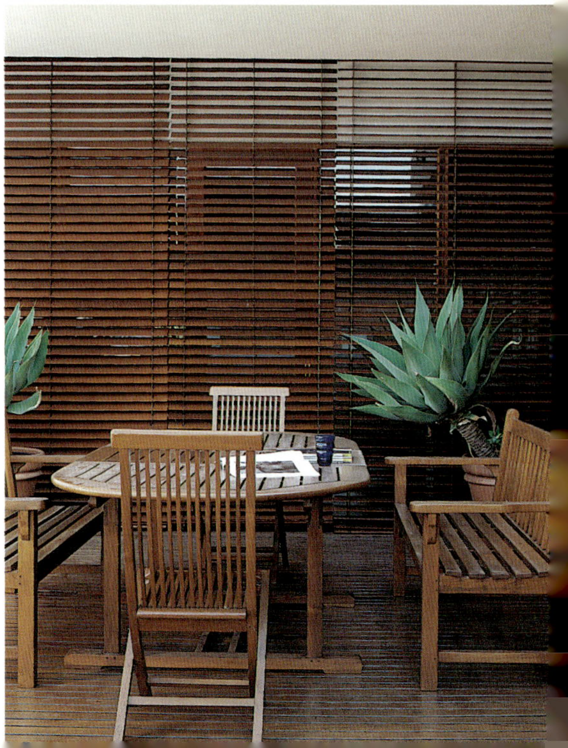

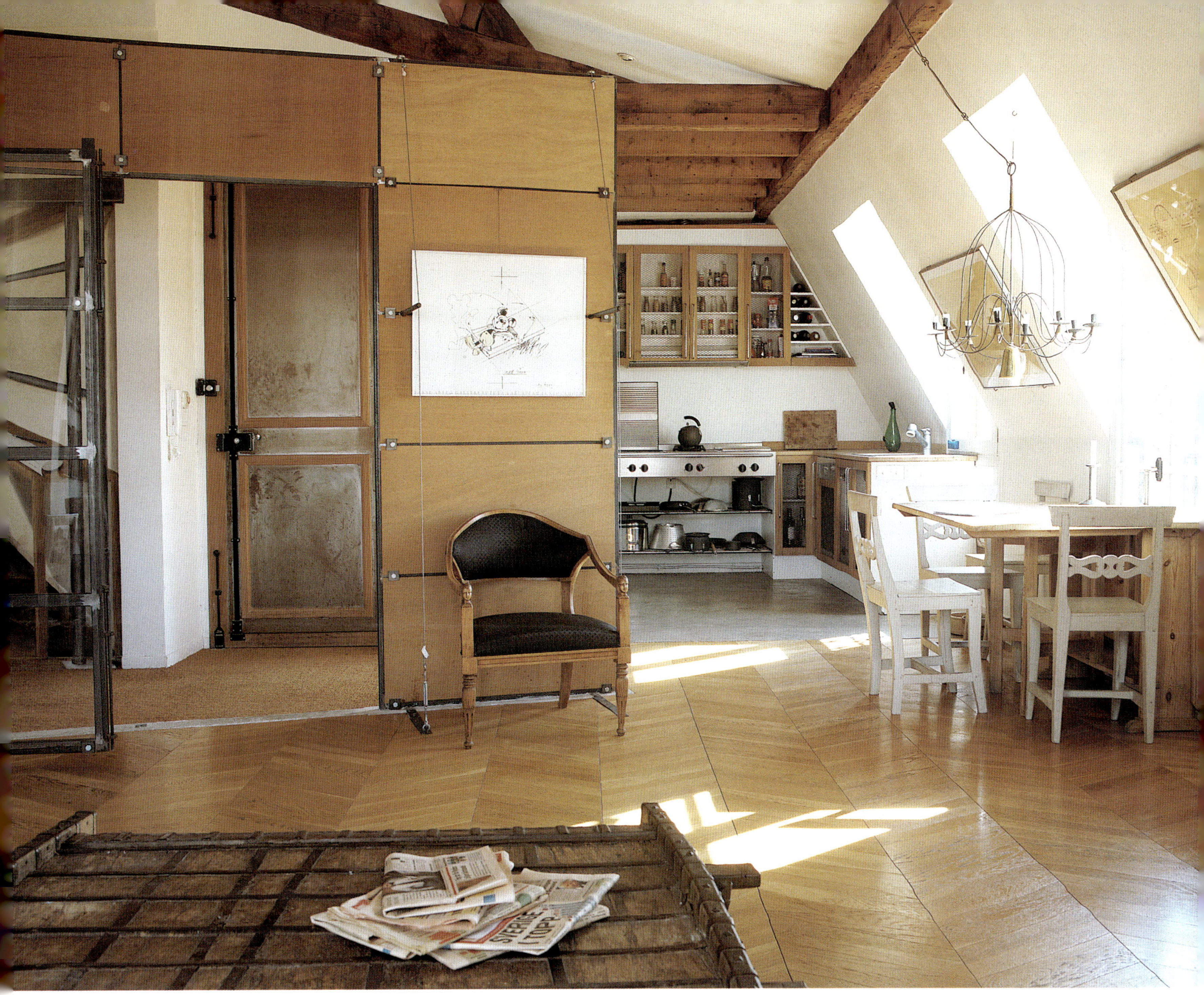

nend, aber leicht zu verarbeiten. Ölkunstharzsiegel gehören nicht zu den widerstandsfähigsten Holzversiegelungen, sind aber leicht auszubessern.

Polyurethan Es gehört zu den gebräuchlichsten Versiegelungssorten, verstärkt den gelblichen Ton von Holz und vergilbt mit dem Alter. Polyurethan ist sehr haltbar und läßt sich ausbessern. Es kann bei der Verarbeitung zu Hautirritationen kommen.

Harnstoff-Formaldehydharz Dieser transparente Lack ist ideal für helles oder gebleichtes Holz. Er ist sehr strapazierfähig, aber schlecht auszubessern.

Wachs Spezielle Naturbodenwachse enthalten eine Mischung aus Bienen- und Pflanzenwachs. Sie sind haltbar, wasserfest, haben einen angenehmen Geruch und antistatische Eigenschaften. Es gibt auch flüssiges Bienenwachs.

Pflege

Ordentlich versiegeltes und behandeltes Holz ist leicht sauberzuhalten. Es sollte regelmäßig gekehrt oder gesaugt werden, um losen Schmutz zu entfernen, und mit einem feuchten Tuch oder Mop gewischt werden. Machen Sie den Boden nicht zu naß. Wurde etwas verschüttet, sollte es sofort aufgewischt werden. Nehmen Sie für hartnäckige Flecken ein mildes Reinigungsmittel. Eine Wachspolitur muß alle paar Monate erneuert werden. Die meisten anderen Versiegelungen halten länger. Auf Flächen, die stark beansprucht werden, wird das Erneuern der Versiegelung eher nötig sein. Einige Versiegelungen wie etwa Polyurethan können stückweise ausgebessert werden. Verwenden Sie Möbeluntersetzer und ziehen Sie niemals schwere Gegenstände über den Boden.

Weiche Fliesen

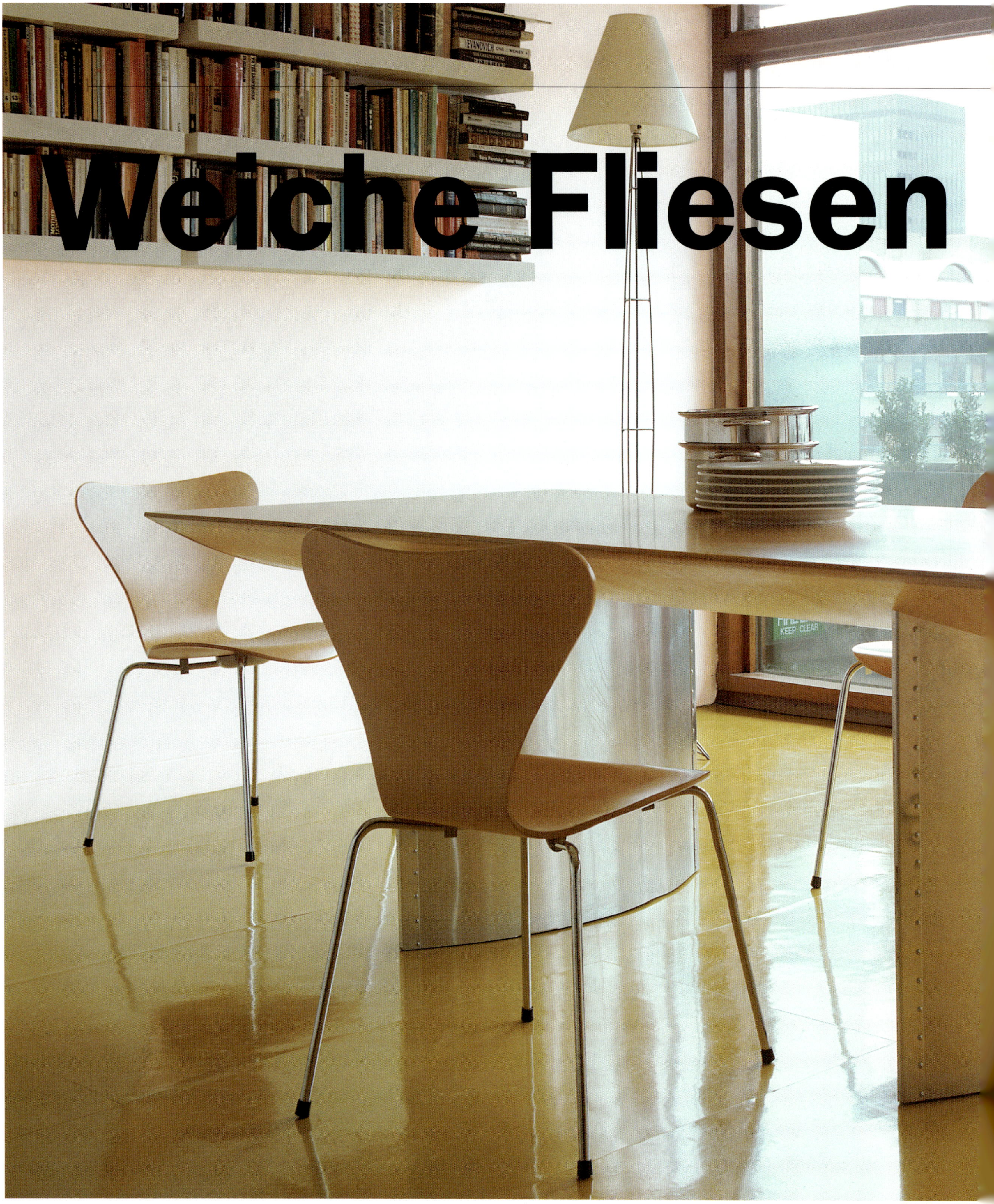

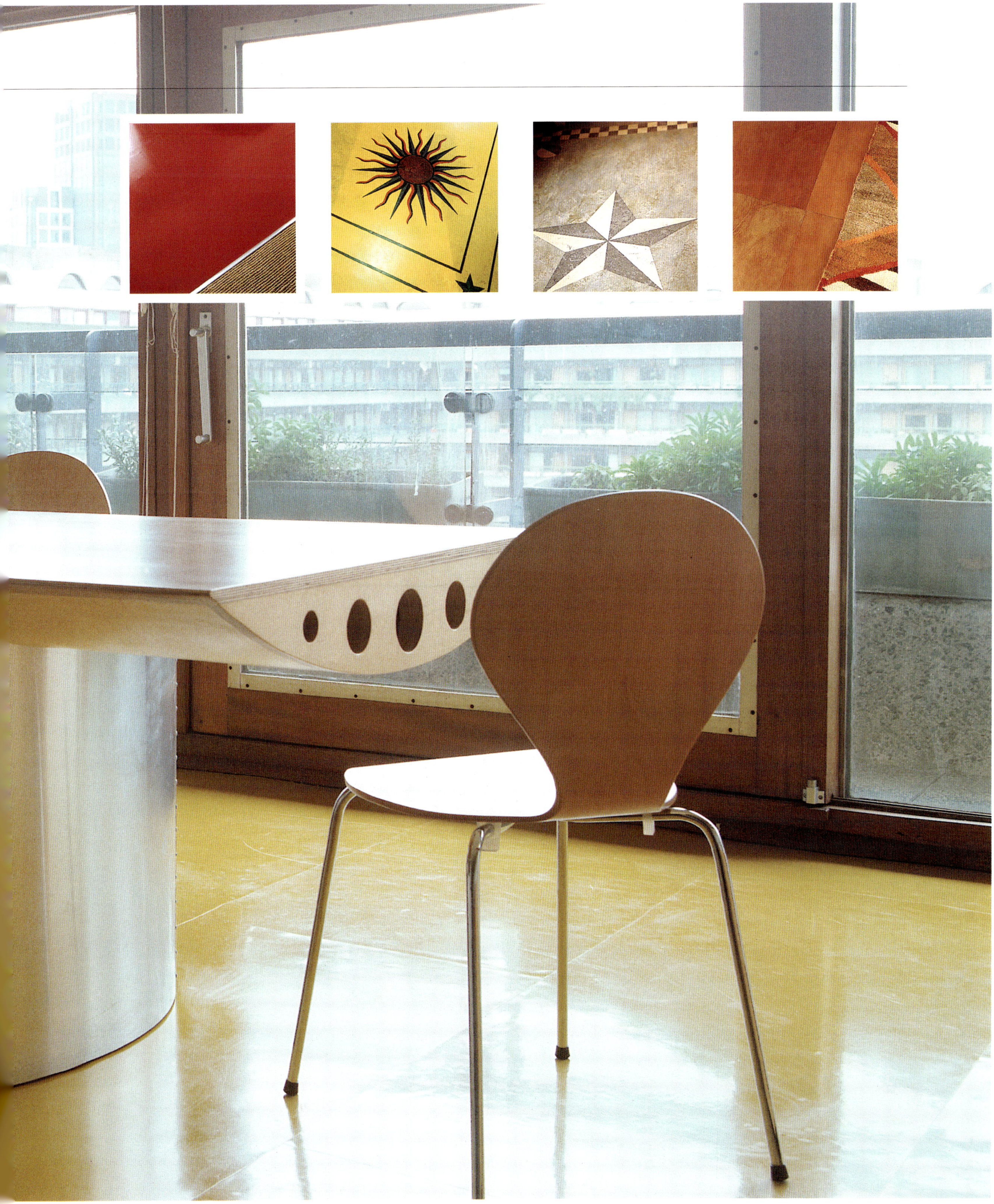

Weiche Fliesen sind die großen Illusionisten in der Welt des Bodens. Das bedeutet nicht, daß sie Fehler im Untergrund überdecken könnten. Kein Bodenbelag sieht auf einem schlechten Untergrund wirklich gut aus. Aber sie bieten ein einfaches, schnelles und relativ preiswertes Finish mit angenehmer Ausstrahlung.

Fliesen und Meterware unterscheiden sich eher in praktischer Hinsicht als in optischer. Fliesen können fast völlig nahtlos aneinandergelegt werden, und Meterware kann so gemustert sein, daß sie an das Fliesenraster erinnert. Viele verschiedene Materialien sind heutzutage in diesen beiden Formaten erhältlich.

Unten: Witz und Flair zeigt dieser praktische Boden aus Linoleum. Lebendige Farben, kräftige Muster und ein kontrastierender Rand wurden hier zu einer vollendeten Wirkung kombiniert.

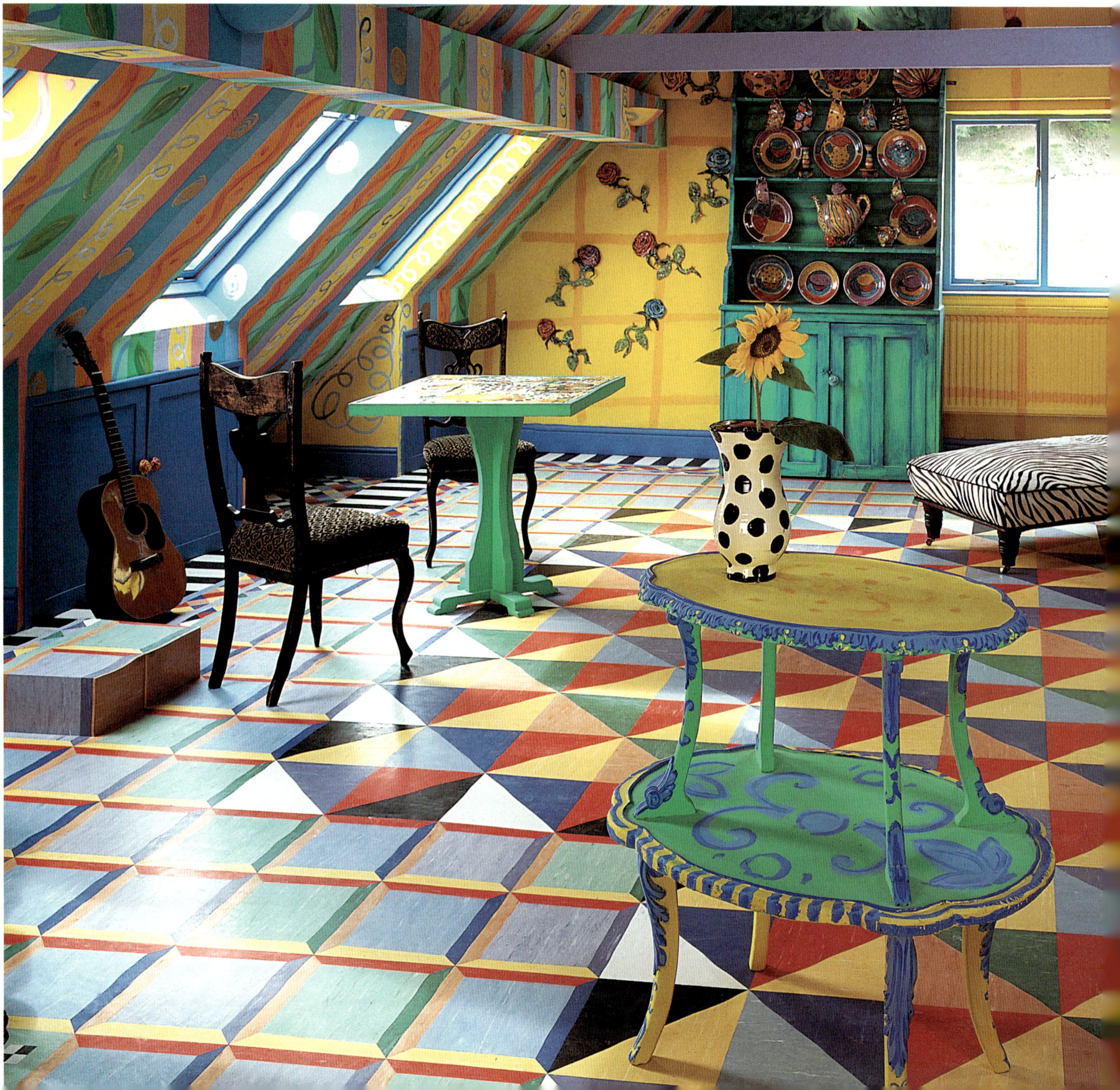

Es gibt natürliche und naturnahe Typen wie Linoleum, Kork und Latex, andere wie Vinyl sind so synthetisch, wie man sich es nur vorstellen kann. Die Kosten variieren beachtlich. Linoleum, Gummi und Vinyl bester Qualität sind am oberen Ende der Preisskala und können so teuer sein wie ein sehr guter Teppichboden. Kork ist spürbar billiger. Oft hängen Preis und Haltbarkeit zusammen. Linoleum hält sehr lange, billiges Vinyl hat eine kurze Lebensdauer. Auch die Verarbeitung variiert bei verschiedenen Typen.

Das Verlegen weicher Fliesen kann eine einigermaßen geschickte Person an einem Nachmittag erledigen (s. S. 176–177), während ein schwerer Bodenbelag als Meterware auf einer großen Fläche der Fähigkeiten eines Fachmannes bedarf.

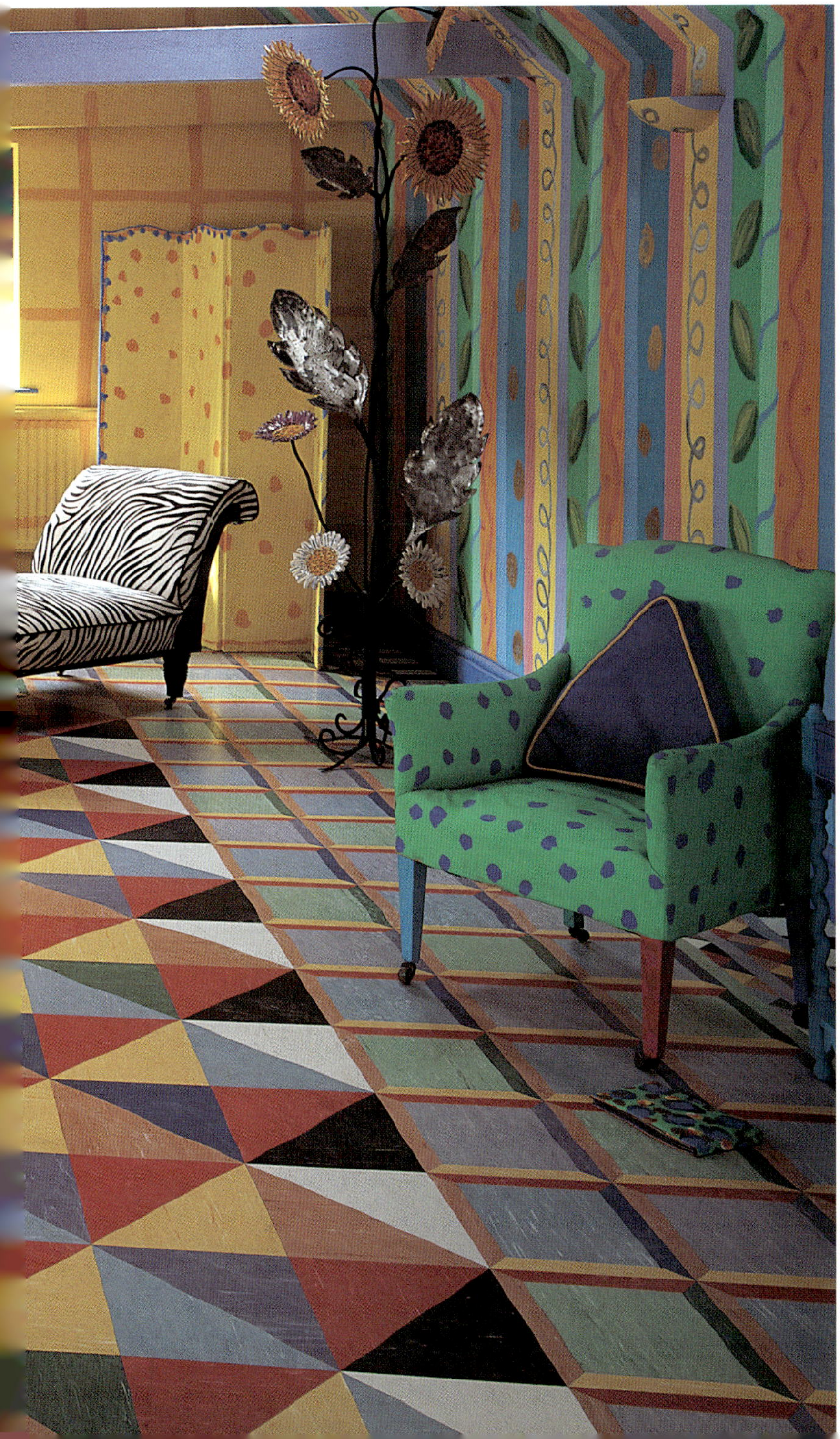

Einige Eigenschaften haben alle diese Beläge gemeinsam. Sie sind relativ weich, warm und angenehm für die Füße. Varianten mit Kork- oder Schaumstoffeinlage sind noch nachgiebiger. Sie sind so leicht, daß Sie sich über die Statik des Untergrundes keine Gedanken machen müssen.

Im großen und ganzen lassen diese Materialien also das Flair vermissen, welches das Markenzeichen authentischerer Materialien wie Naturstein und Massivholz ist. Manche Menschen haben eine besondere Beziehung zu Linoleum (Leder ist selbstverständlich eine Klasse für sich). Meterware und weiche Fliesen sind optimal einfach in Pflege und Handhabung.

Mit Ausnahme von Kork sind die Materialien in einer Vielzahl von Farben, Mustern und Strukturen erhältlich. Hauptsächlich werden Designs verkauft, die andere, charaktervollere Materialien imitieren. So sind unzählbare Variationen von Holz-, Stein-, Marmor-, Fliesen- und Ziegelimitationen erhältlich.

Manche Imitationen haben sich durch ihre weite Verbreitung eine Art Gewohnheitsrecht verschafft, andere werden von Kitschliebhabern geschätzt. Stilistisch betrachtet ist es meist besser, einen synthetischen Boden zu wählen, der geometrisch gemustert ist oder auf abstrakte Weise die Eigenschaften anderer Materialien nachahmt, anstatt vorzugeben, ein solches Material zu sein.

Marmorierte Fliesen zum Beispiel haben das wolkig-geäderte Muster des Marmors in einer graphischen Form, ohne aber vorzugeben, Marmor zu sein. Wo sie mit Gefühl und Verstand Verwendung finden, können sie für jede Wohnsituation genauso schick wie pragmatisch sein.

Leider enttäuschen auch die besten und recht teuren Kopien in Vinyl den Anwender schnell. Letztendlich nützt der beste visuelle Eindruck nichts. Allein die Tatsache, daß die Kopie nie so riecht, sich nie so anhört und anfühlt wie das Original, wird sie immer entlarven. Mit der Zeit verstärkt sich diese Wahrnehmung noch. Synthetische Beläge altern nicht wie ihre natürlichen Vorlagen. Die einstige Perfektion weicht einer Abnutzungsform, die nichts mit der faszinierenden Patina von Stein oder Holz gemein hat.

Kork

Kork ist weich, leise und angenehm. Er sieht auf vielen Flächen im Haus gut aus. Kork wird aus der Rinde der mediterranen Korkeiche gewonnen. Der warme Farbton und die offene Textur machen den Kork zu einer sympathischen, natürlichen Erscheinung. Korkeichen werden in Plantagen zur Gewinnung ihrer Rinde angepflanzt. Das Schälen schadet den Bäumen nicht, sie können die Rinde regenerieren. Die Korkrinde wird zerkleinert und mit Bindemitteln wie Harzen unter Druck neu geformt. Seine erstaunliche Elastizität ist von Flaschenkorken allgemein bekannt. Wegen dieser Eigenschaft ist es sehr angenehm, auf Kork zu gehen und zu stehen. Dabei ist er relativ widerstandsfähig gegen Abdrücke von Absätzen und Möbelfüßen und hallt außerdem nicht. Er ist sehr leise. All das sind schätzenswerte Eigenschaften für einen Boden in Kinderzimmern, Küche, Bad und Fluren. In diesen Punkten ist Kork dem Linoleum weit überlegen. Dazu ist er antistatisch und griffig, selbst wenn er naß ist.

Kork kann unversiegelt im Bad verwendet werden, als Aquivalent zu einer saugfähigen Badematte. Doch normalerweise sollte er versiegelt werden, damit er schmutzabweisend wird. An Stellen, die stark beansprucht werden, wie vor der Küchenspüle oder hinter der Eingangstür, wird Kork ziemlich schnell schäbig. Aus diesem Grund hat er bei einigen Menschen ein schlechtes Image.

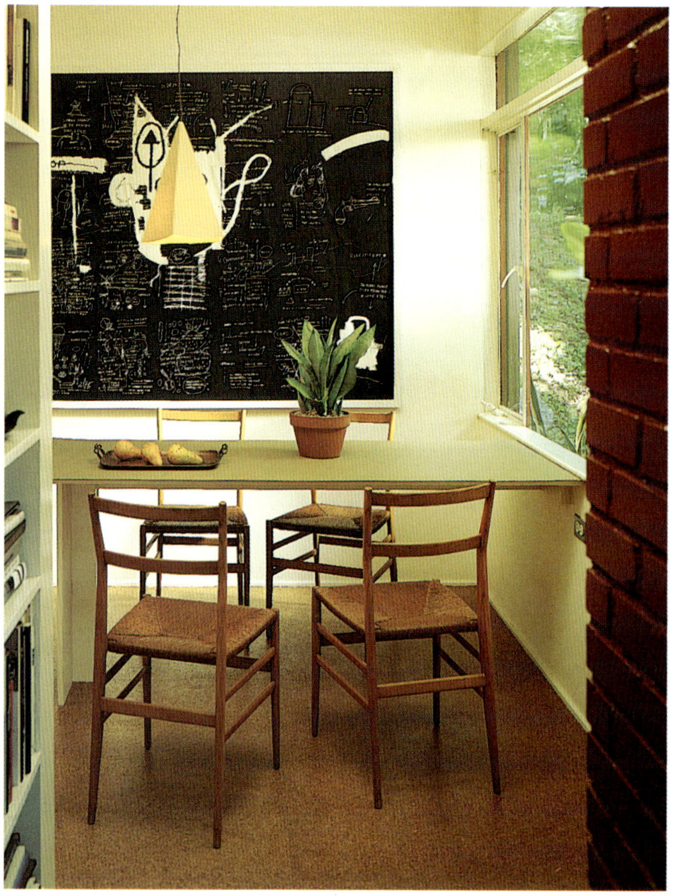

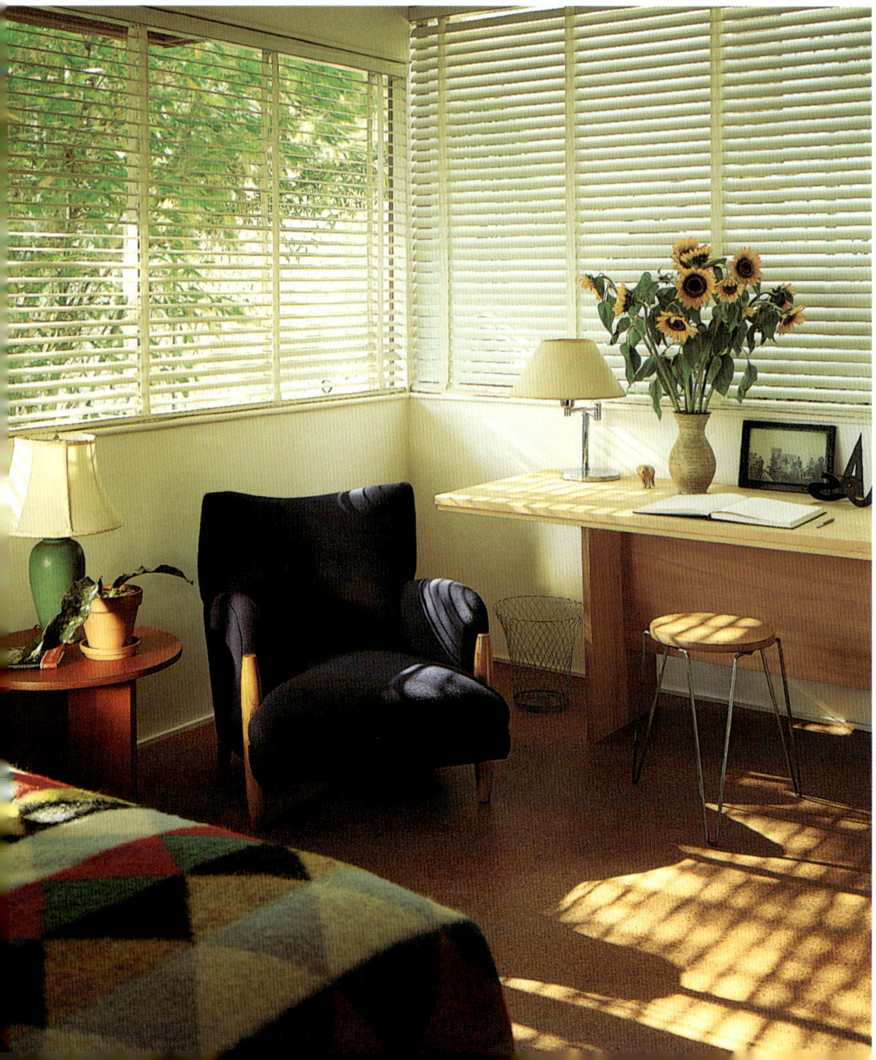

Oben: Warm und ruhig sind die Eigenschaften des Korks, die ihn für eine Eßecke prädestinieren. Er ist leicht sauberzuhalten und verstärkt nicht die Geräusche über den Boden geschobener Stühle.

Links: Der sanfte, honiggelbe Ton des Korks paßt gut zu den klaren Linien eines modernen Studentenzimmers. Er ist zeitgemäß, hat aber nicht die Strenge synthetischer Beläge. Kork kann durch starkes Sonnenlicht etwas ausbleichen.

Sinnvolle Verwendung und Behandlung vorausgesetzt, bietet Korkboden einen hübschen und unprätentiösen Anblick. Meistens wird Kork in Naturtönen von Honiggelb bis zu dunklem Braun verkauft. Es gibt auch gefärbte Versionen, zum Beispiel in Schwarz, Grün oder Blau. Kontrastierende Farben oder ein eingesetzter Rand geben ein zusätzliches stilistisches Element. Fliesen (vorversiegelt oder unbehandelt) sind am gebräuchlichsten. Dickere Fliesen sind strapazierfähiger. Korkfliesen für die Wand sind für den Boden ungeeignet. Es gibt auch Korkmeterware, die mit einem Juterücken versehen ist. Sie ist jedoch relativ unhandlich in der Verarbeitung. Manche Hersteller produzieren Verbundstoffe aus Kork, die strapazierfähiger und haltbarer sind, aber etwas von dem natürlichen Charme des Korks verloren haben. Solche Böden bestehen aus einer Schicht komprimierten Korks zwischen einem Vinylrücken und einem Korkfurnier, das mit einer zusätzlichen dünnen, klaren Vinylschicht versiegelt wurde. Sie sind als Fliesen oder Platten erhältlich. Es gibt sie in einer größeren Farbauswahl. Darüber hinaus gibt es auch Laminat mit Nut und Feder, das mit Kork anstatt mit Holz furniert wurde. Das Grundmaterial besteht aus komprimiertem Kork, MDF oder Sperrholz.

Verlegen

Naturkorkfliesen können von einem geschickten Laien verlegt werden. Sie sind leicht zu schneiden. Sie brauchen einen trockenen und ebenen Untergrund. Eine Filzpappe auf den Spanplatten verhindert, daß Nägelköpfe sich durch den Kork arbeiten. Ein Betonuntergrund im Parterre benötigt eventuell eine Feuchtigkeitssperre. Kork kann nicht über eine Fußbodenheizung gelegt werden. Um dem Material Gelegenheit zu geben, sich zu akklimatisieren, sollte Kork wenigstens 48 Stunden vor dem Legen in dem Raum gelagert werden. Nehmen Sie einen empfohlenen Bodenkleber. Auch größere Platten sollten verklebt werden. Sie brauchen zwischen sich keine Dehnungsfuge. Die Fliesen müssen vielleicht beschwert werden, bis der Kleber abgebunden hat. Laminat mit Korkfurnier kann schwimmend verlegt werden. Das heißt, daß es nicht mit Klebstoff oder Nägeln mit dem Untergrund verbunden wird. Der Vorteil ist, daß nach dem Wiederaufnehmen der Platten der Untergrund unbeschädigt bleibt. Nut-und-Feder-Platten werden zusammengesteckt und entlang der Nut mit Weißleim verklebt, so daß der Belag staubdicht wird. Entlang des Zimmerrandes ist eine Dehnungsfuge von 5 bis 10 mm nötig.

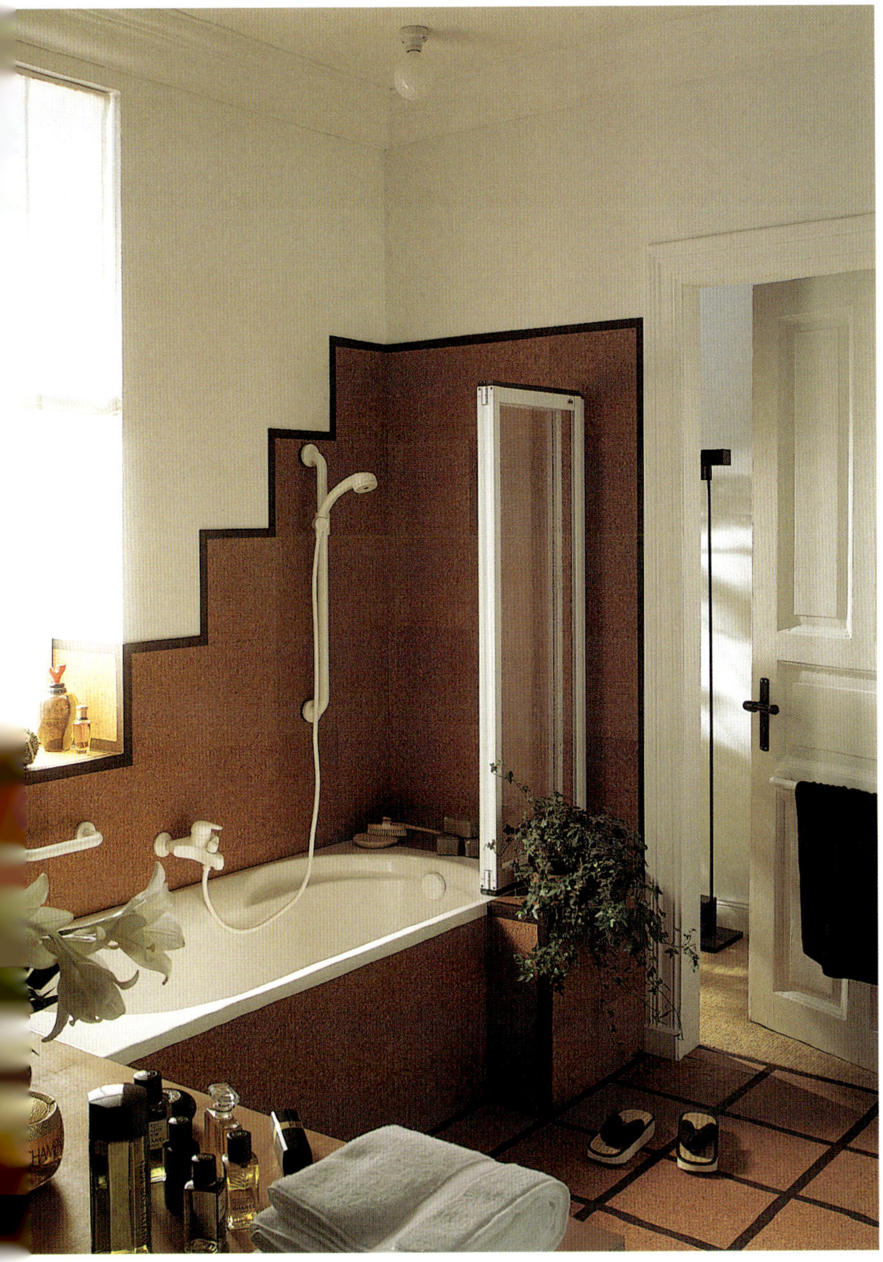

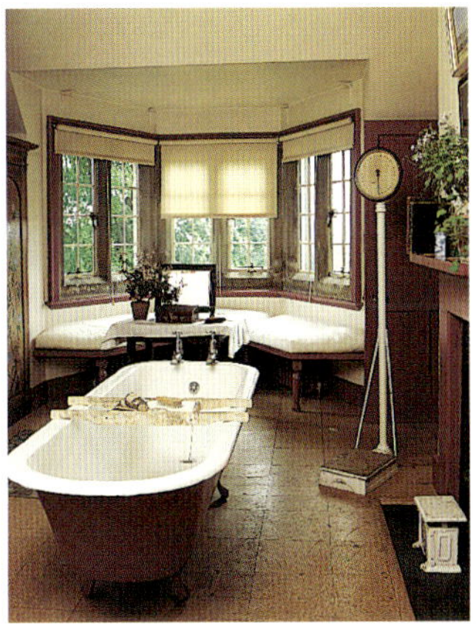

Ganz links: Kork bleibt griffig, selbst wenn er naß wird. Das macht ihn besonders für Badezimmer geeignet. Ein kontrastierender Streifen betont die Korkfliesen an der Wand und erzeugt ein fugenartiges Raster auf dem Boden.

Links: Die Versiegelung verlängert die Lebensdauer von Kork. Sie wird durch scharfkörnigen Schmutz angegriffen. Bei vorversiegelten Fliesen dichtet eine zusätzliche Schicht die Nahtstellen ab.

Versiegelung und Pflege

Es ist sehr zu empfehlen, Kork zu versiegeln. Das macht ihn wasserabweisend und unempfindlicher gegen Schmutz. Nach dem Verlegen sollte der Kleber 48 Stunden aushärten, bevor versiegelt wird. Die Oberfläche wird durch drei oder vier Schichten Polyurethan oder polymere Versiegelung vor der Abnutzung geschützt. Auch hier ist es wichtig, den einzelnen Schichten genügend Zeit zum Aushärten zu geben. Vorversiegelten Kork kann man nach dem Legen noch einmal versiegeln, um zu verhindern, daß von den Stößen aus Feuchtigkeit eindringen kann. Unversiegelter Kork kann auch mit Wachspolitur oder mit Naturölen und -harzen behandelt werden. Korkbeläge mit Vinyloberfläche bedürfen keiner abschließenden Behandlung.

Kork ist zwar billig und problemlos zu verlegen, verlangt aber gezielte Pflege, um sein Aussehen bewahren zu können. Halten Sie Kork immer sauber. So kann sich kein scharfkörniger Schmutz ansammeln, der die Versiegelung aufbrechen und Schmutz und Feuchtigkeit den Weg ebnen würde. Kehren oder saugen Sie den Boden regelmäßig, wischen Sie mit einem feuchten Tuch und bohnern Sie gelegentlich und sparsam.

Gummi

Lange Zeit waren Gummibeläge wegen ihres technischen Aussehens die Favoriten moderner Architekten. Zuerst fanden sie auf Bahnhöfen, Flughäfen und in anderen öffentlichen Räumen (sogar in Flugzeugen) breite Verwendung. Durch die High-Tech-Mode der 70er Jahre fanden sie bald auch Einzug in die Wohnungen. Sie brauchen sich aber nicht zur stilistischen Avantgarde zu rechnen, um die enormen praktischen Vorzüge der Gummibeläge schätzen zu können. Diese sind strapazierfähig, wasserunempfindlich, brandunempfindlich, extrem elastisch, leise und warm. Das sind Eigenschaften, die sich jeder für einen praktischen Boden wünscht. Natürlich werden sie am meisten in Bädern und Küchen verlegt. Sie haben aber genügend Schick, um auch für andere Räume in Betracht zu kommen.

Naturgummi ist schwerer gleichmäßig zu färben als synthetische Sorten. Die meisten Gummibodenbeläge, die heutzutage verkauft werden, enthalten wenig oder gar keine natürlichen Grundstoffe. Statt dessen bestehen sie aus vulkanisiertem synthetischen Gummi, Pigmenten, Silikaten und Kaolin. Manche Sorten haben einen textilen Rücken oder eine Schaumgummiunterseite. Gummi wird meist in Fliesenform angeboten, es gibt ihn aber auch von der Rolle und als Treppenfliesen oder -läufer. Sie variieren in der Dicke, was sich im Preis niederschlägt. Die

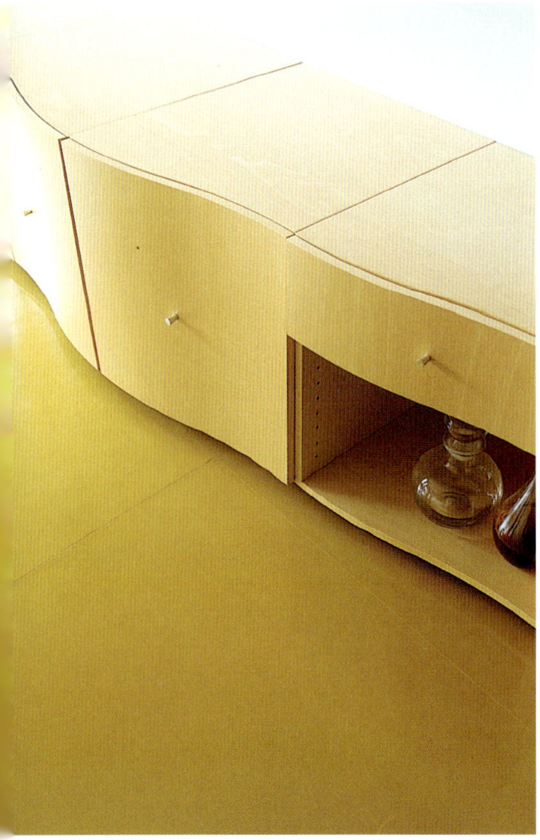

Rechts (Detailbilder): Gummiböden haben sich zu raffinierten, anmutigen Belägen mit einer breiten Auswahl brillanter Farben, abstrakter Muster und geprägter Strukturen entwickelt. Die Prägung bietet zusätzlichen Halt. Dies ist gerade für Treppen zu empfehlen und für Flächen, die oft naß werden.

Links: Dieses knallige Zitronengelb ist eine herausfordernde Farbe für einen Wohnbereich.

Seite 108/109: Der braune Gummiboden ergänzt gut das kühle, blaugrüne Küchendekor. Versiegeln Sie den Boden zu seinem Schutz.

Gegenüber, oben und unten: Gummi ist ideal für puristische Bäder. Es hat eine tiefe, reine Farbwirkung. Nasses Gummi kann allerdings rutschig werden.

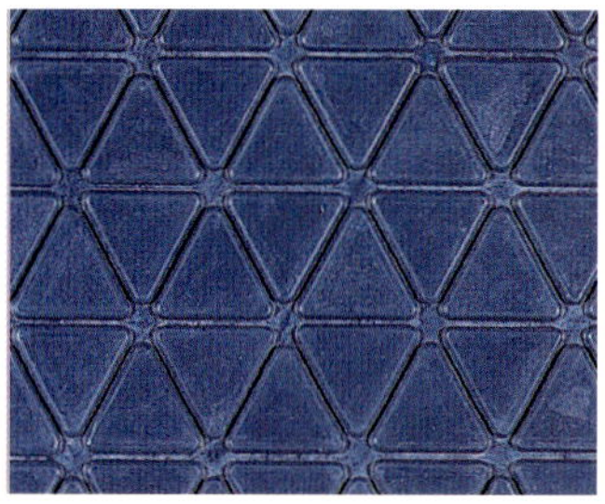

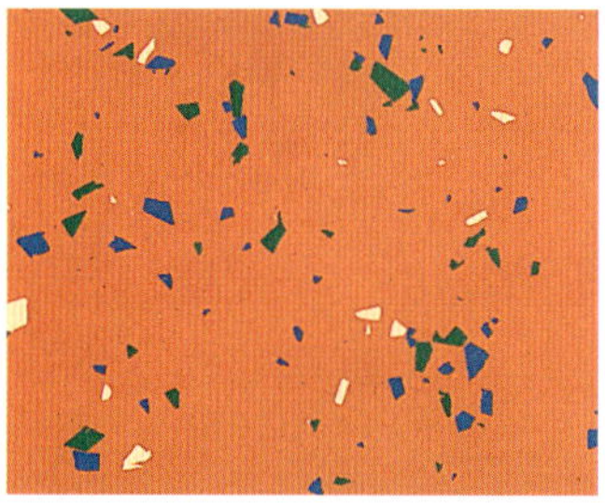

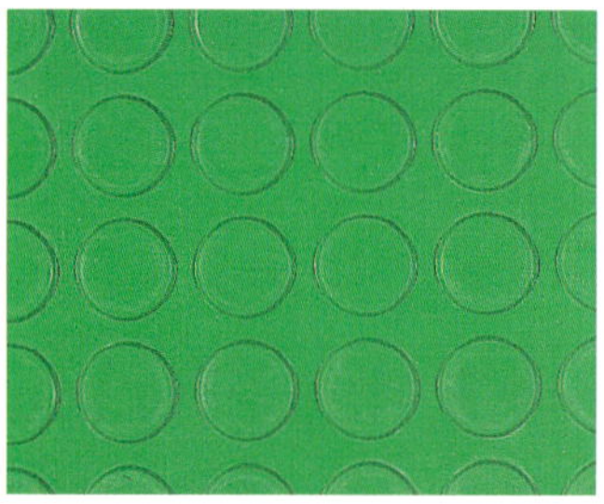

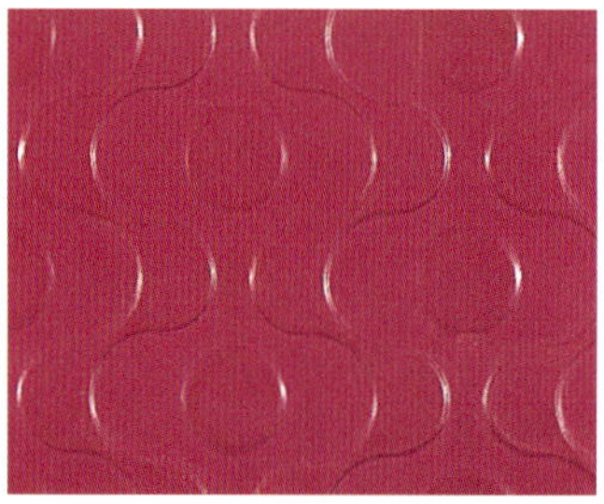

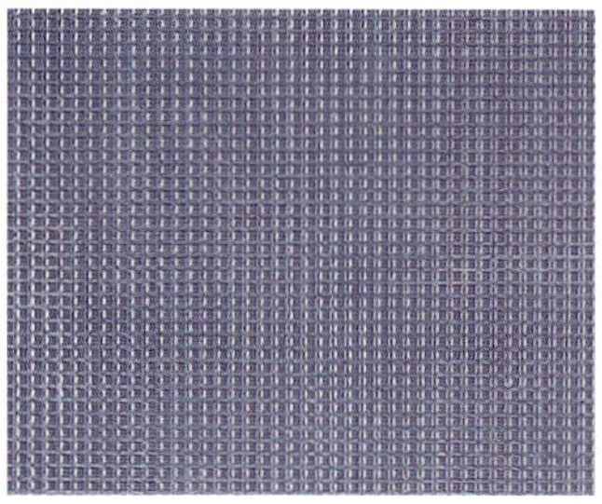

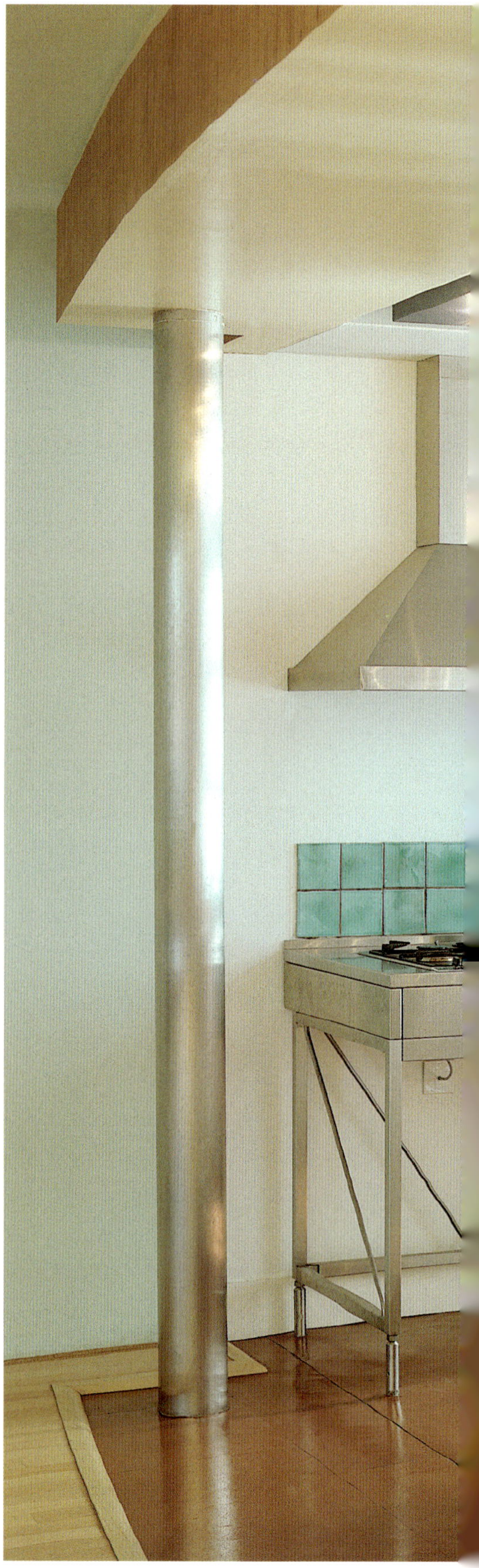

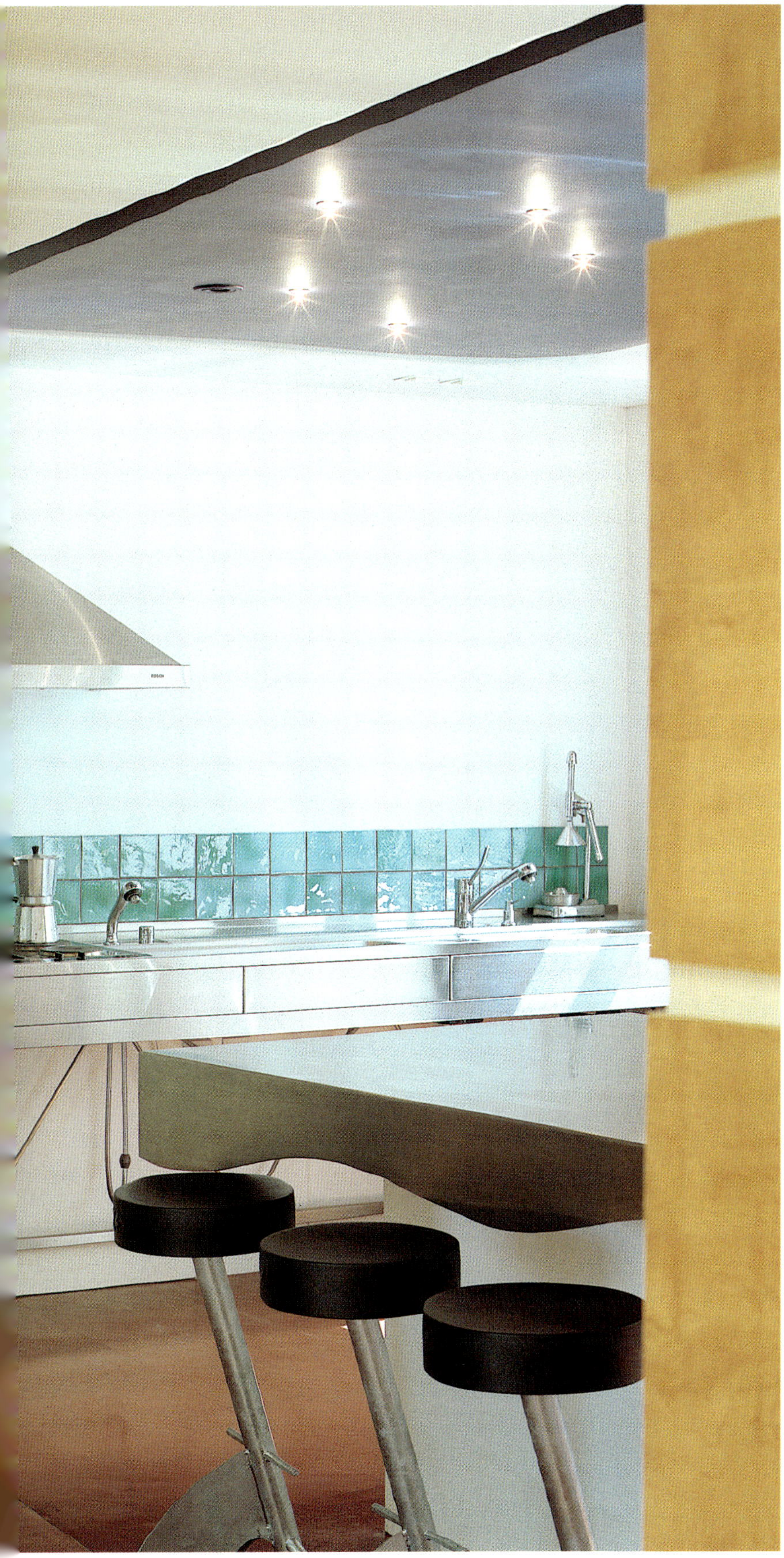

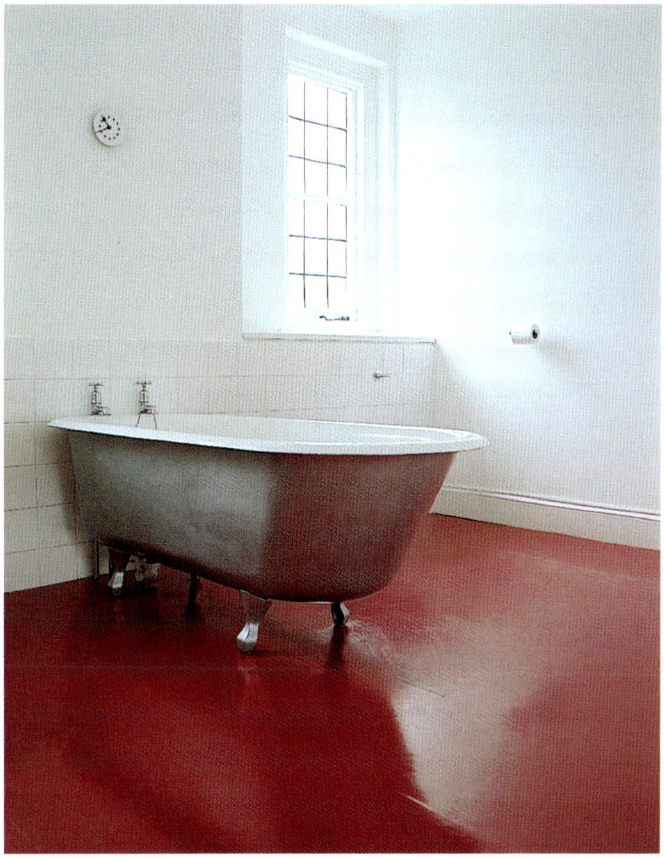

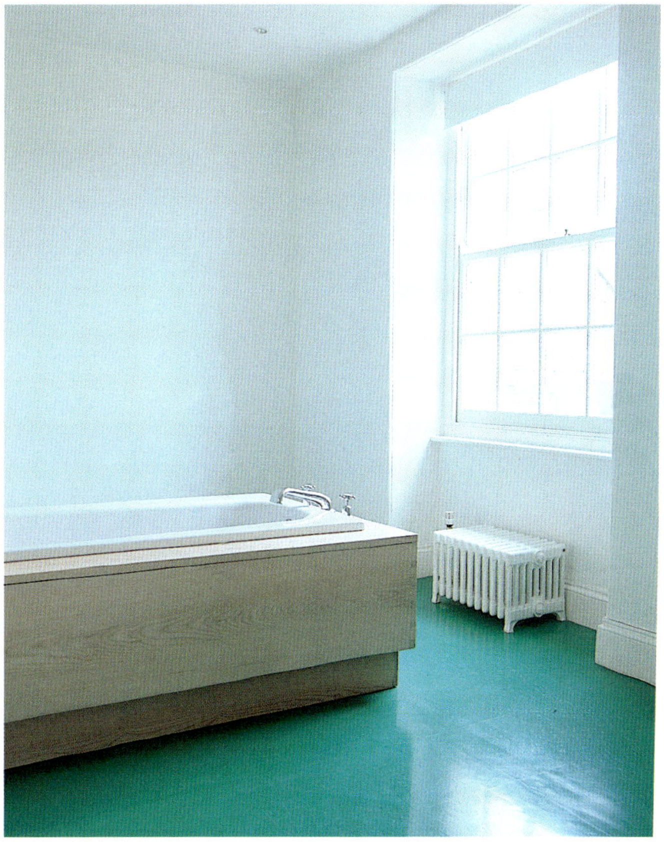

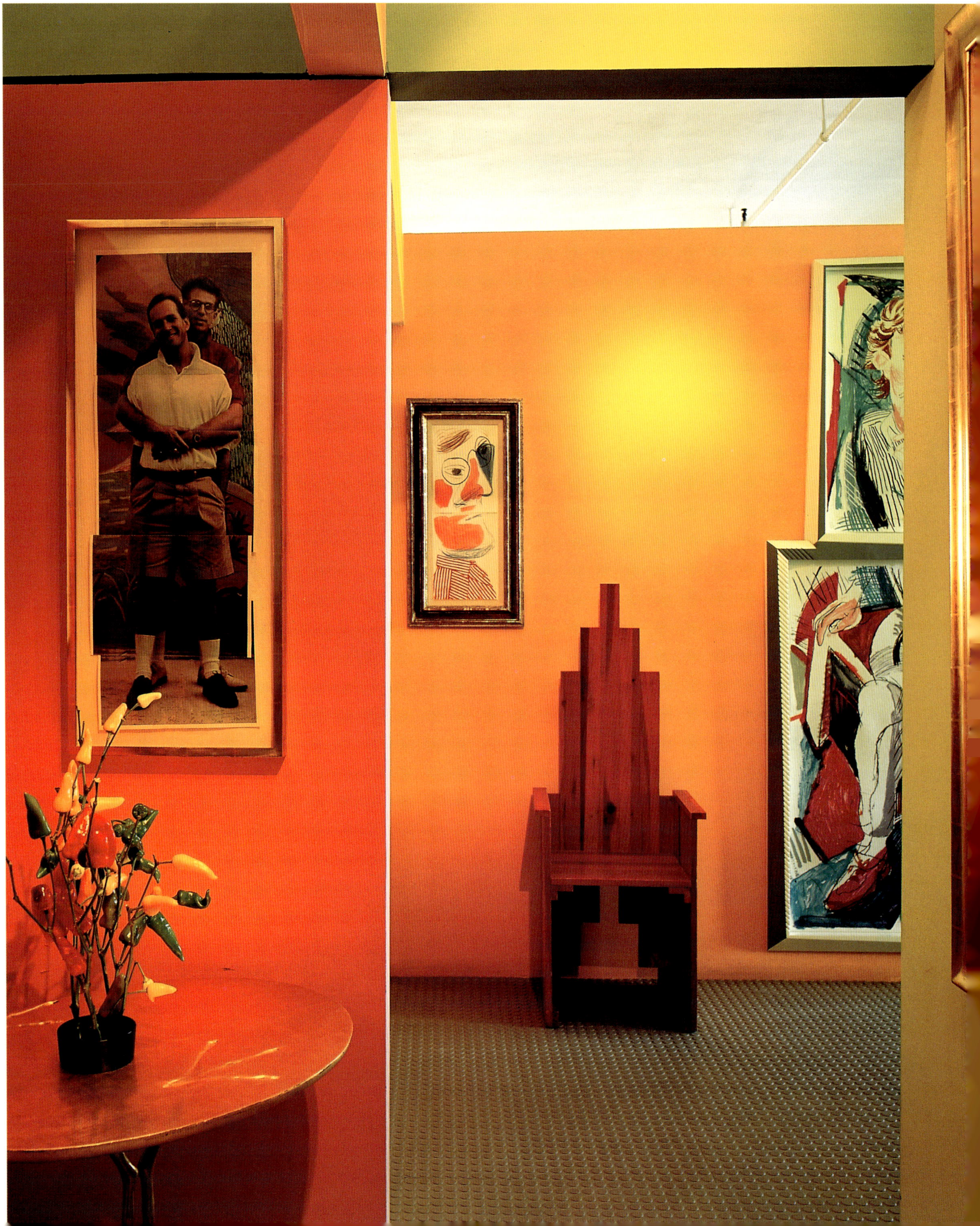

besten Qualitäten kosten soviel wie erstklassiges Vinyl oder Parkett.

Heutzutage gibt es Gummibodenbeläge in einer immensen farblichen Vielfalt von leuchtenden Grundfarben bis zu dezenten Tönen, die nicht mehr an High-Tech erinnern. Ebenso eine große Auswahl an Mustern und Oberflächen. Es werden glatte und geprägte Strukturen hergestellt. Letztere können runde Noppen, Rippen, Nuten und Muster sein, die an Fußbodendekorbleche erinnern. Diese Prägungen erhöhen den Halt. Verschmutzungen sind auf mehrfarbig marmoriertem, gestreiftem oder geflecktem Gummi unauffälliger.

Für Flächen, die oft naß werden, sind geprägte Böden ratsam. Glatte Oberflächen können sehr rutschig sein. In den Vertiefungen des Reliefs sammelt sich gerne Schmutz an. Das erschwert das Putzen und verlangt eine häufigere Reinigung. Ungebohnerter, matter Gummi verfleckt schnell. Es gibt spezielle Sorten, die über Fußbodenheizungen verlegt werden können. Die Wärme läßt aber den Boden nach Gummi riechen.

Gummifußböden werden oft einfarbig verlegt. Aus Fliesen in kontrastierenden Farbtönen können zum Beispiel ein Schachbrett oder ein kunterbuntes Muster gelegt werden. Aus Meterware lassen sich die gleichen Muster schneiden wie aus Linoleumbahnen.

Verlegen

Gummi ist geschmeidig, leicht zuzuschneiden und hält fast ewig. Er braucht einen trockenen, ebenen Untergrund. Geeignet ist etwa ein Estrich oder ein Dielenboden, der mit Spanplatten ausgelegt wurde. Im Parterre kann auf massivem Untergrund eine Feuchtigkeitssperre nötig sein. Sowohl Fliesen als auch Bahnen müssen mit dem Untergrund verklebt werden. Verwenden Sie nur empfohlene Dispersions- oder Reaktionskleber. Diese werden im allgemeinen sowohl auf den Untergrund als auch auf den Gummi aufgetragen. Nach angegebener Trockenzeit wird der Belag auf den Untergrund gepreßt (bei Meterware mit einer Walze). Nach dem Verlegen sollte der Kleber 48 Stunden aushärten können, bevor der Boden gebohnert wird.

Pflege

Fliesen werden oft mit gepuderter Oberfläche geliefert. Diese müssen mit speziellem Reinigungsmittel gesäubert werden. Gummi kann matt bleiben, so daß er sein warmes, weiches Aussehen behält. Naturgummi wird sehr leicht durch Fett oder Lösungsmittel verfleckt. Auch synthetischer Gummi kann sich dauerhaft verfärben.

Gegenüber: In dieser modernen Einrichtung bildet der graue Gummi einen angenehm dezenten Hintergrund für das farbige Interieur.

Unten: Gummi kann mit einer wasserlöslichen Wachsemulsion gebohnert werden. Dadurch werden die Farben intensiver und der Boden fleckabweisend, was besonders in Küchen und Eßbereichen wichtig ist.

Ganz unten: Gewöhnlich werden Bäder schlicht und einfach gestaltet. Hier wurde diese Designregel auf angenehme Weise durchbrochen und ein Schachbrett aus bunten Gummifliesen gelegt.

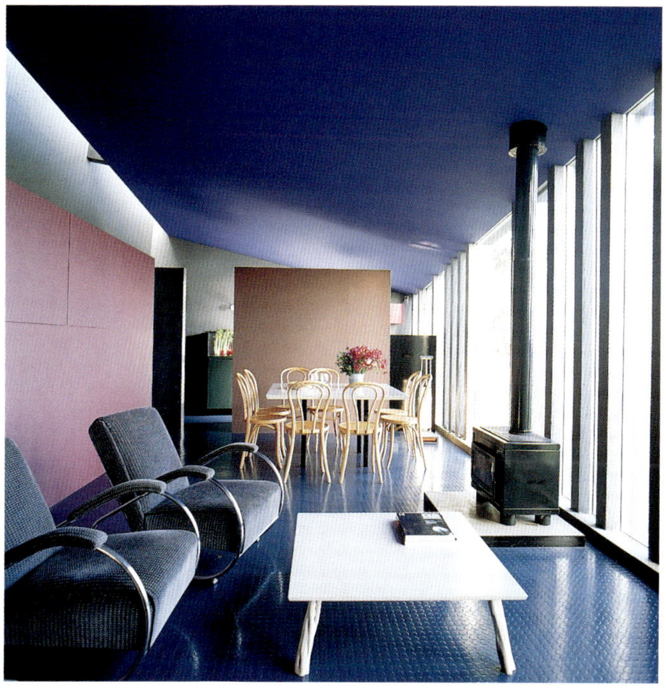

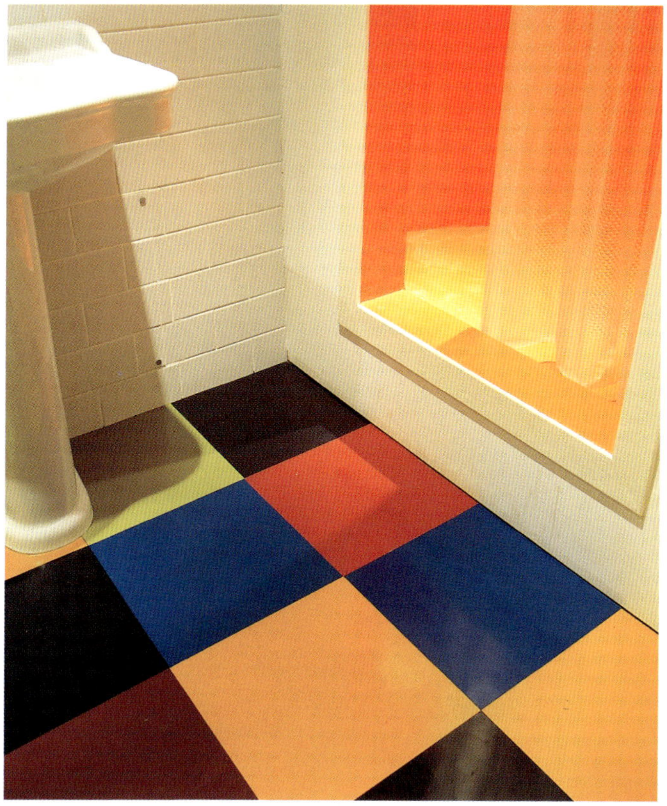

Linoleum

Linoleum ist das Stiefkind der Bodenmaterialien. In noch nicht allzu ferner Vergangenheit wurde es allgemein als schaurig rissiger Bodenbelag alter Krankenhauskorridore geschmäht. Doch in den vergangenen Jahren wandelte sich das Produkt zu einem schicken, robusten Bodenbelag, der in einer riesigen Bandbreite an Farben und Mustern erhältlich ist. Diese Wiederbelebung fiel mit einem wachsenden Umweltbewußtsein der Bevölkerung zusammen. Linoleum ist ein vollständig natürliches Produkt. Es hat aber gleichzeitig viele der praktischen Vorzüge synthetischer Beläge und darüber hinaus noch ganz eigene Vorteile.

Linoleum hat seit seiner Erfindung im Jahre 1863 durch den Engländer Frederick Walton eine beachtliche Geschichte durchlebt. Nachdem es im letzten Jahrzehnt des 19. Jahrhunderts in die Massenproduktion ging, wuchs seine Popularität. Es diente als billige, praktische und langlebige Alternative zum Öltuch.

Rechts: Linoleum hat eine natürlich melierte Färbung, wodurch ein graphisches Muster wie dieses Schachbrett eine weichere Zeichnung erhält. Fliesen sind leichter zu verlegen als Bahnen.

Unten: Rand und Zentralmotiv geben dem Linoleumboden etwas Besonderes. Für Küchen eignet sich Linoleum ganz hervorragend, weil es antibakteriell und leicht zu pflegen ist.

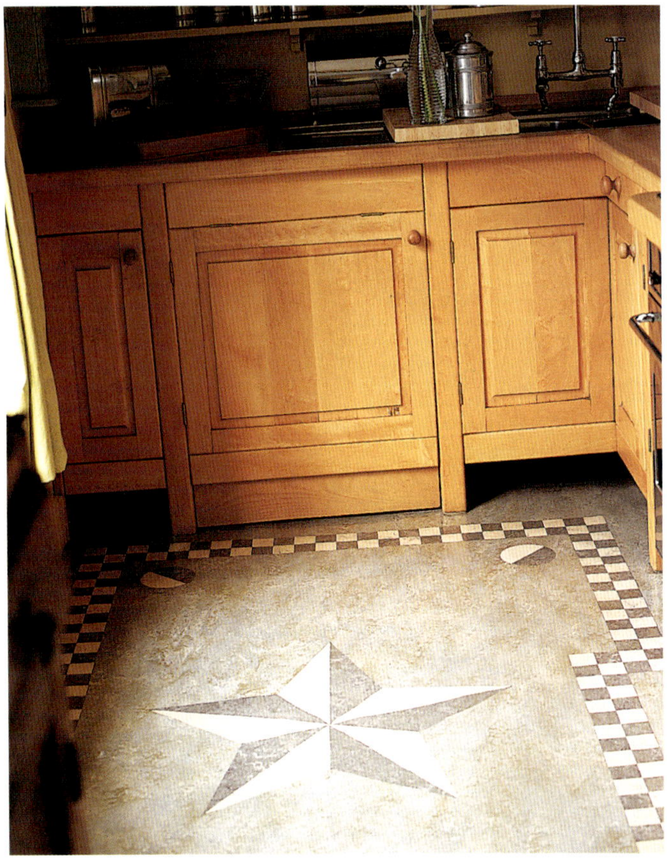

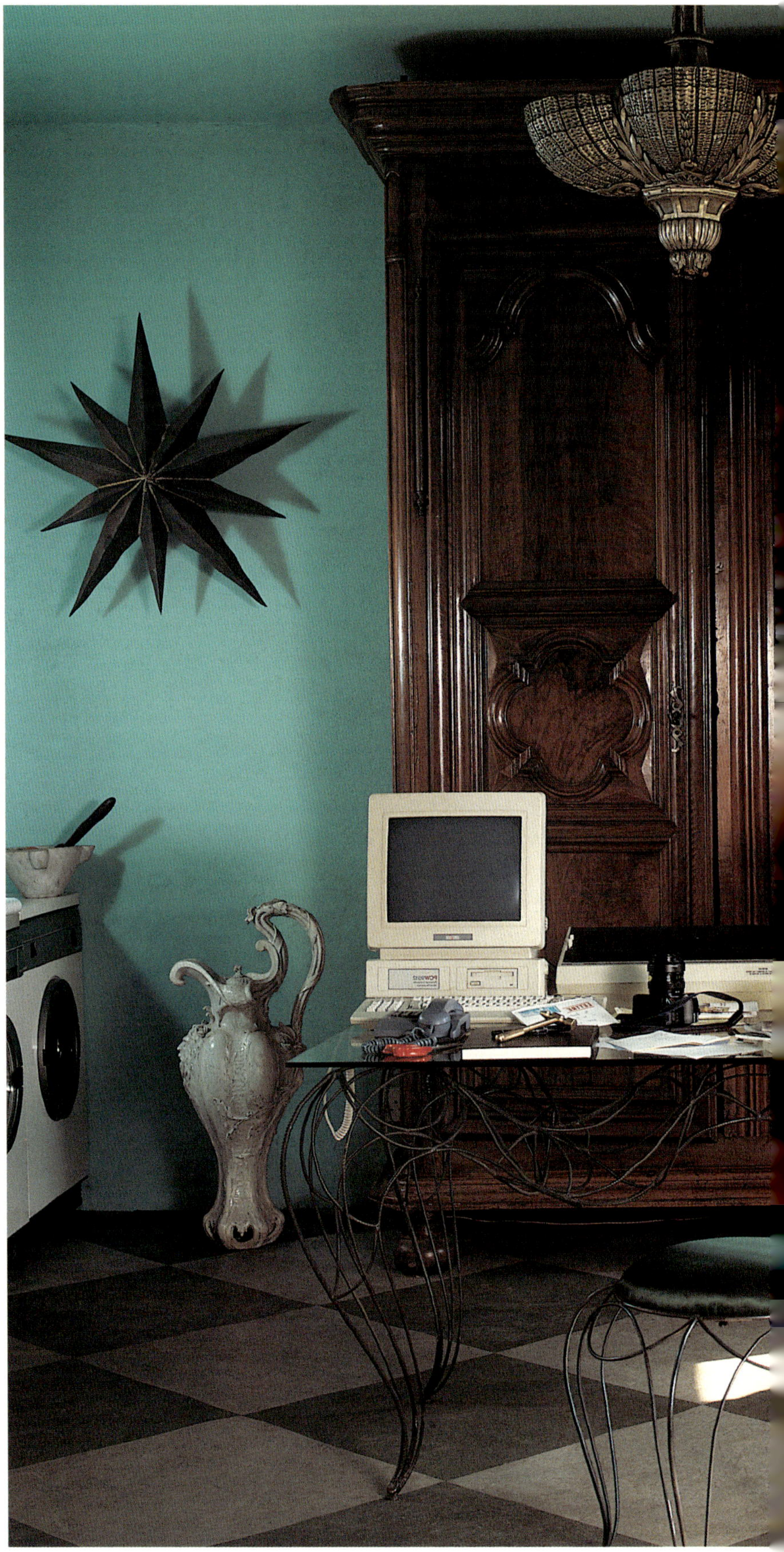

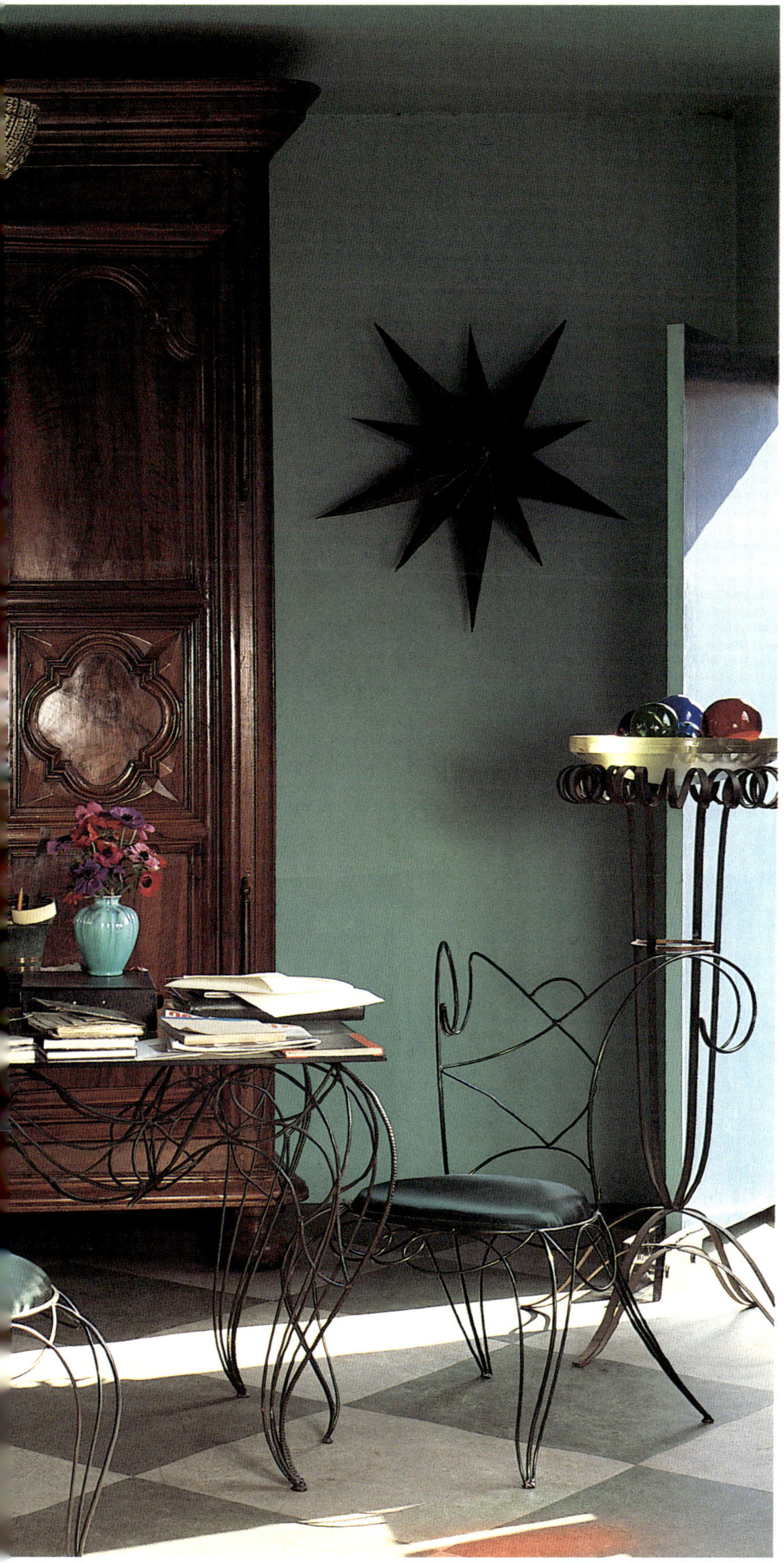

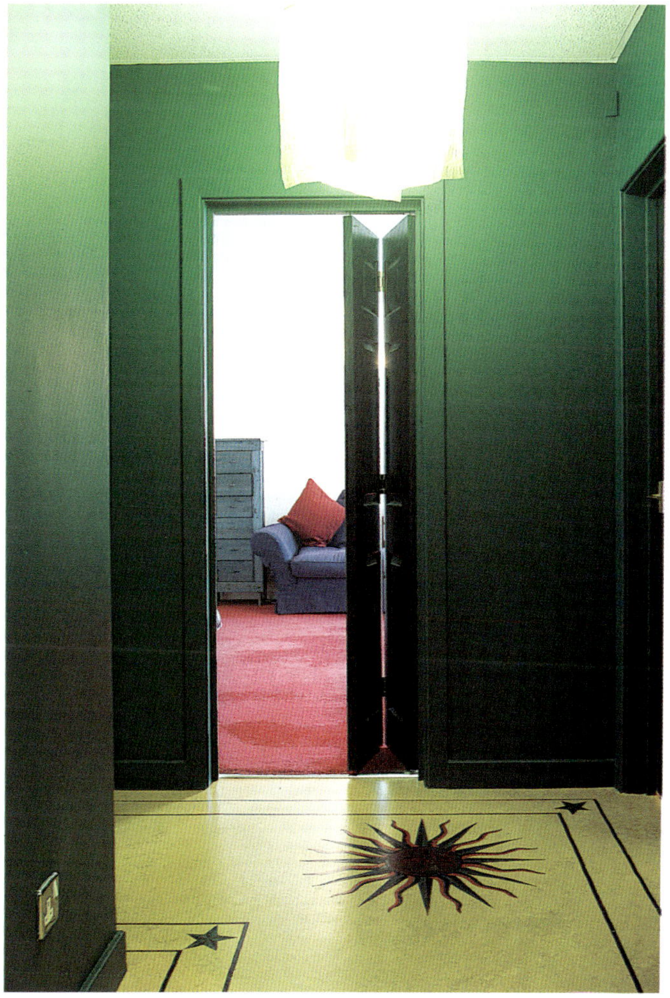

Oben: Linoleum gibt es in einer breiten Auswahl an aufregenden Farben und Mustern. Dadurch hat sich sein Image von einem Zweckbelag zu einem stilistisch modernen Material gewandelt.

Linoleum wurde oft mit Mustern produziert, die den Stil der Zeit widerspiegelten. Namhafte Architekten des Bauhauses wie Mies van der Rohe, Behrens und Hoffmann waren von diesem Material fasziniert und entwarfen dafür Muster.

Frühere Formen des Linoleums waren im Vergleich zu den heutigen brüchiger. Armselige, gerissene Fliesen und an den Rändern gewellte Bahnen verschafften dem Linoleum das Image eines Bodenmaterials zweiter Wahl.

Das heutige Comeback liegt also auch an den technischen Verbesserungen. Gleichzeitig rückten nun die vielen anderen positiven Eigenschaften des Linoleums ins Blickfeld. Es ist nicht nur ein natürliches Produkt, sondern auch hygienisch. Da es antistatisch ist, zieht es keinen Staub an. So ist Linoleum für Allergiker eine gute Wahl. Linoleum ist auf natürliche Weise anti-

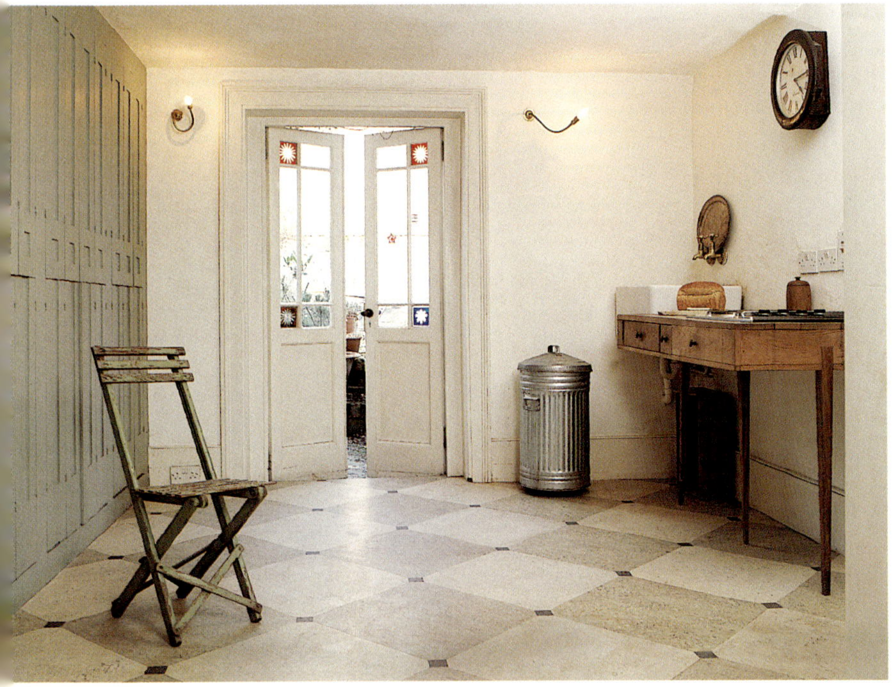

Links: Linoleum in einem klassischen Fliesenmuster mit Einlegearbeiten. Es ist ein kühler, neutraler Boden für einen Eingang.

Rechts: Eine Küche im Nostalgie-Look bekam durch dieses blaugraue und weiße Linoleum einen freundlichen Boden.

bakteriell und tötet Keime, die mit ihm in Kontakt kommen. Linoleum ist warm, leise und elastisch. Es ist angenehm zu begehen und auch naß noch griffig. Stärkere und damit teurere Qualitäten haben diese Eigenschaften noch ausgeprägter. Es gibt Sorten mit zusätzlicher Korkrückseite, die weicher sind und den Schall besser absorbieren, und härtere Sorten, die gegen Dellen und Brandflecken widerstandsfähig sind. Beim Kauf ausländischer Ware sollte man darauf achten, daß sie ohne Weichmacher hergestellt wurde (in Deutschland Standard) und auch nicht mit Kunstharz versiegelt wurde. Alle Linoleumbeläge können über einer Fußbodenheizung verwendet werden.

Um Linoleum herzustellen, wird Leinöl oxidiert und mit Kolophonium als natürlichem Härter versetzt. Dieses Bindemittel wird mit Korkpulver vermengt, was für Elastizität und Isolierfähigkeit verantwortlich ist, und mit Holz- und Gesteinsmehl, was ihm Härte verleiht. Mit Pigmenten wird die Masse eingefärbt. Das Rohmaterial wird dann auf ein Gewebe, zum Beispiel Jute oder Glasfaser, gepreßt und für einige Wochen bei hohen Temperaturen in der Trockenkammer „gebacken". Danach wird es in Bahnen oder Fliesen zerschnitten.

Linoleum hat eine natürliche, körnig-matte Oberfläche. Die Farben reichen von pastellenen bis zu intensiven Tönen, haben aber alle einen natürlichen, weichen Charakter. Neue, geometrische Muster sind zum Beispiel Schottenmuster und Mehrfachecken und diverse Randverzierungen. Mit neuesten Techniken lassen sich besonders komplizierte Einlegearbeiten ausführen, da die Schneidwerkzeuge vom Computer gesteuert werden.

Linoleum leidet unter Feuchtigkeit. Es sollte so sorgfältig verlegt werden, daß kein Wasser an den Nahtstellen eindringen und den Belag von der Rückseite her faulen lassen kann. Meterware kann an den Nahtstellen mit Hitze wasserdicht verschweißt werden. Fliesen müssen so eng wie möglich gelegt werden. Das Material selbst ist nicht besonders teuer. Fliesen können von geschickten Laien selbst verlegt werden. Meterware – üblicherweise mit Breiten von zwei Metern – ist jedoch sehr schwer und unhandlich und braucht die Erfahrung des Experten. Wenn der Belag liegt, ist er unempfindlich gegen die meisten Haushaltschemikalien, kann aber von diversen Lösungsmitteln angegriffen werden.

Wie die meisten Naturprodukte entwickelt sich Linoleum noch mit dem Alter. Das bei der Herstellung verwendete Leinöl härtet noch bis zu zehn Jahre aus, so daß der Boden nach und nach fester wird.

Von Linoleum ist ein Effekt bekannt, den man Reifegilb nennt. Es ist eine vorübergehende Verfärbung, die beim Aushärtungsprozeß im Ofen entsteht. Dabei entwickelt sich ein gelblicher Oxidationsfilm, der besonders auf weißen, grauen und blauen Schattierungen sichtbar wird. Er verschwindet nach einigen Stunden wieder, wenn die Oberfläche dem Sonnenlicht ausgesetzt ist. Im Dunkeln wie etwa im Keller kann sich die Verfärbung einige Wochen halten. Besonders deutlich sieht man den Effekt, wenn man ein Stück unverlegtes Linoleum mit dem Boden vergleicht.

Einlegearbeiten

Individuelle Entwürfe lassen sich durch Schneiden und Zusammensetzen von Stücken herstellen oder durch Einlegen eines dekorativen Randes. Es gibt aber auch fertig zugeschnittene Muster, die von einem Fachmann verlegt werden können. Diese Verzierungen lassen den Linoleumboden zu einem Prunkstück des Zimmers werden. Viele Hersteller bieten an, individuelle Muster vorzufertigen. Der Preis hängt von der Komplexität, der Detailliertheit und der Anzahl der Farben ab. In der Vergangenheit hing das Resultat einer Einlegearbeit im wesentlichen von den Fähigkeiten des Handwerkers ab. Heutzutage werden die Entwürfe in einen Computer eingegeben, der den Zuschnitt durch einen Hochdruckwasserstrahl steuert. Einlegemuster reichen von einfachen Kurven und Pfaden und scheinbar zufälligen Einlagen bis zu raffinierten und detaillierten Mustern, deren Herstellung durch den präzisen Schnitt erleichtert wird.

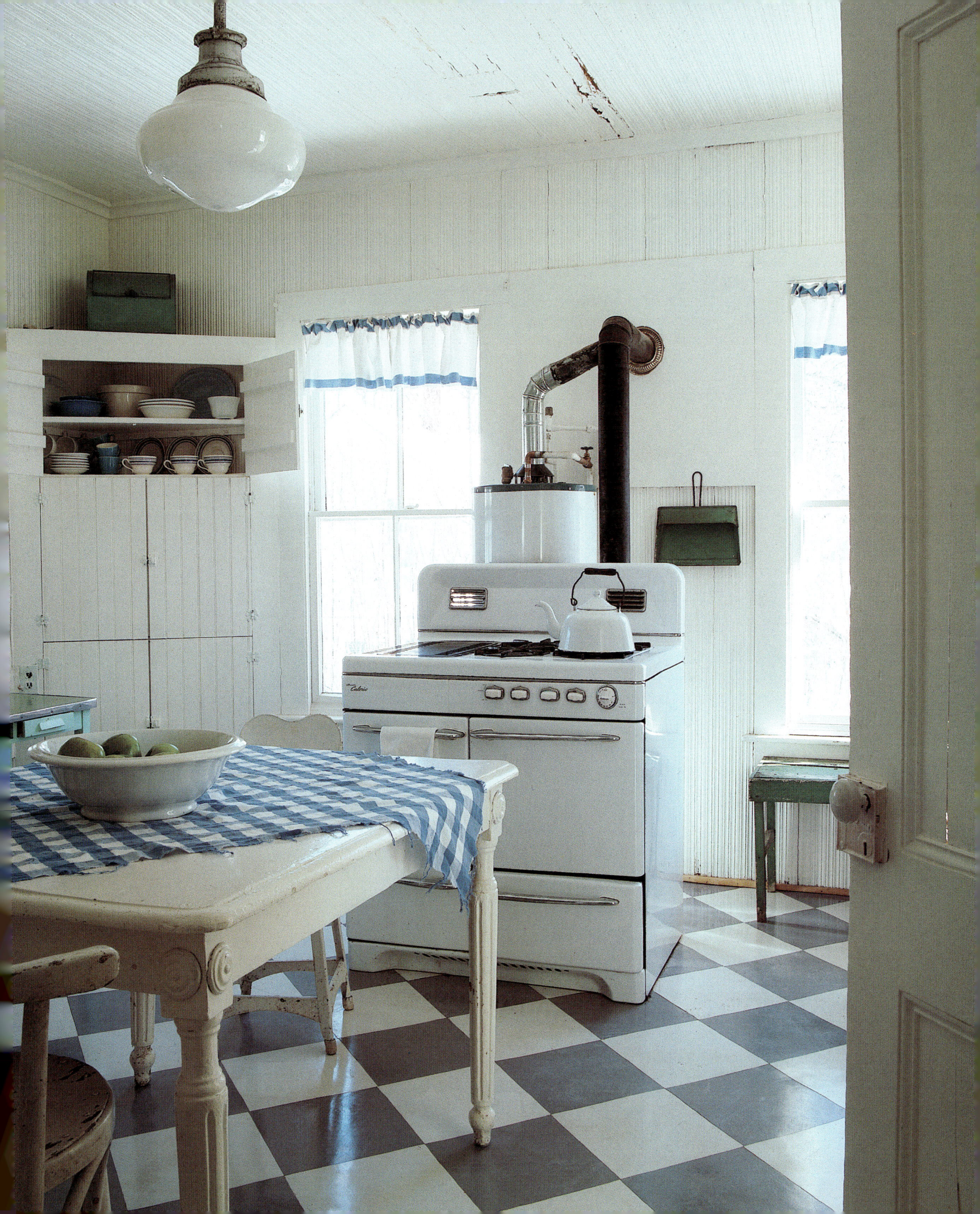

Einlegearbeiten sind eine wahre Kunst. Zunächst wird der Hintergrund trocken auf den Boden gelegt und die Einsätze darauf positioniert und exakt angezeichnet. Dann wird das Hintergrundlinoleum wieder entfernt. Die Einsätze werden genau positioniert verklebt, bei Bedarf angerollt und beschwert.

Abschließend wird das Hintergrundlinoleum ausgeschnitten, so daß es etwas übersteht, aufgeklebt und dann präzise nachgeschnitten. Kleinere Lücken werden mit einer Mischung aus Linoleumstaub und Dispersionskleber verspachtelt und überpoliert.

Verlegen

Linoleum sollte auf einen trockenen, ebenen Untergrund wie einen mit Span- oder Sperrholzplatten ausgelegten Dielenboden oder Beton verlegt werden. Bahnenware sollte sich einige Tage akklimatisieren können; Fliesen sollten so dicht wie möglich aneinander verlegt werden. Die Fugen tendieren dazu, mit dem Alter enger und damit wasserdichter zu werden. Meterware wird im allgemeinen in einer Breite von zwei Metern angeboten. Sie ist schwer und nicht so geschmeidig wie Gummi oder Vinyl. Sie sollten deswegen das Verlegen dem Fachmann überlassen.

Sowohl Meterware als auch Fliesen müssen auf dem Boden festgeklebt werden. Nehmen Sie dazu Dispersions- oder Pulverkleber. Meterware sollte mit einer Gliederwalze auf dem Boden festgerollt, und die Nähte müssen mit Hitze verschweißt werden. Betonböden im Parterre benötigen eventuell eine Feuchtigkeitssperre. Die stärkeren Qualitäten des Linoleums können kleinste Fehler im Untergrund ausgleichen, Unebenheiten sollten aber ausgebessert werden, damit das Linoleum nicht bricht.

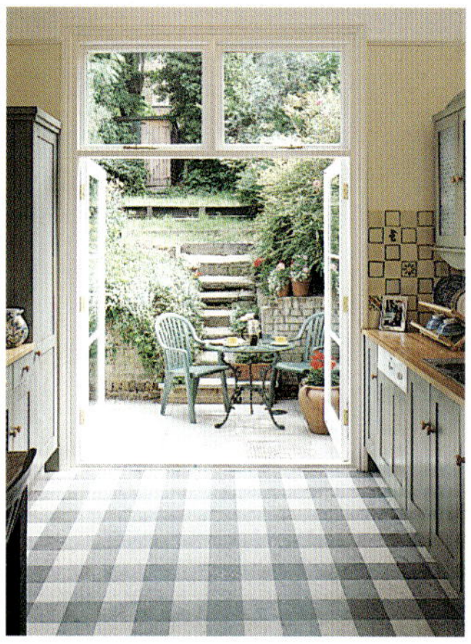

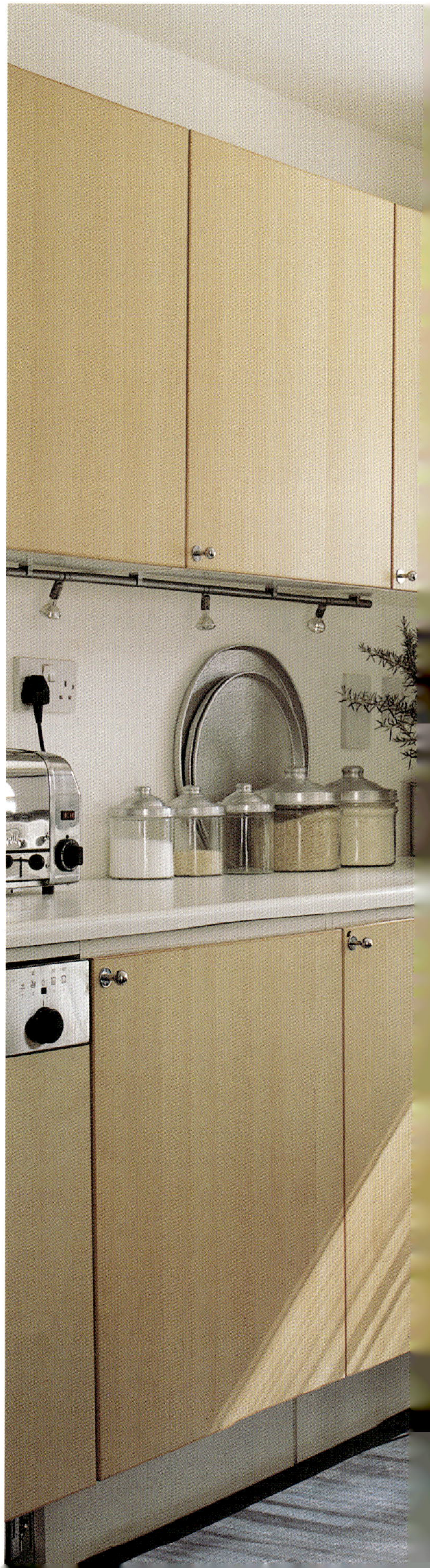

Oben: Dieser frische, karierte Boden paßt gut zur traditionellen Küche.

Seite 116/117: Ein dunkler Linoleumboden in mattem Ton ist ein geeigneter Hintergrund für diese moderne Küche.

Unten links: Ein den Konturen des Bodens folgender Rand betont die Sofanische.

Unten Mitte: Auf Hochglanz poliertes Linoleum bildet einen Art-deco-Hintergrund.

Bildreihe gegenüber: Linoleum hat eine angenehm körnig-matte Textur. Es gibt eine Unzahl an Farben und Oberflächen.

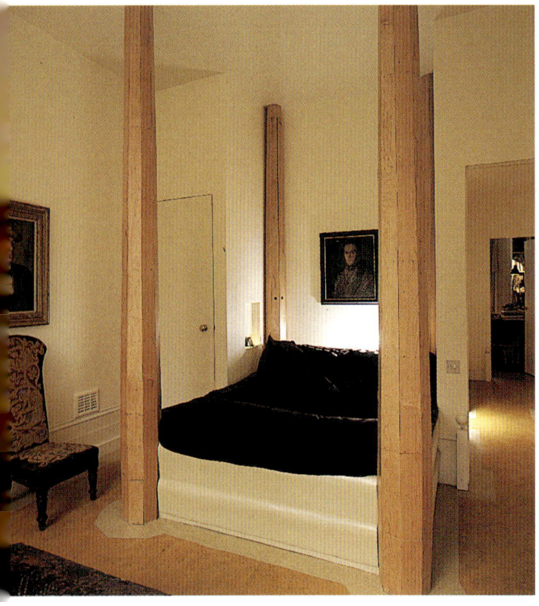

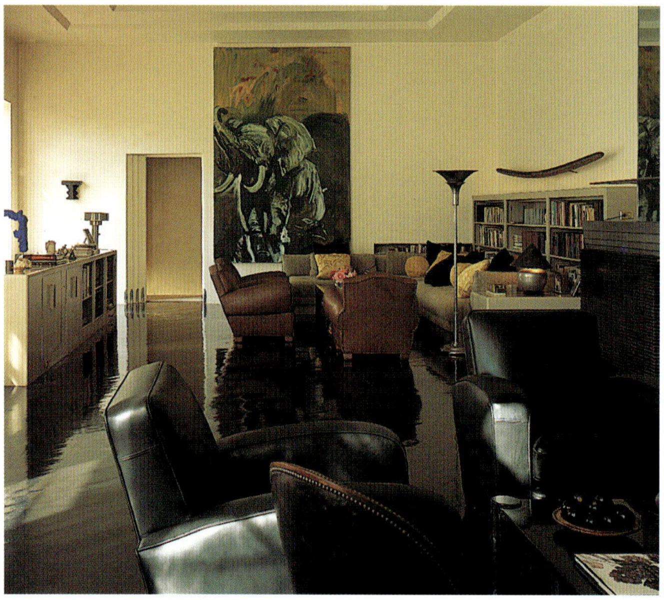

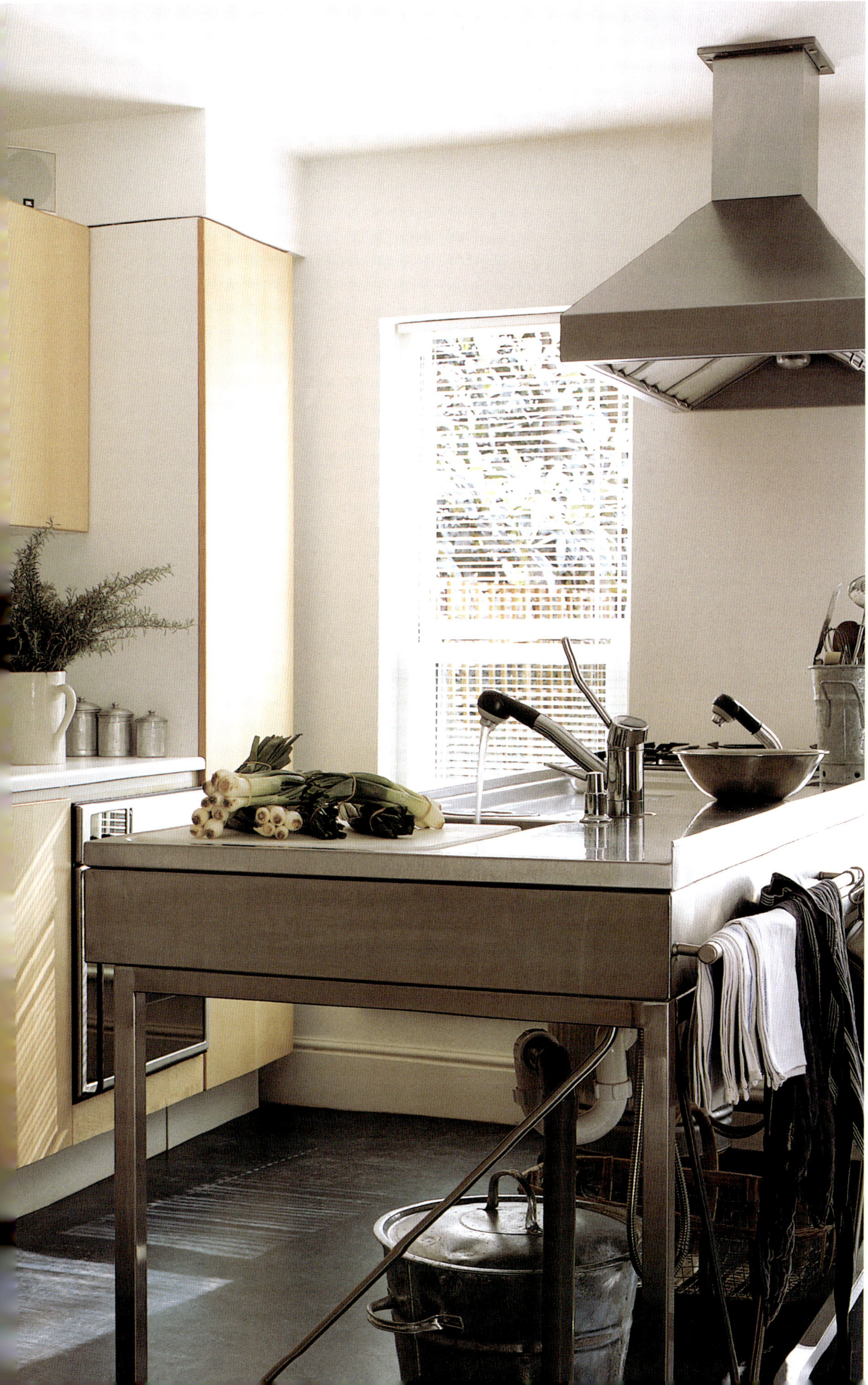

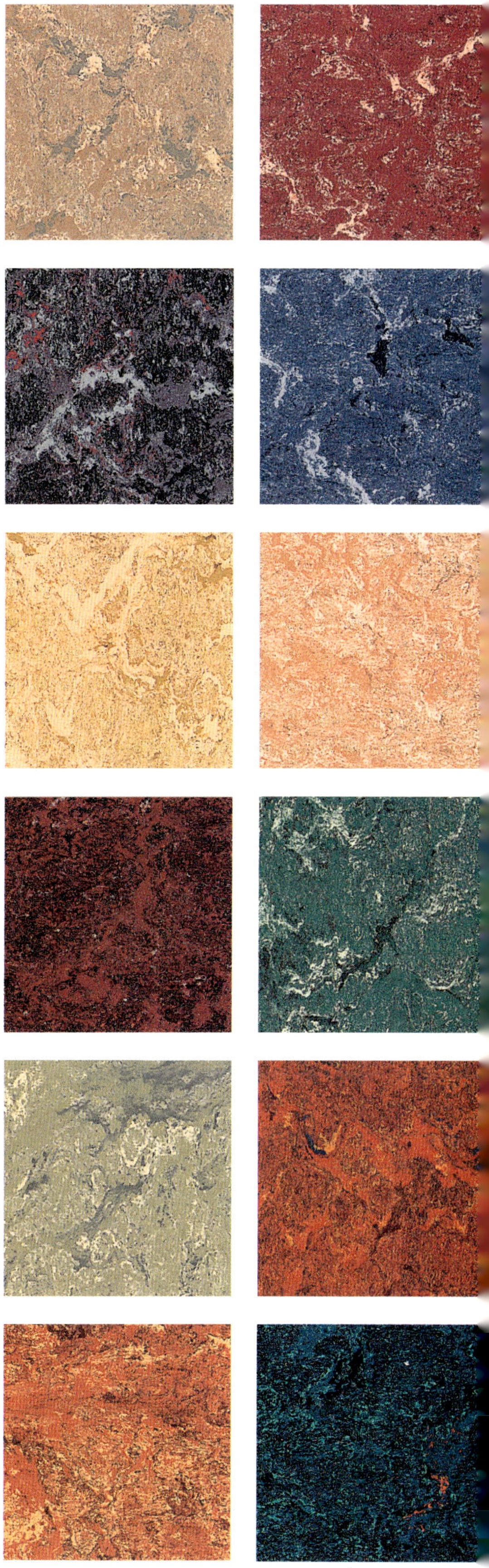

Vinyl

Vinyl ist der Name für eine ganze Gruppe von Bodenbelägen, die Polyvinylchlorid (PVC) enthalten. PVC wurde in den 50er Jahren entwickelt und ist ein Thermoplast, das heißt unter Hitze verformbar. Das ist eine Eigenschaft, die ihn sehr vielseitig macht. Der tatsächliche Anteil an PVC in Vinylfliesen und -bahnen variiert stark. Gute Qualitäten haben einen hohen Prozentsatz, halten länger und sind höher im Preis.

Vinyl ist ein sehr populärer, gebräuchlicher Boden. Es ist preiswert, einfach zu verlegen und zu pflegen, geeignet für Allergiker und mit langer Dauerhaftigkeit. Es bietet eine problemlose und praktische Lösung für viele Flächen. Die Auswahl an Farben, Texturen, Mustern und „Effekten" ist riesig. Vinyl kann in verschiedenen Stärken und in diversen Fliesengrößen gekauft werden. Es gibt Vinyl auch in Bahnen von zwei, drei und vier Meter Breite, so daß es in den meisten Räumen nahtlos verlegt werden

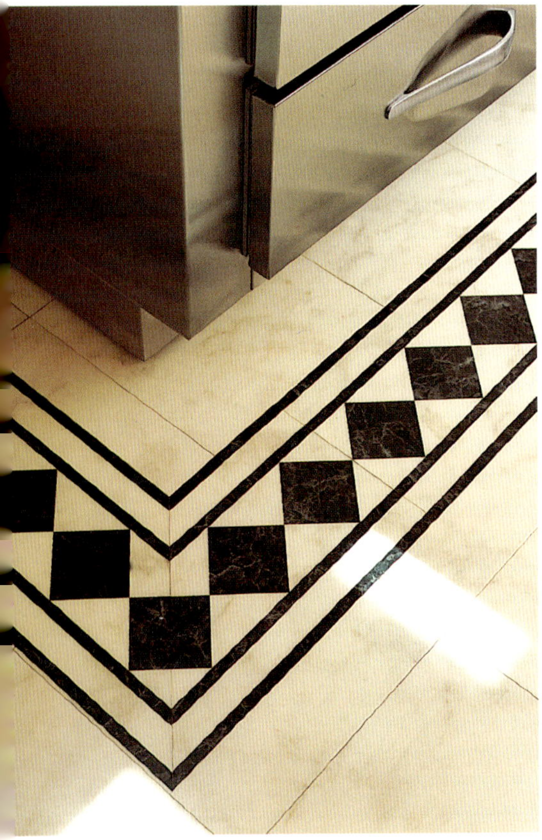

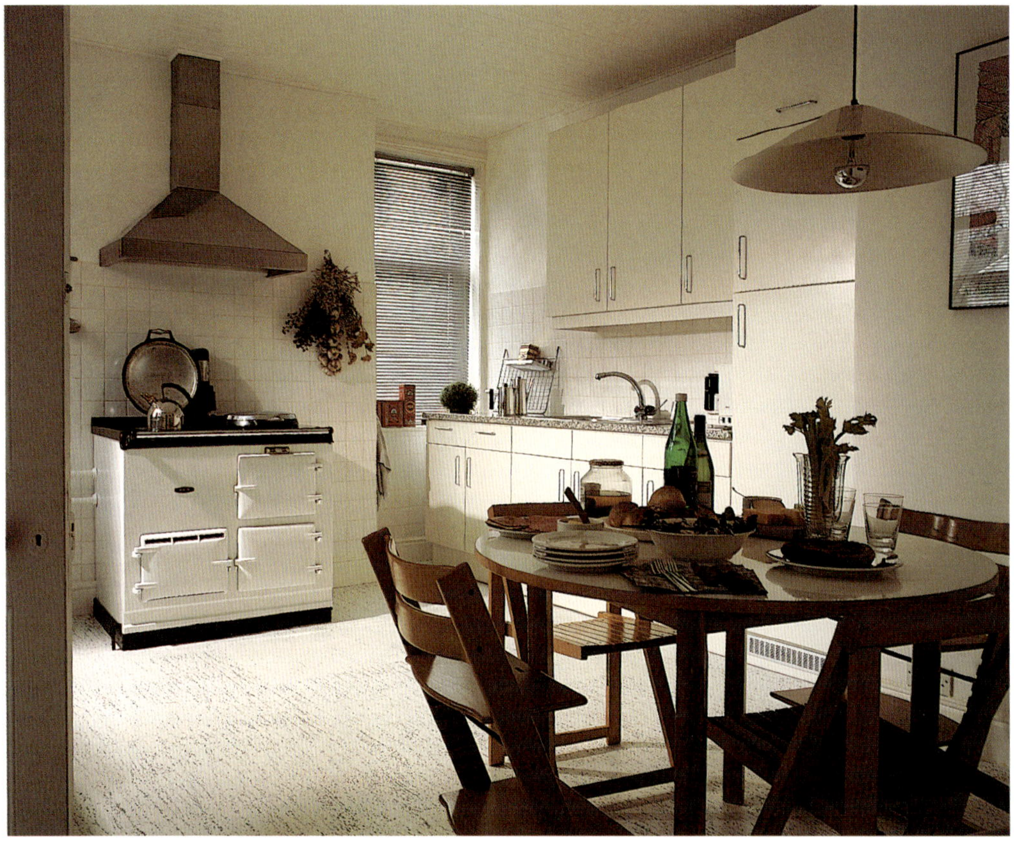

Oben links: Am oberen Ende der Preisskala sind auch sehr raffinierte Imitationen wie dieser „Marmorboden" erhältlich.

Oben rechts: Dieser einfach gemusterte Vinylboden in der Küche ist preiswert, strapazierfähig und gut zu pflegen.

Unten links und rechts: Klassisches Schachbrett sieht in Küche und Wohnzimmer gleichermaßen gut aus. Die Größe der Quadrate sollte den Gegebenheiten angepaßt sein.

Gegenüber: Texturiertes Vinyl ist lebendig und gibt Halt.

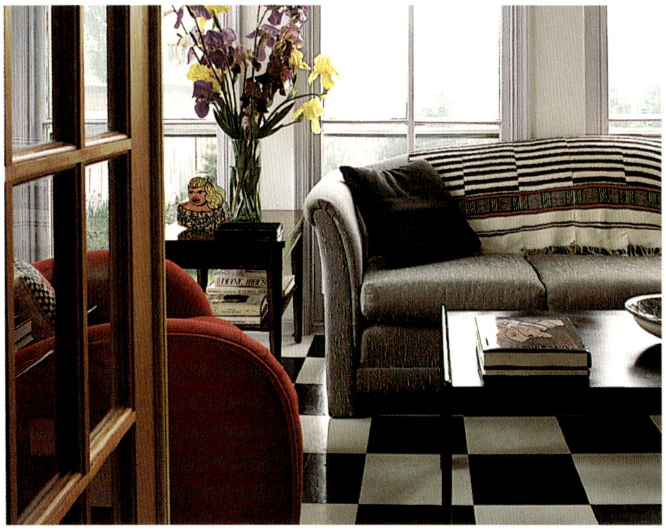

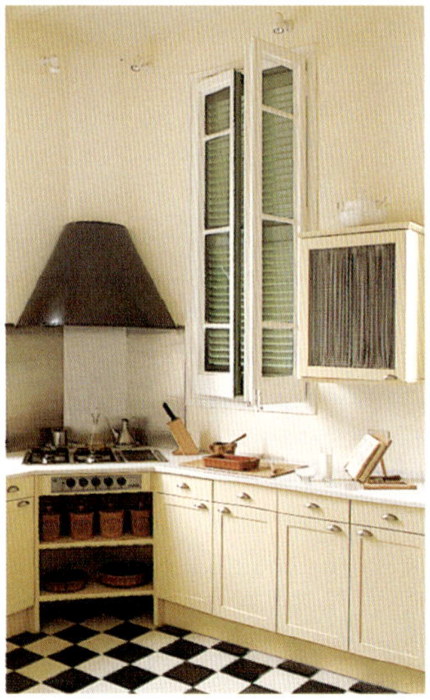

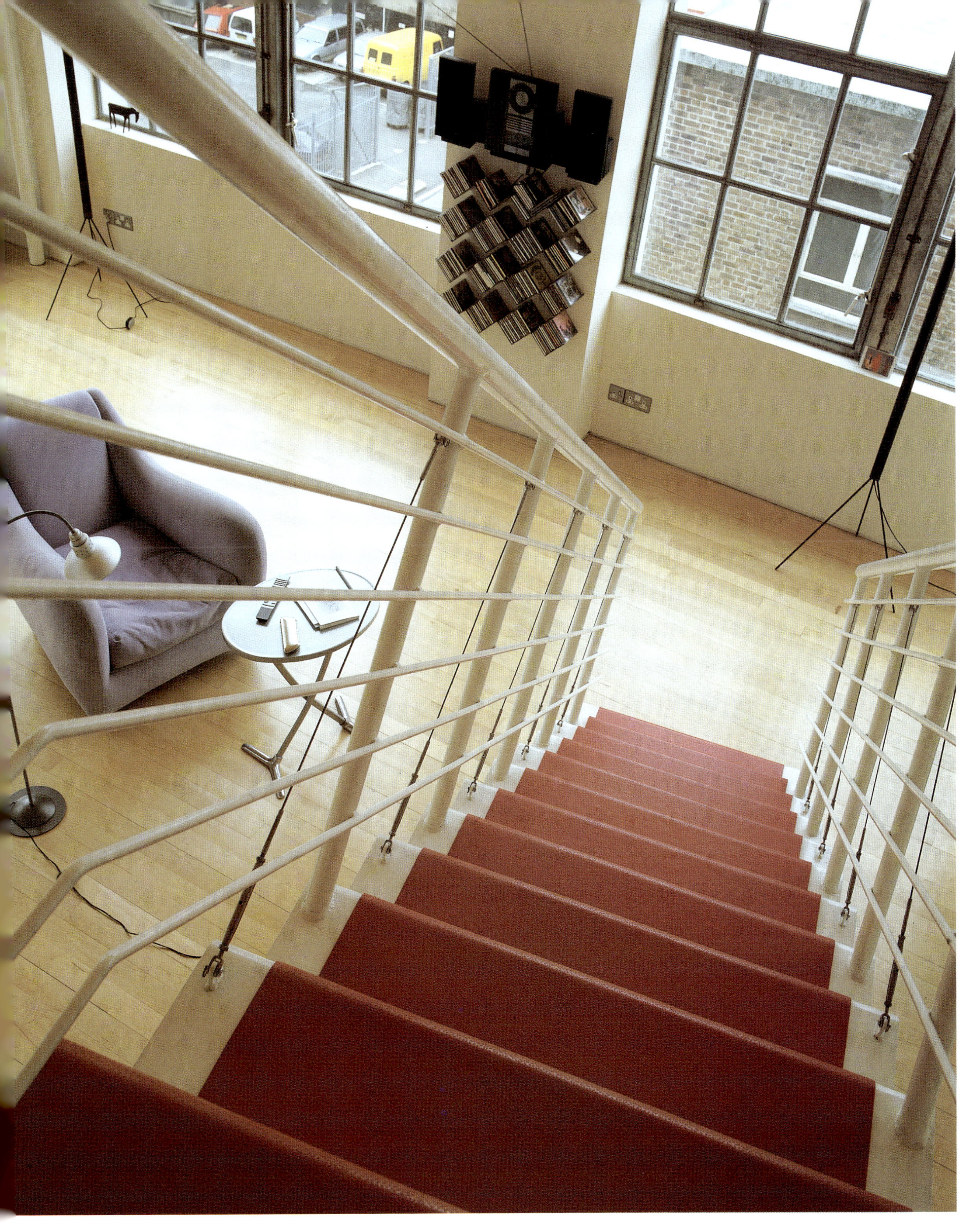

kann. Seine praktischen Eigenschaften gelten den Herstellern als Hauptverkaufsargument.
Vinyl ist wasserfest, widersteht Öl und Fetten und den meisten Haushaltschemikalien. Vinyl mit einer Einlage aus Schaumstoff und mit Schaumstoffrückseite versehenes Vinyl sind elastischer, dämpfen den Schall besser und sind wärmeisolierend. Vinyl kann über Fußbodenheizungen verwendet werden. Manchmal kann es direkt auf einen alten Belag gelegt werden.

Imitationen natürlicher Materialien dominieren, soweit es nur um das Aussehen geht, den oberen Qualitätsbereich. Tatsächlich ist es manchmal schwer, in den Prospekten der Hersteller einen

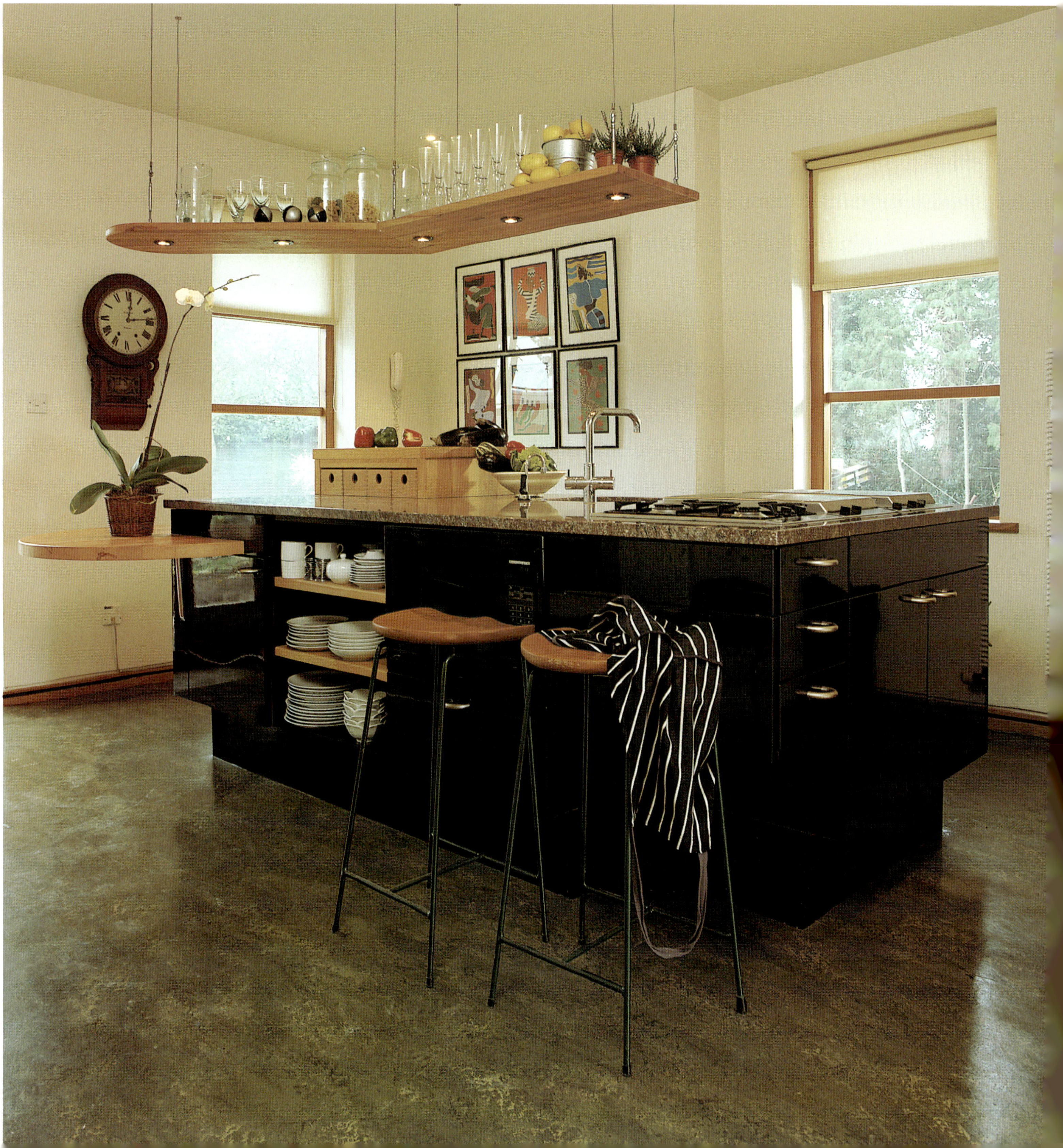

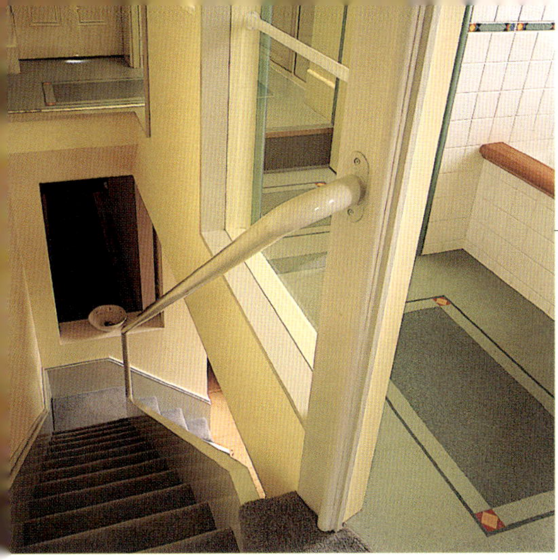

Links: Ein eingesetzter „Läufer" aus Vinyl belebt den Treppenabsatz.

Unten: Leuchtende Farben, Sprenkel und Streifen sind die starken Seiten des Vinyls.

Gegenüber: Auch ohne knallige Farben bietet dieser Vinylboden durch die an Linoleum erinnernde Melierung einen ausdrucksvollen, interessanten Hintergrund. Vinyl bedarf keiner Versiegelung. Scheuernde Reinigungsmittel können es aber beschädigen und entfärben.

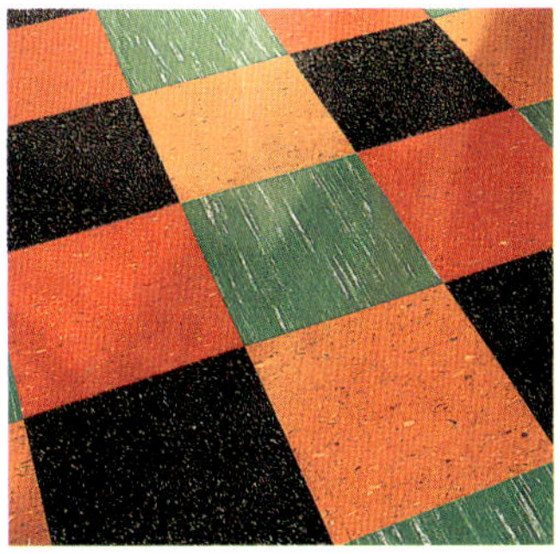

Hinweis auf den synthetischen Ursprung der Materialien zu finden. Mit Bezeichnungen wie „Marmordesign" oder „Bucheneffekt" wird lediglich auf die wertvolleren Vorlagen verwiesen. Viele dieser Imitationen haben sorgfältig ausgearbeitete Schattierungen, Maserungen und texturelle Variationen. Vinylböden mit Holzeffekt sind sogar in schwankender Plattengröße erhältlich.

Beliebt sind alle möglichen Formen von Holz, von Parkett bis rustikale Dielen, sowie Marmor, Schiefer, Ziegel, Spaltplatten und Terrazzo. Die Vinylbeläge können im Gegensatz zu den natürlichen Materialien, die sie nachahmen, frei miteinander kombiniert werden. Führende Hersteller bieten Computersimulationen an, die den Eindruck des damit verlegten Raumes vermitteln, den Zuschnitt und Materialverbrauch ermitteln.

Solche niveauvollen Imitationen sind nicht billig. Andererseits sind sie im Vergleich zu den nichtsynthetischen Materialien deutlich günstiger, wenn man die Kosten für Verlegen und Pflege mit einbezieht. Denken Sie aber daran, daß, was in einer Hochglanzbroschüre ausgesprochen überzeugend wirken kann, im richtigen Leben unweigerlich an Authentizität verliert.

Marmorvinyl zum Beispiel fühlt sich warm an und Vinyl mit Bucheneffekt wird niemals mehr Patina gewinnen, als der Belag von Anfang an imitiert. Die Schönheit ist im wahrsten Sinne nur oberflächlich. Für manche Menschen ist die Vorstellung von Imitaten ein Greuel. Andere freuen sich daran, einen Boden mit natürlichem Aussehen zu haben, der wenig Arbeit macht.

Imitationen sind natürlich nicht die einzigen Muster. Es gibt geometrische Muster, die sehr klar und frisch aussehen. Es gibt melierte, gesprenkelte und gefleckte Muster, Metallic-Oberflächen und lebendige, moderne Dekors. Besonders ansprechend sind Vinylsorten mit einem fast dreidimensionalen Effekt. Dabei werden farbige PVC-Granulate oder glitzernde Quarzflocken in eine durchsichtige Oberfläche eingebettet.

Ähnlich sind Vinylböden für die Industrie, denen Korund beigegeben wurde, um sie griffiger zu machen (glattes, nasses Vinyl ist rutschig). Solche Böden funkeln, wenn Licht darauf fällt, ja es gibt sogar welche, die im Dunkeln leuchten. Und besonders witzig sind Vinylböden, die – mit Hilfe einer Fotografie – Sand, Rasen, Steine oder Wasser imitieren, so daß man man Strand spaziert oder über eine Wiese geht!

Für jeden, der Plastik mag, gibt es auch Matten und Läufer aus PVC. Diese sind in einer Vielzahl an fröhlichen Farben und Webmustern erhältlich, aber auch in neutraleren Tönen und rauheren Strukturen, die an Naturfasermatten erinnern.

Die Qualität des Untergrundes ist von großer Wichtigkeit. Viele Vinylsorten sind so dünn, daß sie nicht die kleinsten Fehler im Untergrund überdecken. Grate, Klümpchen oder hervorstehende Nägel wird man auf der Oberfläche bald an abgenutzten Stellen oder sogar Löchern erkennen. Jedes Anzeichen von Abnutzung beeinträchtigt Aussehen und Wirkung des Vinylbodens. Anders als natürliche Materialien, die mit der Zeit ein softeres Aussehen bekommen, sieht Vinyl schnell schäbig aus. Aus diesem Grund sollten Sie für das richtige Reinigungsmittel sorgen und den Boden vor scharfem Schmutz und vor dauerhaften Flecken schützen. Schwarze Gummisohlen können Streifen hinterlassen, die durch enthaltene Antioxidationsmittel den Boden dauerhaft verfärben. Beseitigen Sie solche Streifen umgehend. Läufer und Matten mit Gummirückseiten können ähnliche Probleme hervorrufen.

Abschließend sollte noch gesagt werden, daß für umweltbewußte Menschen Vinyl nicht das Material der Wahl ist. Weichplastik wie PVC gasen mit der Zeit Weichmacher aus, die im Verdacht stehen, Krebs zu erregen. Wenn Vinyl verbrennt, entsteht hochgiftiger Rauch. Bei seiner Herstellung werden nicht erneuerbare Rohstoffe wie Erdöl und -gas verwendet, und das Produkt selber ist nicht biologisch abbaubar.

Verlegen

Siehe Seite 176 bis 177.

Pflege

Vinyl benötigt keine Versiegelung. Doch halten Sie sich an die Ratschläge zur Reinigung, um einen vorzeitigen Verschleiß zu vermeiden. Beim Verschieben schwerer Gegenstände kann der Boden reißen. Das falsche Reinigungsmittel kann dem Belag schaden. Lesen Sie dazu auch Seite 181.

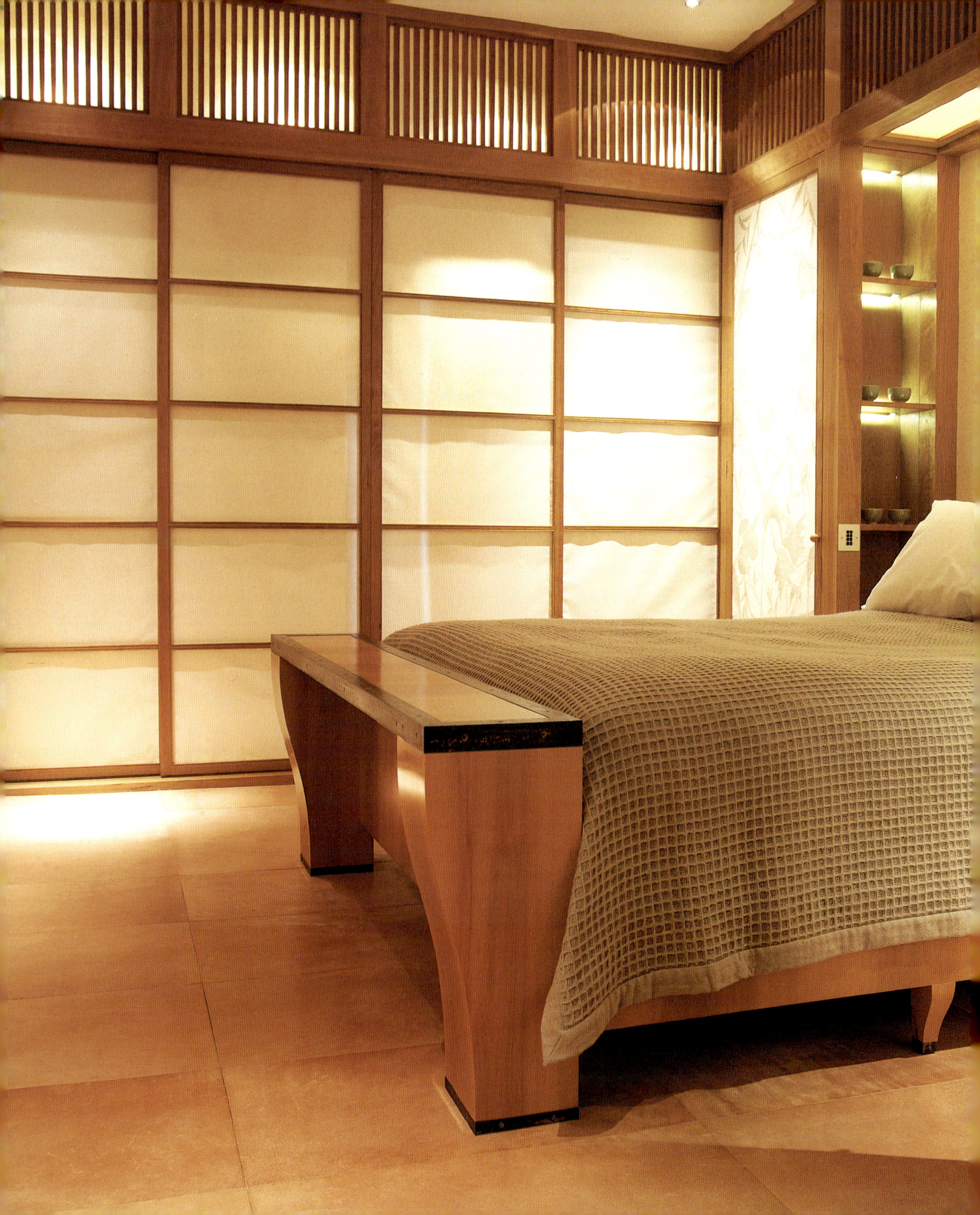

Leder

Lederfliesen sind ausgesprochen extravagant, edel und teuer. Sie sind für das Haus, in dem es schon alles gibt, und für den Hausbesitzer mit dem dicken Portemonnaie. Leder ist ein genauso ungewöhnlicher wie klassischer Boden mit warmem Charakter. Natürlich paßt es gut zu Regalen mit dicken Folianten, doch auch in modernen, klaren Wohnzimmereinrichtungen kann es reizvoll sein.

Die Fliesen werden aus den robusten Mittelstücken der Rinderhäute hergestellt. Das Leder wird in pflanzlicher Lohe gegerbt und mit Anilin gefärbt. Die Farben sind zum Beispiel Natur, Dunkelrot, Rost, Braun, Dunkelgrün und Schwarz. Es gibt Fliesen in diversen Größen und Formen, mit glatter oder geprägter Oberfläche.

Leder ist warm, angenehm weich, schallabsorbierend und strapazierfähig. Für die Füße fühlt es sich an, als wäre es ein Holzboden. Wie andere natürliche Materialien gewinnt es mit dem Alter eine tiefe, charaktervolle Patina. Es sollte regelmäßig gewachst und poliert werden. Es ist kein pflegeleichter Boden und sollte nicht in Küche oder Bad verlegt werden. Der Preis bewegt sich in den oberen Regionen, vergleichbar mit Naturstein und den besten keramischen Fliesensorten.

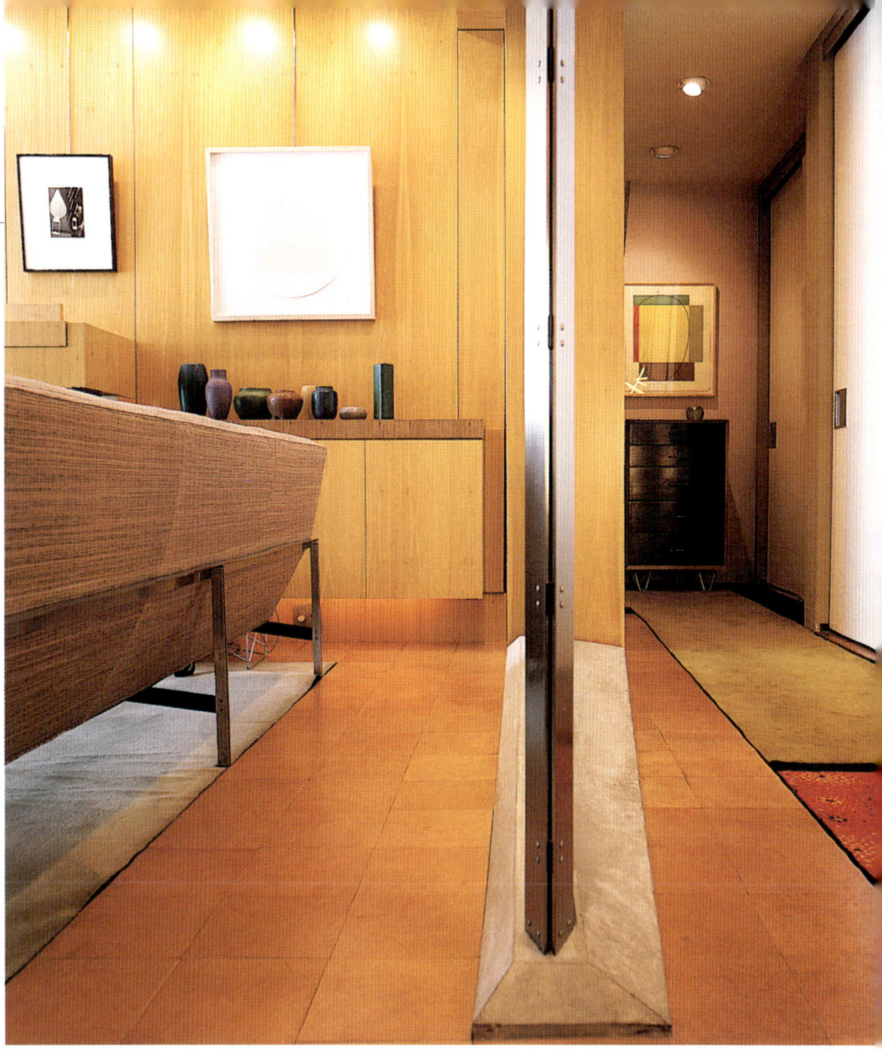

Gegenüber: In einem japanisch angehauchten Interieur ist der Lederboden ein Komplement zum durchscheinenden Reispapier und der Holzeinrichtung.

Rechts und oben rechts: Für echtes Understatement ist Leder der richtige Belag. Die Beschränkung auf eine Palette warmer, natürlicher Töne von Honig bis Biskuit bewahrt den klassischen Schick.

Unten rechts: Leder kann in tiefen Tönen gefärbt werden wie in diesem dunklen Rot. Regelmäßiges Wachsen bewirkt eine hochglänzende und unempfindlichere Oberfläche.

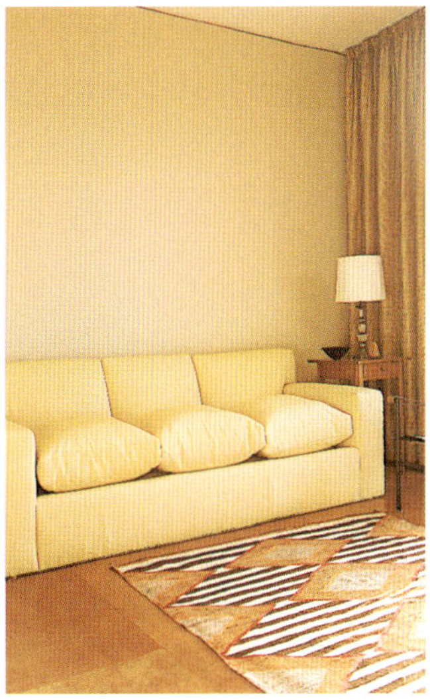

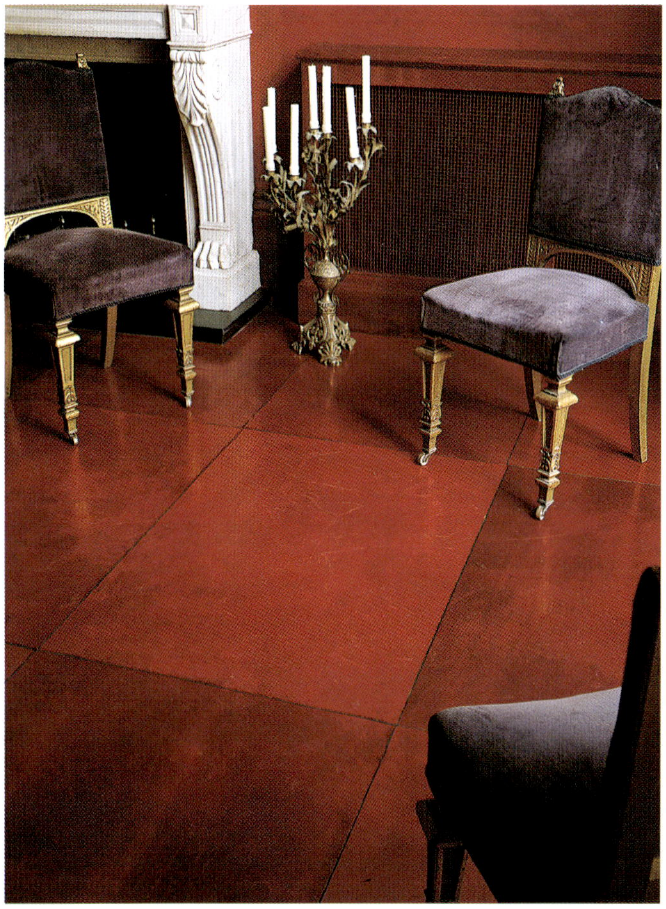

Leder sollte auf einen trockenen, ebenen Untergrund gelegt werden, am besten auf Sperrholz- oder Spanplatten. Die Fliesen werden Stoß an Stoß in einer Reihe gelegt und mit Kontaktkleber verklebt. Durch geringfügige Variationen in Größe und Form ergeben sich Lücken, die mit Karnaubawachs gefüllt werden. Die Pflege mit Wachs schützt das Leder vor Feuchtigkeit und ermöglicht es, Flecken zu entfernen, wenn sie sofort behandelt werden. Kratzer sind unvermeidlich, gehören aber zu dem Charakter dazu.

Textile Beläge

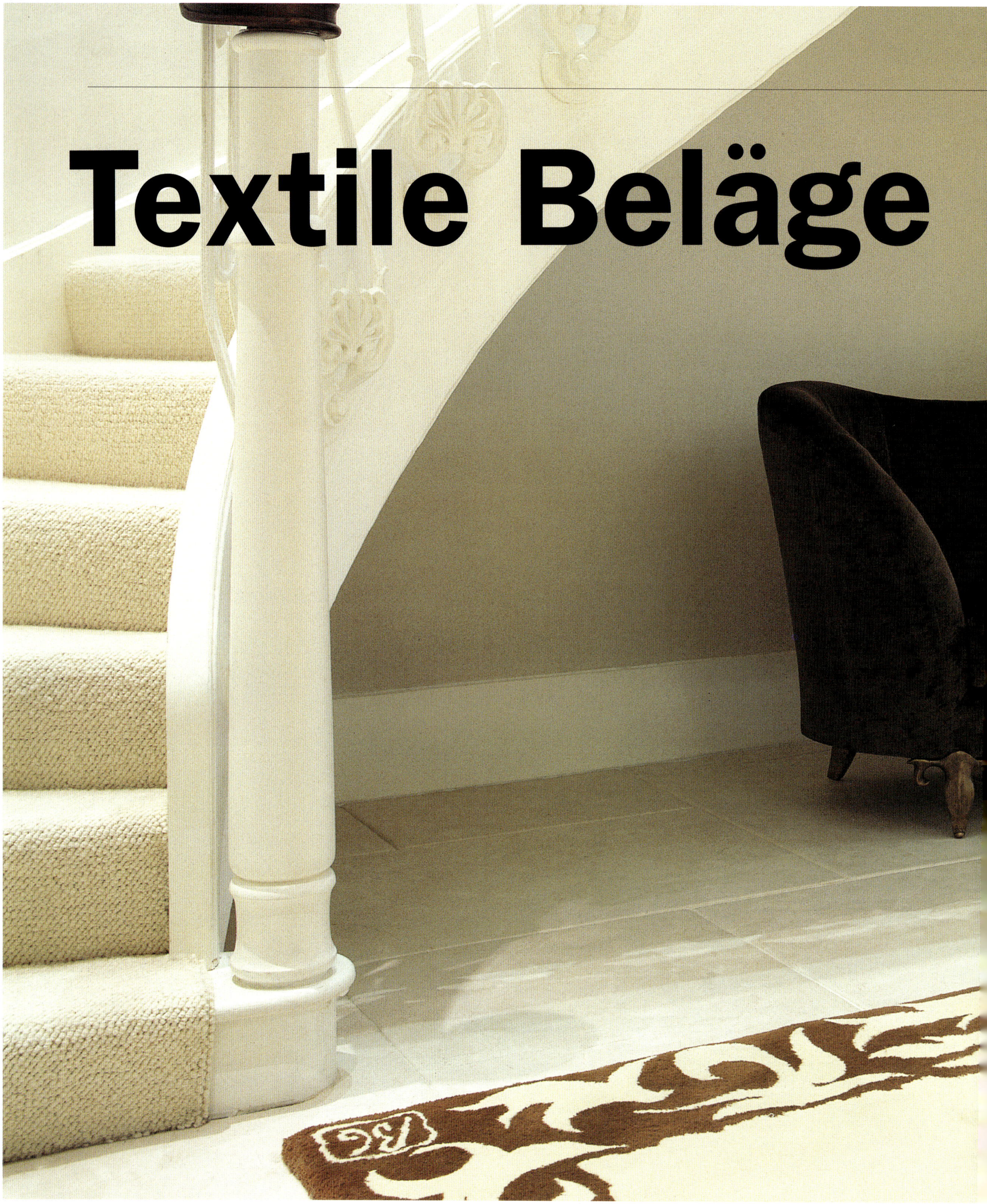

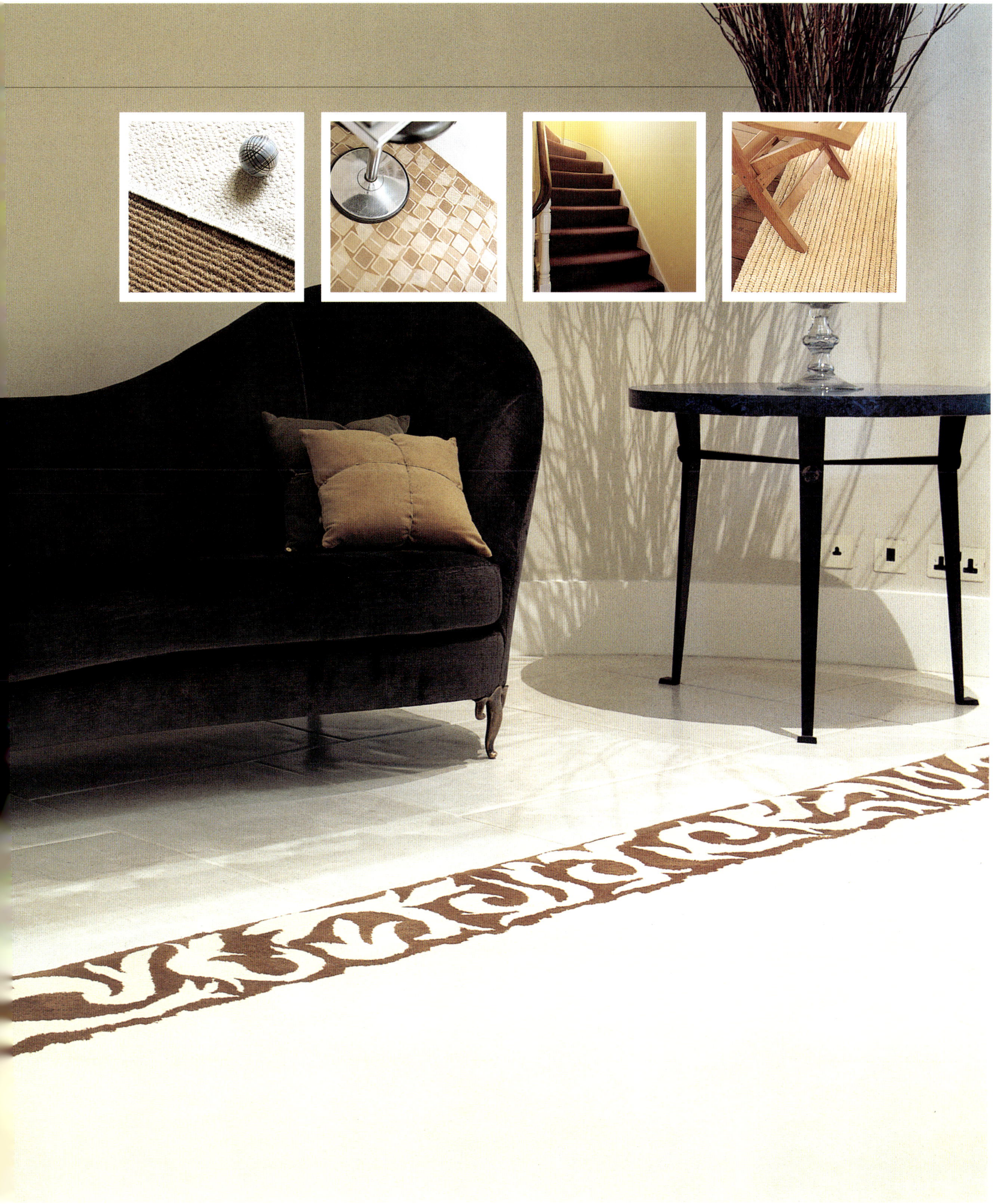

Teppiche, Teppichböden und Naturfasermatten sind die weichsten Fußbodenbeläge. Sie sind warm, bequem, leise und anheimelnd. Für Flächen, die wie in Bad und Küche oft feucht oder schmutzig werden, sind sie schlecht geeignet.
In jeder anderen Hinsicht ist Generalisieren unsinnig: Preis, Zusammensetzung, Strapazierfähigkeit, Farbe, Muster und Textur variieren sehr.

Teppichboden gilt fast als Synonym für den modernen Lebensstil. Zusammen mit der Zentralheizung und offenräumiger Innenarchitektur war er das Wahrzeichen des legeren und bequemen Nachkriegsinterieurs. Die Begeisterung ist mittlerweile etwas abgeklungen. Wie andere Bodenbeläge, die Statussymbole vergangener Dekaden waren, hat auch er an Glanz eingebüßt. In Schlafzimmern konnte er seine Vorherrschaft halten. Für Wohnzimmer werden Teppichböden aber nicht mehr automatisch gewählt. In stilbewußten Kreisen verliert er Terrain gegen Holz und Naturfasermatten. Manche Hersteller reagieren auf diesen Modetrend und geben ihren Wollteppichböden mit einem „Sisal-Look“ ein frischeres Aussehen.

In den letzten Jahren entwickelten sich Naturfasermatten zu einem Dauerbrenner der Bodenbeläge. Sie reichen von den etwas

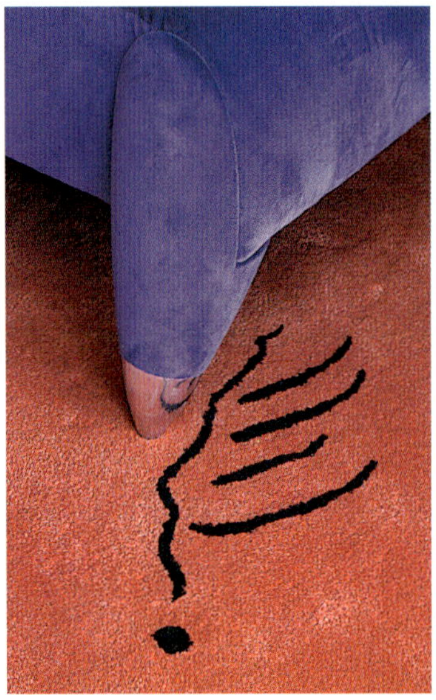

Links: Heutzutage gibt es Teppichböden mit aufregend modernen Motiven. Zufällige oder abstrakte Muster verbinden sich gut mit einer modernen Ästhetik. Eine Reihe qualitativ anspruchsvoller Hersteller bietet sogar individuell nach Kundenentwürfen gefertigte Teppiche und Teppichböden an.

Rechts: Ein finnischer Designer entwarf diesen strahlenden, weichen Belag aus Twill.

Gegenüber links: Naturfaserbeläge sind ein großartiger Untergrund für lose Teppiche.

kratzigen Kokosfasern bis zu glatter, gewebter Jute. Diese Beläge befriedigen den heutigen Wunsch nach Authentizität gleich in doppelter Hinsicht. Die verwendeten Materialien sind natürlich und können auf eine lange Nutzungsgeschichte verweisen. Zwar sind kräftigere Töne zunehmend im Angebot, aber üblich sind angenehm neutrale, gedämpfte Farben. Sie werden durch Texturen von Faser und Webart bereichert. Hersteller und Lieferanten erweitern zur Zeit rapide die Auswahl an Farben und Mustern und verbessern die praktischen Eigenschaften der Naturfaserbeläge.

Lose Teppiche haben einen ganz eigenen Charakter. Das gilt für die unbezahlbaren Perserteppiche mit ihren stammestypischen Mustern wie für die billigen Durries aus Baumwolle, die in der Waschmaschine gewaschen werden können.

Teppiche gelten oft als Fußbodenaccessoires, mit denen schnell etwas Farbe und Abwechslung, Wärme und Bequemlichkeit erzeugt werden kann. Doch häufig sind sie mehr als nur ein Akzent oder abschließender I-Punkt. Ein hübscher Teppich kann das Prunkstück des ganzen Raumes bilden. Seine Farben und sein Design können die Basis für das Einrichtungsschema sein.

Textile Beläge sprechen unsere Sinne direkt an. Sie laden uns ein, die Schuhe auszuziehen und uns auf dem Boden niederzulassen. Eine Wohnung, die vom Flur bis zur Dachkammerstiege mit Teppich ausgelegt ist, wird einen langweiligen, ausgestopften Eindruck machen (und dazu völlig unpraktisch sein). Fehlen aber textile Beläge zur Gänze, so ist die Wohnung hart, laut und unwirtlich, und man verzichtet auf die Möglichkeit, Schritt und Stimmung zu beeinflussen.

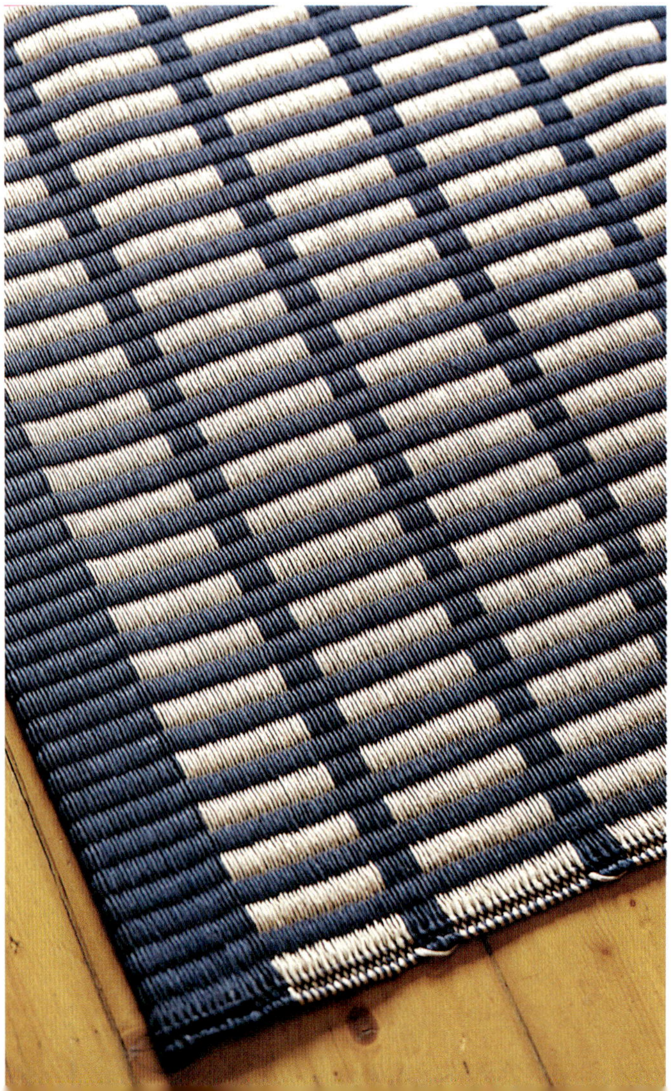

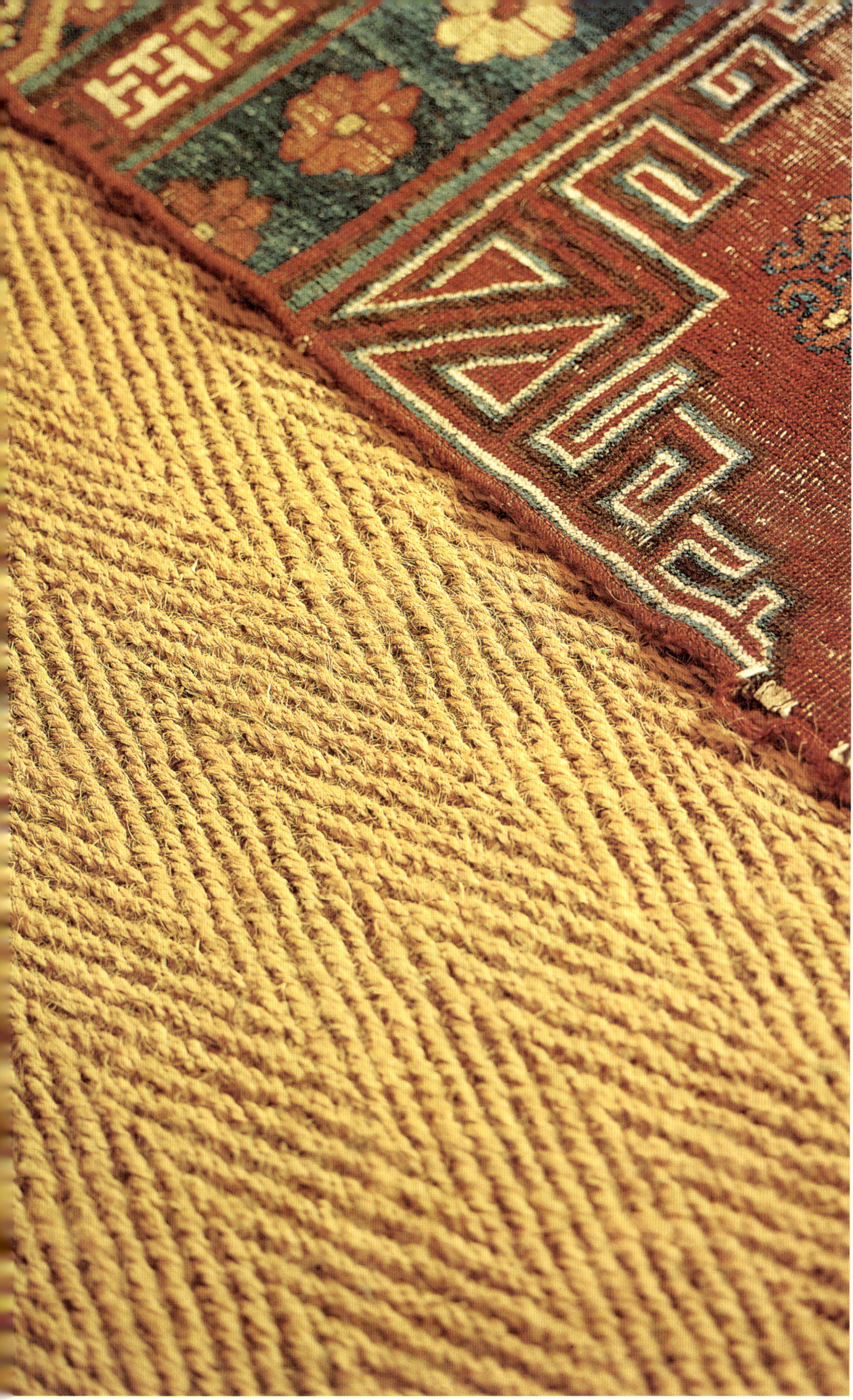

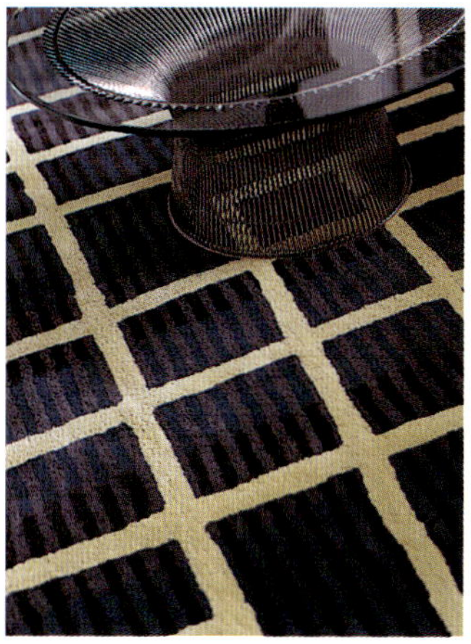

Oben: Teppichmuster sind ein weites Experimentierfeld für junge Designer.

Unten: Traditionelle Treppenläufer passen gut zum Landhausstil. Mit lebendigen Farben setzen sie sich vom Weiß des Holzes ab.

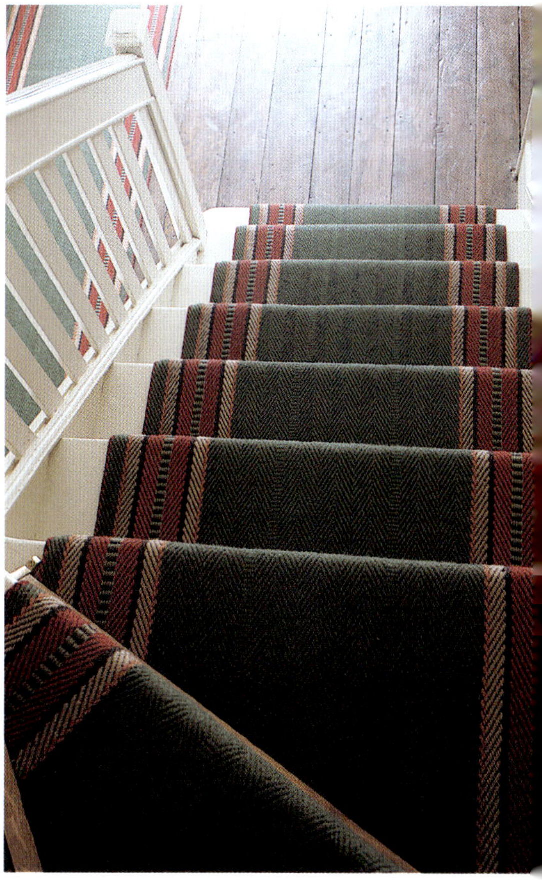

Teppichboden

Teppichboden vermittelt ein Gefühl von Wärme, Intimität und Bequemlichkeit, dem viele nicht widerstehen können. Er lädt zum direkten Kontakt mit ihm ein: sei es barfuß morgens aus dem Bett, seien es blanke Kinderknie, die über den Boden rutschen, oder die Freiheit, ohne Schuhe durchs Haus gehen zu können. Teppichböden kamen in der Mitte des 18. Jahrhunderts auf, als die ersten großen Teppichfabriken in Europa gegründet wurden. Es wurden Bahnen hergestellt, die zusammengesteckt oder -genäht den gesamten Fußboden bedecken konnten. Zur gleichen Zeit begann man in Europa mit der Herstellung in einem

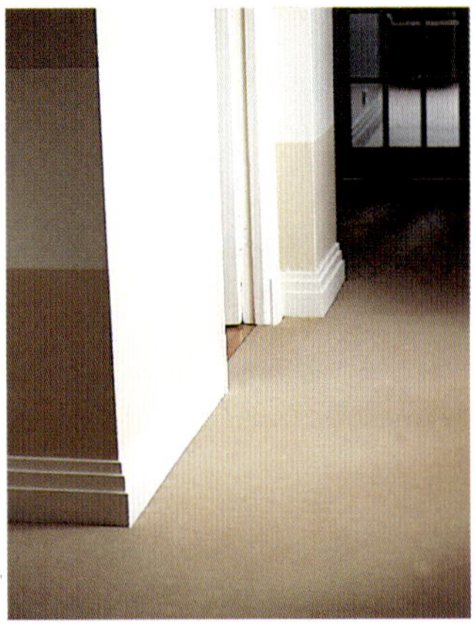

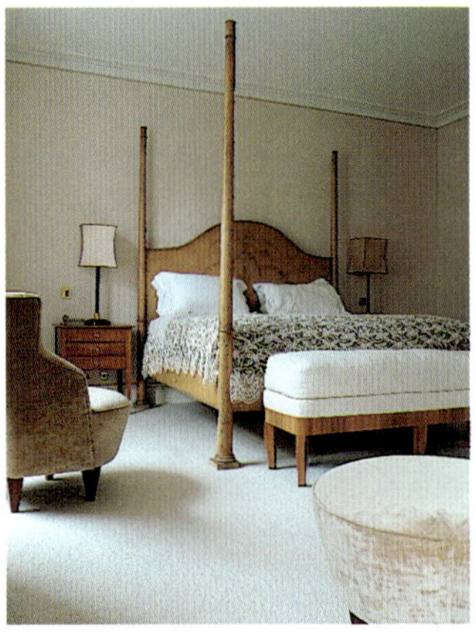

Stück gefertigter, großflächiger Velourssteppiche, die nicht angestückt wurden. Berühmt ist zum Beispiel die Savonnerie-Fabrik in der Nähe von Paris und die englische Fabrik in Axminster. Diese Teppiche waren luxuriös und teuer, teurer noch als orientalische oder türkische Stücke. (Im Rahmen dieses Buches werden mit „Teppichen" in der Regel einzelne Stücke gemeint, die nicht aneinandergenäht oder zurechtgeschnitten werden. „Teppichboden" bedeutet entsprechend einen Belag, der von Wand zu Wand in das Zimmer eingepaßt und auf dem Untergrund fixiert wird.)

Im Zuge der beschleunigten industriellen Entwicklung während des 19. Jahrhunderts wurden auf beiden Seiten des Atlantiks technische Erfindungen gemacht, die zu einer Steigerung in der Produktion und zu komplexeren Mustern führten. Einen ähnlichen Sprung in der Entwicklung bedeutete die Einführung synthetischer Fasern und getufteter Teppichböden nach dem Zweiten Weltkrieg.

Ein Teppichboden ist ein sicheres Mittel, in beengten Räumlichkeiten ein Gefühl von Weite zu erzeugen. Läuft er durch mehrere Räume oder über angrenzende Flächen, so hat er – insbesondere auf einer Ebene – einen nahtlosen, koordinierenden Effekt. Ist genügend Raum vorhanden, so lassen sich mit verschiedenen Teppichböden unterschiedliche Stimmungen evozieren. Teppichböden in Schlaf-, Studier- oder Wohnzimmer können helfen,

Ganz links: Teppichböden können auf offenen Flächen Zusammenhalt und Intimität vermitteln.

Links Mitte: Die ruhige Intimität dieses Schlafzimmers wird durch den bequemen Teppichboden akzentuiert.

Unten: Harte Beläge auf Treppen können sehr laut sein. Ein Teppichboden ist eine praktische Abhilfe. Dieses elegante Fischgrätmuster mit den kontrastierenden Randstreifen hat eine graphische Note. Wird er nur durch Stangen fixiert, kann ein Treppenläufer für eine gleichmäßigere Abnutzung gelegentlich gewendet werden.

Seite 128/129: Der Teppichboden in gedämpften, natürlichen Tönen erhält Charakter durch seine interessante Textur.

Gegenüber rechts: Ein speziell gefertigter Teppich in hellem Beige bildet einen dezenten Partner für das luftige Interieur.

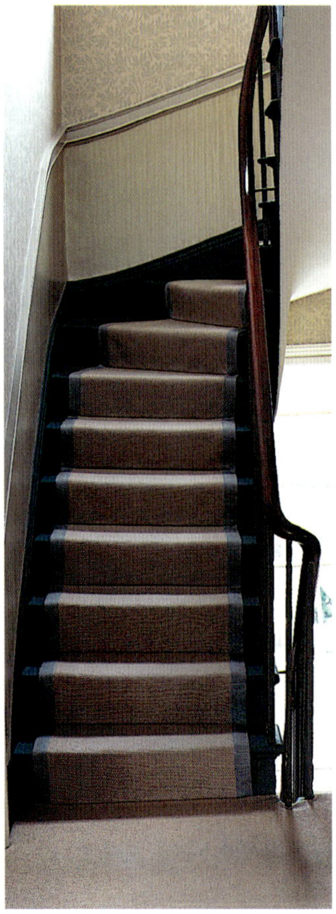

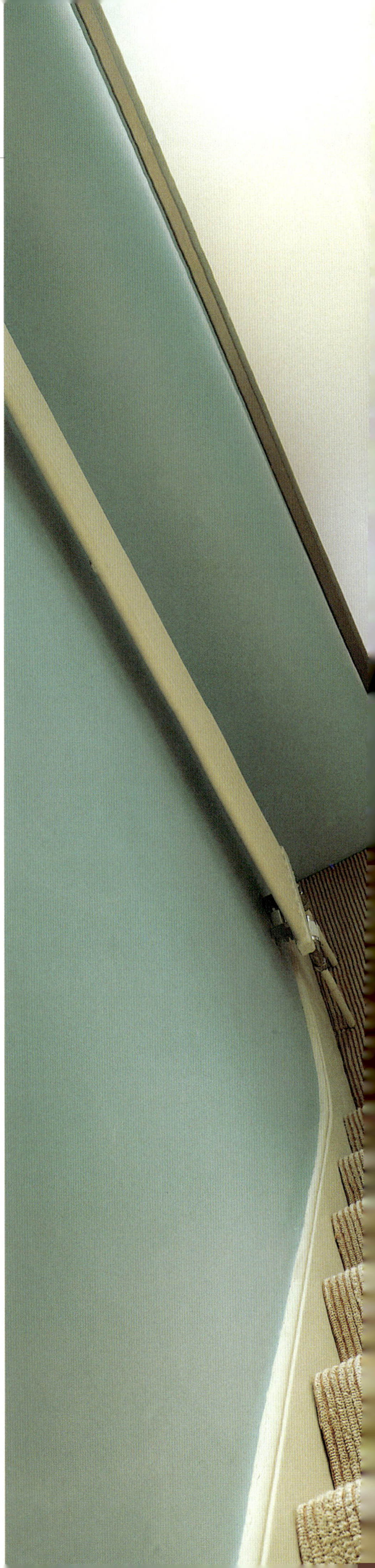

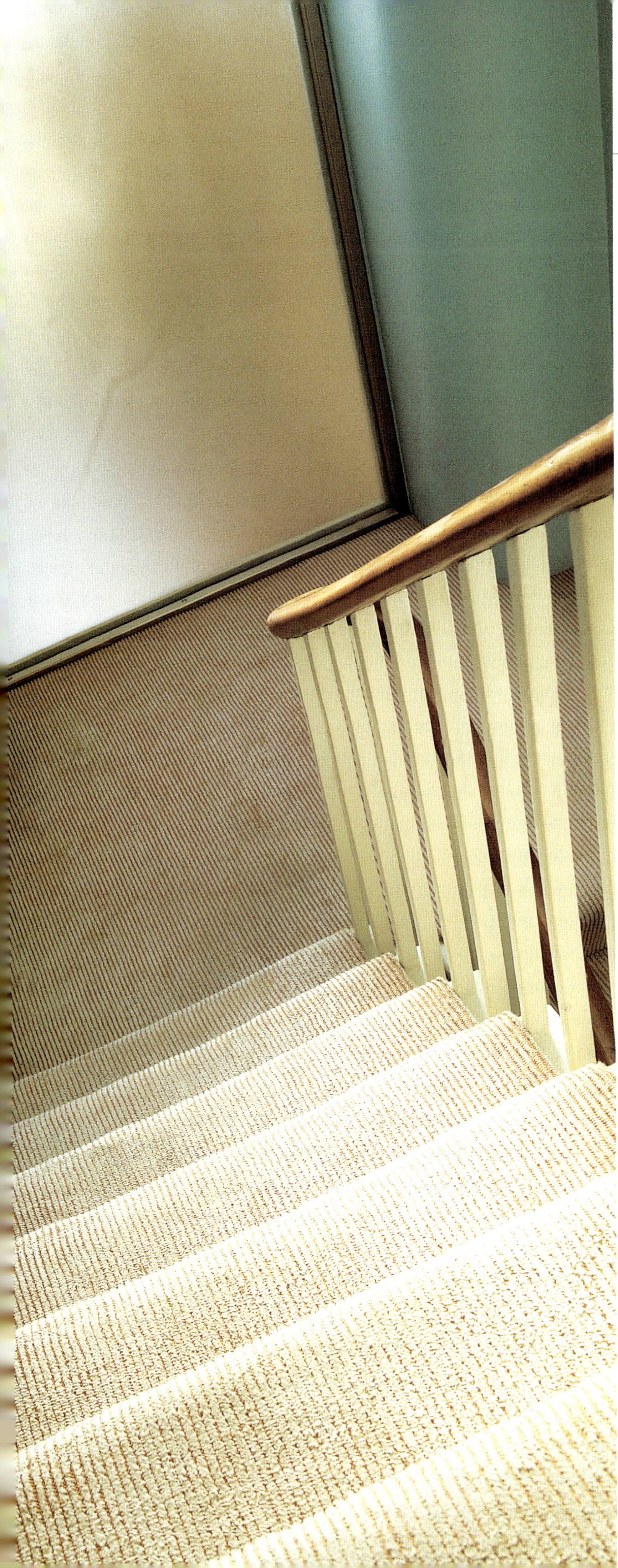

Arbeits- und Freizeitbereich, öffentlichere und intimere Bereiche zu differenzieren.

Bei der Suche eines geeigneten Teppichbodens sollten Sie viel Zeit investieren. Teppichböden variieren in jeder erdenklichen Hinsicht, von den Ausgangsmaterialien angefangen über Herstellungsverfahren und Strapazierfähigkeit bis zu Farbe, Muster und Textur. Alle diese Punkte haben Einfluß auf Erscheinung, Haltbarkeit und natürlich auf die Kosten. Generell sollten Sie sich für die beste Qualität entscheiden, die Sie sich leisten können. Billige Beläge sehen nicht nur schnell schäbig aus, sie müssen auch bald ersetzt werden, was zusätzliche Ausgaben verursacht. Auch wenn Sie auf ein Schnäppchen aus sind, sollten Sie nicht auf Qualität verzichten. Halten Sie Ausschau nach günstigen Resten oder Passendes bei einer Lagerräumung.

Hinsichtlich Aussehen und Stil werden durch Farben und Muster keine Grenzen gesetzt. Bedenken Sie jedoch, daß mit etwas Glück und sorgsamem Umgang ein guter Teppichboden viele Jahre halten kann. Das bedeutet, daß er auch mit zukünftigen Zimmereinrichtungen harmonieren muß. Ein schlichter, neutraler Teppich aber, der diese Eigenschaft vielleicht hat, wird Sie womöglich langweilen. Finden Sie einen Kompromiß, einen Teppichboden mit eigenem Charakter, der späteren Umgestaltungswünschen nicht zu sehr im Wege steht.

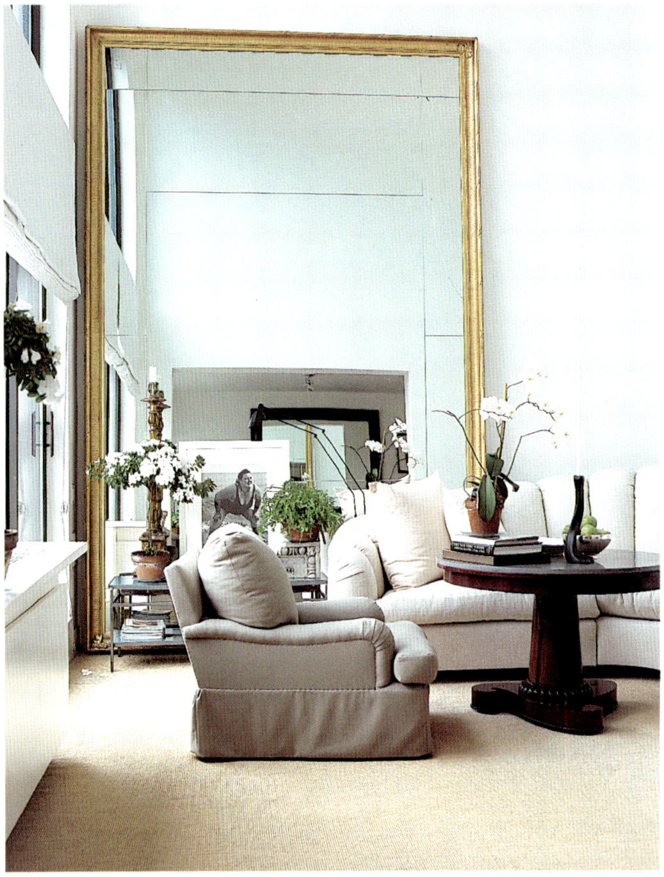

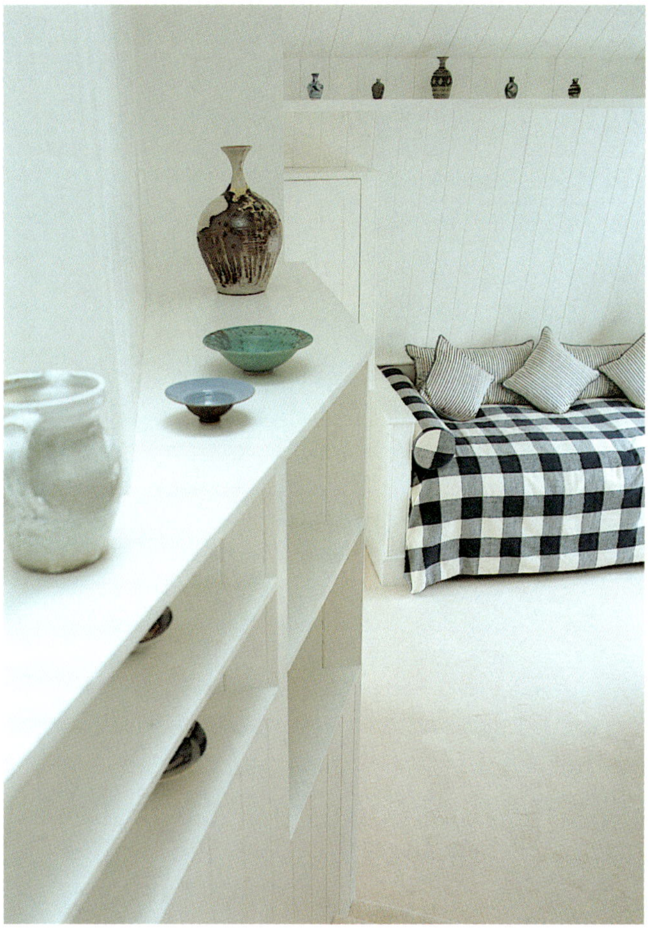

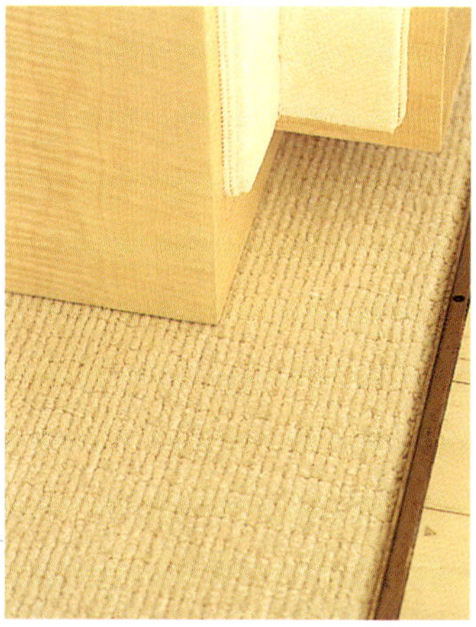

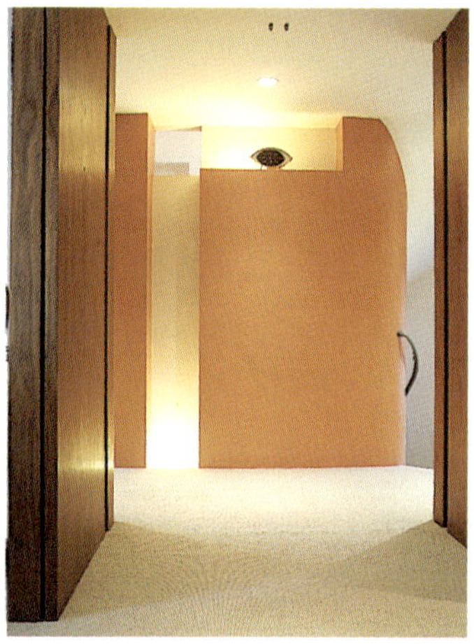

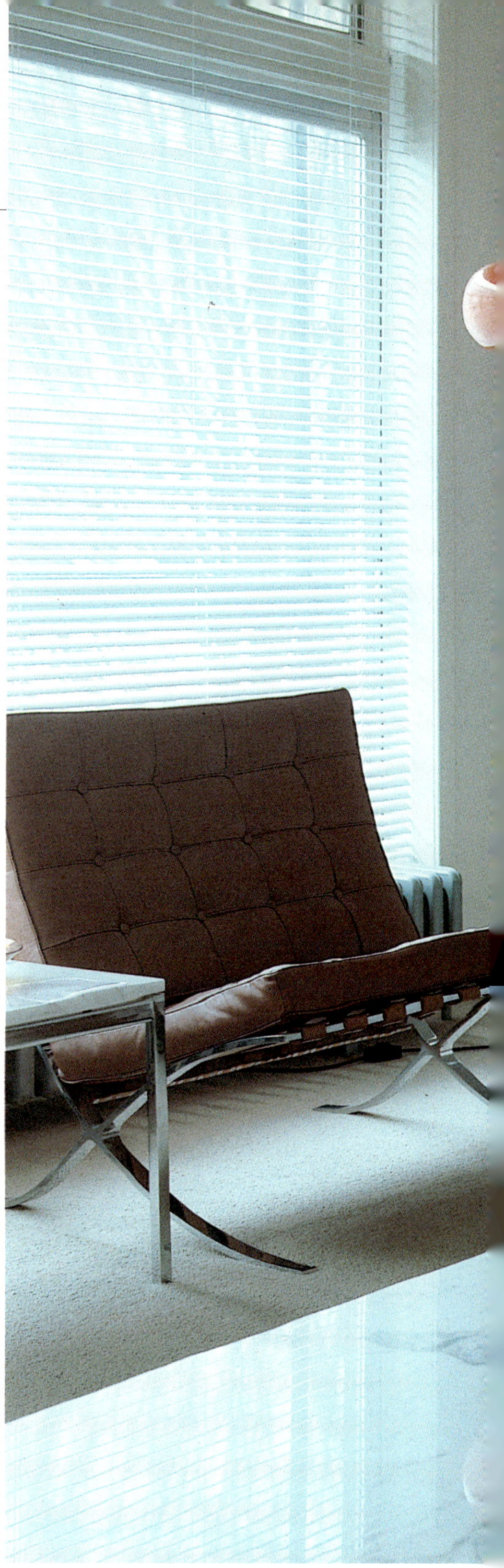

Oben links: Weiße Teppichböden sind eine Herausforderung. Sie sind zwar wunderschön, aber in der Pflege sehr anspruchsvoll.

Oben: Eine dunkle Holzleiste bildet eine saubere Kante zwischen den Belägen.

Mitte: Ein angenehm dezenter Boden für ein strenges Interieur.

Rechts: Vollflächiger Teppichboden in gedämpften Farben paßt auch zu modernen Interieurs.

Die Mode der Teppichböden wechselt schneller als bei anderen Bodenbelägen. Etwa die langflorigen, zotteligen Teppichböden: Vor einigen Jahrzehnten waren sie der letzte Schrei. Mit der Zeit bekamen sie ein spießiges, billiges Image, nur um heutzutage von jungen Menschen als Rückgriff auf die 60er Jahre wiederentdeckt zu werden. Holzkohlegrauer Kord-Teppichboden war lange Zeit bei Architekten und Designern seiner charaktervollen Neutralität wegen sehr geschätzt. Die häufige Verwendung hat ihm aber einen großen Teil seiner Wirkung genommen. Zur Zeit sind gestreifte, flachgewebte Teppiche in gedeckten Farben oder dicht gewebte, helle Woll-Böden im Kommen, wohl auch als Folge des Interesses an natürlichem Aussehen.
Bis auf Flächen, die regelmäßig feucht werden, gibt es fast für jede Anwendung eine geeignete Teppichqualität. In Ausnahmefällen kann man sogar im Bad einen Teppichboden empfehlen, wenn dadurch ein kalter, klinischer Raum eine luxuriöse und menschlichere Note erhält. Wird das Bad von der ganzen Familie benutzt, ist ein Teppichboden nicht ratsam, da der Boden zu häufig naß wird. Der beste Teppichboden würde schnell zu schimmeln anfangen. Auch in der Küche ist Teppichboden nicht gerade praktisch. Am ehesten wären hier noch die weniger ansprechenden Teppichfliesen zu empfehlen.

Teppichboden ist ein sehr nachgiebiger, leiser Belag, der warm und bequem ist. Er dämpft den Schall und polstert den Schritt ab. Das Gehen auf Teppichböden mit sehr langem Flor kann jedoch, weil man so tief einsinkt, erstaunlich ermüdend sein. Es ist vergleichsweise anstrengend wie Laufen auf lockerem Sand. Hersteller haben viele Mühen darauf verwendet, für das größte Manko des Teppichbodens, seine Fleckempfindlichkeit, Gegenmaßnahmen zu entwickeln. Viele Teppichböden haben eine schützende Imprägnierung oder können nachträglich mit einer

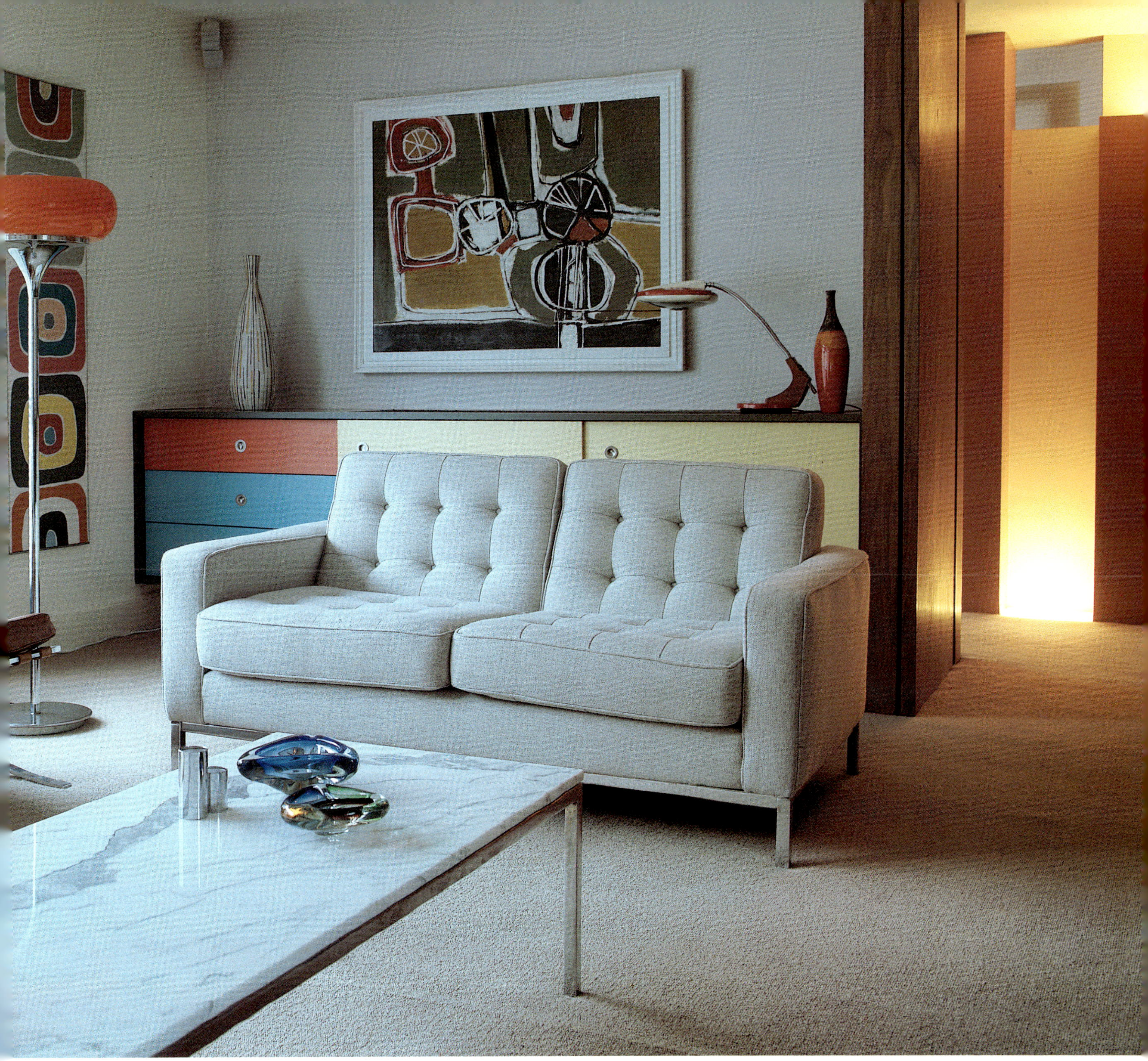

solchen behandelt werden, um die tägliche Reinigung zu erleichtern. Das entbindet Sie jedoch nicht, sehr sorgsam mit ihm umzugehen. Sie sollten vertraut sein mit den verschiedenen Techniken der Fleckentfernung und für Notfälle die entsprechenden Mittel stets zur Hand haben. Manche Menschen entscheiden sich für ein unempfindliches Muster. Tatsächlich werden Flecken durch kleinflächige, lebendige Muster mit variierenden Farben getarnt. Leider erinnern diese Muster allzuoft an eine Hotel-Lobby oder Airport-Lounge.

Ein weiterer Nachteil besteht in der Neigung der Teppichböden, Hausstaubmilben zu beherbergen. Sie sind vielfach für allergische Reaktionen und Asthma verantwortlich. Auch Hunde- oder Katzenflöhe fühlen sich im Teppich wohl. Deren Beseitigung und die Desinfektion des Bodens sind nicht einfach. Synthetische Fasern wie Polypropylen stehen zudem im Verdacht, gesundheitliche Risiken zu bergen, und manche Böden wie Nylon, Perlon und Vinyl neigen außerdem zu starken elektrostatischen Aufladungen.

Sorten und Eigenschaften
Bevor Sie einen Teppichboden aussuchen, sollten Sie sich mit den Möglichkeiten vertraut machen. Wichtige Kriterien sind die Fasersorte, ihre Verarbeitung, Dichte des Flors, Gewicht des Pols (das sind die Fasern, welche die Oberfläche bilden) und selbstverständlich Farbe und Muster. Entscheiden Sie sich nicht nur nach dem Aussehen. Eine gute Unterlage ist sehr wichtig. Sie erhöht unter anderem die Haltbarkeit.

Qualitäten und Polgewicht
Es gibt verschiedene Teppichqualitäten, die unterschiedlichen Belastungen standhalten. Manche sind nur für die geringe Beanspruchung eines Schlafzimmers geeignet, andere widerstehen den Strapazen auf Treppen und in Fluren.

Die Nachgiebigkeit des Teppichbodens hängt davon ab, wie dicht er ist, oder anders gesagt, wie eng die Fasern beieinanderstehen. Sie hat wenig mit der Länge der Fasern oder der Dicke des Teppichs zu tun. Um die Dichte abzuschätzen, pressen Sie mit dem Daumen die Schlingen herunter. Ist es eine dichte und damit widerstandsfähige Qualität, verschwindet die Delle sofort, wenn Sie lockerlassen. Die Flordichte läßt sich manchmal auch durch einen Blick auf die Rückseite einschätzen. Oder Sie graben mit den Fingern im Flor, bis Sie das Grundgewebe erreicht haben. Drücken Sie den Flor auseinander, um den Abstand der einzelnen Fäden beurteilen zu können.

Die Europäische Teppichgemeinschaft e. V. (ETG) hat für den Verbraucher ein Gütesiegel geschaffen, das ihm eine unparteiische Bewertung liefert. Neben Zeichen für besondere Anforderungen wie stuhlrollen-, treppen- oder feuchtraumgeeignet oder antistatisch ausgerüstet, gibt es zwei Werte: den ETG-Strapazierwert und den ETG-Komfortwert.

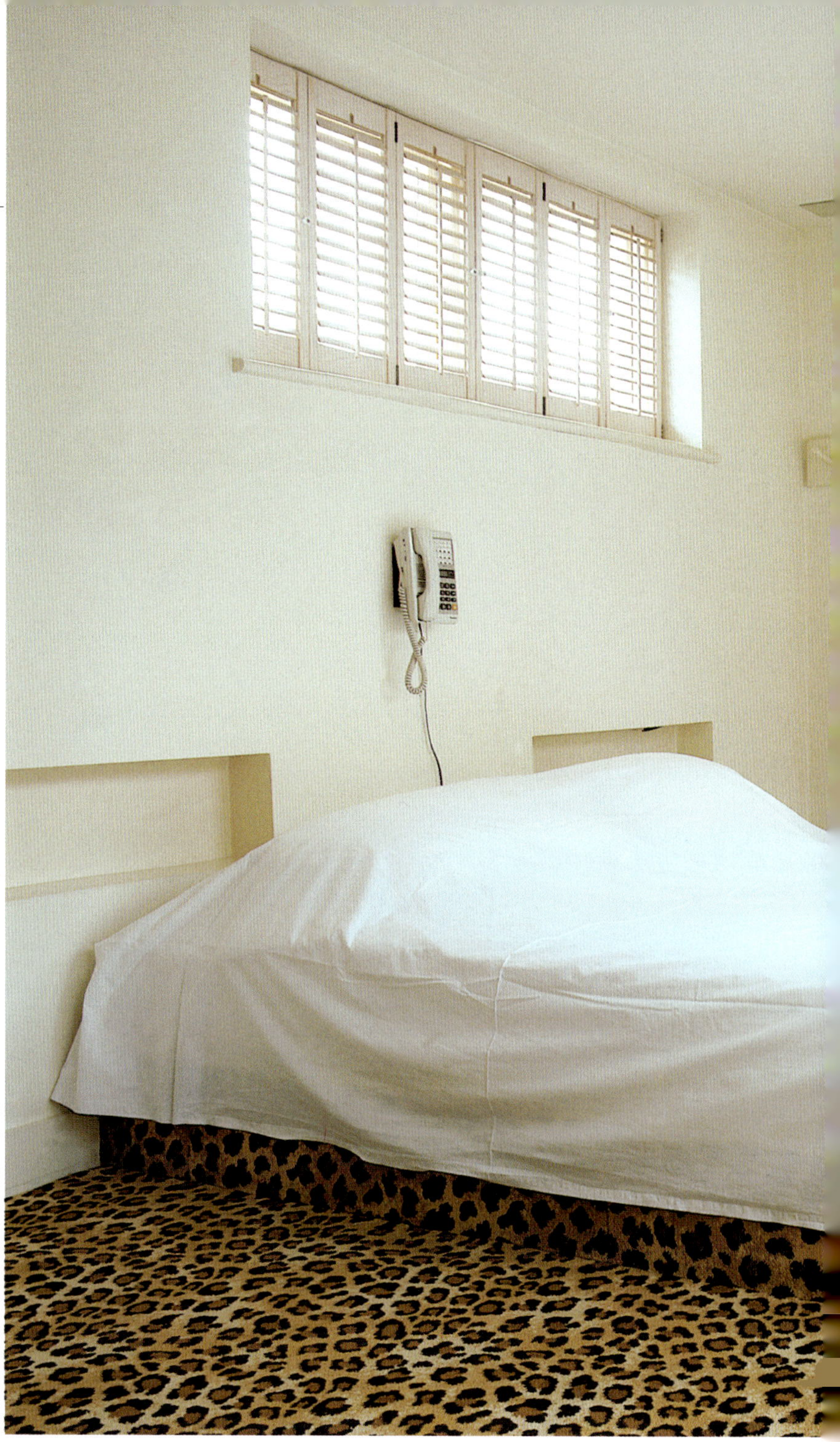

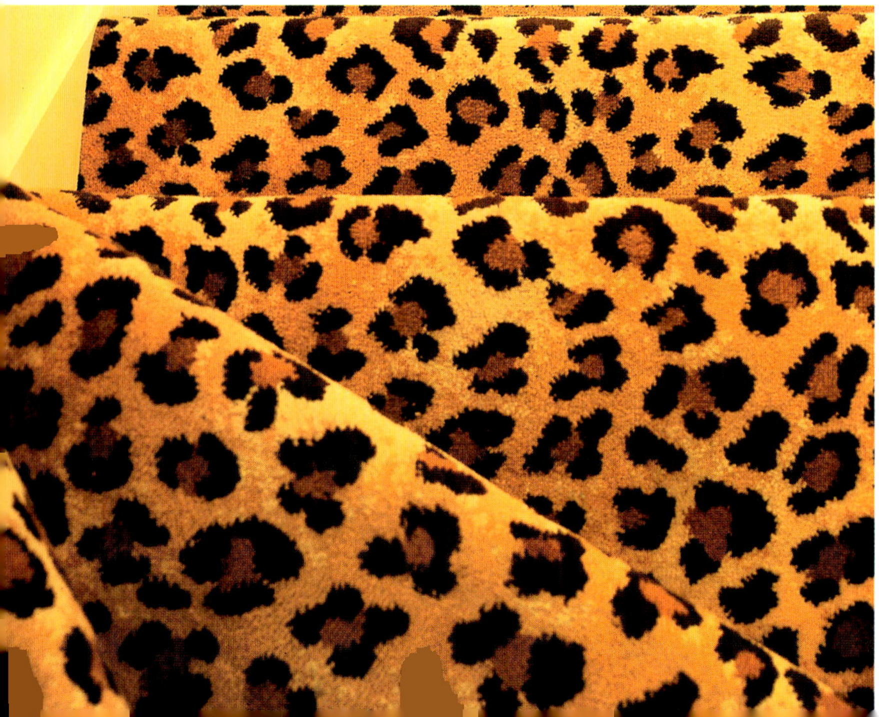

Rechts und unten: Ein wildes Leopardenmuster bringt eine verspielte Note in ein ansonsten klares Interieur. Der ebenfalls überzogene Bettsockel gibt ein Gefühl von Komfort, auf der Treppe ist das Muster ein Blickfang.

Für den Strapazierwert gilt etwa:

gering leichte Beanspruchung wie in Schlaf- und Gästezimmern.

normal mittlere Beanspruchung wie in Wohn-, Eß- und Kinderzimmern.

stark starke Beanspruchung wie in öffentlichen Räumen, zum Beispiel im Theater, in Schulen oder auf Verkaufsflächen.

extrem andauernde intensive Beanspruchung wie zum Beispiel in Kaufhäusern.

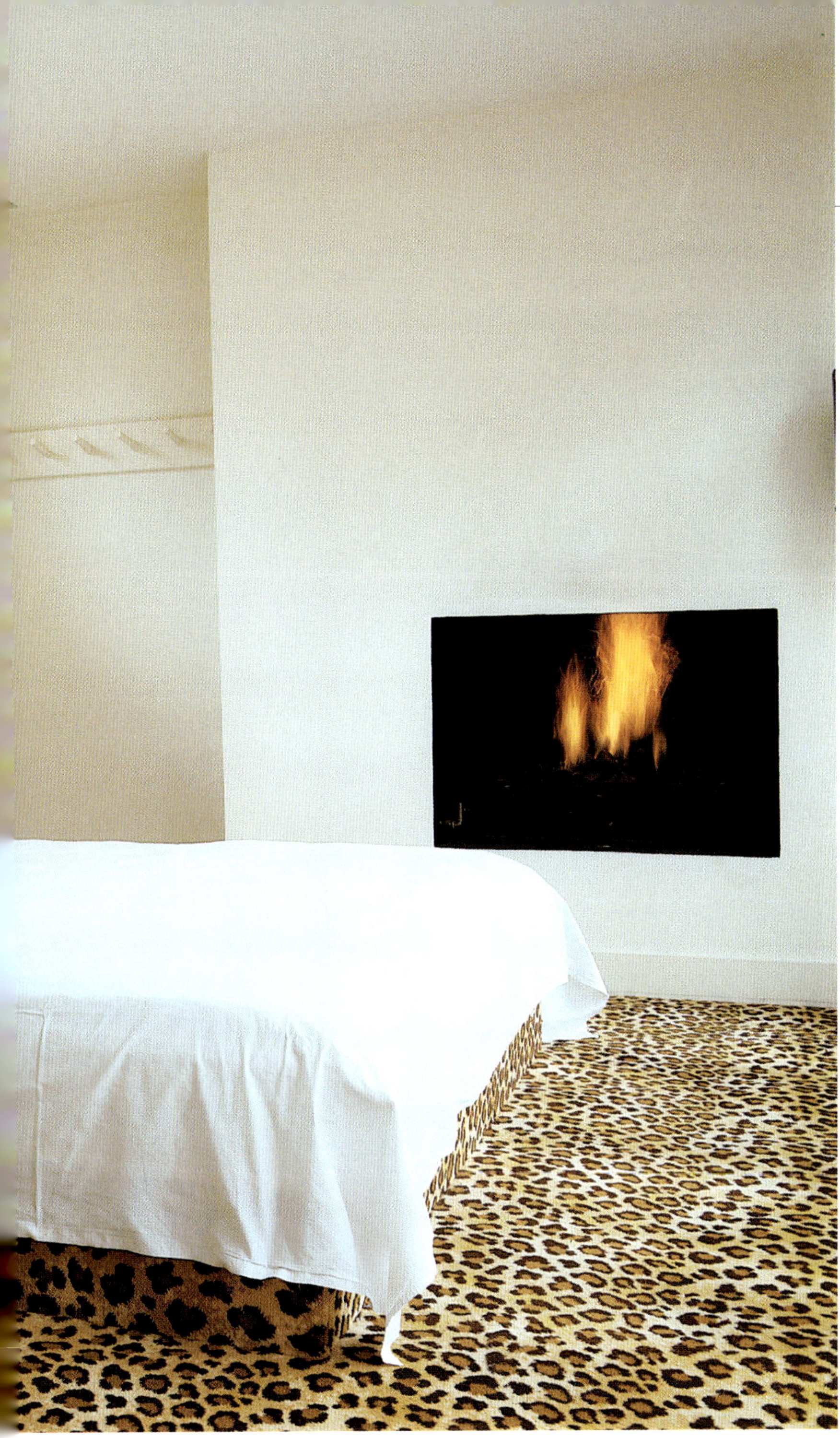

Der Komfortwert gliedert sich wie folgt auf:
einfach niedrige Dichte, Schlingen oder geschlossene Veloursoberfläche.
gut etwas komfortabler.
hoch Dichte und Höhe des Flors bieten eine sehr angenehme Oberfläche.
luxuriös erhält nur absolute Spitzenqualität, was Material, Flordichte und -höhe anbelangt.

Teppichaufbau
Es gibt gewebte, ungewebte und getuftete Teppichböden. Das Herstellungsverfahren sagt nicht unbedingt etwas über die Qualität aus. Ungewebte Teppichböden sind meistens billig und sehen auch so aus, in der Haltbarkeit stehen sie aber guten gewebten oder getufteten Böden ähnlichen Polgewichts nicht nach. Ebenso sind flachgewebte Teppichböden ohne Flor erhältlich. Teppichböden gibt es in unterschiedlichen Breiten.

Geknüpfte oder gewebte Teppichböden Bei diesen Belägen werden die Schlingen mit dem Grundgewebe verwebt, was sie stabil, strapazierfähig und teuer macht.

Es gibt verschiedene Methoden:
Flachgewebte Teppiche besitzen überhaupt keinen Flor. Sie bestehen normalerweise aus reiner Wolle oder enthalten einen hohen Anteil an Wolle. Sie erfreuen sich in den letzten Jahren wachsender Beliebtheit. Pastelltöne und Naturfarben, kariert und in Streifen, sind typisch. Sie sehen zurückhaltend elegant und streng aus. Ihre Wirkung ist den feineren Naturfaserbelägen aus Jute und Sisal nicht unähnlich.

Getuftete Teppichböden Diese Technik wurde in den 50er Jahren entwickelt. Sie ist schnell und effizient. Hierbei wird das Polgarn lose in das Grundgewebe eingeführt. Die sich dabei bildenden Schlingen können so bleiben, zu einem Velours aufgeschnitten werden oder als Cut-loop eine Mischung aus beidem sein. Anschließend wird der Flor mit dem Grundgewebe verklebt. Eine weitere rückseitige Beschichtung gibt dem Aufbau zusätzliche Stabilität, manchmal enthält sie eine Schaumgummieinlage. Getuftete Teppichböden sind meist preiswerter als geknüpfte.

Ungewebte Teppichböden (z. B. Nadelfilz) Diese preiswerten Bodenbeläge werden nicht gewebt. Textile Kunstfasern werden auf einen Untergrund aufgeklebt. Die Fasern werden elektrostatisch aufgebracht oder mit Nadeln in den Untergrund hineingedrückt. Manche Varianten erinnern an gewebten Kord. Preßteppich oder Nadelfilz sind sehr strapazierfähig. Sie haben keine Schlingen. Viele Teppichfliesen werden auf diese Weise hergestellt.

Verschiedene Flore und Texturen
Die Textur des Teppichbodens wird nicht allein von dem verwendeten Garn bestimmt, auch der Flor hat einen entscheidenden Anteil. Die Ergebnisse reichen von glatter, samtig-plüschiger Oberfläche bis zu Licht- und Schatten-Mustern in dichten, niedrigen Schlingen. Zu den häufigeren zählen:

Velours Die Polschlingen werden aufgeschnitten, so daß die aufrechtstehenden Büschel eine glatte, weiche Oberfläche bilden. Da er so weich ist, zeigt er Fußspuren und andere Abdrücke.
Samtflor Dies ist eine sehr glatte und weiche Version des Velours. Er ist recht strapazierfähig und leicht zu reinigen, zeigt aber auch Spuren und Abdrücke.
Schlingenware Hierbei werden die Schlingen nicht aufge-

schnitten. Je länger die Schlingen, desto voluminöser und flauschiger der Teppich. Muster können durch unterschiedlich lange Schlingen erzeugt werden. Zu den besten Qualitäten gehört Brüsseler Ware. Sie ist teuer und strapazierfähig mit genausoviel Kett- wie Schußfäden. „Kord" hat einen dichten niedrigen Flor, der Kord nachahmt. „Berber" hat Schlingen aus ungefärbter Wolle. Der Ausdruck wird aber auch für getönte oder gefleckte Sorten verwendet. Er ist ein guter Allzweck-Teppichboden.

Cut-loop Wie der Name schon vermuten läßt, bestehen diese Teppichböden aus geschnittenem und ungeschnittenem Flor. Diese können entweder gleich oder unterschiedlich lang sein, so daß eine Art Relief entsteht. Gebräuchliche Muster sind unter anderem Fischgrät, Raute und Flechte.

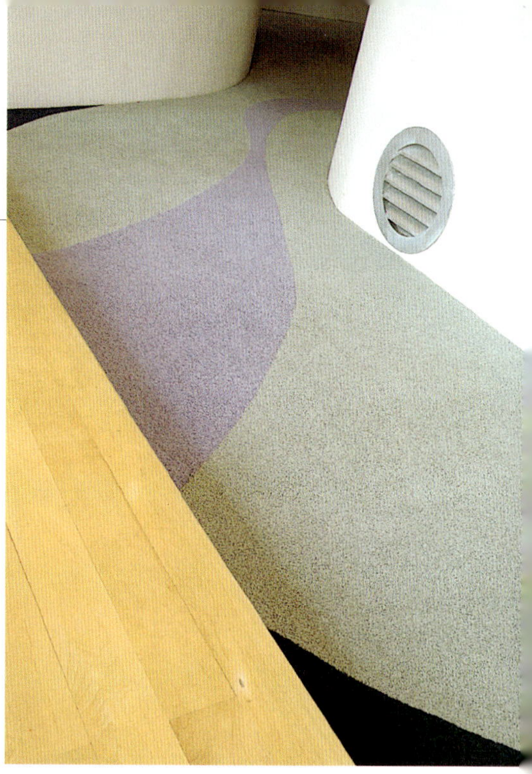

Rechts und gegenüber: Ein individuell gefertigter Teppichboden erlaubt ein aufregendes und originelles Design. Ein spannender Pfad in subtilen Farben führt hier die Augen gezielt durch die moderne, schicke Wohnung.

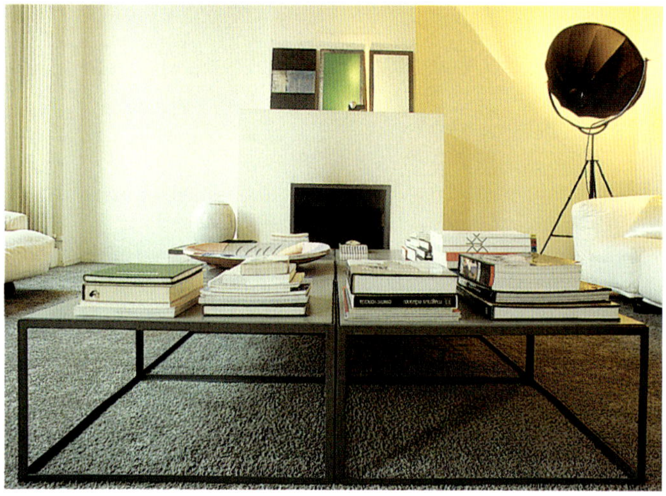

Links: Wenn Sie einen Teppichboden auswählen, sollten Sie auch auf die Textur achten. Hier kontrastieren ein zotteliger, metallic-grauer Teppichboden mit den klaren Linien der Möblierung.

Kräuselvelours Dies ist eine Form von Velours mit verdrillten Fasern. Seine Textur ist dichter, flust nicht und zeigt keine Fußspuren oder Abdrücke. Er ist sehr strapazierfähig und für Treppen und andere Flächen geeignet, die häufig begangen werden.

Shag Dies bezeichnet Teppichböden mit einem bis zu 50 mm langen Flor. Er hält nur geringen Belastungen stand und sollte nicht auf Treppen gelegt werden, da er zur Stolperfalle werden kann. Shag ist schwer sauberzuhalten, wird schnell unansehnlich (auch bei Haustierhaltung nicht zu empfehlen) und verfilzt.

Material

Heutzutage werden viele verschiedene Kunst-, Natur- und Mischfasern für Teppichböden verwendet. Die verwendete Faser spielt eine Rolle für den Preis, das Erscheinungsbild und die Haltbarkeit des Bodens. Die edelsten Teppiche waren und sind aus reiner Schurwolle. Doch die Unterschiede zwischen natürlichen und synthetischen Materialien sind nicht mehr so groß. Die Mehrzahl der Teppichböden enthält eine Mischfaser. Die synthetischen Fasern erhöhen die Strapazierfähigkeit und bringen den Preis auf ein erträgliches Niveau. Die gebräuchlichsten Fasern sind:

Schurwolle Sie ist die klassische Teppichfaser. Keine fühlt sich so gut an oder sieht so gut aus. Sie ist warm, weich und federnd. Sie bekommt nicht leicht Dellen oder Abdrücke und ist recht einfach zu reinigen. Sie ist antistatisch und schwer entflammbar. Die beste Wahl für Umweltbewußte, denn Schurwolle ist ein reines Naturprodukt. Sie ist jedoch ziemlich teuer. Einige der besten Wollsorten stammen aus Neuseeland. Ein Teppichboden aus reiner Schurwolle ist nicht ausgesprochen strapazierfähig. Eine Mischung aus 80 % Wolle und 20 % Nylon oder 60 % Wolle und 40 % Acryl ist widerstandsfähiger und breiter einsetzbar. Reine Wolle oder Wollmischgewebe verlangen einen Mottenschutz.

Leinen Es ist wie Wolle eine natürliche Faser, in Teppichböden aber nur eingeschränkt verwendbar. Leinen ist extrem teuer und weit entfernt von einem strapazierfähigen Bodenbelag. Dafür ist es elegant und unkonventionell. Am besten macht es sich auf einer dicken Unterlage.

Acryl Dies ist eine synthetische Faser, die etwas an Wolle erinnert. Sie wird allerdings leichter von schweren Möbeln flachgedrückt, ist schmutzempfindlicher und hat kaum Feuerfestigkeit. Teppichböden aus Acryl sind billiger als Wolle, aber im allgemeinen teurer als solche aus Nylon.

Nylon Es ist eine sehr stabile und haltbare, synthetische Faser, die oft in einer Mischung mit Wolle verwendet wird. Sie hat zwar ein schlechtes Image, aber gute Nylonteppichböden sind sehr weich und in einer breiten Farbpalette erhältlich – und können teuer sein. Es gibt behandelte Nylonfasern, die antistatisch oder schmutzabweisend sind. Billiges Nylon jedoch ist rauh und verdreckt leicht. Nylon schmilzt eher, als daß es brennt.

Polyester Es ist eine billige Synthetikfaser, strapazierfähig und leicht zu reinigen. Sie ist weniger federnd als Acryl. Oft wird sie für Teppichböden mit langem Flor verwendet. Sie hat eine schlechte Feuerfestigkeit.

Polypropylen Dies ist ein weiteres billiges synthetisches Material. Es wird zunehmend für gute Mischfasern genommen, da es strapazierfähig ist und nicht leicht verschmutzt. Es wird leichter flachgedrückt, weshalb es für langen Flor ungeeignet ist. Es ist entflammbar und läßt sich nicht gut färben.

Sonderanfertigungen
Teppichböden gibt es in einer unüberschaubaren Fülle an Farben, Texturen und Mustern. Nichtsdestoweniger existiert ein Markt für Einzelanfertigungen. Es gibt Firmen, die Teppichböden nach Kundenwünschen weben. Wenn Sie einen neuen Teppichboden nach einer alten Vorlage oder einem Überbleibsel nachmachen lassen wollen oder wenn Ihnen ein bestimmtes Motiv vorschwebt, ist dies die richtige Anlaufstelle. Sie können auch zu einem spezialisierten Designer gehen, der Ihre Vorstellungen in ein konkretes Muster umsetzt. Diese Dienstleistungen sind sehr teuer.

Teppichfliesen
Teppichfliesen geben stilistisch am wenigsten her, verbinden aber das Aussehen eines Teppichbodens mit einem praktischen Format. Sie werden mehr in kommerziell als privat genutzten Räumen eingesetzt, und ihre Ästhetik ist darauf abgestimmt. Teppichfliesen sind in diversen Größen, Fasern, Herstellungsarten und Rückenbeschichtungen erhältlich. Es gibt sie uni und gemustert. Einheitlich verlegt, sehen sie der Meterware sehr

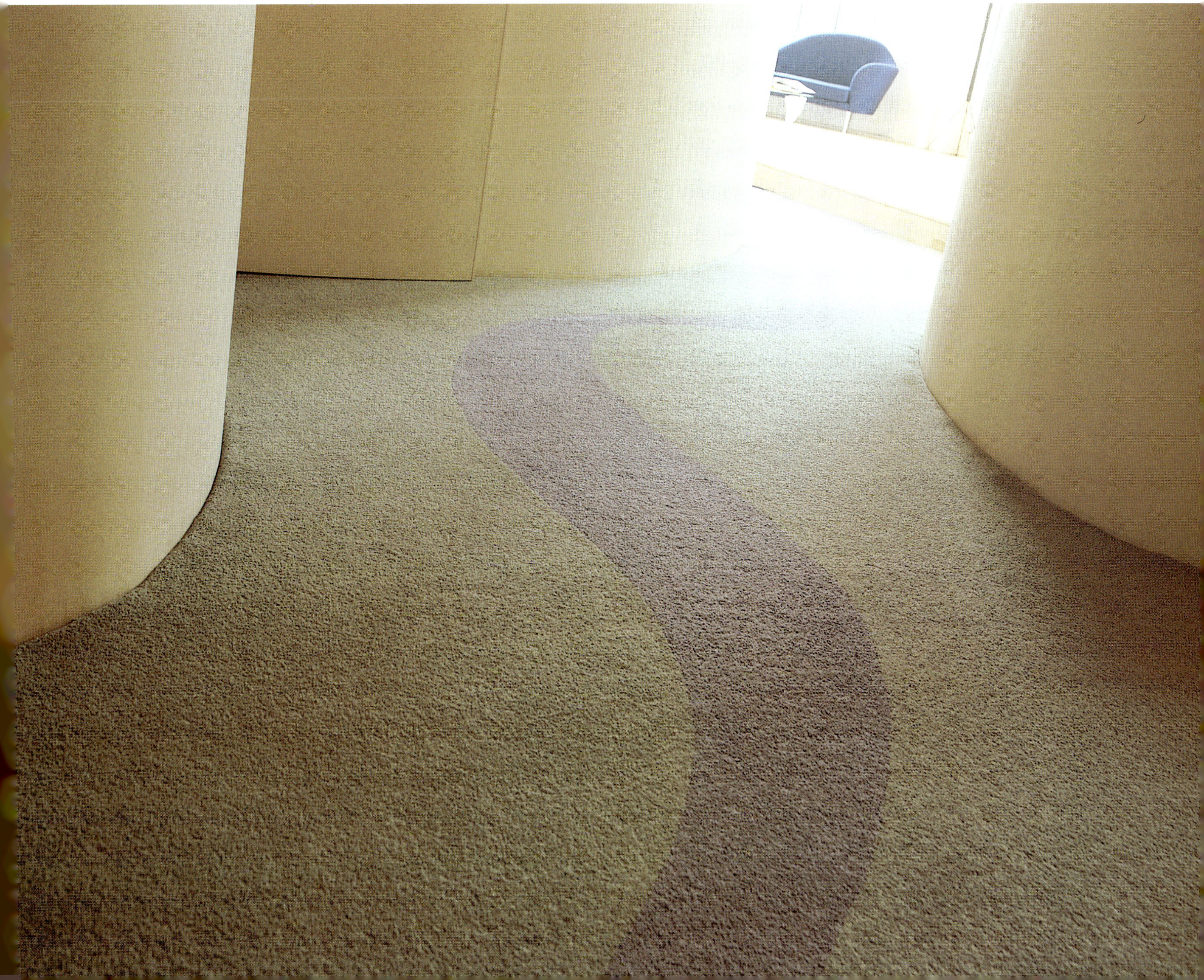

ähnlich. Durch Kombination verschiedener Fliesen lassen sich auch Muster legen.

Der große Vorteil von Teppichfliesen ist, daß sie einfach und schnell verlegt und auch wieder aufgenommen werden können. So ist es möglich, den Belag stückweise auszubessern und Mühen und Kosten eines neuen Bodenbelages zu vermeiden. Ebenso bieten sie leichten Zugang zu Installationen im Untergrund. Im privaten Bereich werden sie zum Beispiel gerne im Kinderzimmer verwendet, wo der Boden weich und dennoch sehr strapazierfähig sein soll.

Qualität und Aussehen können sehr unterschiedlich sein. Die besseren Nadelfilzteppichfliesen (heute Nadelvlies genannt) können ganz hübsch sein, während die billigen, einfachen Sorten oft recht mäßig aussehen. Sie können aufgeklebt oder lose verlegt werden. Um die Abnutzung besser zu verteilen, kann man die Fliesen von Zeit zu Zeit aufnehmen und umverteilen. Oft ist dies besser, als nur die am schlimmsten abgelaufenen Fliesen durch – auffallende – neue zu ersetzen.

Unterlagen

Eine gute Unterlage wird das Leben des Teppichbodens verlängern und den Fußboden wärmer, ruhiger und bequemer machen. Unterlagen kompensieren kleine Fehler im Untergrund und bilden eine Barriere für Schmutz und Feuchtigkeit. Die Qualität wird mehr durch das Material als durch die Stärke bestimmt. Sehr große Dicken sollten Sie vermeiden, da sie den Boden zu weich und nachgiebig machen. Alle Teppichböden mit einem textilen Rücken brauchen eine Unterlage. Bei Teppichböden mit einem Schaumgummirücken verhindert eine Filzpappe das Festkleben des Schaumgummis auf dem Untergrund.

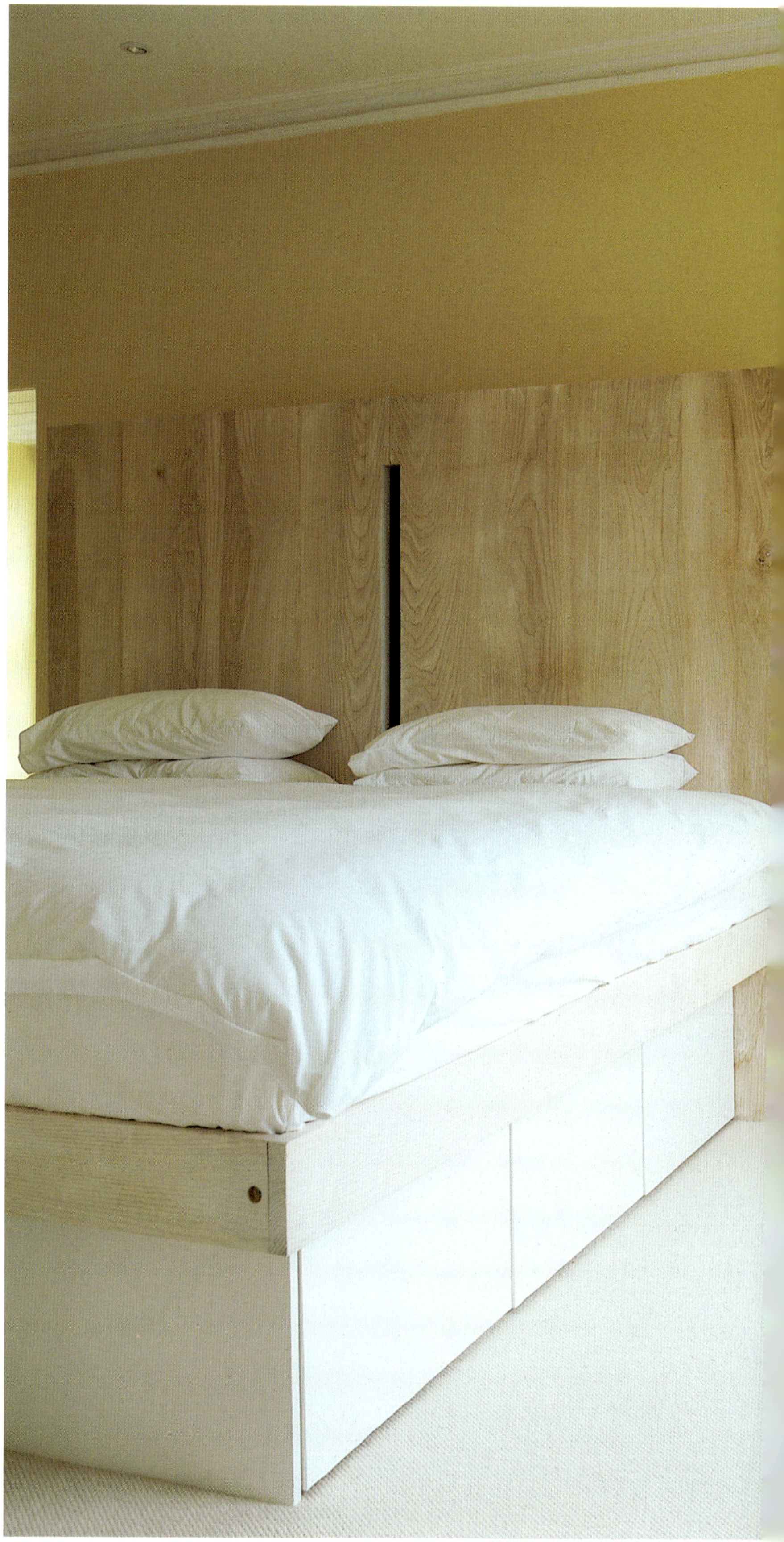

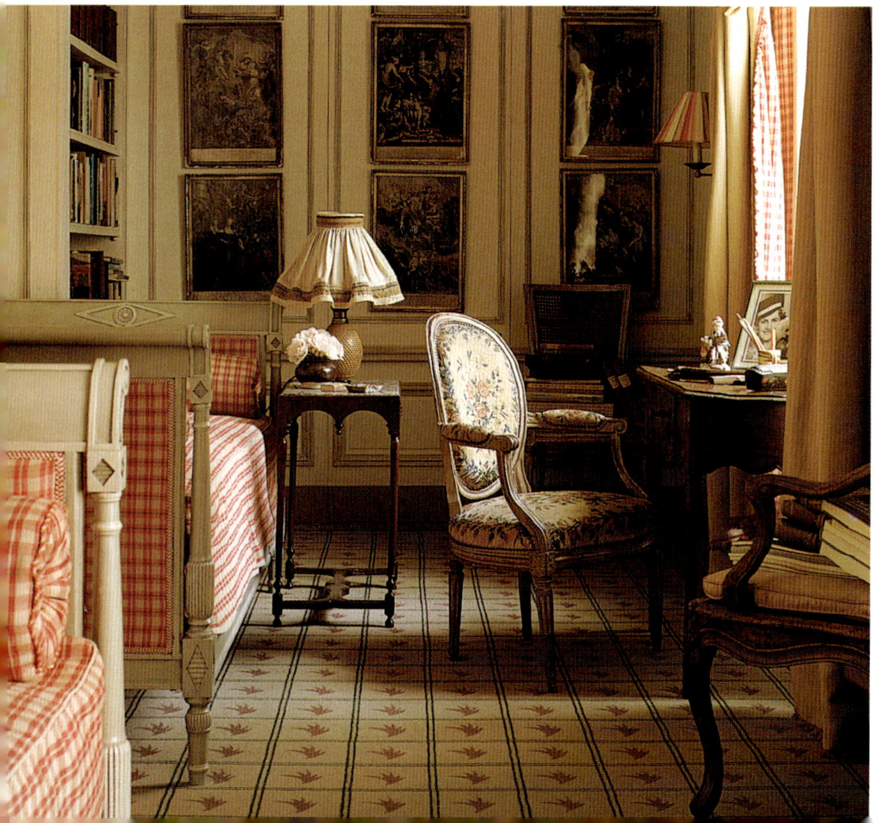

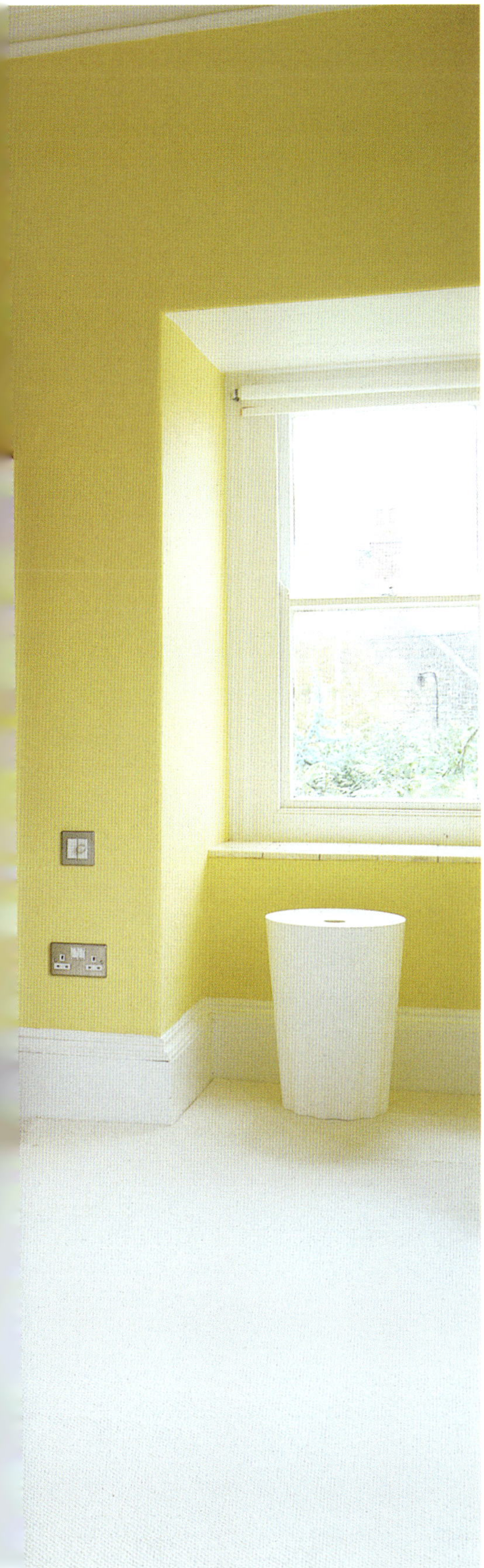

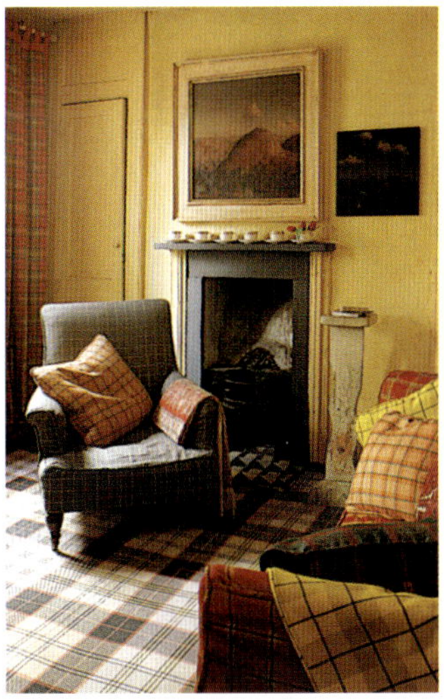

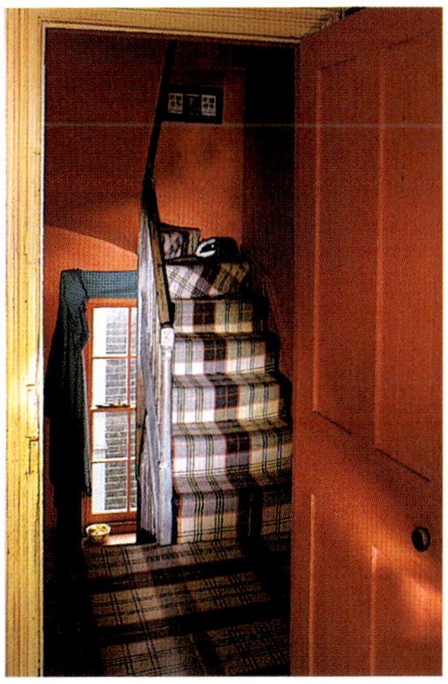

Ganz oben: Ein auffällig schwarz-weiß karierter, flachgewebter Teppichboden ergänzt die Einrichtung im Schottenmuster.

Oben: Im Treppenhaus bildet der gleiche karierte Teppichboden einen dramatischen Kontrast zu den ochsenblutroten Wänden.

Gegenüber links: Ein klassisches Teppichmuster ist der passende Hintergrund für eine Stilmöbeleinrichtung.

Links: Der weiße Kordteppichboden im Zusammenspiel mit den Fußleisten und dem Bettkasten ergibt ein großartiges Gefühl von Licht und Weite.

Für einen gewebten, qualitativ hochstehenden Teppichboden wird am besten eine Filzunterlage genommen. Sie besteht entweder aus Jute, Wolle oder anderem Tierhaar oder einer Mischung derselben. Gummi- oder Schaumgummiunterlagen werden eher für getuftete Teppichböden als für gewebte verwendet. Die besten haben eine feste Konsistenz und bröckeln nicht. Sie sollten jedoch nicht auf Treppen, über Fußbodenheizungen oder in feuchten Räumen verwendet werden. Es gibt auch Unterlagen aus einer Mischung aus Filz und Gummi.

Wahl und Kauf eines Teppichbodens

Gehen Sie in Fußbodenfachgeschäfte und in gut sortierte Baumärkte. Vergleichen Sie die verschiedenen Typen. Fragen Sie nach Mustern, die Sie mit nach Hause nehmen können. Leben Sie dort eine Weile mit ihnen, bevor Sie eine Entscheidung treffen. Abhollager mit hohem Umsatz haben oft niedrige Preise. Lieferanten von Markenherstellern sind dagegen meist teurer. Sind Sie auf ein Schnäppchen aus, sollten Sie in speziellen Restehandlungen suchen oder nach Rollenenden fragen. Viele dieser Niederlassungen verkaufen Reste, die ursprünglich für stark beanspruchte, kommerziell genutzte Flächen gedacht waren. Darunter finden sich besonders große Stücke.

Für einen exakten Preisvergleich brauchen Sie die genauen Abmessungen der auszulegenden Flächen (s. S. 167). Viele Lieferanten bieten das Ausmessen als Service an. Auf jeden Fall sollten Sie sich Rat holen, wie Verschnitt minimiert und der Bedarf an Stößen reduziert werden kann. Denken Sie bei der Kostenaufstellung auch an die Unterlage, Nagelleisten oder andere Utensilien und die Kosten der Verlegung.

Verlegung

Teppichboden sollte auf einen trockenen, ebenen Untergrund gelegt werden, der sorgfältig vorbereitet wurde. Fußleisten brauchen nicht entfernt zu werden. Türen sollten Sie aber aushängen und gegebenenfalls kürzen, um dem erhöhten Fußboden Rechnung zu tragen. Fachmännische Verlegung trägt wesentlich zur Langlebigkeit des Teppichbodens bei. Teppichboden mit Schaumgummirücken können Sie selber verlegen, wenn Sie die schweren Rollen bewegen können (s. S. 178–179). Teppichböden mit textilem Rücken setzen spezielle Fähigkeiten und Werkzeuge voraus.

Pflege

Selbstverständlich muß ein Teppichboden regelmäßig gesaugt werden, um ihn sauber zu halten; Bürsten und Kehren beseitigt den Schmutz nur oberflächlich. Dieser ist jedoch nicht nur unansehnlich und unhygienisch, er dringt auch bis an die Basis des Flors vor und greift dort die Fasern an. Schützen Sie den Teppichboden mit Möbeluntersetzern vor den Füßen schwerer Möbel. Für den Umgang mit Flecken lesen Sie Seite 180 bis 181.

Naturfasermatten

Bodenbeläge aus Naturfasern wie Sisal, Kokos, Seegras und Binsen haben in den vergangenen Jahren sehr an Beliebtheit gewonnen. Diese Materialien haben zwar ein jugendliches, zeitgemäßes Image, können aber dennoch auf eine lange Verwendungsgeschichte verweisen, die viele Jahrhunderte zurückreicht.

Schon im alten Ägypten wurden Rohrkolben zu Matten verflochten. Und vor langer Zeit haben unsere mittelalterlichen Urahnen die kalten Steine von Burgen und Häusern mit einer Lage Stroh und Binsen bedeckt. Bis vor wenigen Jahrzehnten kannten die meisten Menschen diese Materialien nur von den unvermeidlichen Kokostürmatten oder den robusten Bodenabdeckungen in den Bauernhäusern. Mittlerweile ermöglichen es moderne Produktionsmethoden, aus Naturfasern breite Bahnen zu fertigen, die für den klassischen Teppichboden eine ernste Konkurrenz darstellen.

Die wiedergewonnene Beliebtheit dieser Produkte hat viel mit dem Wunsch zu tun, mit natürlichen Materialien zu leben. Anders als die Mehrzahl der Teppichböden auf einem Massenmarkt, die fast immer synthetische Stoffe enthalten, sind Naturfasermatten ausschließlich natürlich, aus nachwachsenden Rohstoffen und erschwinglich. Durch die neutralen Naturtöne und die knotige Textur bieten sie eine Schlichtheit, die zu vielen modernen Stilen paßt. Doch die Auswahl ist nicht auf die dezenten Brauntöne der Ausgangsmaterialien beschränkt. Es gibt eine breite Palette an kräftigen Farben und graphischen Mustern.

Rechts: Seegras ist die glatteste Naturfaser. Der dem Material innewohnende biskuitfarbene Ton ist sehr angenehm, und die knotigen Schlingen ergeben eine tiefe Struktur. Hier wurden die Seegrasmatten lose auf Dielen gelegt und tragen zu der Eleganz der Stilmöbel bei.

Gegenüber oben: Jute ist die empfindlichste Naturfaser und kann stärkeren Beanspruchungen nicht standhalten. Ihre weiche Art macht sie ideal für Räume, die ein bißchen abseits vom täglichen Trubel liegen. Hier wurde das Webmuster so ausgerichtet, daß das Tageslicht die Streifen hervorhebt.

Gegenüber unten: Sisal ist gröber und auffälliger in seiner Textur. Es gehört zu den beliebtesten Naturfasern. Hier bildet es den Fußboden einer Sitzecke.

Unten, von links nach rechts, von oben nach unten: Jute (gebleicht); Jute (ungebleicht); Seegras; Kokos (Bouclé); Kokos (Fischgrät); Seegras (Fischgrät); Sisal (gefärbtes Bouclé); Sisal (Bouclé); Sisal.

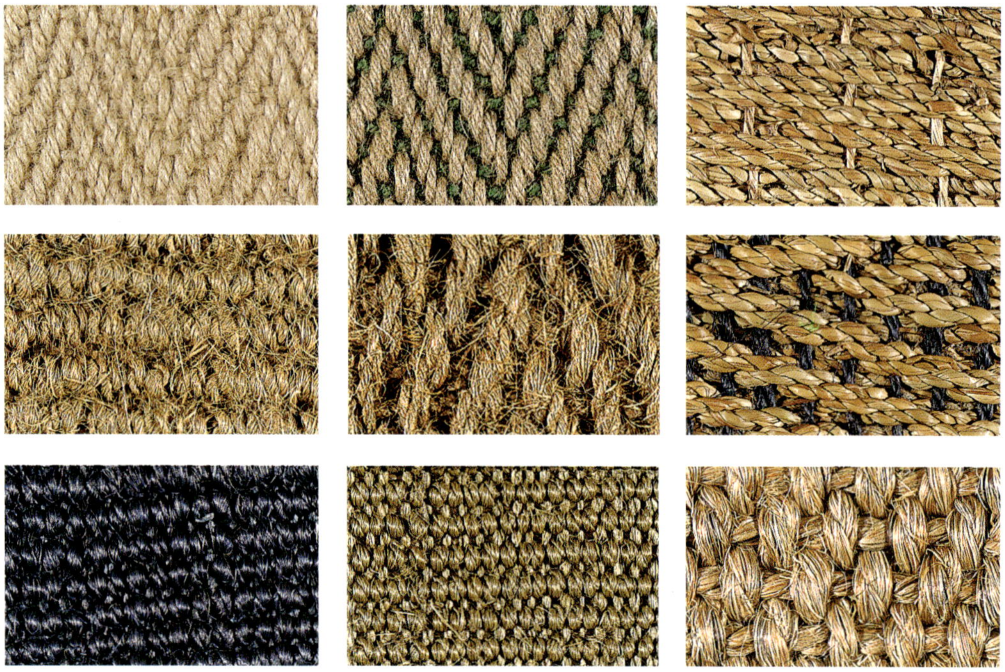

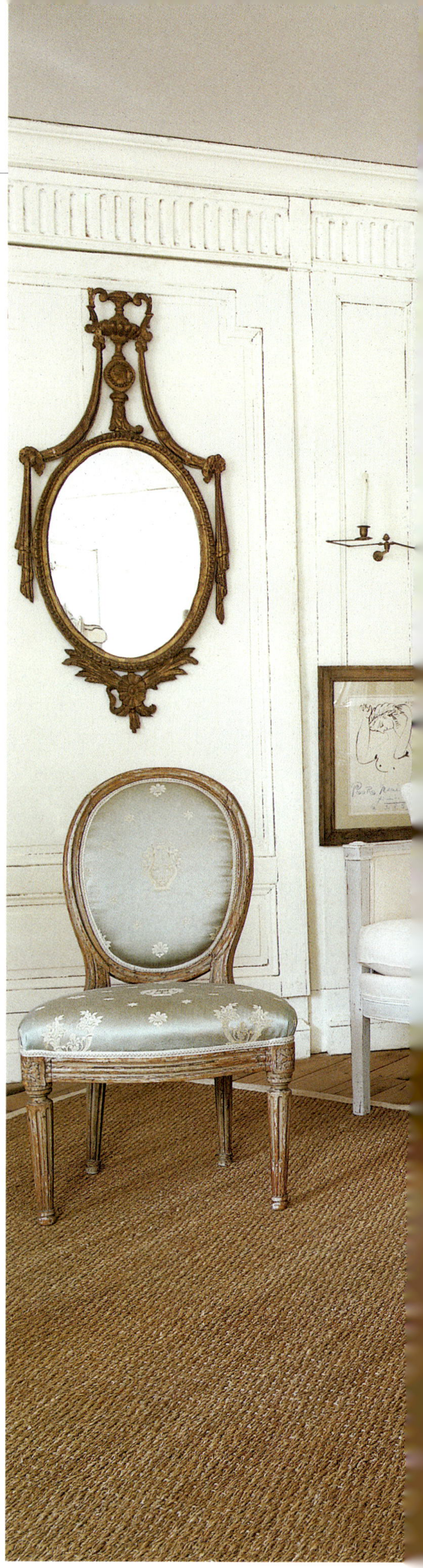

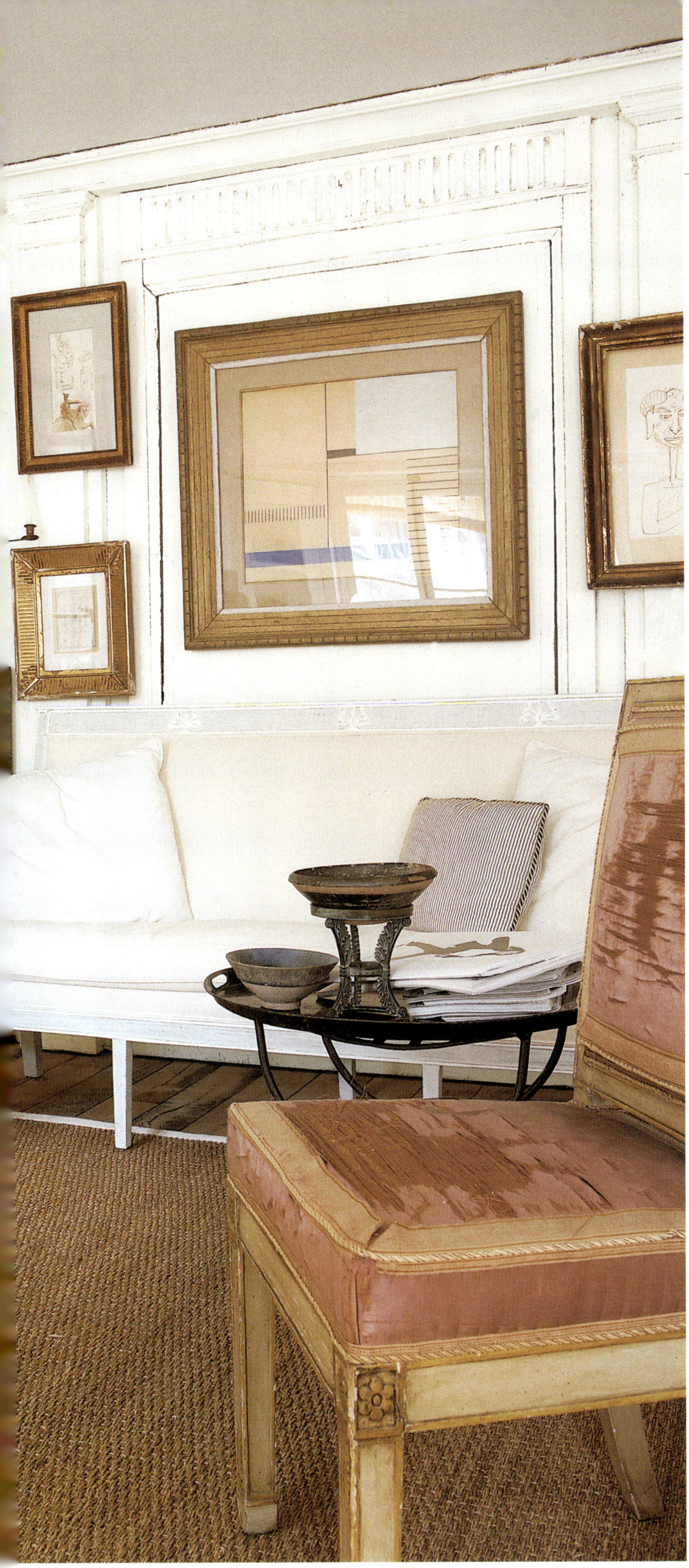
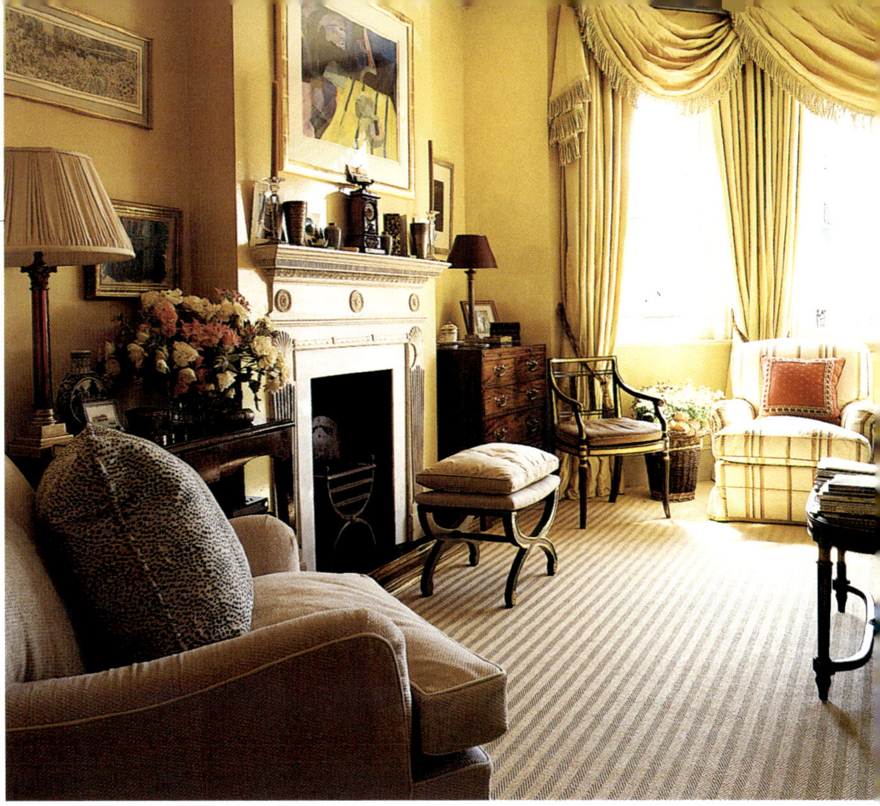
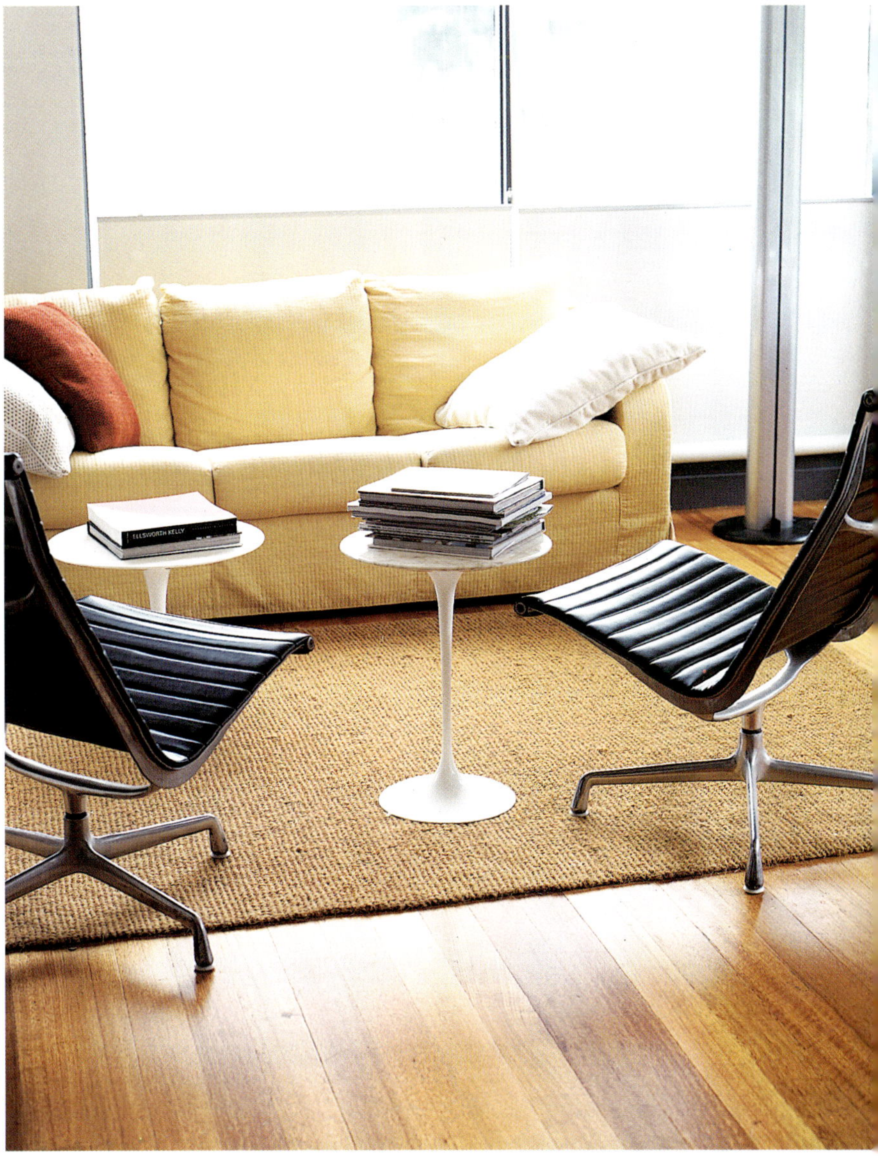

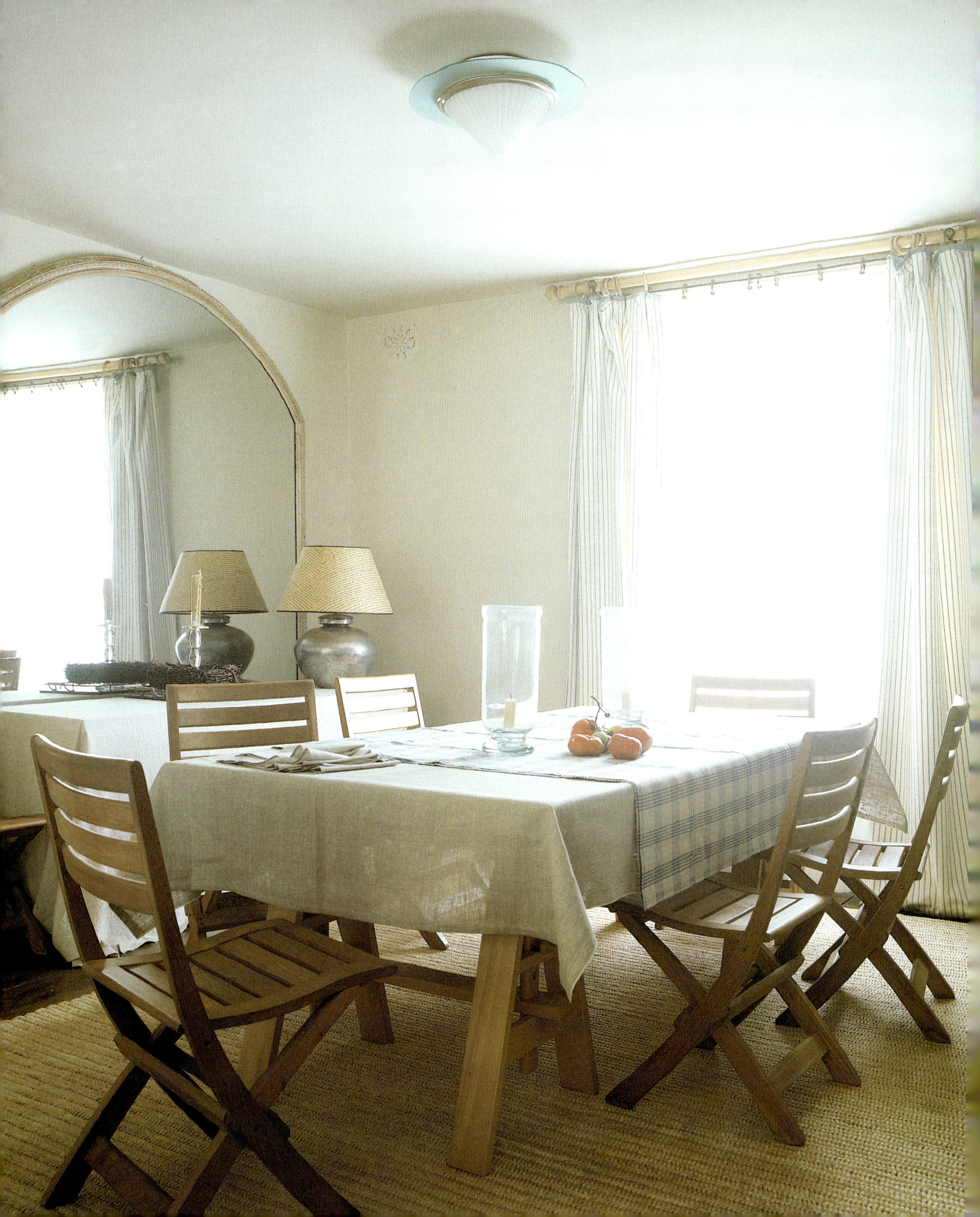

Ökologisch, gesund, ausdrucksvoll und beliebig anpaßbar haben sich die Naturfasermatten den Rang eines klassischen Bodenmaterials verdient.

Die meisten Naturfasern sind einigermaßen strapazierfähig. Nur Jute ist empfindlicher und hält größeren Beanspruchungen nicht stand. Dafür ist sie erstaunlich weich und die einzige Naturfaser, die im Komfort an einen Teppichboden heranreicht.

Naturfasermatten sind nicht so nachgiebig wie Teppichboden. Eine Unterlage kann eine Verbesserung bringen. Außer Binsen sind sie für feuchte Räume wie Bad und Wintergarten nicht geeignet. Sie sind auch nicht für stark strapazierte Flächen wie Küchenböden zu empfehlen. Seegras kann rutschig werden, und sehr grob gewebte Matten sind auf der Treppe gefährlich, da sich Absätze darin verfangen können.

Im großen und ganzen sind Naturfasern schmutzunempfindlich, nur verflecken sie leicht. Es ist deswegen ratsam, sie zu imprägnieren. Alle Sorten sind antistatisch. Viele Böden sind rückseitig mit Latex beschichtet, damit sie leichter zu verlegen sind und sich unter ihnen kein Schmutz ansammelt. Alle können für den Zimmergrundriß zurechtgeschnitten werden. Die meisten sind im Vergleich zu Teppichboden günstiger und verlangen – ähnlich wie Teppichboden – eine fachmännische Verlegung.

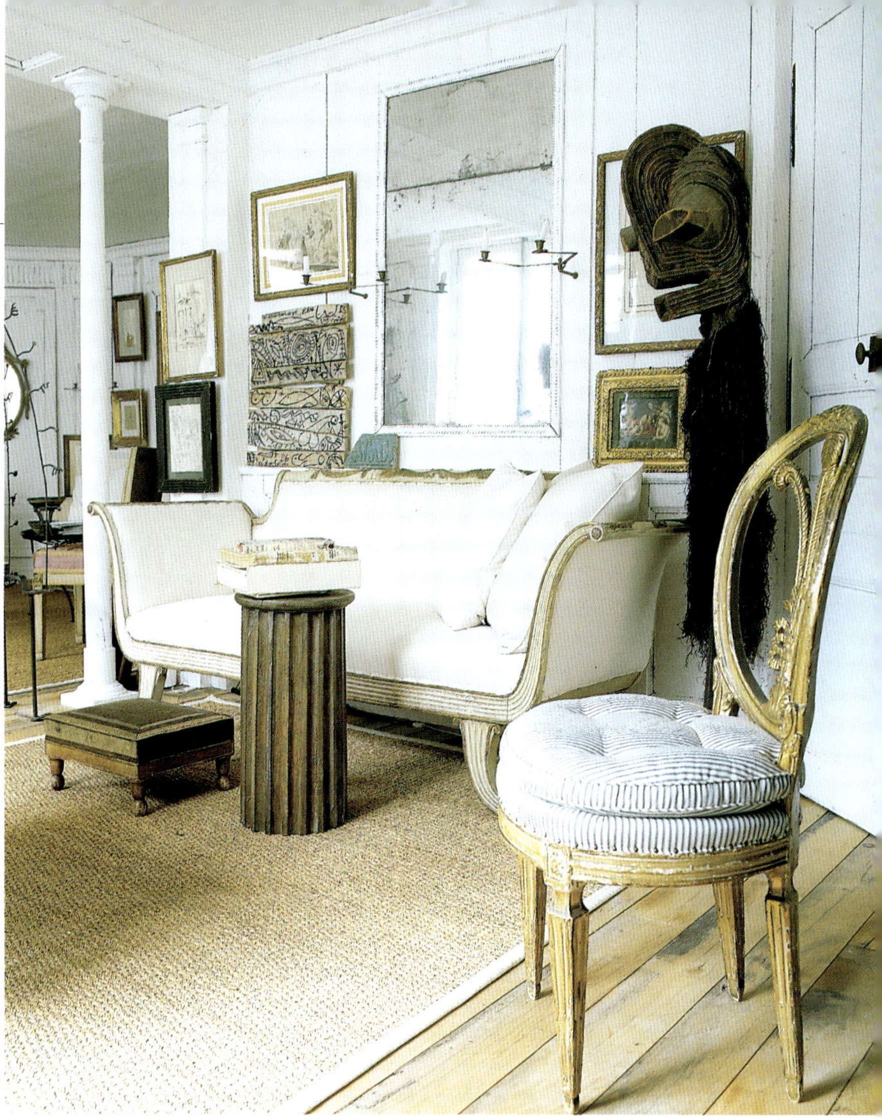

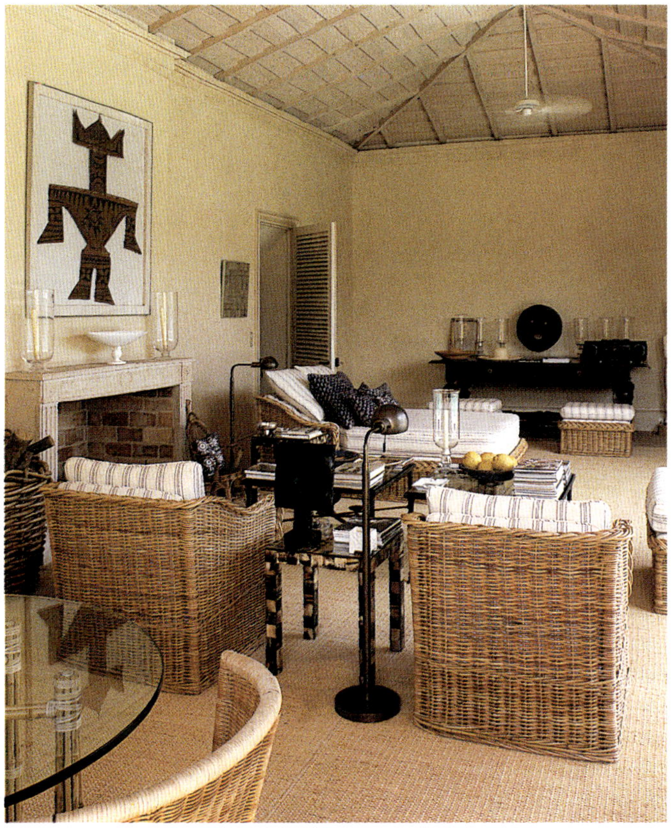

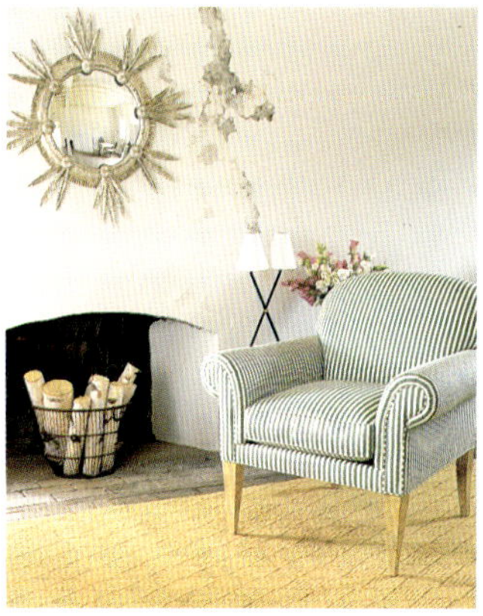

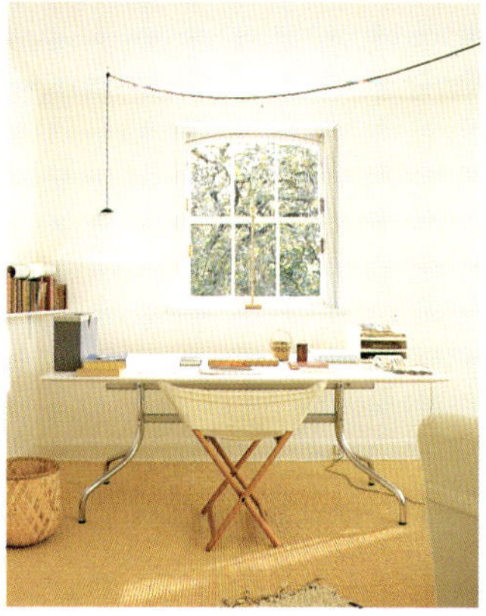

Gegenüber: Eine breite Vielfalt an Naturmaterialien dient als Bodenbelag. Hier bestehen die Matten aus Bananenfasern, die dem lichtdurchfluteten Eßzimmer eine zurückhaltende Eleganz geben.

Oben rechts: Wenn sich auch viele Naturfasern äußerlich ähneln, so unterscheiden sie sich doch oft in praktischen Eigenschaften. Seegras ist sehr haltbar und fleckunempfindlich.

Unten links: Der Raffiaboden betont den Kolonialstil in diesem lichten Wohnzimmer mit Korbmöbeln.

Unten Mitte: Binsen sind ein exzellenter Hintergrund für Teppiche und schon für sich elegant. Sie sind robust und sogar für Küchen geeignet.

Unten rechts: Seegras kann wie die meisten Naturfasermatten zugeschnitten werden.

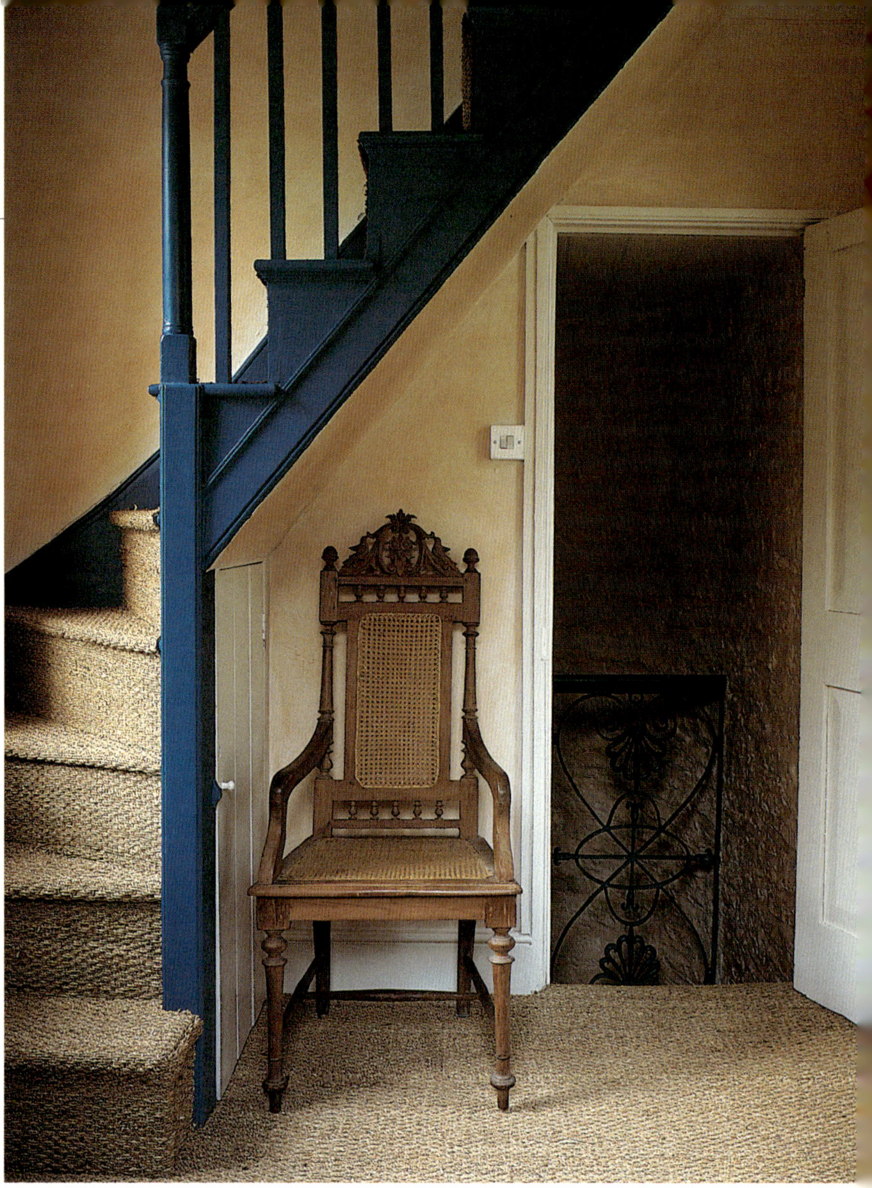

Sorten und Eigenschaften
Die Naturfasern unterscheiden sich voneinander sowohl in praktischer wie ästhetischer Hinsicht. Außer Binsen gibt es diese Beläge mit Latex-Rücken oder in Form von Matten, Läufern oder Teppichen.

Seegras Dies ist die glatteste Faser, was es für die Füße sehr angenehm macht. Die Pflanze wächst im Küstenbereich der Meere und wird in reisfeldähnlichen Plantagen, die jedoch mit Salzwasser geflutet sind, angebaut. Seegras ist robust, billig und antistatisch. Weil die harten Fasern fast völlig undurchdringlich sind, ist es unempfindlich gegenüber Schmutz. Aus dem gleichen Grund läßt es sich praktisch nicht färben. Der Naturton kann jedoch durch eingewebte, in Schwarz, Blau, Grün oder Rot gefärbte Fäden bereichert werden. Seegras kann fast überall im Haus sinnvoll verlegt werden, selbst in Küche, Bad und Wintergarten, vorausgesetzt, es wird nicht zu häufig naß. Auf Treppen sollte es mit der Webrichtung parallel zu den Stufen verlegt werden, damit man genügend Halt findet.

Kokos Kokosfasern werden von der Schale der Kokosnuß gewonnen. Nachdem die Schale eingeweicht wurde, wird die Faser abgeschlagen. Traditionell wird sie für Türmatten und für Säcke verwendet. Sie ist grob und kratzig und deswegen wenig komfortabel für Schlaf- oder Kinderzimmer. Sehr grob gewebtes Kokos ist für Treppen ungeeignet, da es zur Stolperfalle werden kann.

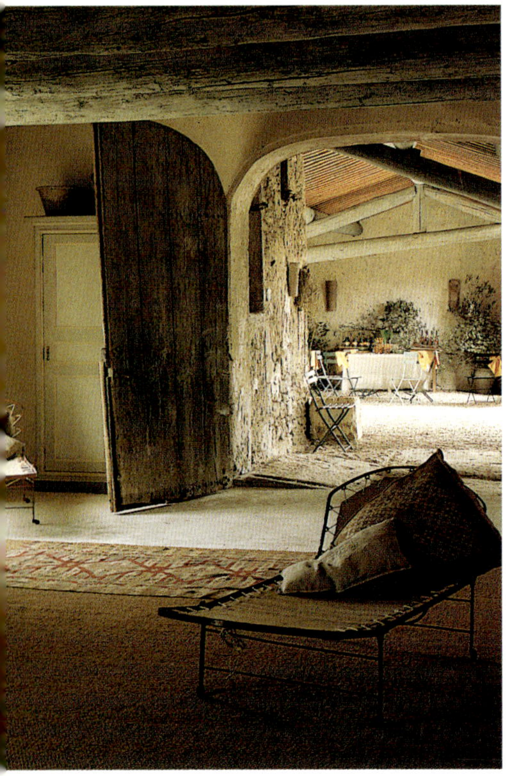

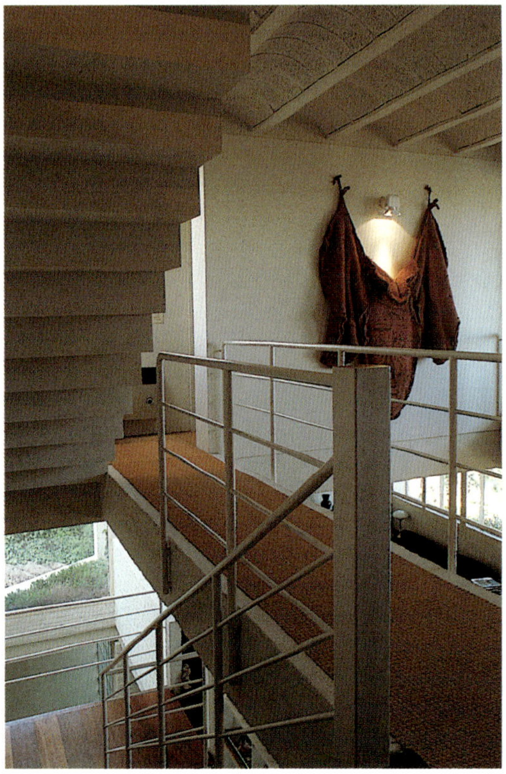

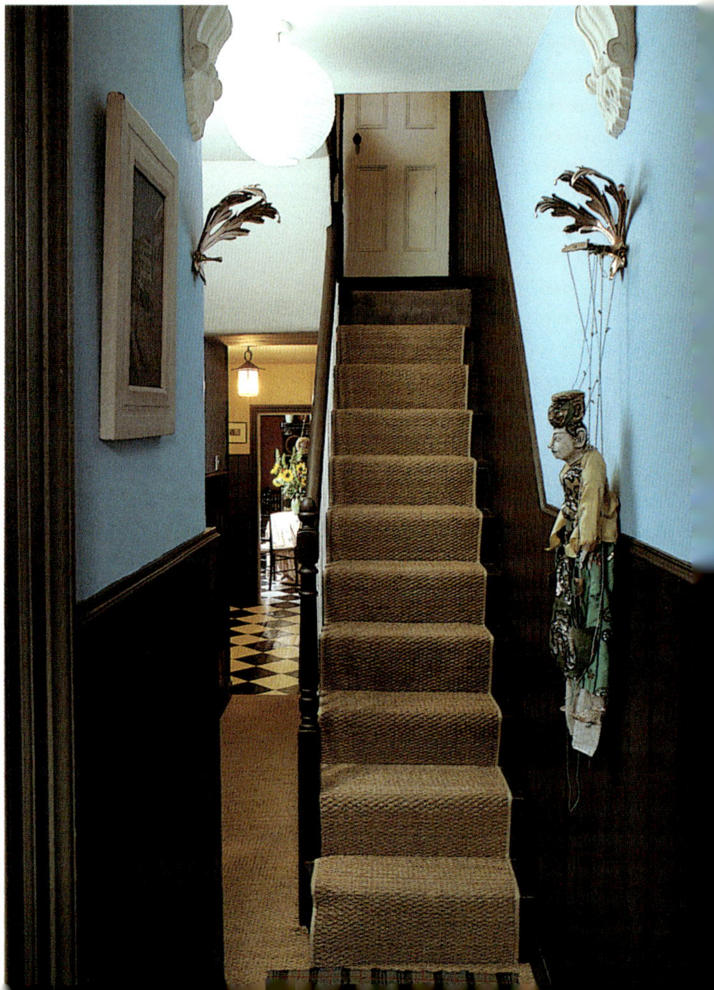

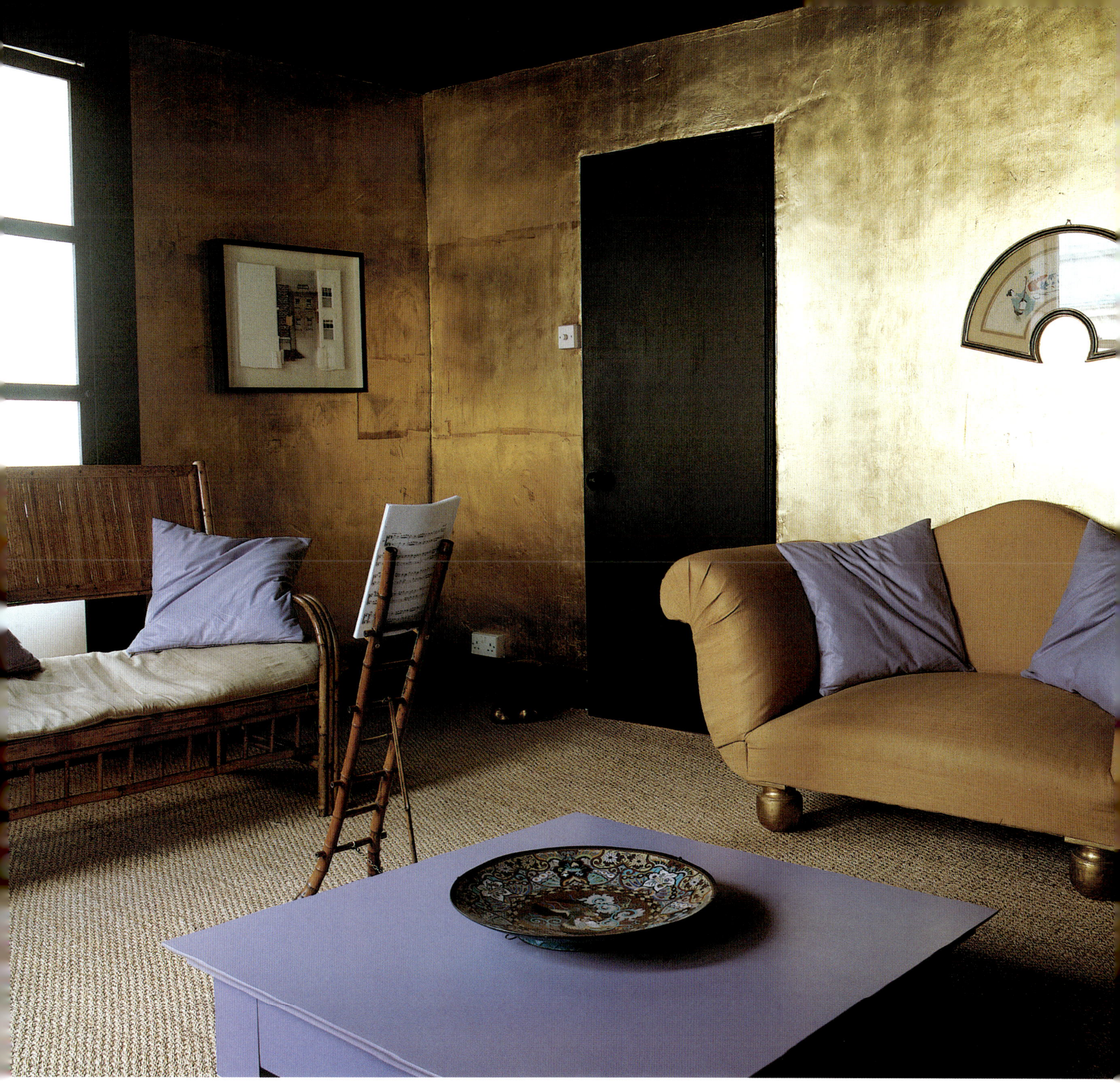

Ganz links: Sisalmatten mildern die harten Steinböden in heißen Klimaten. Helle Naturtöne verstärken das kühle Aussehen.

Gegenüber Mitte: Kokos gibt diesem Treppengang eine natürliche Komponente, ohne grob zu wirken.

Gegenüber rechts, oben und unten: Kokos und Seegras machen sich gut auf Treppen. Vermeiden Sie aber zu grobe Schlingen.

Oben: Die orientalische Wirkung der polierten Wände wird hier durch das Seegras noch hervorgehoben.

Normales Kokos hat ein rustikales Aussehen. Es gibt mittlerweile aber auch raffiniertere Sorten mit Streifen- oder Zickzackmuster in intensivem Rot, Blau oder Grün. Kokos ist in vielen Webarten erhältlich wie Bouclé, Flechte, Raute und Fischgrät. Es wird auch gemischt mit Sisal verwendet und in Fliesenform verkauft. Die Standardsorten sind billig, robust, aber verflecken leicht.

Sisal Diese Faser ist in bezug auf Aussehen und Haltbarkeit außergewöhnlich vielseitig und gehört dementsprechend zu den beliebtesten Naturfasern. Sie wird von den Blättern der Agave sisalana gewonnen, einem subtropischen Busch mit dunkelgrünen, stechenden Blättern. Die Faser wird traditionell zu Seilen und Kordeln verarbeitet.

Die Textur von Sisal liegt zwischen der des kratzigen Kokos und der der weichen Jute. So ist es robust genug und dennoch akzeptabel für nackte Füße. Es ist leicht zu färben und in vielen Farben, Mustern und Webarten erhältlich sowie in der Mischung mit Wolle. Seine Neigung zu Flecken läßt eine Imprägnierung ratsam erscheinen. Sisal ist teurer als Kokos oder Seegras.

Seite 144/145: Der fest verlegte Sisalbelag gibt den Ton vor für die ruhige, natürliche Einrichtung.

Gegenüber oben: Hier ergänzen sich eine grobe Sisaleinlage und strahlendes Hartholzparkett. So wird die Lichte des Raumes noch betont.

Gegenüber unten: Umsäumte Sisalmatten wurden lose auf einen Sisalboden gelegt. So entsteht ein interessanter Schichteneffekt.

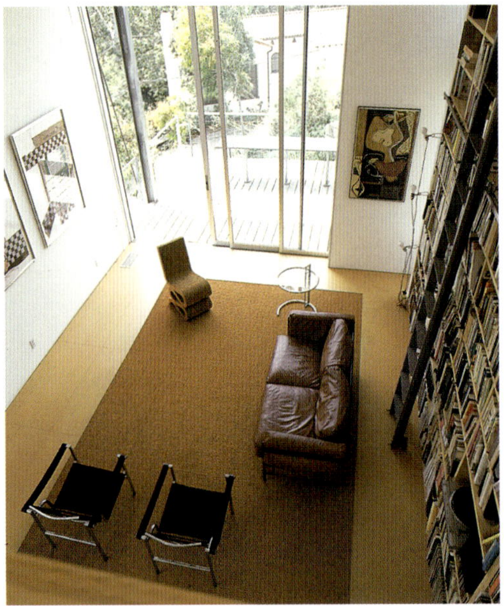

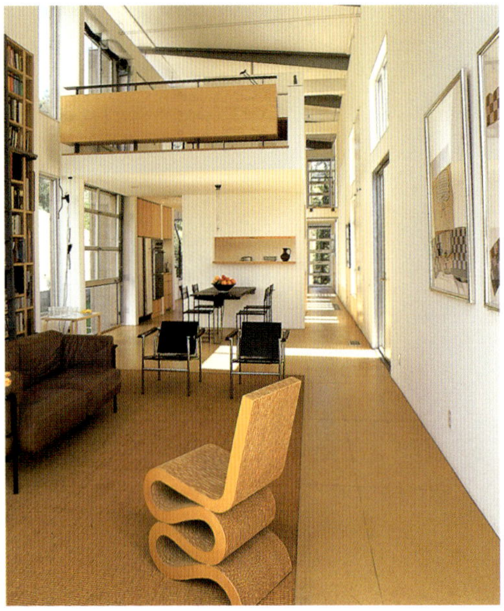

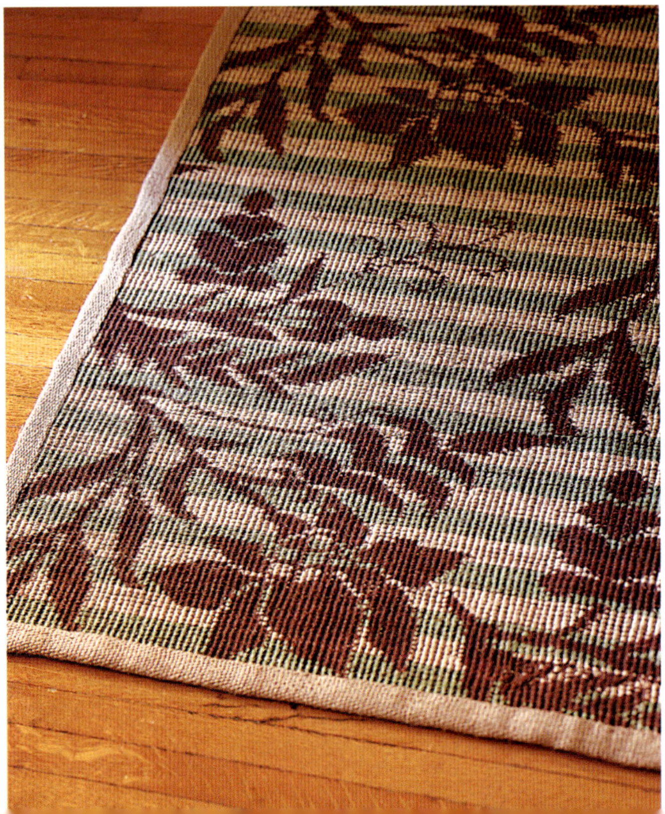

Oben links und Mitte: Eine originelle wie ökonomische Idee für eine große Fläche ist ein Spanplattenboden mit einer eingesetzten Sisalmatte. Die Abwechslung besteht hier nicht so sehr im Farbton, sondern in der Textur. Die großzügige Raumwirkung wird davon nicht beeinträchtigt.

Links: Sisal ist einfach zu färben, so daß es in einer breiten Palette an gedeckten Farben und Mustern erhältlich ist. Es gibt Streifen und auffälliges Zickzack sowie gegenständliche Motive wie bei dieser „gestickten" Sisalmatte.

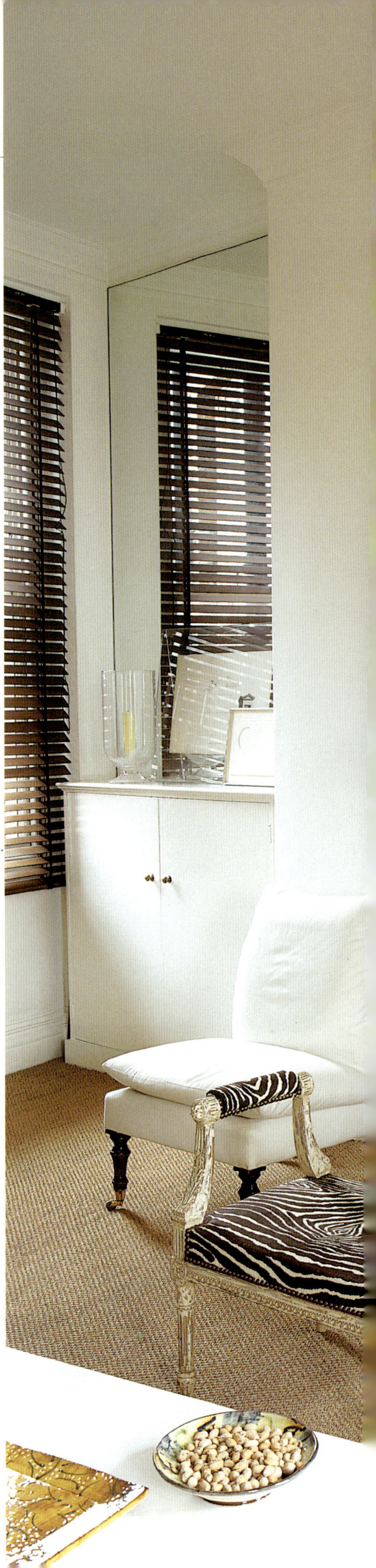

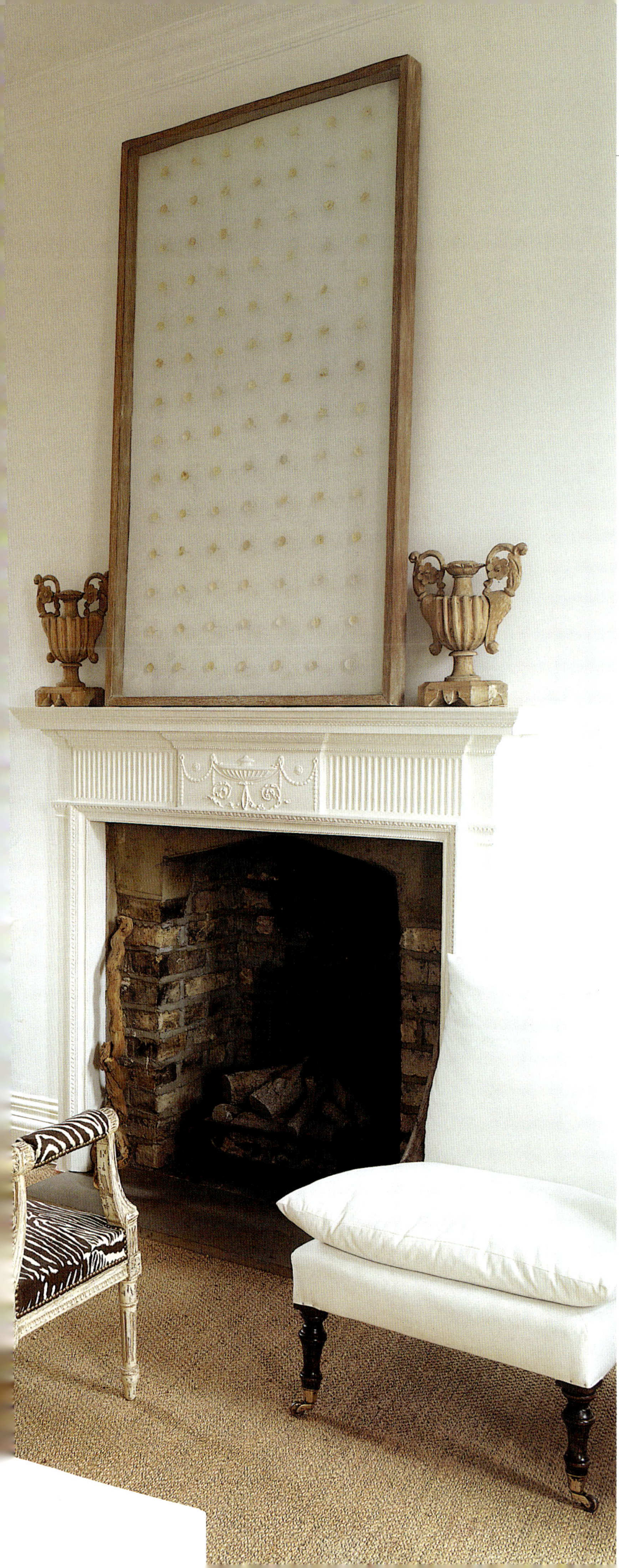

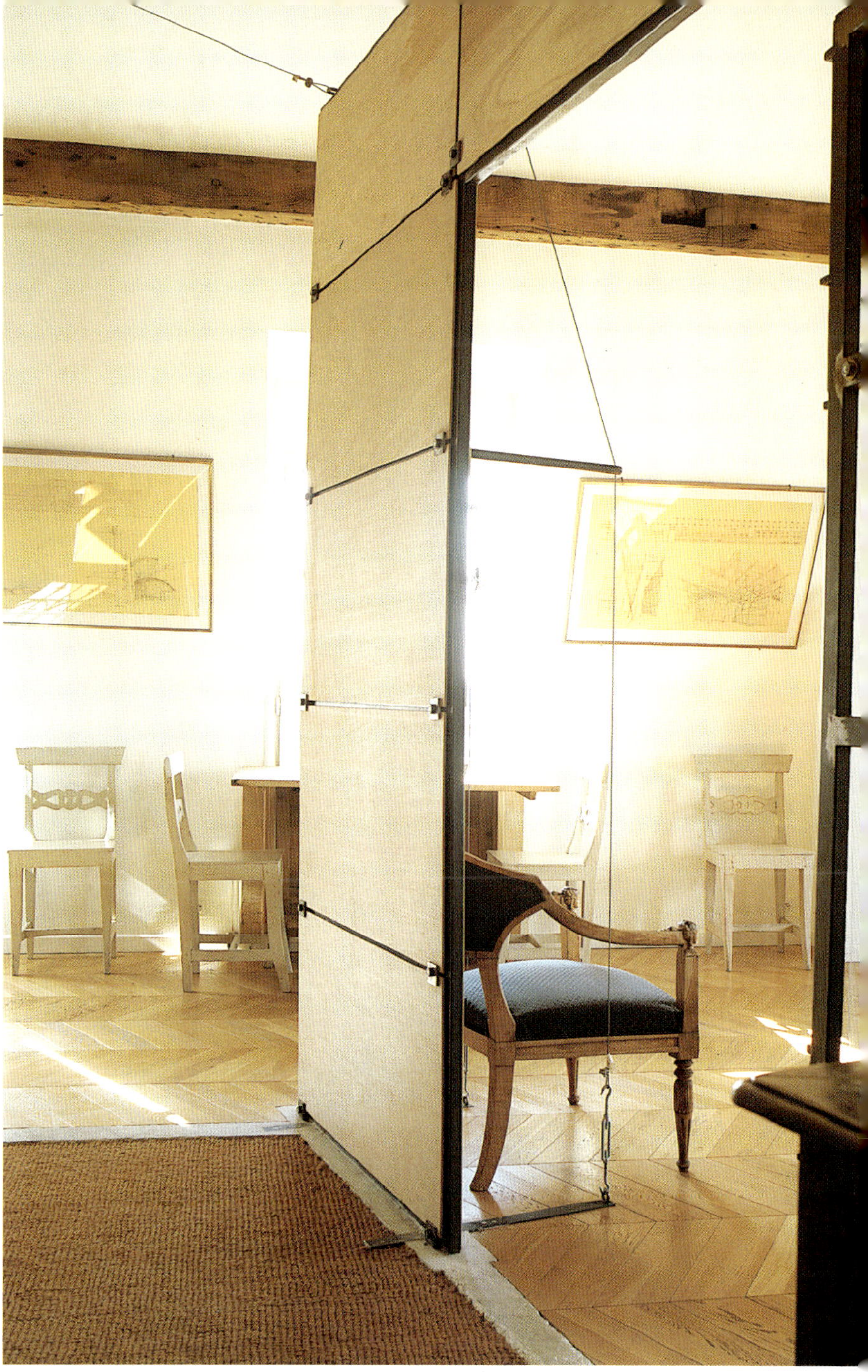

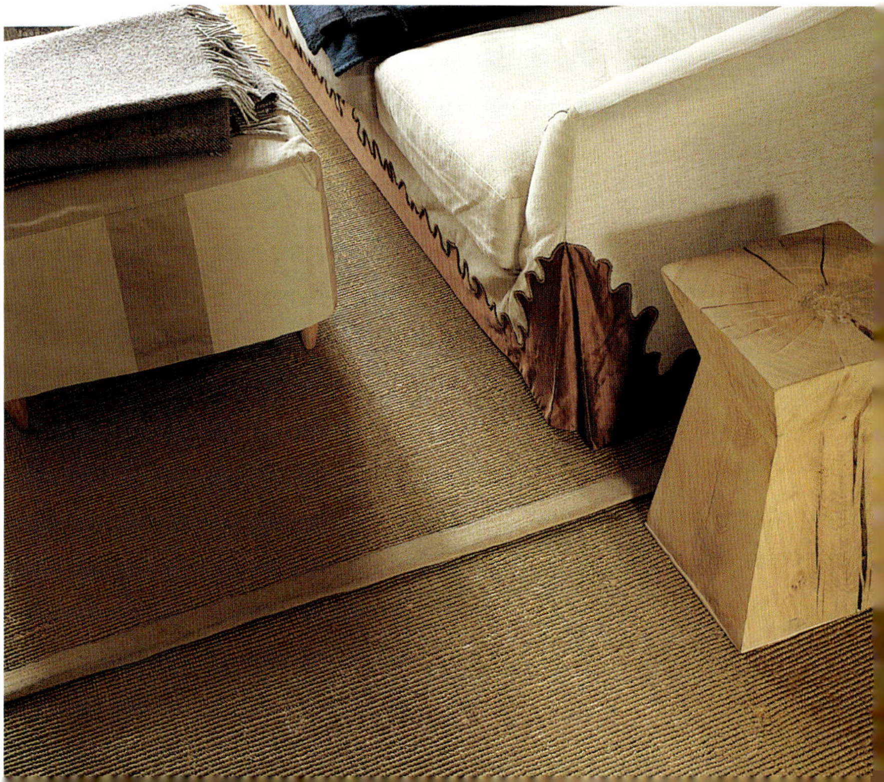

Jute Sie wird von einer Pflanze gewonnen, die im subtropischen Indien zu Hause ist. Seit dem 18. Jahrhundert wird Jute nach Europa importiert, um Seile und Teppichrückseiten daraus zu machen. Die Fasern werden per Hand von den Stengeln der Pflanze abgezogen und im Wasser geröstet. Jute ist etwas billiger als Sisal, aber längst nicht so haltbar. Es ist so angenehm weich, daß es auch im Schafzimmer willkommen ist. Für stärker beanspruchte Flächen ist es nicht geeignet. Es braucht eine Schutzimprägnierung gegen Flecken. Jute ist in einer großen Bandbreite an eleganten Webmustern, in Natur, gebleicht und in tiefen Farben wie auch Pastelltönen zu erhalten.

Binsen Diese ergeben einen robusten, strapazierfähigen Bodenbelag, der für viele Stellen geeignet ist. Die Beläge haben ein ländliches Aussehen, lassen sich aber auch für moderne Interieurs verwenden. Die Matten bestehen aus 9 cm breiten Streifen, die mit der Hand geflochten und zusammengenäht werden. So lassen sich beliebig große Matten herstellen, die lose verlegt werden. Matten aus Binsen sind am oberen Ende der Preisskala der Naturfasermatten. Sie sollten nicht auf Treppen verlegt werden, weil sie sehr glatt und rutschig sind. Binse sollte gelegentlich mit Wasser besprenkelt werden, damit sie ihre Form behält. Sie ist eine gute Wahl für Räume, die oft feucht sind, wie Bad oder Wintergarten. Für gute Lüftung sollte aber gesorgt sein.

Verlegung

Naturfasermatten benötigen einen trockenen, ebenen Untergrund, der sorgfältig vorbereitet wurde. Eine Unterlage ist nicht unbedingt erforderlich. Sie hilft aber, kleinere Fehler im Untergrund auszugleichen, und erhöht Nachgiebigkeit und Haltbarkeit. Auf Treppen sollten Sie eine Unterlage verwenden, da der Belag hier sehr strapaziert wird. Bevor die Matten zurechtgeschnitten werden, sollten sie 48 Stunden im Raum liegen. So akklimatisieren sich die Fasern an die Feuchte der Raumluft. Matten mit

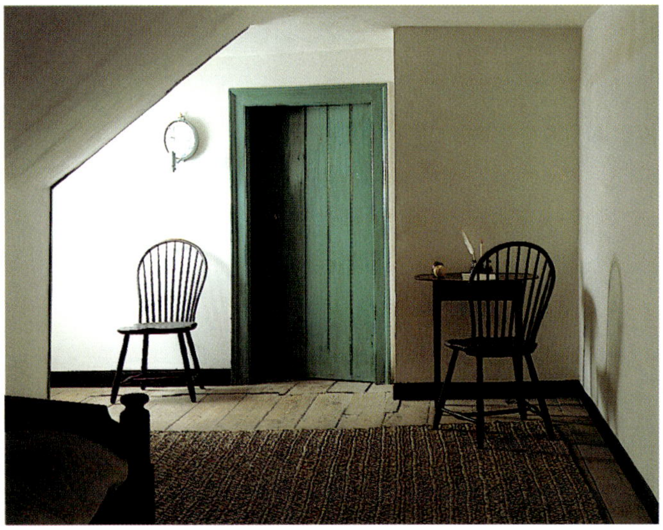

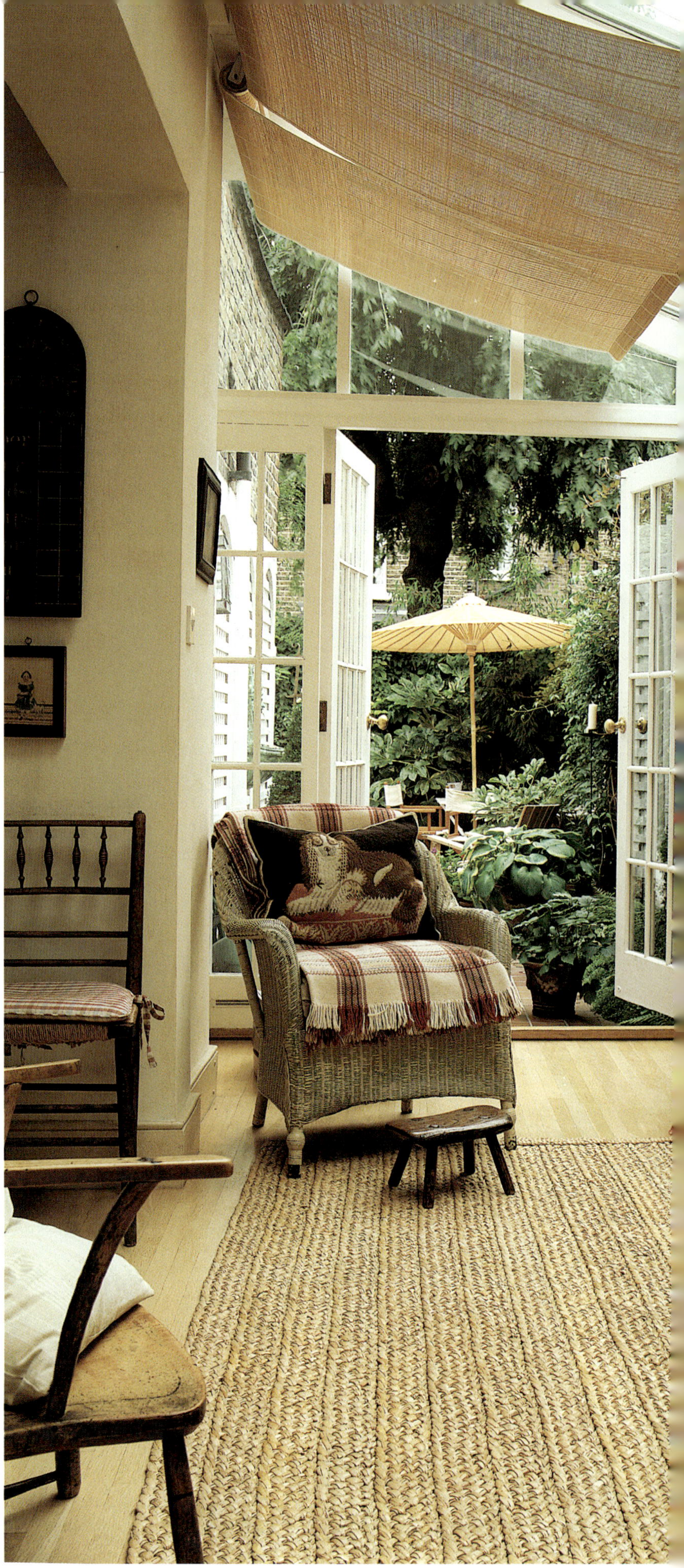

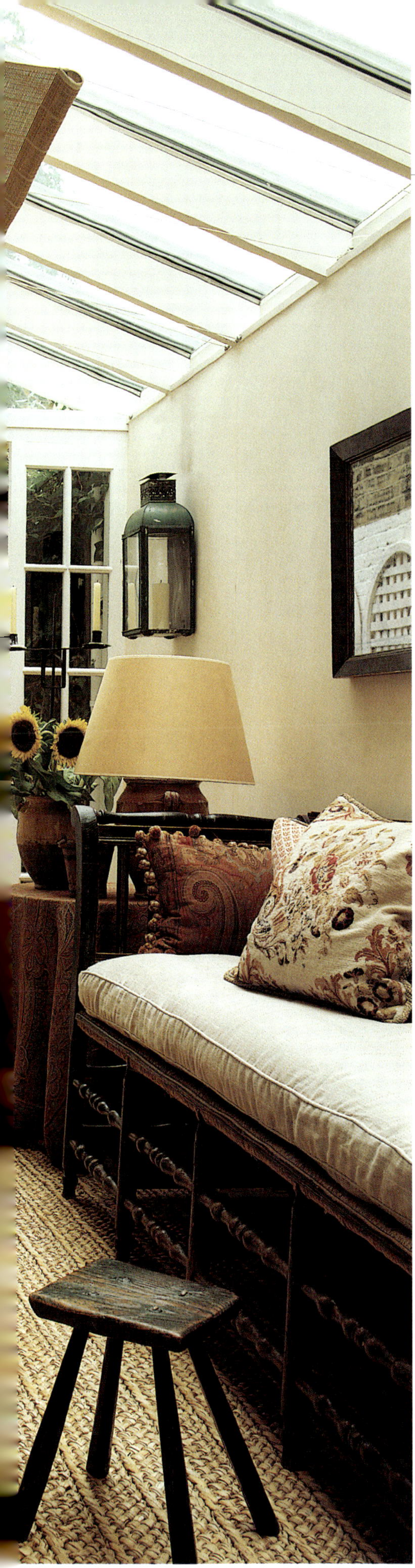

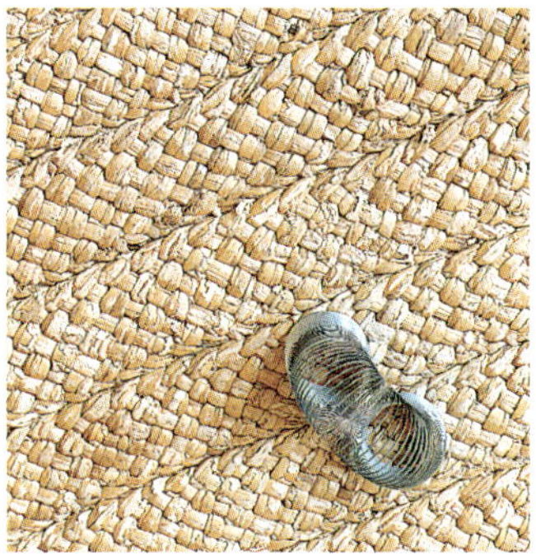

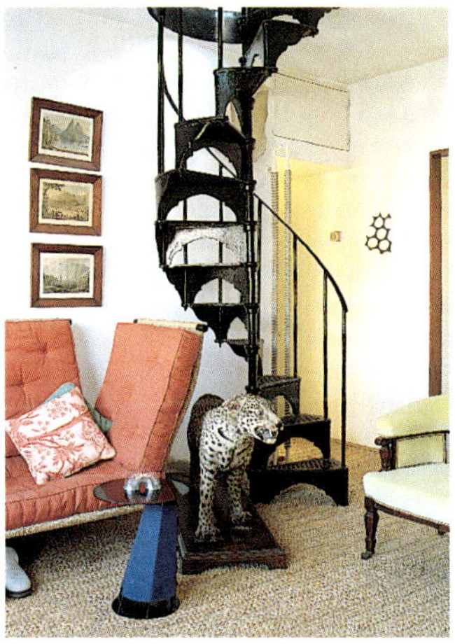

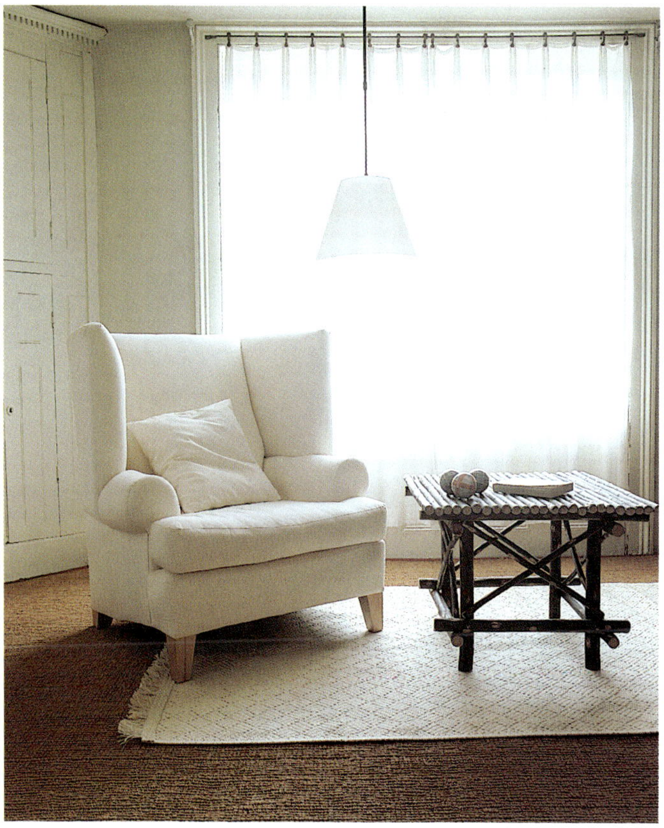

Mitte oben und unten: Binse ist meist teurer als die anderen Naturfasern. Wenn sie gelegentlich mit Wasser besprengt wird, behält sie besser ihre Form.

Rechts: Das Fehlen von intensiven Farben muß keineswegs zu einem Mangel an Lebendigkeit führen. Hier zeigen texturale Kontraste viel Charakter.

Gegenüber links unten: Die Einfachheit der Binse und die hellen Wände kontrastieren mit der intensiven Farbe der Holzteile. Es entsteht eine gelöste, zeitlose Wirkung.

Seite 146/147: Geflochtene Binsenmatten fügen sich hervorragend in den Landhausstil ein.

einem Latex-Rücken werden entweder direkt auf den Untergrund oder auf die festgetackerte Unterlage vollflächig aufgeklebt. Das Einpassen ist Arbeit für den Fachmann. Die empfohlenen Kleber hinterlassen auf dem Untergrund keine Reste. So können die Matten später wieder aufgenommen werden, ohne daß der Untergrund beschädigt wird. Stöße können vernäht oder eng aneinandergeschoben werden. Zusätzliche Nagelleisten an den Rändern können helfen, späteres Schrumpfen zu verhindern.

Pflege

Viele Naturfasermatten werden leicht von Möbelfüßen in Mitleidenschaft gezogen. Sorgen Sie also unter Stühlen und Sofas für einen zusätzlichen Schutz. Helles Sonnenlicht läßt manche Sorten ausbleichen. Naturfasern verhalten sich bei Feuchtigkeit unterschiedlich. Nur die Binse profitiert von mäßiger Feuchtigkeit. Kokos dehnt sich aus, verzieht sich und wirft Wellen. Wenn es wieder trocknet, können sich die Nähte öffnen. Sisal hingegen schrumpft, wenn es feucht wird. Unter dauerhaft nassen Bedingungen fangen alle Naturfasern an zu faulen.

Die Matten sollten regelmäßig gesaugt werden. Shampoonieren oder waschen Sie sie nie. Kokos, Sisal und Jute sollten gegen Flecken imprägniert werden. Geht mal etwas daneben, entfernen Sie es sofort, bevor es die Gelegenheit hat, in die Fasern zu dringen. Erde oder Schlamm lassen Sie trocknen und bürsten und saugen dann längs der Webrichtung ab.

Teppiche

Oberflächlich betrachtet, mag es scheinen, daß Teppiche nur zusätzliche Accessoires sind, I-Tüpfelchen in der Inneneinrichtung, um einen Raum wohnlicher zu gestalten. Doch Teppiche können mehr sein. In praktischer wie ästhetischer Hinsicht lassen sie den Raum erst komplett erscheinen.

Teppiche machen die Oberflächen bequem, warm und dämpfen den Schall. Nachteile harter Bodenbeläge wie Stein, Fliesen oder Holz werden von ihnen abgemildert. Teppiche können vor dem Bett den Füßen schmeicheln oder vor dem Kamin zum Hinlegen einladen, ohne daß wie bei einem Teppichboden das ganze Zimmer damit ausgelegt werden muß. Anders als andere Bodenbeläge sind sie nicht fest. Sie können von Wohnung zu Wohnung mitgenommen werden oder von Zimmer zu Zimmer, sie können im Winter ausgelegt und im Sommer wieder zusammengerollt werden.

Optisch sind Teppiche von großer Relevanz. Ein Teppich verwandelt ein Sofa und zwei Sessel in eine Sitzecke. Eine Reihe von Teppichen in einem weiten, großen Raum gibt der ansonsten kahlen Fläche Maß und Proportion. Teppiche verleihen dem jeweiligen Einrichtungsstil Tiefe und Charakter, beleben einen neutralen Hintergrund und koordinieren die Wirkung einer farbigen und reich gemusterten Einrichtung. Ein besonders schönes Stück kann das Wahrzeichen eines Raumes sein, die Grundlage für den Stil der gesamten Einrichtung vorgeben oder für sich ganz allein stehen.

Unten: Teppiche in den sanften Tönen natürlicher Farbstoffe können zusammengelegt eine einfühlsame Kombination verschiedener Muster bilden.

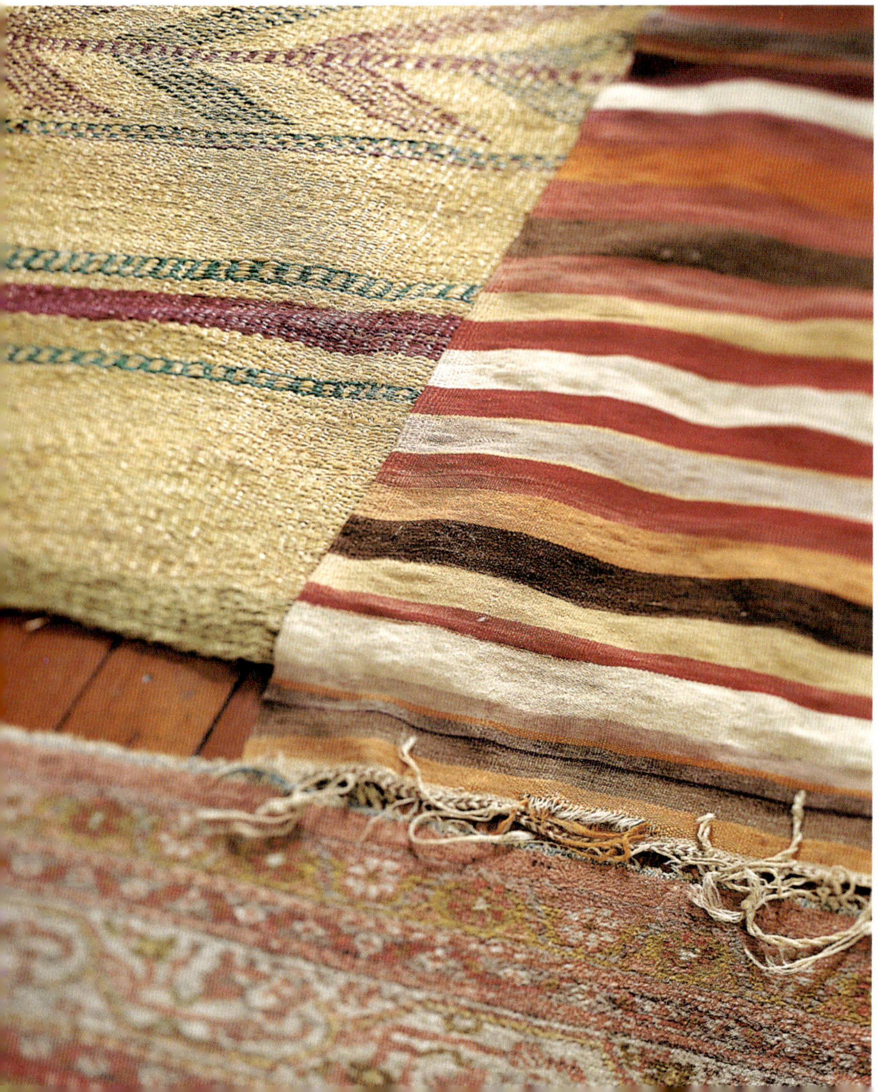

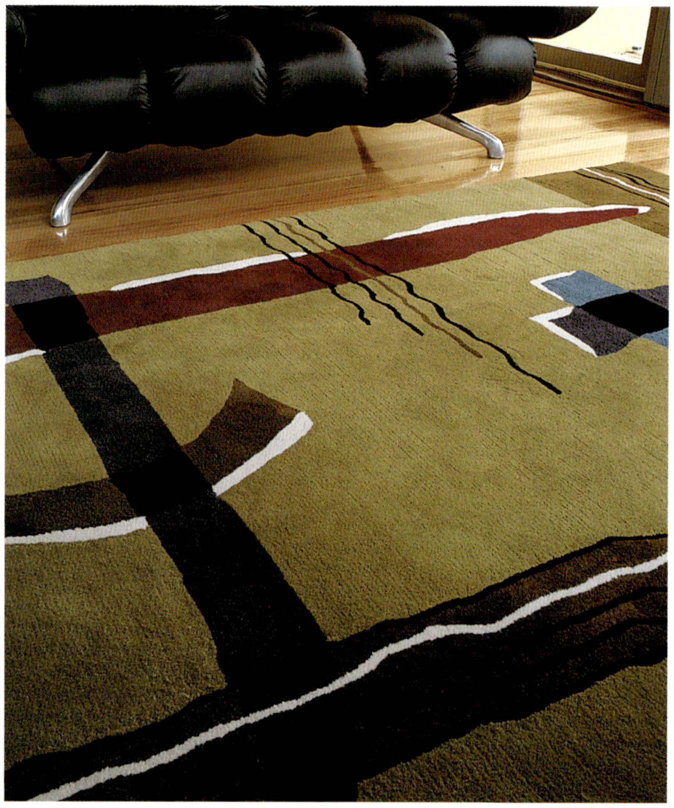

Oben: Moderne Teppiche sind Kunst zu Ihren Füßen. Auffällige geometrische oder abstrakte Muster können sehr lebendig sein.

Teppiche waren einst hochgeschätzt und nur von wenigen Reichen erschwinglich. Bis in das 18. Jahrhundert wurden sie in Europa nicht auf den Boden gelegt, sondern auf Tischen drapiert oder an die Wand gehängt. Auch heute gibt es noch Prachtstücke, die es verdienen, mit diesen Teppichen verglichen zu werden, Sammlerstücke, die ein Vermögen kosten. Doch die Mehrzahl der Teppiche sind auch für den Durchschnittsverdiener erschwinglich geworden, selbst Orientteppiche oder echte Perser. Flachgewebte Teppich sind regelrecht billig.

Über Jahrhunderte kannte man Teppiche nur aus dem Orient und dem Nahen Osten. Sie waren in der Regel geknüpft und hat-

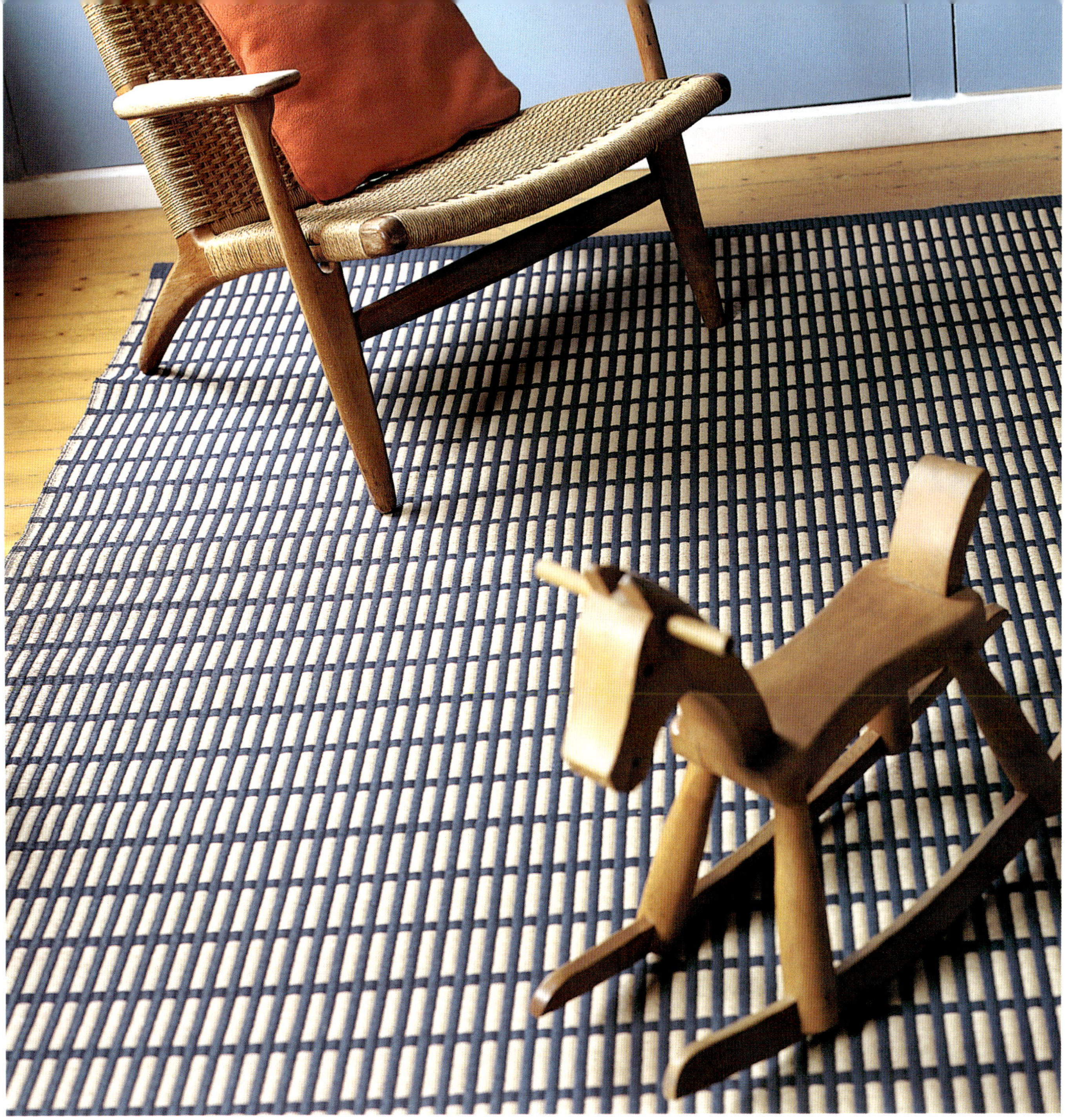

Oben: Eine neue Richtung schlägt dieser Teppich aus Twill ein. Das graphische Aussehen paßt gut zu modernen Einrichtungen.

ten einen dichten, feinen Flor. Geknüpfte Teppiche wurden in verschiedenen Regionen der Welt seit der Antike hergestellt. Nach Westeuropa kamen sie in größerem Umfang aber erst, als im Laufe des 16. und 17. Jahrhunderts die Handelswege ausgebaut wurden. Im 18. Jahrhundert wurden in Europa die ersten Teppichfabriken gegründet. Die Beeinflussung wurde wechselseitig – Teppiche aus dem Nahen Osten oder dem Orient fingen an, den europäischen Geschmack widerzuspiegeln. Diese gegenseitige Befruchtung findet sich auch heute noch. Designer sind auf der Suche nach neuen Inspirationen, und große Handelsketten in Europa und Nordamerika kaufen von ortsansässigen Herstellern Teppiche, Durries und Kelims, die dem westlichen Geschmack entsprechen. Die Ergebnisse sind abstrakte Muster und Motive im Ethno-Look, die nicht mehr die Authentizität traditionell hergestellter Muster haben.

In den letzten Jahrzehnten entstand ein enormes Interesse an schlichten, flachgewebten Teppichen wie Kelims und Durries mit naiven, geometrischen Mustern. Diese wirklich kostengünstigen Teppiche sind zeitgemäß und frisch und passen gut zu einer modernen Einrichtung. Andererseits erlebt auch das Handwerk zur Zeit eine Renaissance. Originelle, von modernen Designern entworfene Teppiche lassen sich in einer großen Vielfalt finden. Es gibt sie als Unikate, mit begrenzter Auflage oder als Massenprodukt. Alles in allem gibt es eine größere Auswahl an künstlerisch Ansprechendem als jemals zuvor. Die Preise variieren enorm. Anstatt in der Qualität Kompromisse einzugehen, sollten Sie lieber eine andere Teppichsorte suchen.

Sorten und Eigenschaften
Teppiche variieren in Herstellung und Material ebenso wie in Herkunft, Farbe, Muster und Design. Die Bezeichnungen können oft verwirren. Mit Orientteppichen werden zum Beispiel oft Teppiche gemeint, die irgendwo aus dem asiatischen Kontinent stammen. Am oberen Ende der Preisskala sind Teppiche etwas für den Kenner und Liebhaber. Sie zeigen Unterschiede im Muster, anhand dessen man Herkunftsland oder -stamm und die Periode bestimmen kann. In den untersten Preisregionen finden sich die einfachen, in Heimarbeit gewebten Teppiche aus Woll- oder Baumwollresten, zu deren Reiz oft gerade Farbwechsel und Improvisation zählen.
Geknüpfte Teppiche mit Flor gibt es unter anderem in verschiedenen Arten aus der Türkei, Iran und China. Die Qualität hängt von der Dichte der Knoten ab. Die besten haben über 10 000 Knoten auf einem Quadratdezimeter. Die meisten dieser Teppiche werden aus Wolle gemacht, nur für besonders luxuriöse Exemplare wird Seide genommen.

Chinesische Teppiche Diese dicken, geknüpften Teppiche sind aus Wolle oder Seide. Typisch sind die hellen, klaren Farben in Blau, Gelb, Apricot und Weiß. Die Motive lassen einander viel Platz und sind oft stilisierte Blumen, Vögel, Schmetterlinge, Drachen oder Figuren. Die Oberfläche des Flors ist manchmal reliefartig beschnitten. Diese Teppichart wird mittlerweile nicht nur in China, sondern auch im Iran und Indien produziert. Die besten Exemplare sind teuer.

Tibet-Teppiche Diese handgeknüpften Teppiche aus Wolle oder Seide kommen aus entlegenen Gebieten in Tibet oder Nepal. Es gibt sie in sehr hoher Qualität und entsprechenden Preisen. Traditionelle Muster und Farben lassen einen klassischen chinesischen Einfluß erkennen. Von westlichen Großhändlern in Auftrag gegebene Teppiche zeigen aber eine Mischung aus klassischen und modernen Motiven.

Türkische Teppiche Diese Bezeichnung wird für verschiedene hand- oder maschinengeknüpfte Teppiche aus dem Nahen Osten und dem indischen Subkontinent genommen. Die meisten kommen aber tatsächlich aus Anatolien. Sie unterscheiden sich von den persischen Teppichen durch den zum Knüpfen verwendeten Knoten. Er wird symmetrisch um zwei benachbarte Kettfäden ge-

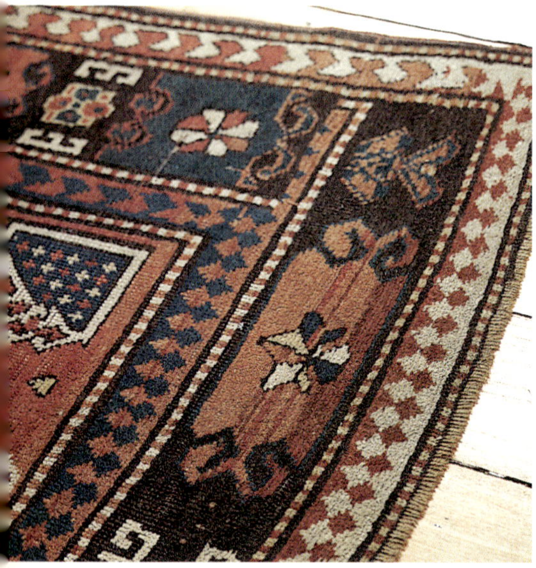

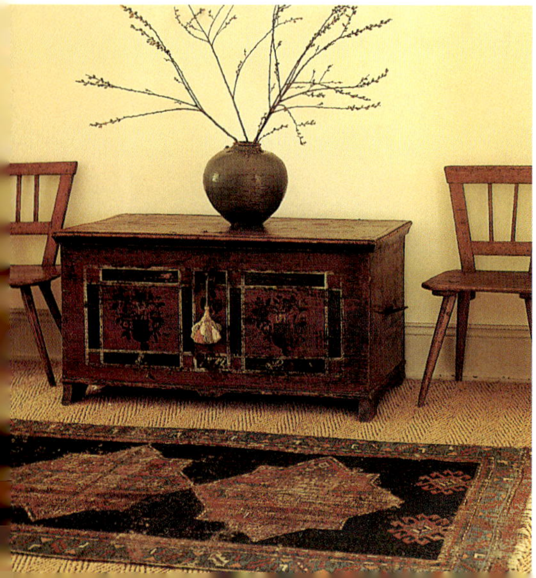

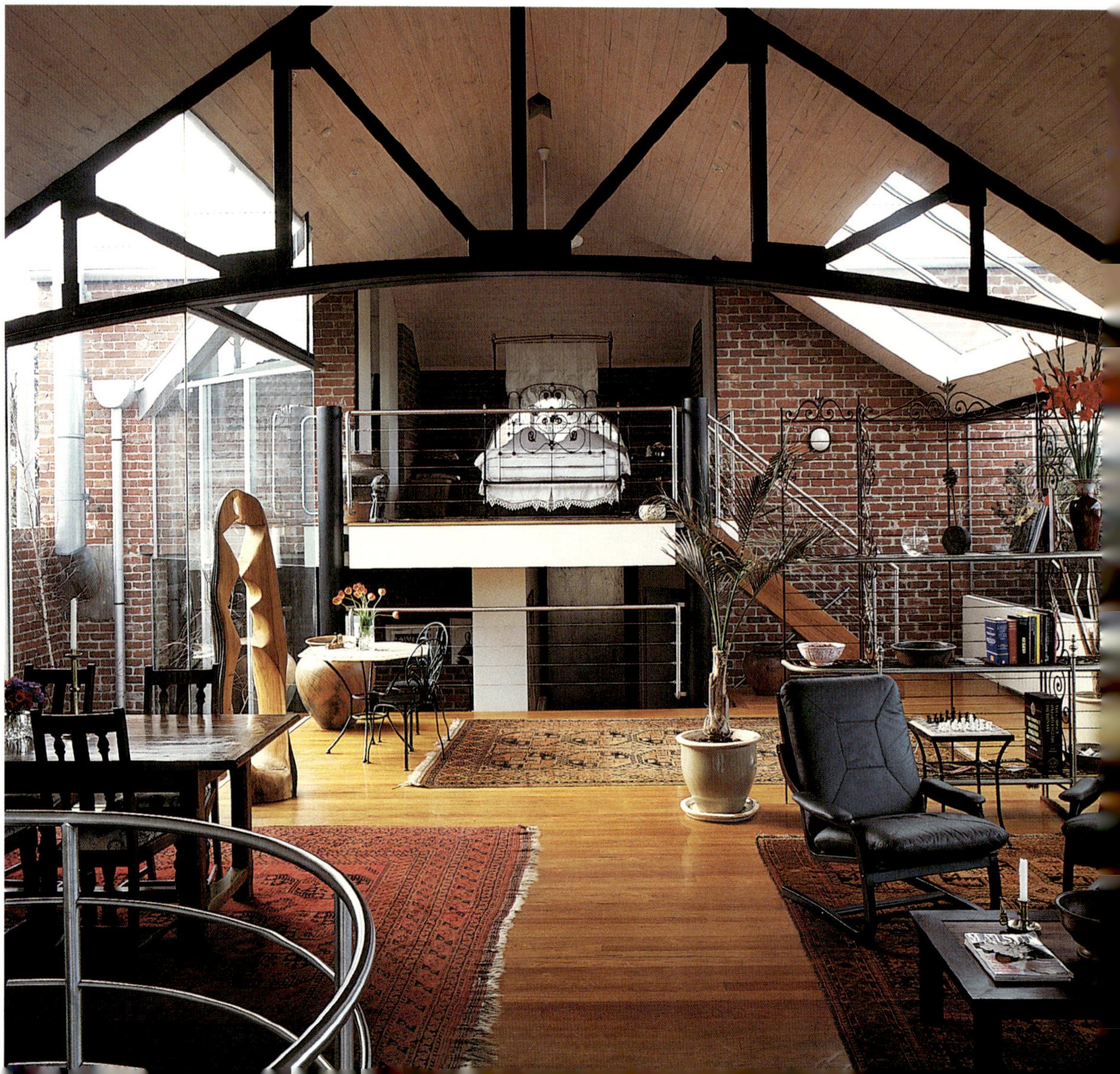

schlungen und als Gördesknoten bezeichnet. Typisch sind die stilisierten Naturmotive, die manchmal von einem zentralen Medaillon ergänzt werden. Es gibt auch Gebetsteppiche, auf denen eine Gebetsnische dargestellt ist, deren Spitze beim Gebet nach Mekka ausgerichtet wird. Wolle wird manchmal mit dem gröberen Ziegenhaar gemischt. Ab dem späten 19. Jahrhundert wurde mit künstlichen Farben wie Anilin gefärbt, was zu grellen Mustern führte. Heutzutage besinnt man sich wieder auf die traditionellen pflanzlichen Farbstoffe. Einige Webereigenossenschaften arbeiten mit westlichen Designern und Lieferanten zusammen, um moderne Entwürfe mit einem Hauch von Ethno zu produzieren.

Persische Teppiche Sie repräsentieren die Spitze der Knüpfkunst. Technisch unterscheiden sie sich durch den Senneknoten. Der Faden wird dabei nur um einen Kettfaden geschlungen und dann unter dem benachbarten durchgezogen. Dies ermöglicht einen besonders dichten Flor. Jeder Teppich ist das Ergebnis tagelanger intensiver Arbeit. Sie werden aus Wolle oder Seide hergestellt. Ihre Muster sind reich und detailliert mit stilisierten oder naturalistischen Blumen, Blättern, Tieren und Vögeln. Manche bilden den Paradiesgarten ab, andere den Baum des Lebens. Oder sie haben ein zentrales Medaillon oder eine Gebetsnische. Ebenso typisch sind der Gül, eine stilisierte Blüte in Form eines gerundeten Achtecks und auch als „Elefantenfuß" bekannt, und der Boteh, ein stilisiertes Blatt (ähnlich dem Motiv im Paisley-Muster). Die feinsten persischen Teppiche stammen aus der Zeit zwischen dem 16. und 18. Jahrhundert und lassen sich heute in Museen bewundern. Heutzutage wird die Qualität durch Kontrollen auf einem hohen Standard gehalten. Echte persische Teppiche werden im Iran oder in anderen Ländern Vorderasiens hergestellt. Sie werden oft nach der Stadt oder der Region klassifiziert, aus der sie stammen, wie Isfahan oder Täbris. Die besten sind handgeknüpft. Es gibt aber auch maschinengeknüpfte und solche, die in Pakistan, Bulgarien oder Westeuropa hergestellt wurden (gelegentlich skrupellos als Original verkauft). Die Hintergrundfarben sind meist tiefes Rot oder Blau. Ein guter persischer Teppich gewinnt mit dem Alter und überdauert Generationen.

Turkmenische Teppiche oder Buchara Dies sind Wollteppiche aus einem großen Gebiet Vorder- und Südasiens, unter anderem aus Pakistan, Afghanistan und Turkmenien. Viele dieser Teppi-

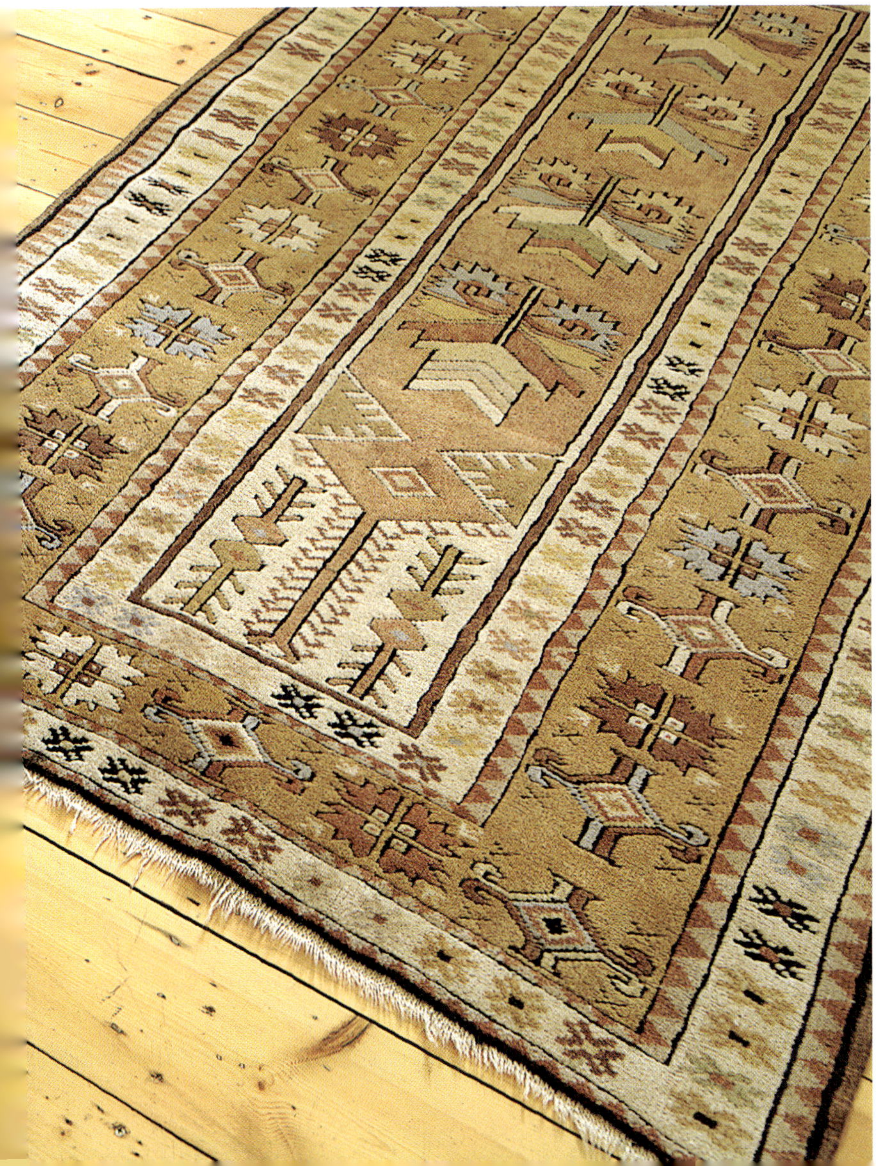

Gegenüber oben links: Gute Qualität ist handgeknüpft und mit pflanzlichen Farbstoffen gefärbt.

Gegenüber unten links: Naturfasermatten sind ein idealer Untergrund und exzellenter Hintergrund für Teppiche mit leuchtenden Farben.

Gegenüber rechts: Das intensive Rot der orientalischen Teppiche gibt einen warmen Eindruck. Es ergänzt den erdigen Ton der freien Ziegelwand. Große, offene Räume werden durch Teppiche optimal strukturiert.

Links: Ein Teppich auf blanken Dielen braucht eine Anti-Rutsch-Matte als Unterlage.

Rechts: Ein Kelim ist mit seinem auffälligen Muster und den kontrastierenden Farben ein wahrer Blickfang. Hier wurde das Farbschema der Einrichtung auf die Farben des Teppichs abgestimmt und so ein einheitlicher und doch reicher Eindruck erzielt.

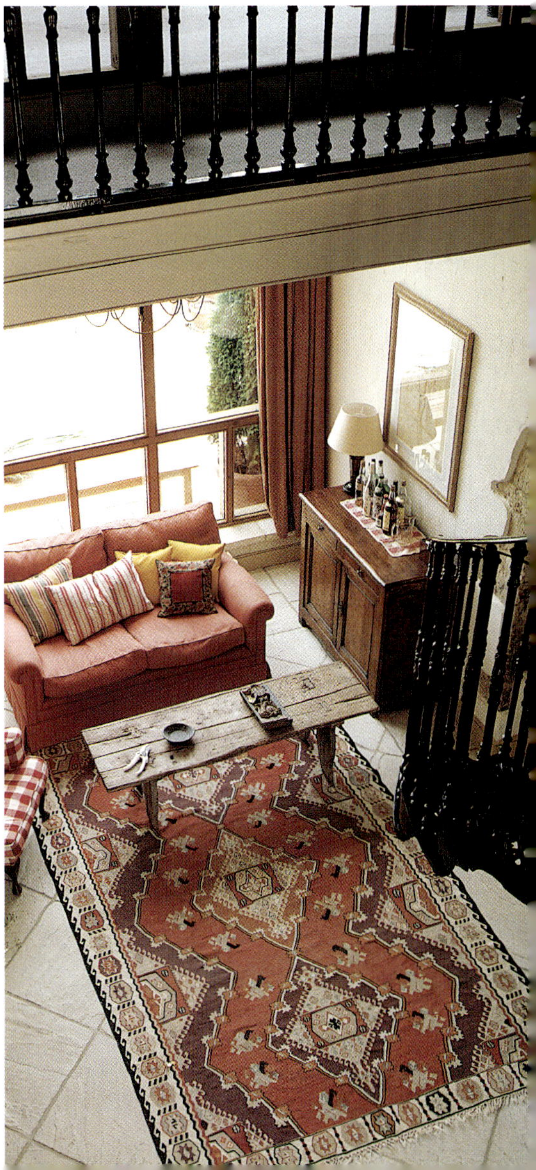

che zeigen das charaktristische Gül-Motiv. Typisch sind dunkle Farben wie Rostrot, Schwarz und Blau. Buchara ist das wichtigste Handelszentrum in Transoxanien, das zum Synonym für die von den Nomaden der Region geknüpften Teppiche geworden ist.

Kaukasische Teppiche Dies sind verschiedene flachgewebte Teppiche oder Teppiche mit Flor, die aus der kaukasischen Region zwischen Schwarzem und Kaspischem Meer stammen. Die Motive sind stilisiert und oft naiv. Sie haben leuchtende Farben und raffiniert gemusterte Ränder. Einige erinnern an sehr vereinfachte persische Muster. Sumaks sind flachgewebte Teppiche mit losen Fadenenden auf der Rückseite.

Kelims Kelim ist der persische Ausdruck für einen flachgewebten Teppich aus grober Wolle. Man bezeichnet damit handgewebte Teppiche, die von Nomaden in Vorderasien (insbesondere in der Türkei und Afghanistan) sowie in Nordafrika hergestellt werden. Die Farben variieren, aber reiche Rot-, Gold- und Cremetöne sowie Schwarz und Blau sind typisch. Die Muster sind im allgemeinen geometrisch und auffällig. Gute alte Kelims sind die teuersten. Doch verglichen mit einem feinen Perser sind sie noch günstig. Kelims sind weniger haltbar als geknüpfte Florteppiche.

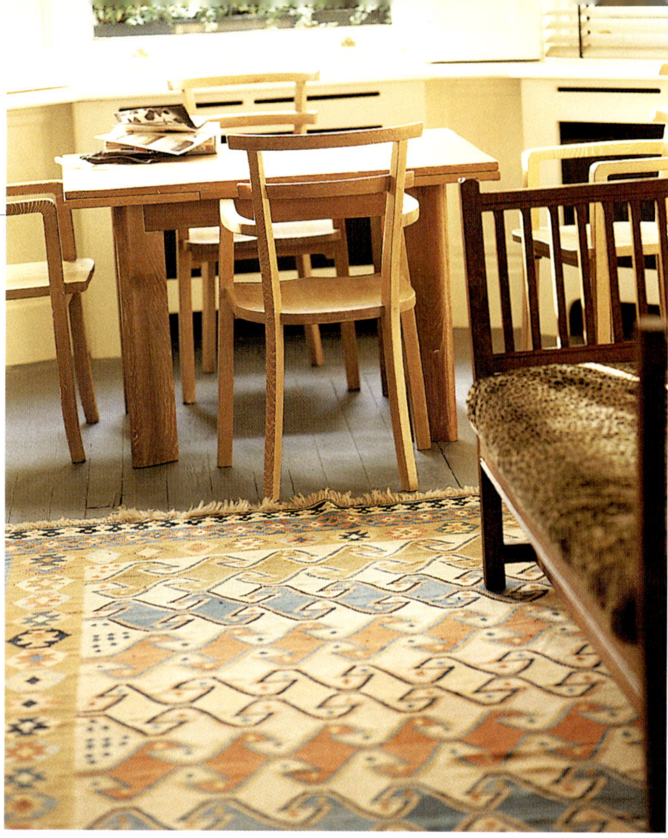

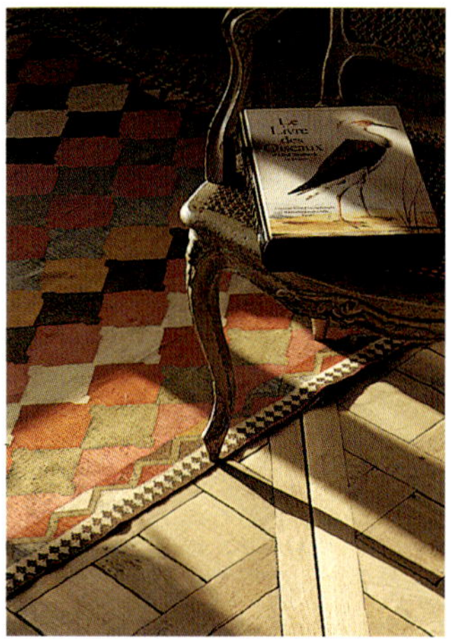

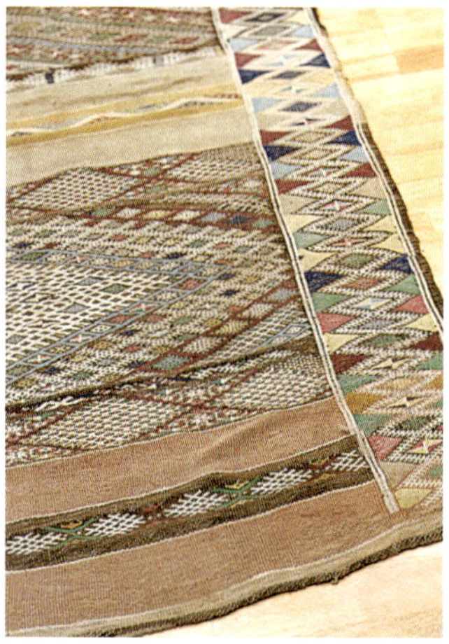

Oben: Flachgewebte Teppiche wie Kelims und Durries sind recht erschwinglich. Die Pastelltöne dieses traditionellen Teppichs passen gut zu der schlichten, modernen Möblierung.

Links und Mitte: Pflanzliche Farbstoffe ergeben tiefe, reiche Farbtöne, ohne aufdringlich zu sein.

Gegenüber oben: Die aufeinandergelegten Teppiche lassen zusammen mit der Einrichtung das Flair eines Basars entstehen.

Gegenüber unten links: Naive Motive tragen zum Charme handgearbeiteter Teppiche bei – eine gute Wahl für ein Kinderzimmer.

Gegenüber unten rechts: Ein großer Durrie in kühlen Blautönen harmoniert bestens mit dem schwedischen Einrichtungsstil.

Durries Sie sind die indische Version des Kelims, ein flachgewebter Teppich, der üblicherweise aus Baumwolle besteht. Die Farben sind weniger intensiv, fast trist, verglichen mit Kelims. Typisch sind Pastelltöne in Grau, Rosa, Ocker und Lichtblau. Obwohl Durries schon seit der Antike gewebt werden, ist das Interesse an ihnen im Westen erst in jüngerer Zeit erwacht. Es hat ein Austausch zwischen den westlichen Wiederverkäufern und den indischen Produzenten in bezug auf Farbe und Muster stattgefunden. Einfache Streifen, Karos, Zickzack- und Winkelmuster überwiegen. Durries bieten nicht so viel Wärmeisolation und Schalldämpfung, aber ihr klares Design entspricht dem modernen Geschmack. Sie sind sehr preiswert, beidseitig verwendbar, und einige lassen sich in der Maschine waschen, wenn auch mit der Gefahr, daß sie eingehen.

Aubusson-Teppiche Sie sind von der Art der Wandteppiche mit glatter Oberfläche. Ihren Namen haben sie von einer Fabrik, die im 18. Jahrhundert in Aubusson in Frankreich gegründet wurde. Die Muster sind typischerweise feminin und floral und in hellen, freundlichen Farben gehalten.

Serape Dies ist der Name für einen dünnen, flachgewebten Teppich, der einer Wolldecke ähnlich ist und aus Mexiko und dem Südwesten der USA stammt. Üblich sind leuchtende Farben und gestreifte Muster.

Langflorteppiche Zu diesen gehören der griechische Flokati aus Wolle in Weiß oder Natur und der finnische Ryen. Dieser ist ein langfloriger Teppich in kräftigen Mustern und Farben.

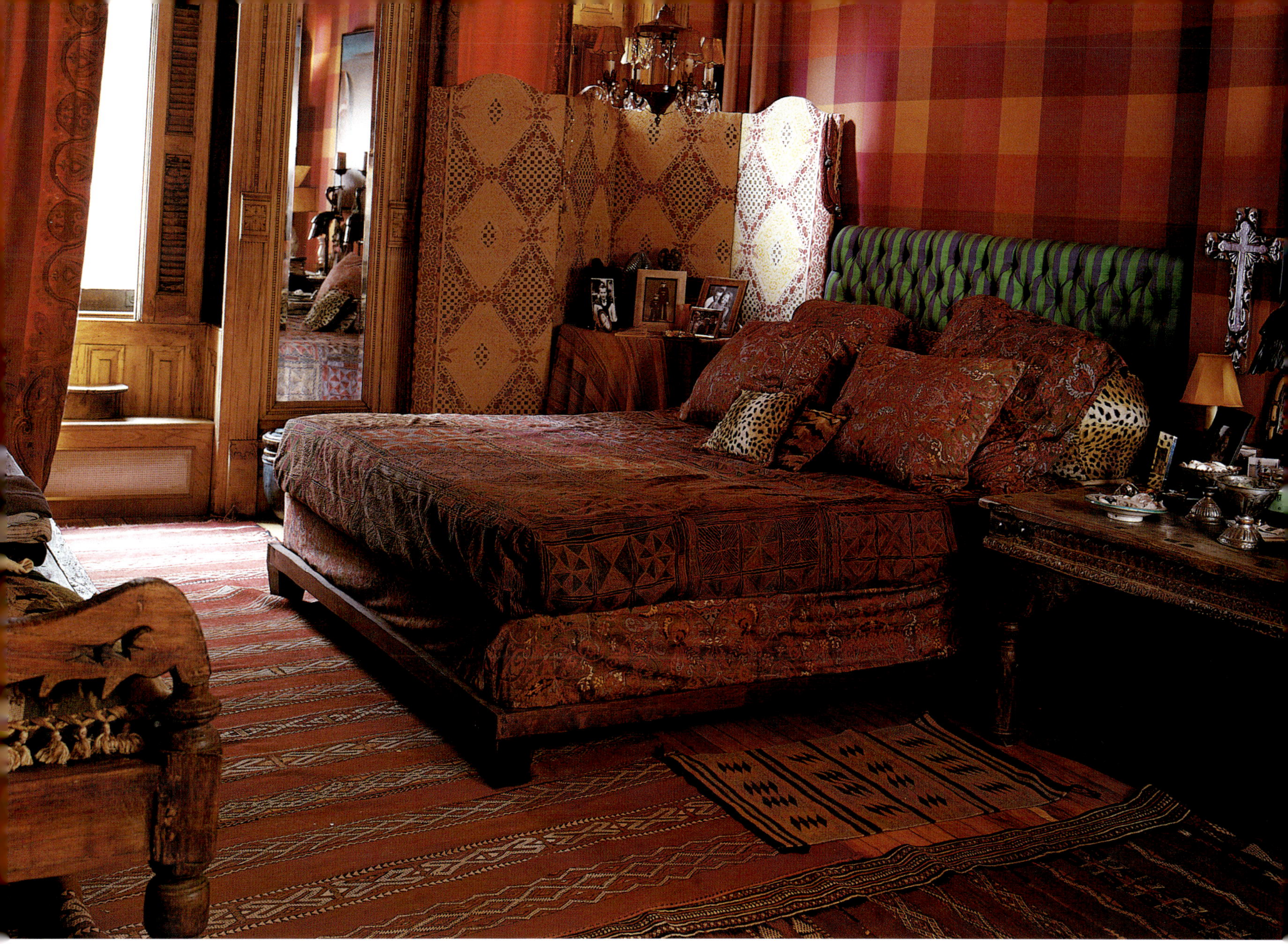
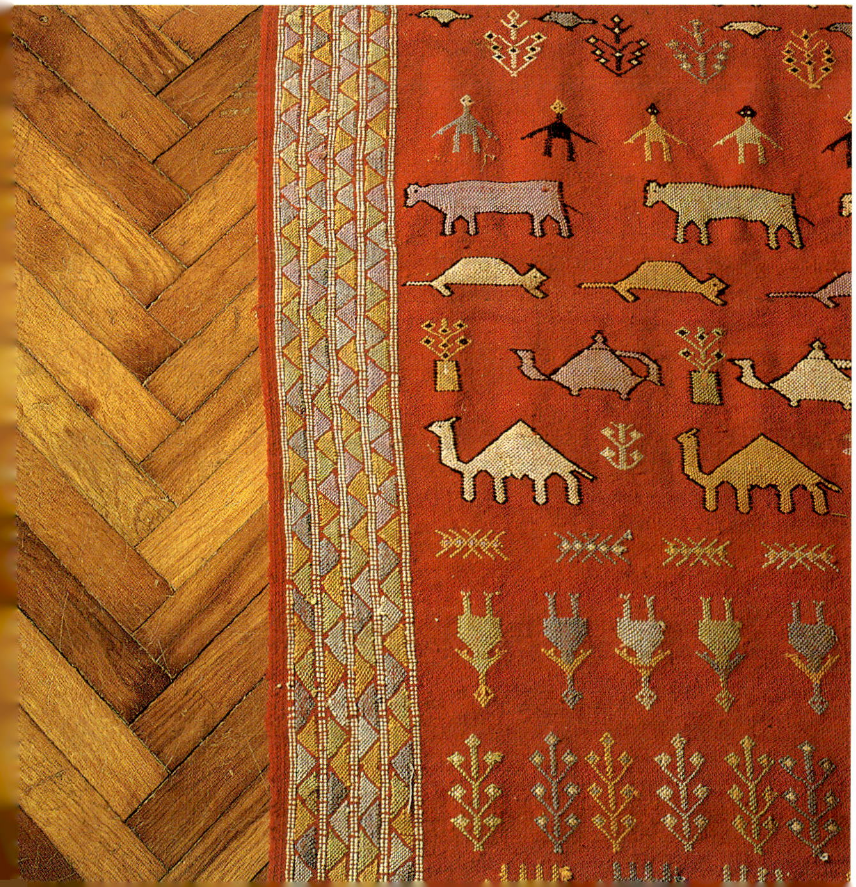
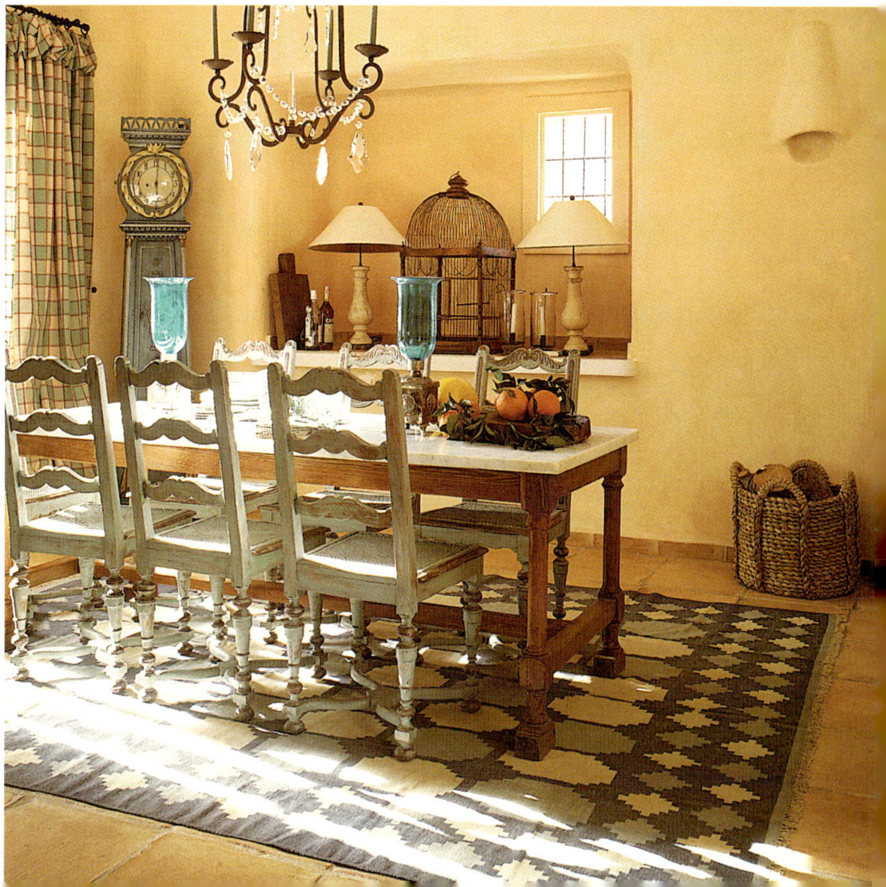

Filzteppiche Der Numdah aus Kaschmir ist ein Beispiel für einen solchen Teppich. Sie sind billig, weich, nicht gewebt und oft mit naiven Motiven auf hellem Untergrund bestickt. Es gibt Versionen für das Kinderzimmer mit Tieren oder dem Alphabet, die sehr beliebt sind. Numdahs verschleißen schnell, sind schmutzempfindlich und schwer zu reinigen.

Flickenteppiche, bestickte oder geflochtene Teppiche Dies sind Beispiele für einfache Webarten, die ursprünglich aus der Not entstanden sind. Man nahm Baumwollreste oder Fetzen alter Kleidung, die aneinandergenäht, verknotet oder miteinander verflochten und vernäht wurden. Oder man bestickte damit im Kettenstich grobes Tuch. Diese obengenannten Teppiche haben einen rustikalen Touch, der in Skandinavien und Nordeuropa zu Hause ist. Die Herstellung mit der Hand ist einfach, wenn auch langwierig. Mittlerweile gibt es eine große Palette massengefertigter Produkte, die extrem billig sind. Sehr alte Originale sind

Seite 154/155: Bezaubernde Blautöne wurden hier in verschiedenen Mustern kombiniert: in den Streifen des flachgewebten Teppichs, in den karierten Kissen und den geflochtenen Sitzen.

Unten: Ein gestreifter Wollteppich erheischt Aufmerksamkeit.

Gegenüber oben: Ein gewebter Baumwollteppich über feiner Jute zeugt von exquisitem Geschmack.

Gegenüber unten: Flachgewebte Baumwollteppiche sind vielseitig einsetzbar, waschbar und geeignet für alle Flächen im Haus.

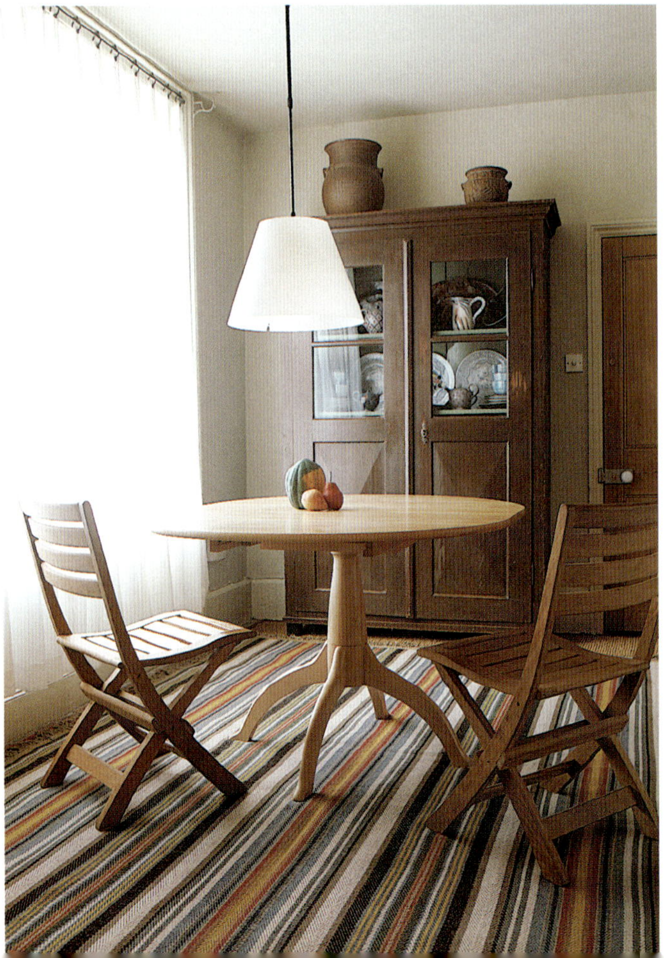

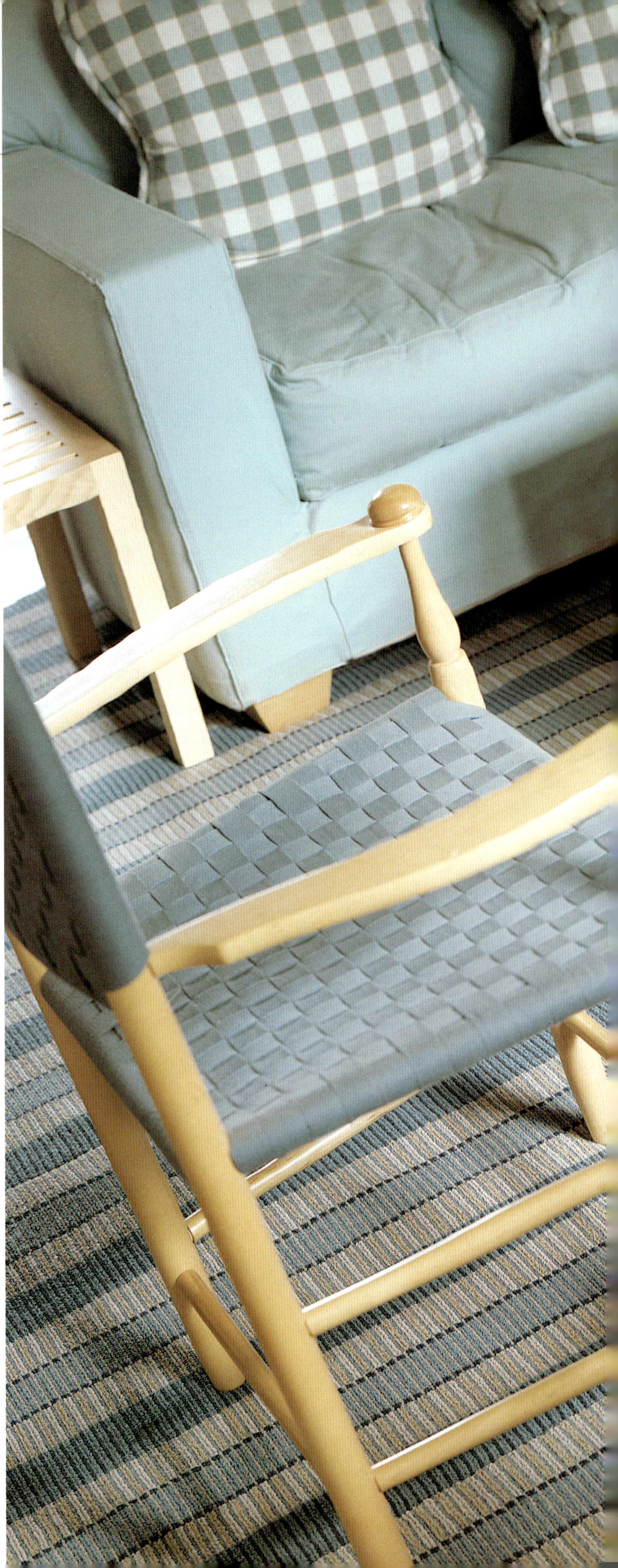

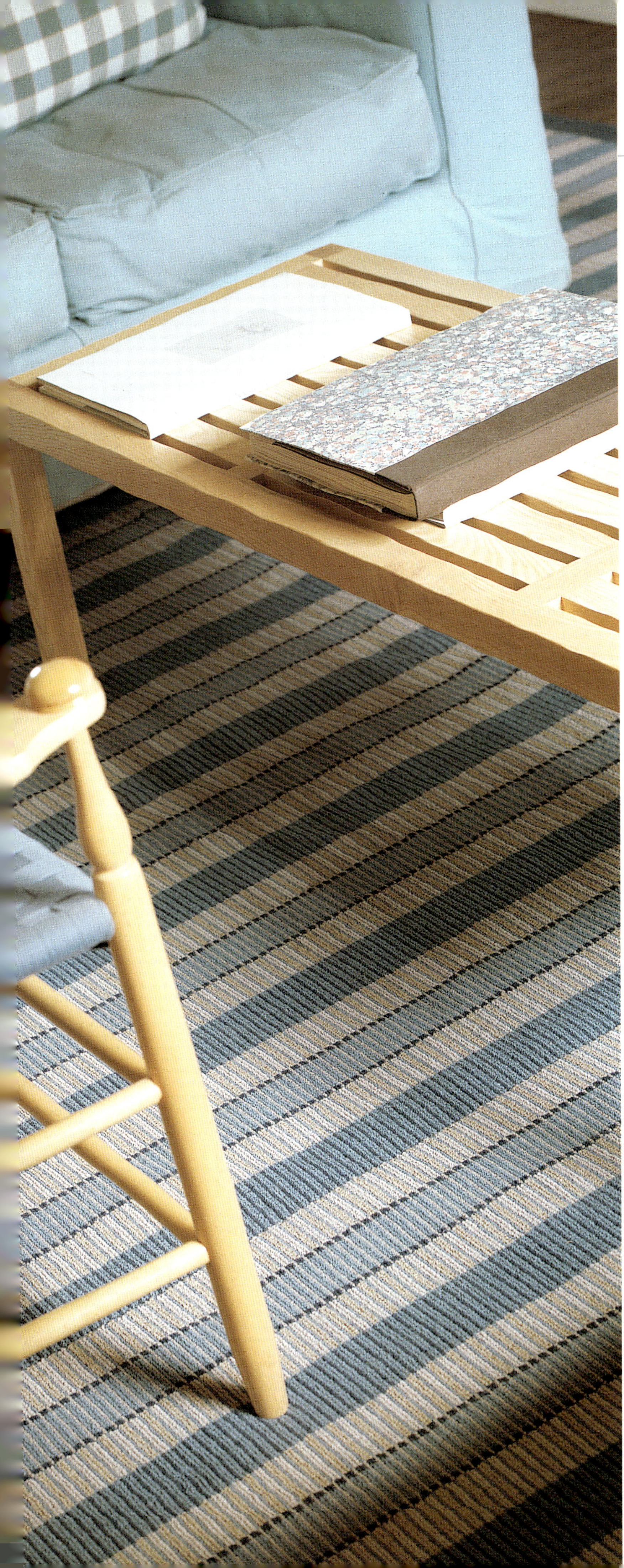
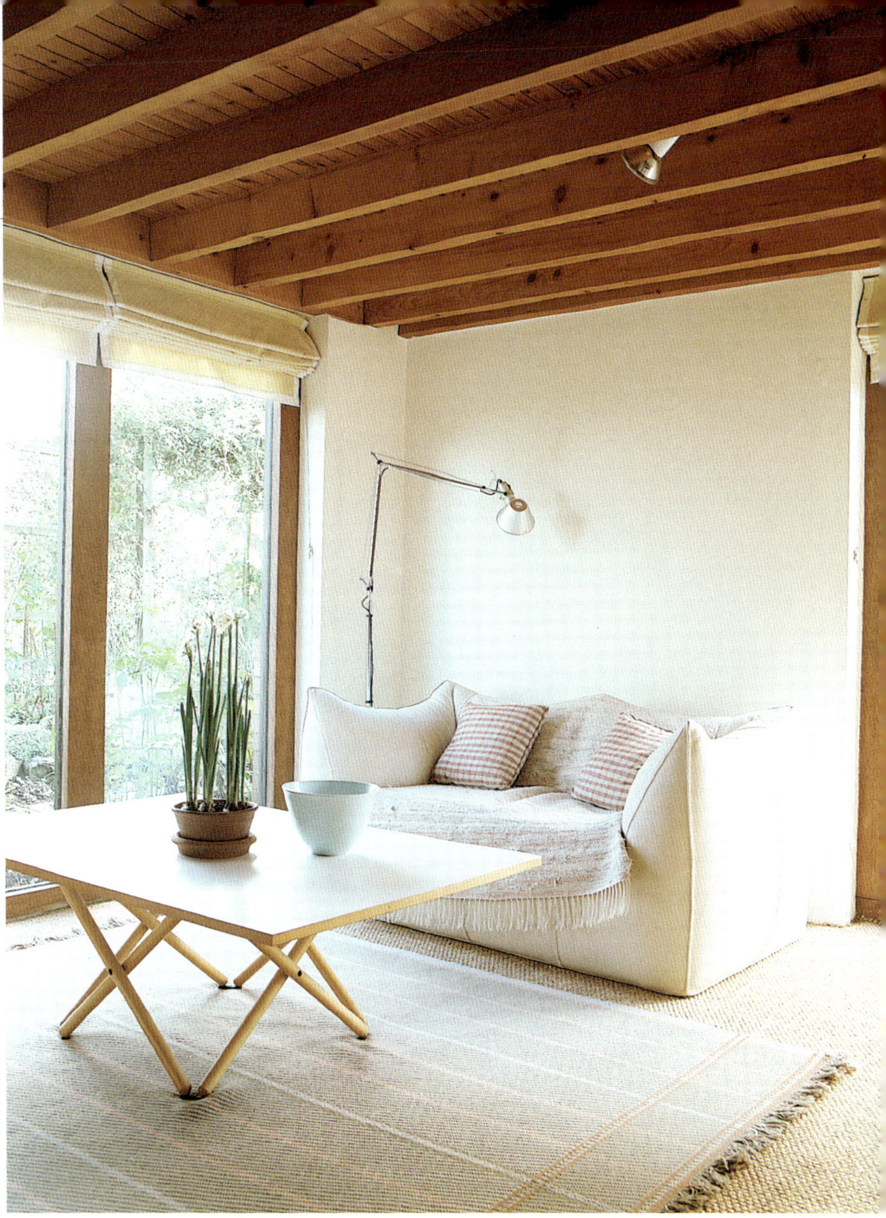
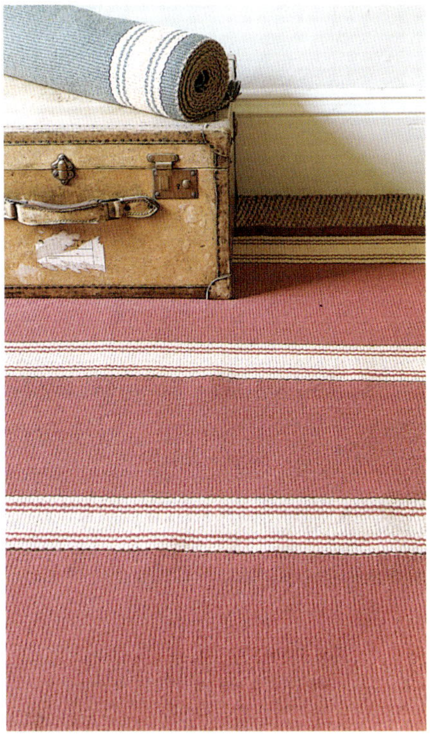
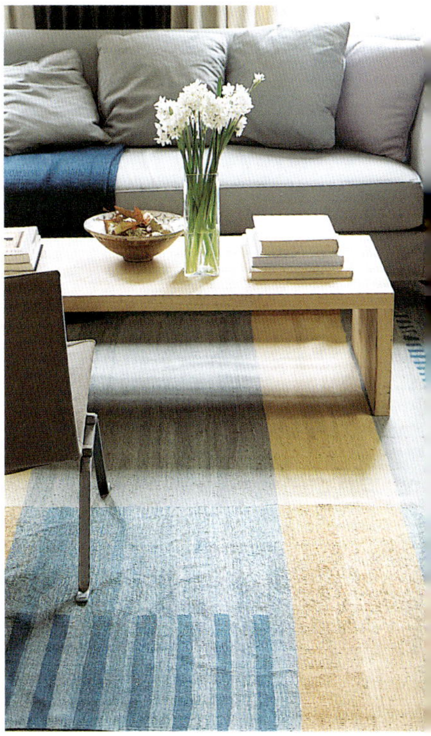

echte Sammlerstücke. Etwas raffinierter sind flachgewebte Teppiche aus Wolle oder Baumwolle oft in weichen, natürlichen Farben und dezent strukturiert. Klassisch sind zum Beispiel gestreifte Läufer, wie sie von traditionell eingerichteten skandinavischen Wohnungen her bekannt sind. Einige der modernen Versionen bedienen sich des Farbschemas der skandinavischen Originale. Läufer sind auch für Flure und Treppen bestens geeignet, da sie gelegentlich gedreht werden können, um für eine gleichmäßigere Abnutzung zu sorgen.
Wenn Sie nach einem modernen Unikat Ausschau halten wollen, können Sie bei der Handwerksinnung oder bei Designern nachfragen, die ihnen Adressen von Kunsthandwerkern nennen können. Wenn nicht, so bieten Straßenhändler und Kaufhäuser einen wachsenden Lagerbestand von Teppichen aller Art. Der große Umsatz ist in der Regel ein Garant für vernünftige Preise. Auf Lager befinden sich meist auch großflächige Teppiche und maschinelle Reproduktionen traditioneller persischer, orientalischer oder türkischer Teppiche sowie Originale. Einige Hersteller haben sich auf die Wiederauflage klassischer Muster berühmter Künstler wie William Morris spezialisiert. Die Geschäfte, die Naturfasermatten anbieten, führen diese nicht nur als Meterware, sondern auch als Läufer, Teppiche oder lose verlegbare Matten.

Wahl und Kauf eines Teppichs

Der Erwerb eines orientalischen Teppichs, alt oder neu, handgearbeitet oder maschinell gefertigt, verlangt eine gewisse Erfahrung und Bedachtsamkeit. Man kommt nicht umhin, sich mit den verschiedenen Sorten und Qualitäten etwas vertraut zu machen. Wenn Sie eine größere Summe anlegen wollen, sollten Sie

Unten links und rechts: Reliefs geben neutral gefärbten Teppichen Dynamik. Der Effekt ist ähnlich wie bei den traditionell strukturierten Oberflächen – etwa bei Damast. Die Wirkung ist aber frischer und frecher und gibt einem modernen Interieur Witz und Flair.

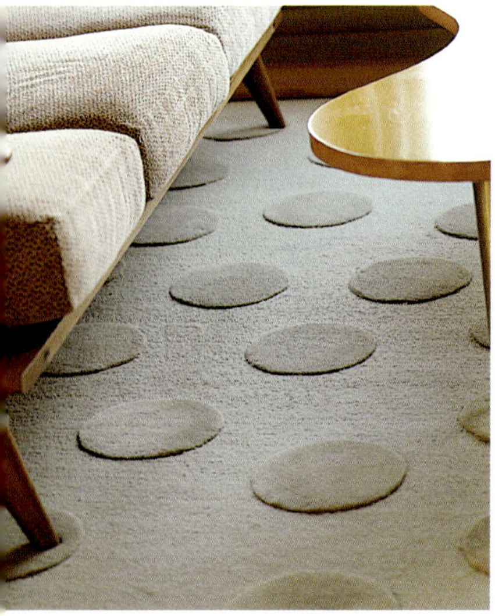

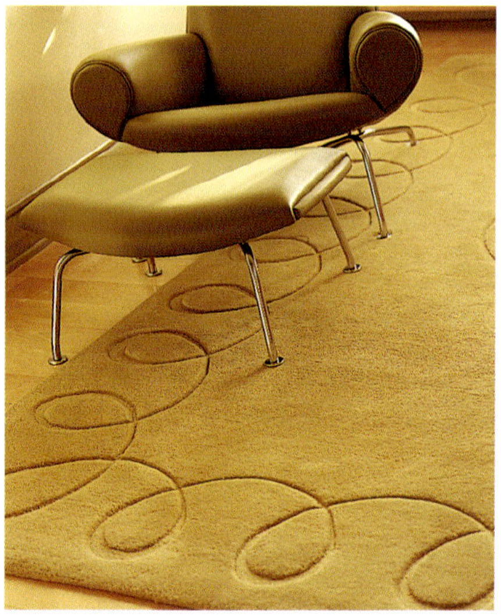

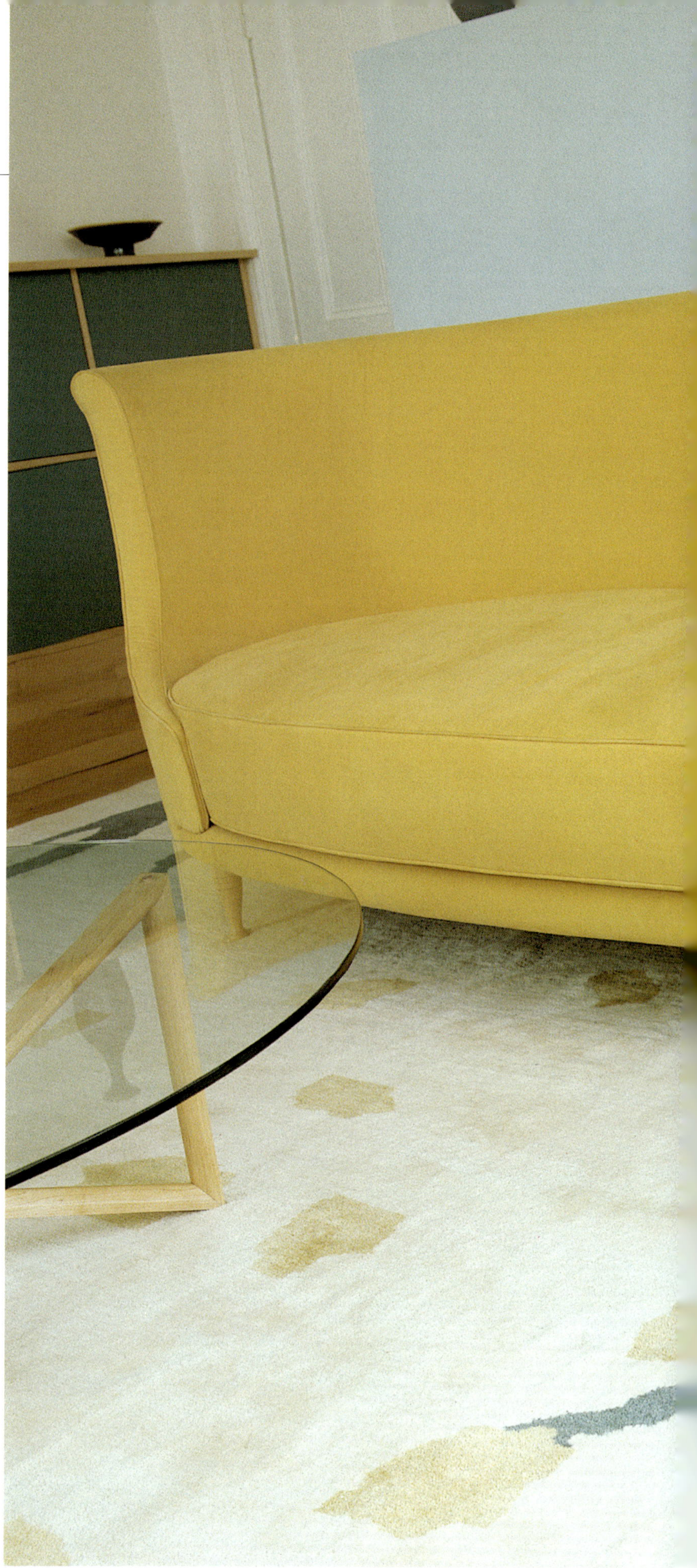

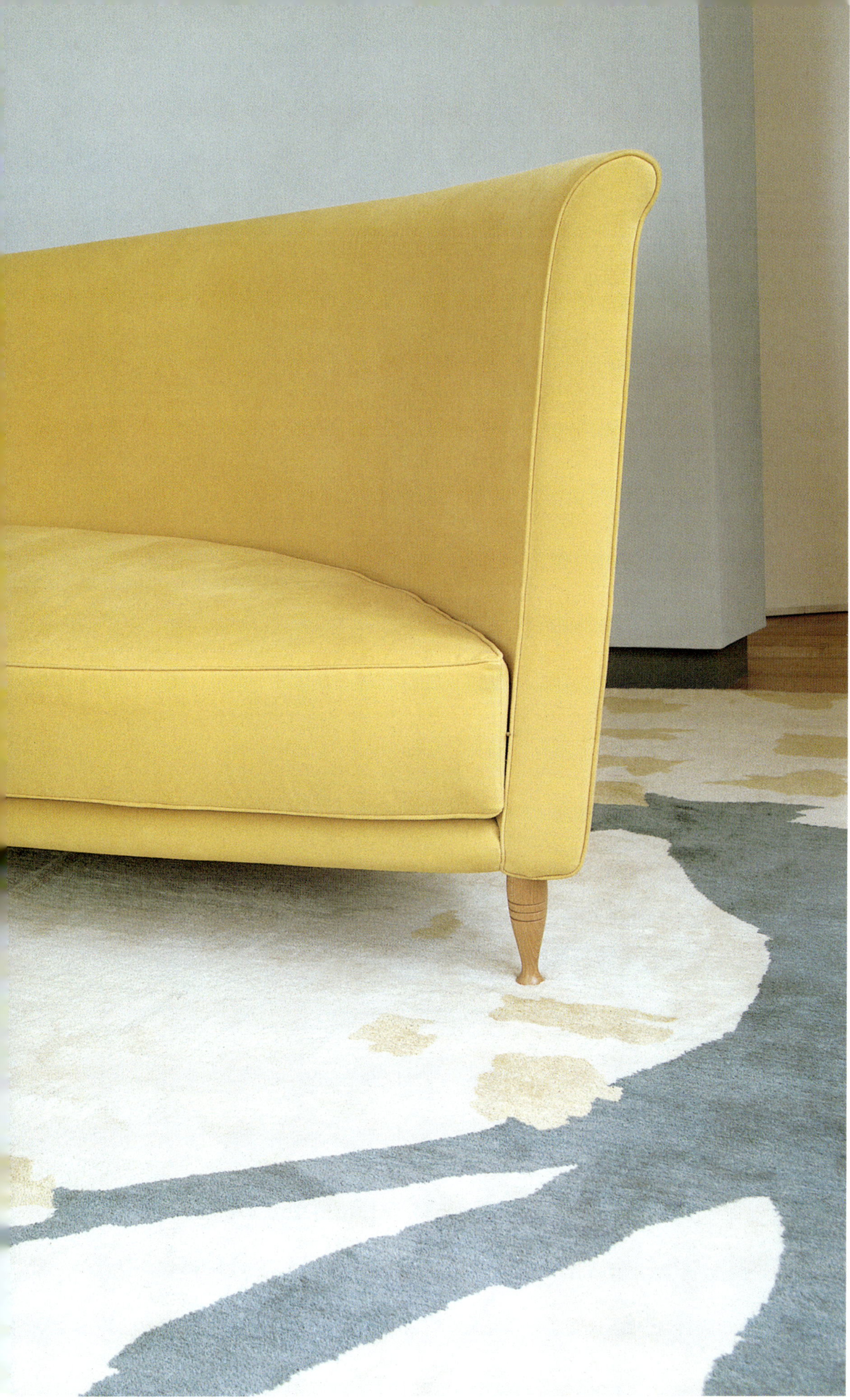

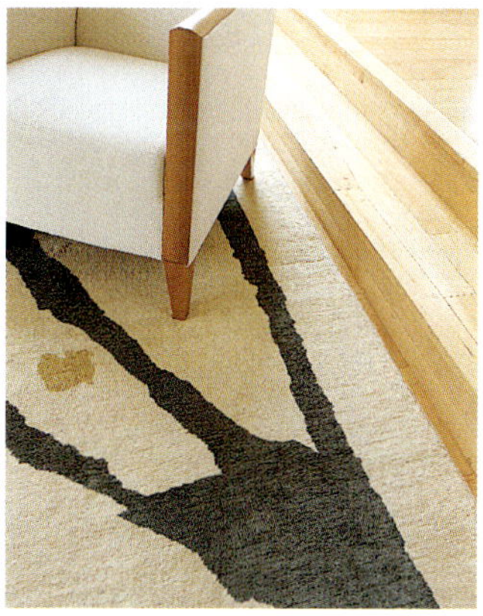

Links und oben: Ein Teppich, egal ob modern oder traditionell, kann das Markenzeichen des Einrichtungsstils sein. Hier werden die sanften Farben von der Möblierung in etwas strengeren Schattierungen wieder aufgegriffen.

Unten: Sie können kunsthandwerkliche Teppiche beim Designer in Auftrag geben oder sich in entsprechenden Geschäften umschauen. Hier ist eine neutrale Einrichtung durch eine sorgfältige Komposition aus Blöcken und Bändern in dezenten Farben bereichert worden.

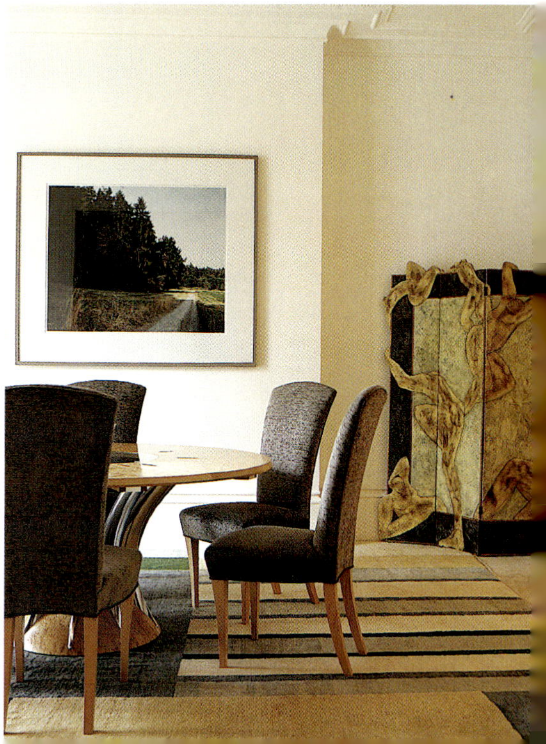

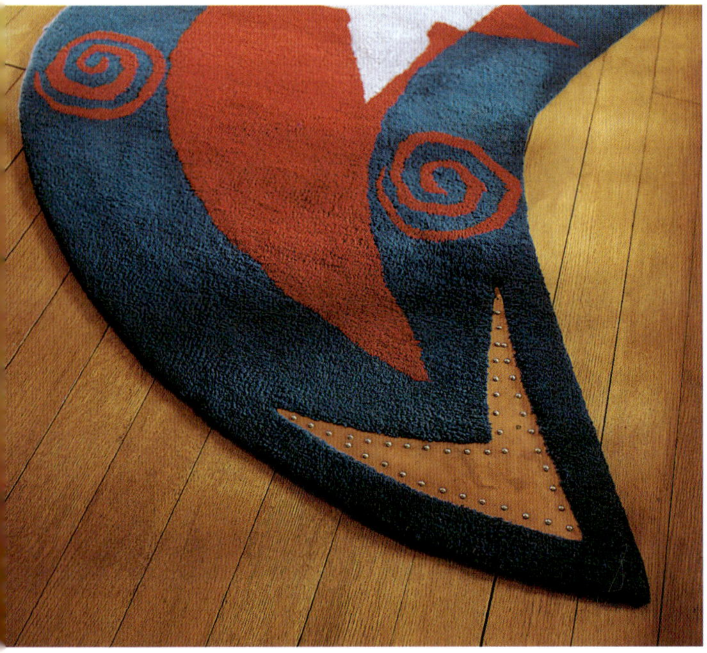

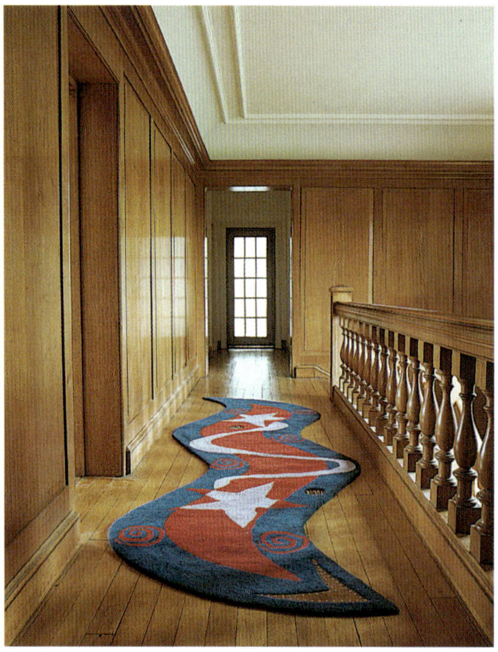

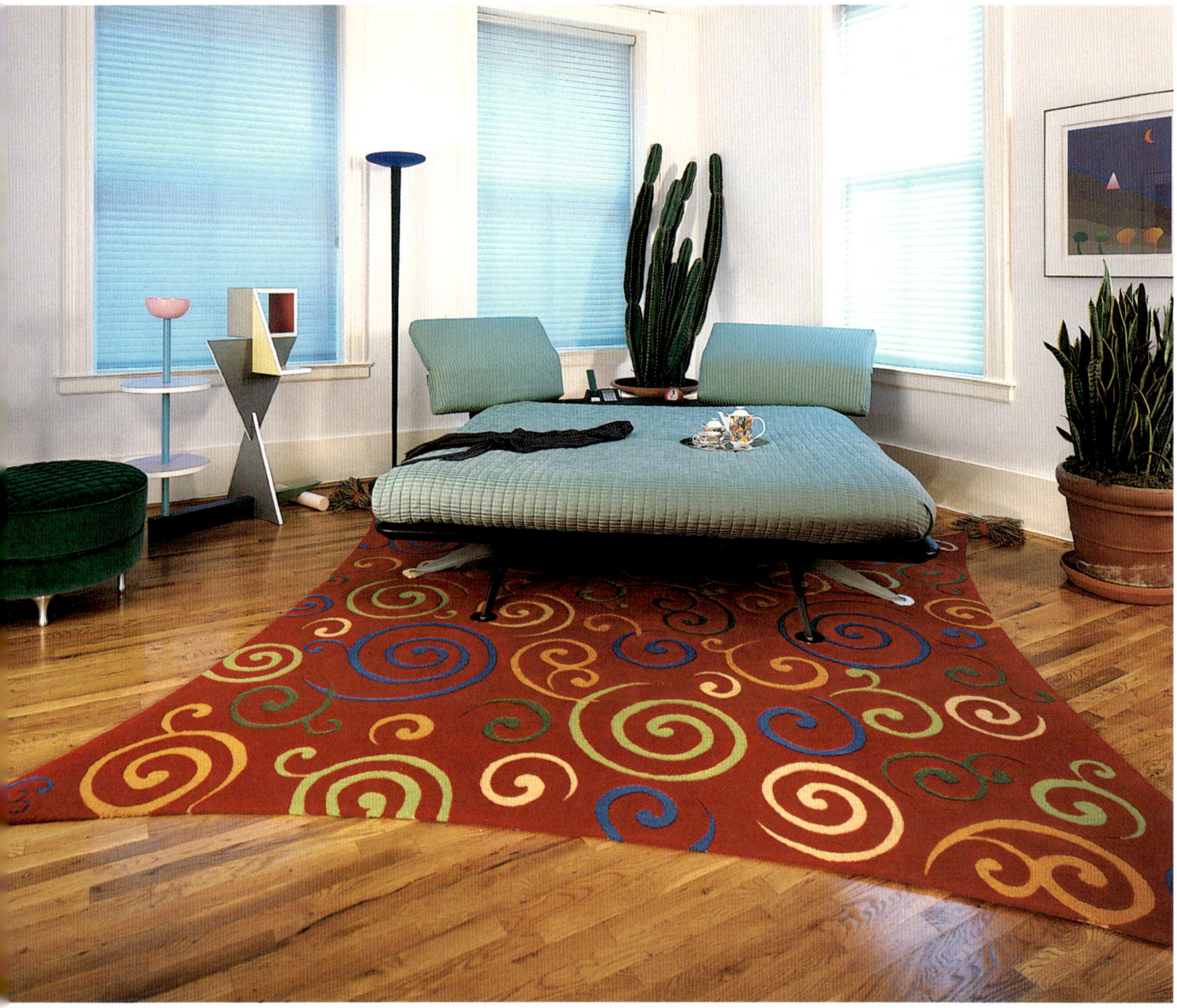

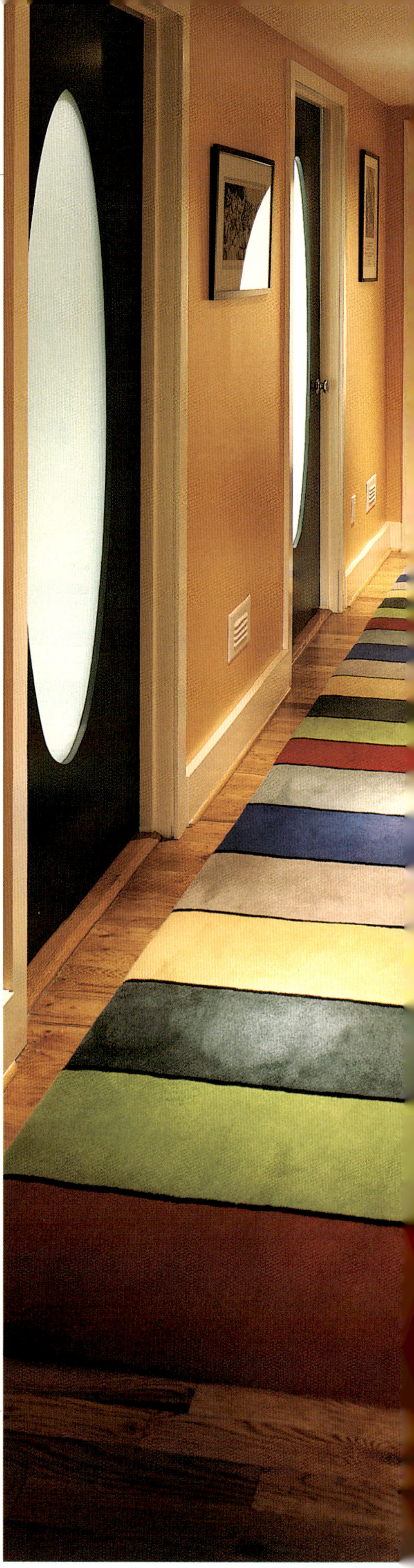

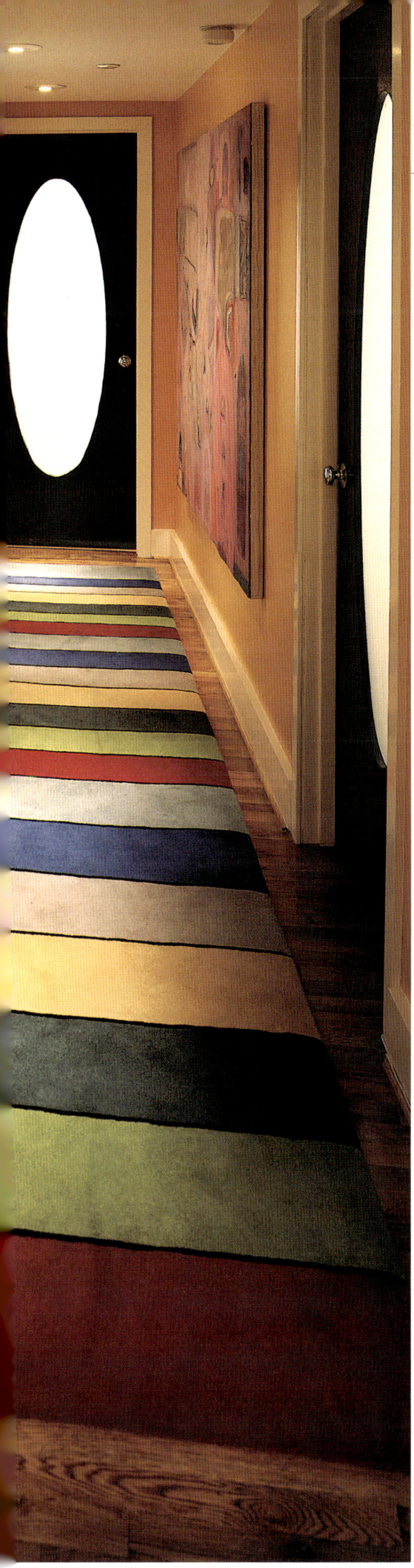

das Stück genauer untersuchen und sorgfältig recherchieren, was bei anderen Händlern für diesen Preis zu haben ist. Gute Qualität ist mehr oder weniger offensichtlich. Die Farben müssen kräftig sein. Teppiche, die in sonnigeren Gegenden der Welt hergestellt werden, wirken für unsere Augen oft zu bunt. Mit der Zeit erhalten die Farben jedoch einen weicheren Ton. Teppiche aus pflanzlich gefärbter Wolle altern würdevoll, alle Farben werden gleichmäßig schwächer. Synthetische Farben behalten dagegen einen gewissen Grad an Schroffheit.

Gute Quellen sind renommierte Händler mit langer Geschäftserfahrung oder große Teppichlager. Wenn Sie wissen, was Sie wollen, können Sie auf Auktionen gehen. Vermeiden Sie aber auf jeden Fall sogenannte Lagerräumungen und Liquidierungsverkäufe. Auch der Kauf eines Teppichs in seinem Ursprungsland ist keine Garantie für Qualität oder günstigen Preis. Meist gehen die besten Stücke direkt in den Export und im Land bleiben nur bessere Souvenirs. Der Preis richtet sich nach grundlegenden Qualitätsmerkmalen (wie Dichte, Muster, Material), dem Alter und dem Zustand. Wenn Sie kleinere Anzeichen von Verschleiß wie ein ausfransender Rand oder eine durchgewetzte Stelle nicht kümmern, können Sie vielleicht ein Schnäppchen in wirklich feiner Qualität finden.

Gegenüber oben links und Mitte: Dieser sich schlängelnde Teppich mit genagelten Kupferplatten ist bereits eine Teppichskulptur. Sie gibt den nüchternen Dielen eine Spur von Zauber und Glamour.

Gegenüber unten: Zum Ausruhen lädt dieser knallrote Teppich mit Spiralen in stechenden Farben nicht gerade ein – schon eher zum Tanzen.

Seite 158/159: Breite Bänder in Regenbogenfarben bilden einen überzeugenden Eingang. Leuchtende Farben beleben den Flur und heißen die Eintretenden freundlich willkommen.

Unten: Ein aufregend moderner Teppich ist diese geschwungene, halbkreisförmige Bahn um das Bett herum. Die eingesetzte Platte ist aus Schiefer, eine nicht alltägliche Verwendung einer alten Badezimmerplatte.

Verlegen

Auf harten Fußböden sollten Teppiche auf Anti-Rutsch-Matten gelegt werden, um Unfälle zu vermeiden. Eine Unterlage bietet eine Polsterung, welche die Unterseite des Teppichs vor Abnutzung schützt und zusätzlichen Komfort gibt. Leichte Teppiche können durch ein Haftgitter oder -vlies fixiert werden. Eine Unterlage ist selbst auf Teppichboden sinnvoll. Sie verhindert, daß der Teppich wandert und sich wellt und daß ein nicht farbechter Teppich den Teppichboden darunter verfärbt.

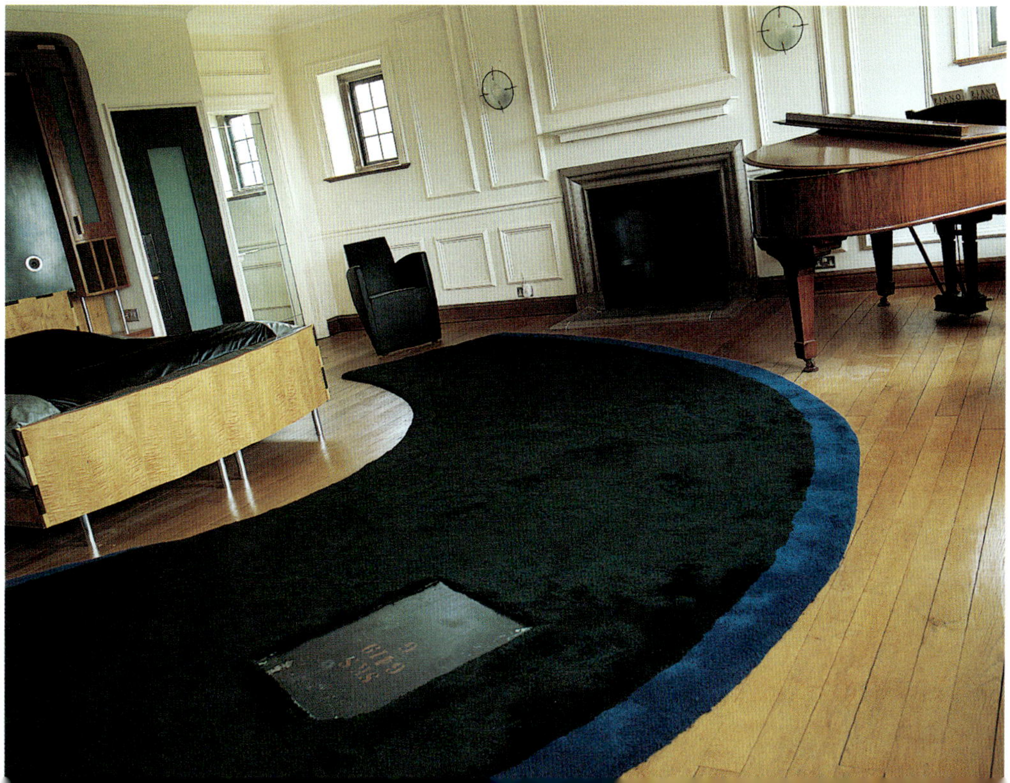

Handwerkliche Arbeiten

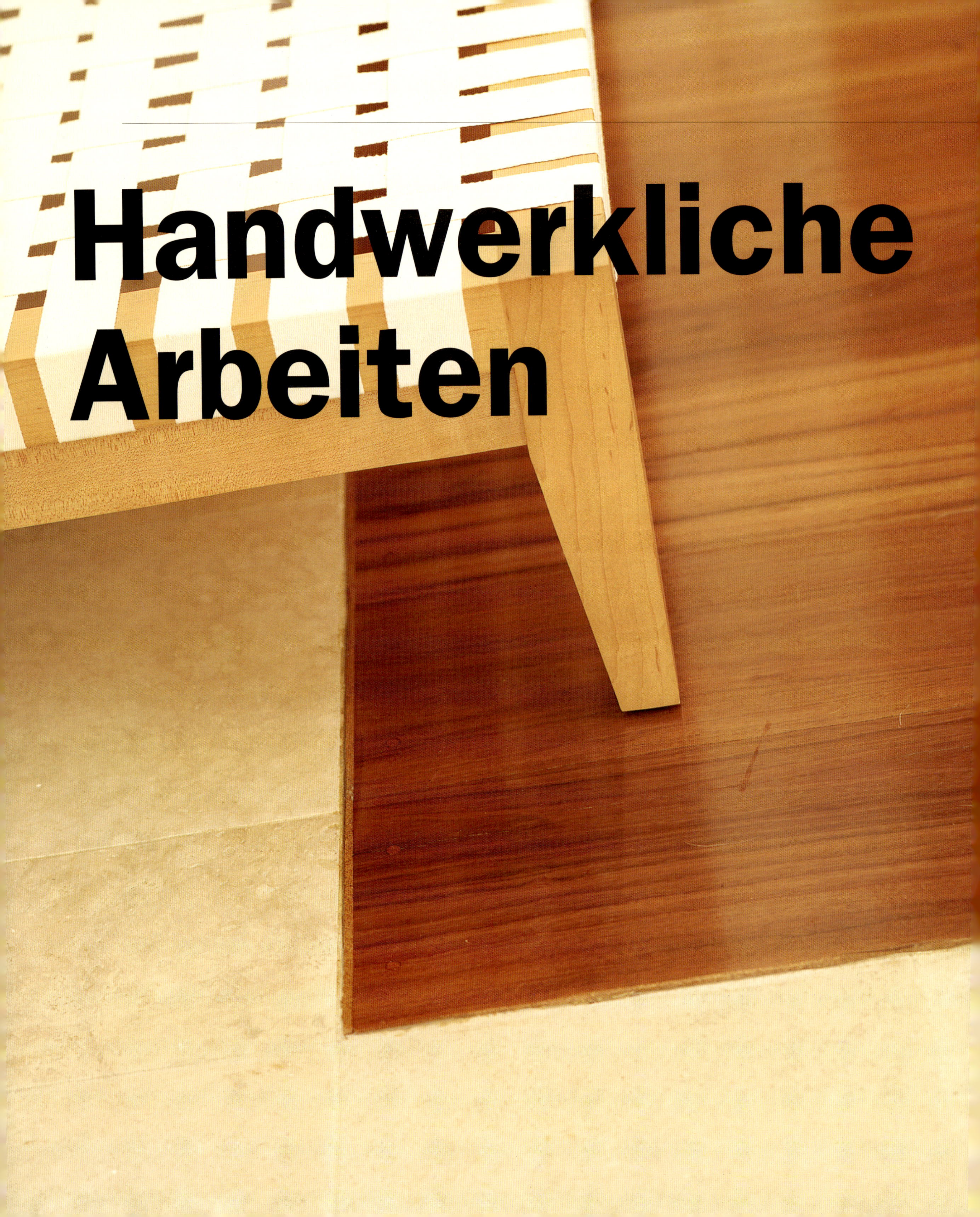

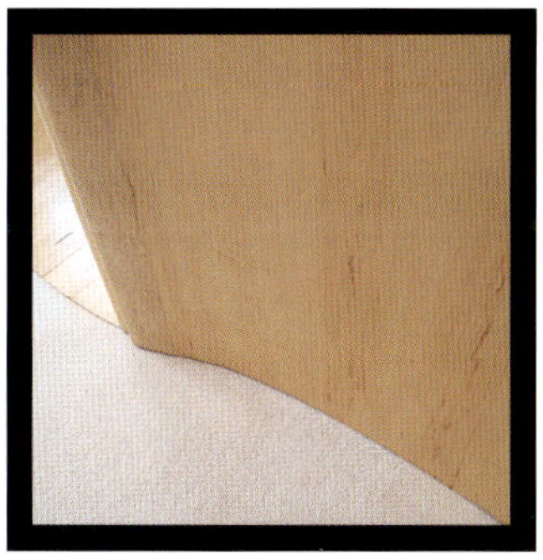 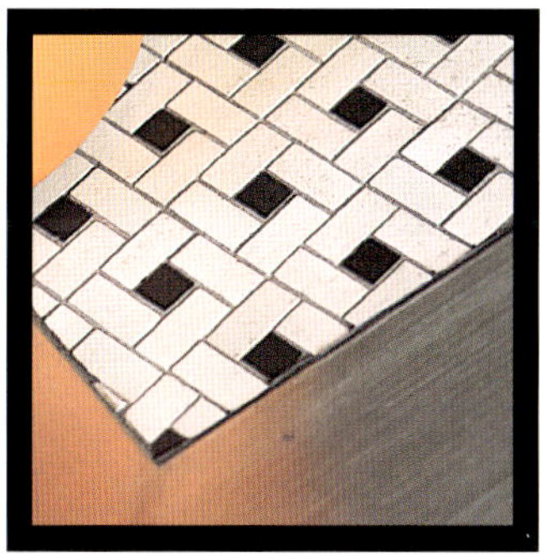 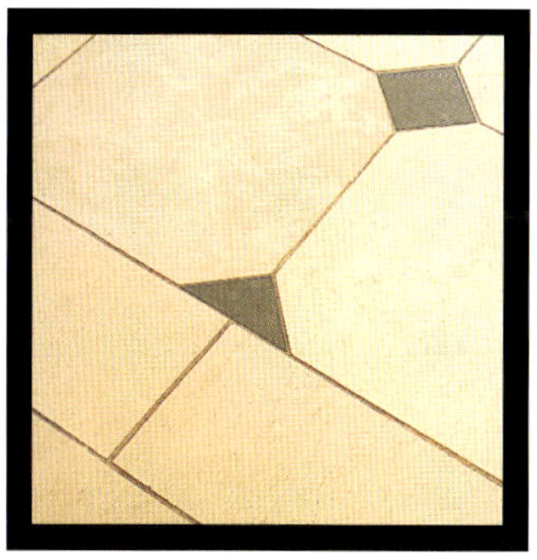 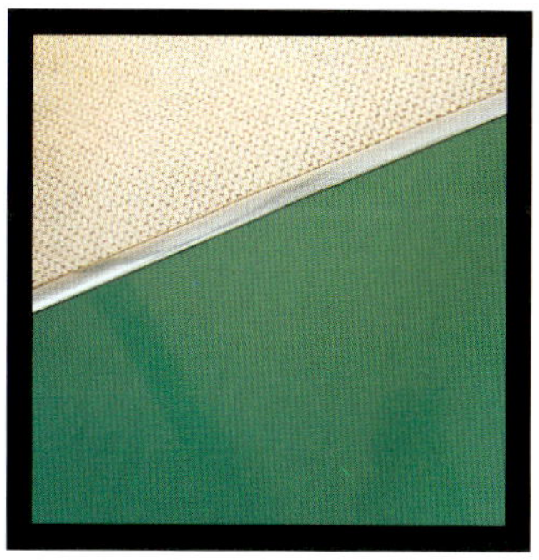

Wie aus den vorangegangenen Kapiteln ersichtlich, ist das Verlegen von Fußböden eher eine Arbeit für Profis. Anders als bei vielen Arbeiten im Innenbereich, bei denen die nötigen Fähigkeiten leicht zu erwerben und die Materialien einfach zu handhaben sind, verlangt das Verlegen von Fußböden deutlich mehr. Es braucht körperliche Kraft, die oft schweren Bodenbeläge zu bewegen und zu verarbeiten, und man kann sich leicht an ihnen verheben. Viele harte Materialien sind nichts für ungeschickte Hände, da sie leicht brechen oder springen. Sie sind dazu meist recht teuer, was den Verlust besonders schmerzlich macht. Einige Spezialwerkzeuge und -geräte werden nötig sein, die Beläge zuzuschneiden und den Fußboden fertigzustellen. Und natürlich braucht man für eine saubere Arbeit viel Erfahrung. Kaum ein Raum ist frei von Problemstellen, wie etwa Rohrleitungen, Nischen oder Krümmungen, deren Bewältigung eine sorgfältige Planung braucht. Bei Böden, die aus Teilen (z. B. Fliesen) zusammengesetzt werden, bedarf es eines exakten Entwurfes besonders dann, wenn sich daraus Muster ergeben sollen, um zu einem zufriedenstellenden Ergebnis zu kommen. In der Regel sind Fehler nicht einfach wieder auszubügeln, und der schlecht verlegte Fußboden wird vielleicht vorzeitig verschleißen, Gefahren mit sich bringen oder schlicht unattraktiv sein.

Gehen Sie also sicher, und beauftragen Sie im Zweifel einen Fachmann. Wenn Sie jedoch ein vernünftiges Maß an Selbstvertrauen in Ihre handwerklichen Fähigkeiten haben, so haben wir für Sie in diesem Kapitel das Verlegen relativ einfacher Fußbodentypen erklärt. Wenn Sie nicht vorhaben, alles selber zu machen, so bietet Ihnen dieses Kapitel einige Hinweise, die Sie brauchen, um einen geeigneten Fußbodentyp auszusuchen, die passende Menge Material zu kaufen und den Arbeitsauftrag präzise zu erteilen.

Der Untergrund

Als erstes ist es wichtig, den Aufbau des Untergrundes zu verstehen, auf dem der Fußbodenbelag ausgelegt werden soll. Anders als der Belag muß der Untergrund statischen Anforderungen genügen. Manchmal, wie bei einem massiven Dielenboden, ist Boden und Unterboden dasselbe; die meisten modernen Bodenbeläge setzen einen stabilen Untergrund aber voraus.

Es gibt zwei Haupttypen: Befindet sich der Boden, wie oft bei Keller oder Parterre, direkt auf dem Erdreich oder ist er aus Beton, so wird der Untergrund als massiv bezeichnet. Ansonsten befindet sich unter dem Fußboden eine Trägerkonstruktion, die in den Wänden eingehängt ist. Den Boden bezeichnet man dann als Fehlboden- oder Blindboden. In älteren Häusern besteht diese Konstruktion aus Balken, die in der Wand verankert sind, und quer dazu Dielenbrettern oder Spanplatten. Ein massiver Untergrund kann selbstverständlich einen schwereren Bodenbelag tragen als ein Fehlboden. Wenn Sie etwa einen Dielenboden als Untergrund haben, dürfen Sie sich keine allzu schweren Beläge aussuchen. Wenn Sie nur den geringsten Zweifel über die Tragfähigkeit des Bodens haben, sollten Sie einen Statiker um Rat fragen.

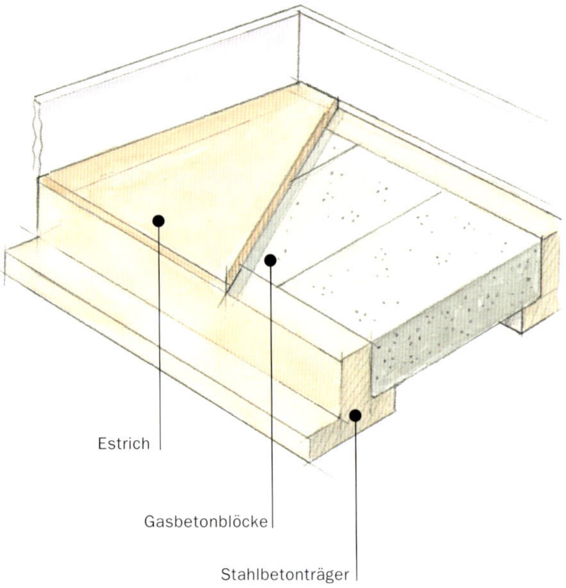

Untergrund aus Beton
Bei modernen, vielstöckigen Häusern, seltener bei Eigenheimen, bestehen die Decken aus durch Estrich abgedeckte Gasbetonblöcken, die auf Stahlbetonträgern ruhen.

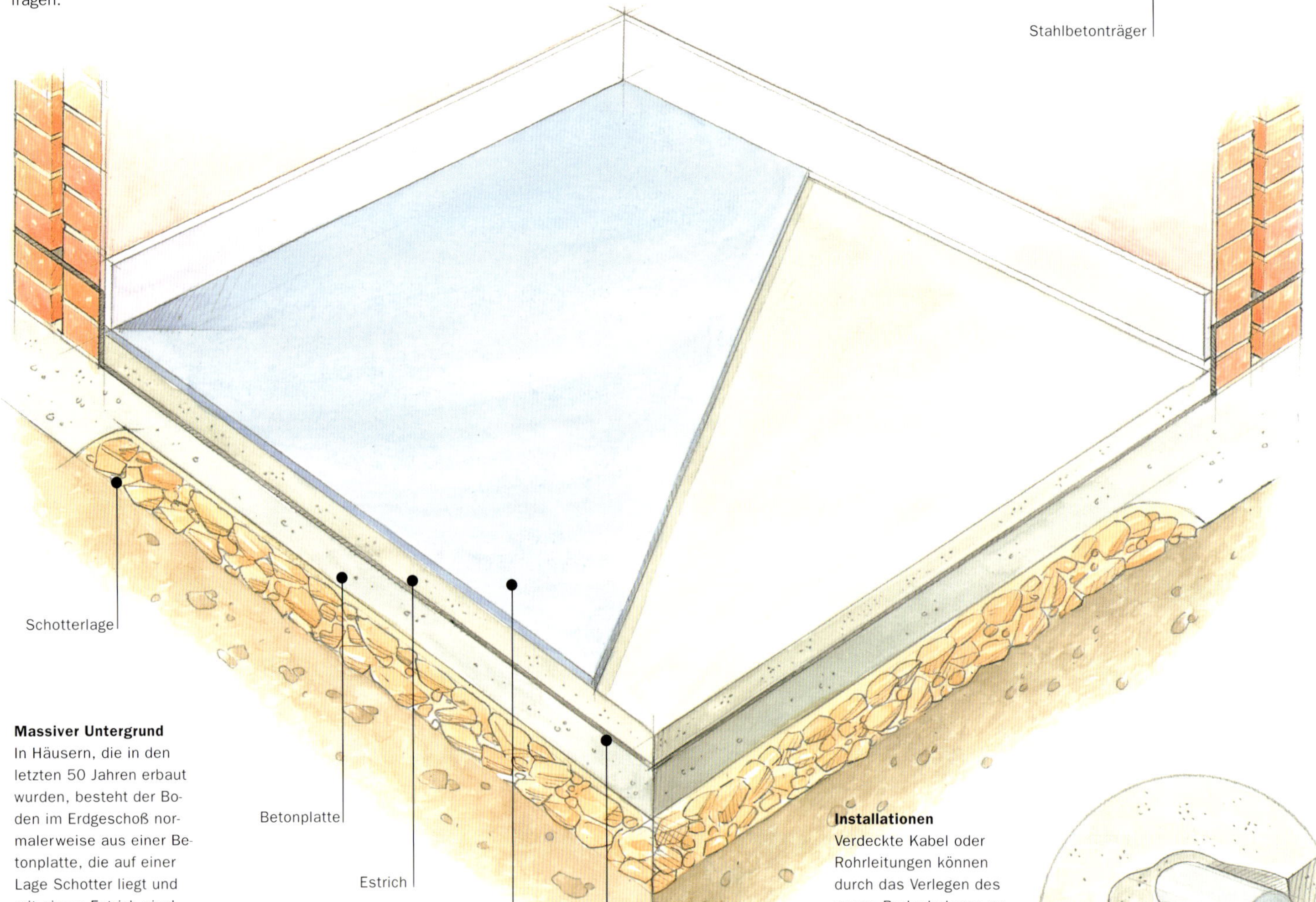

Massiver Untergrund
In Häusern, die in den letzten 50 Jahren erbaut wurden, besteht der Boden im Erdgeschoß normalerweise aus einer Betonplatte, die auf einer Lage Schotter liegt und mit einem Estrich nivelliert ist. Eine Feuchtigkeitssperre zwischen Estrich und Betonplatte verhindert aufsteigende Feuchtigkeit. (In älteren Häusern fehlt diese Sperre, weswegen sie oft feucht sind.)

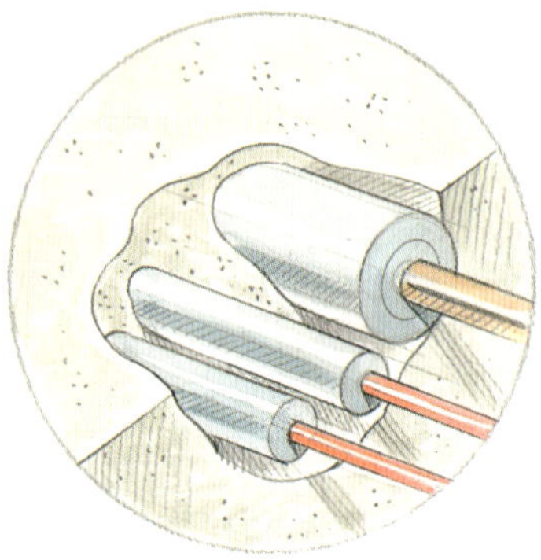

Installationen
Verdeckte Kabel oder Rohrleitungen können durch das Verlegen des neuen Bodenbelages gefährdet sein. Gewöhnlich ist die Gefahr bei einer Balkendecke höher als bei einer massiven Decke, denn bei dieser sind die Leitungen üblicherweise tiefer versenkt.

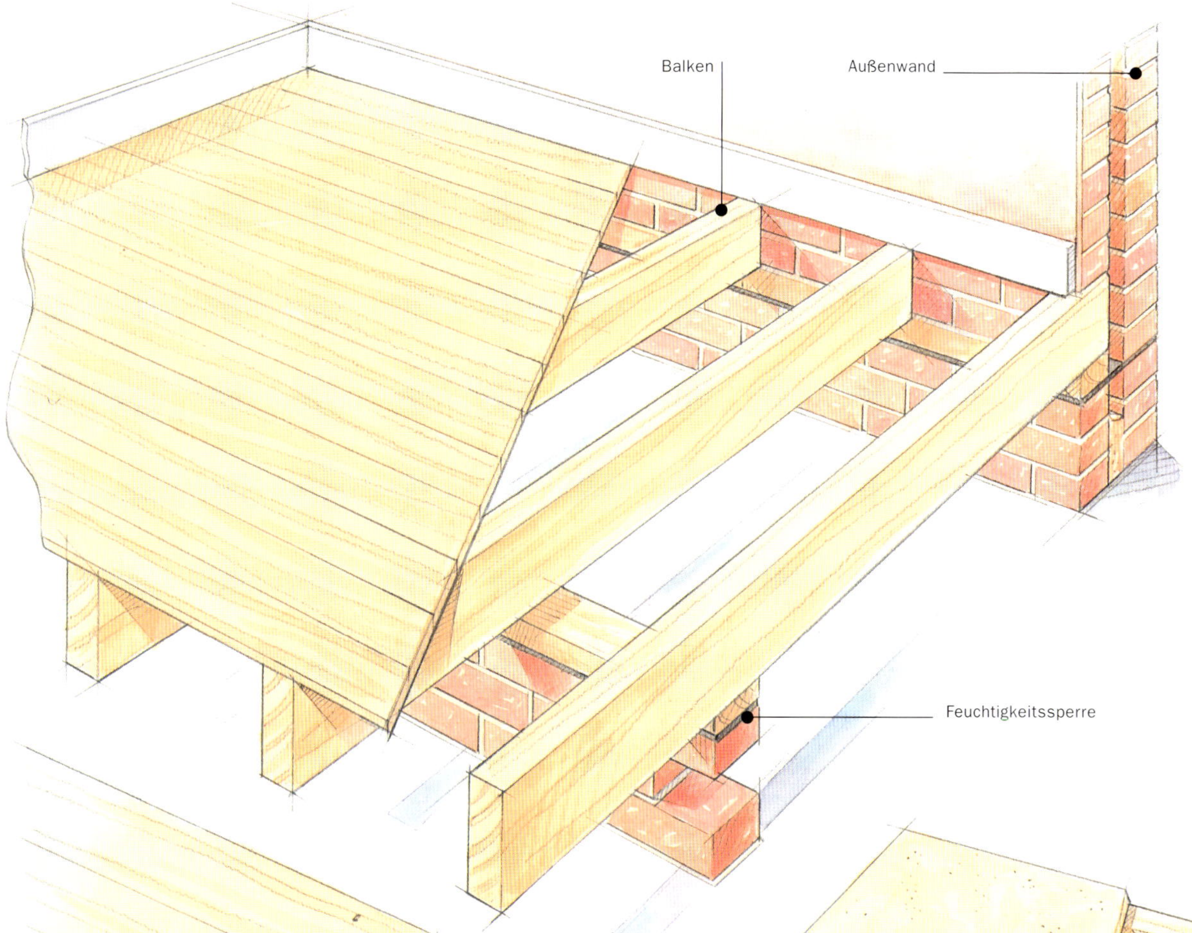

Balkendecke
In älteren Häusern am Hang wurde in der Regel der Erdgeschoßboden als Balkendecke ausgeführt. Die Balken lagern mit ihren Enden in den Außenwänden, dazwischen werden sie von Sockelwänden gestützt. In den Geschoßdecken ruhen die Balken auf Balkenwinkeln an den Außenwänden und werden teilweise von Zwischenwänden unterstützt. Feuchtigkeitssperren im gesamten Fundament verhindern das Aufsteigen von Bodenfeuchte. Würden die Balken Kontakt mit dem Erdreich haben, würden sie schnell faulen.

Luftfeuchte
Balkendecken neigen dazu, bei sich ändernder Luftfeuchte zu arbeiten. Ein Blindboden aus Spanplatten sorgt, auf die Balken genagelt, für einen ebenen und stabilen Untergrund.

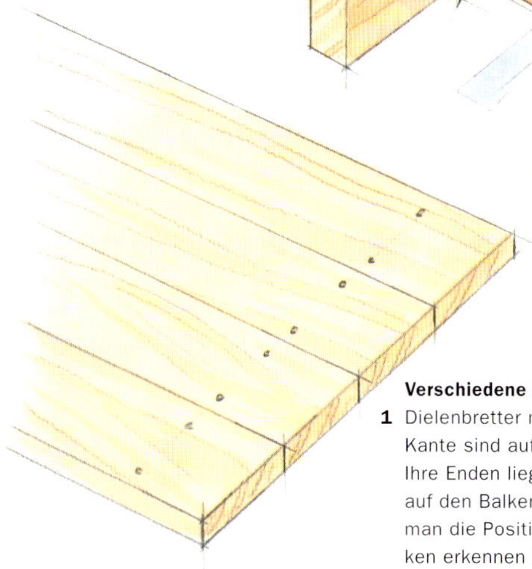

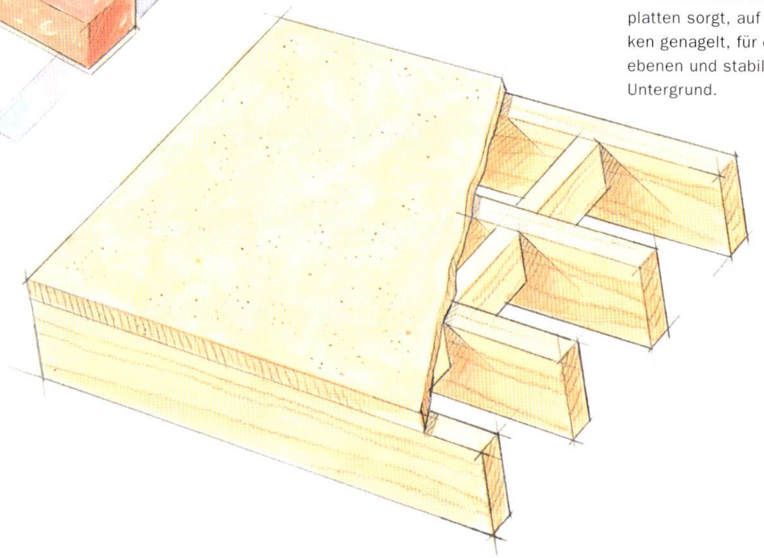

Verschiedene Dielenarten

1 Dielenbretter mit glatter Kante sind aufgenagelt. Ihre Enden liegen immer auf den Balken auf, woran man die Position der Balken erkennen kann. In der Regel verlaufen diese Dielen senkrecht zu den Balken.

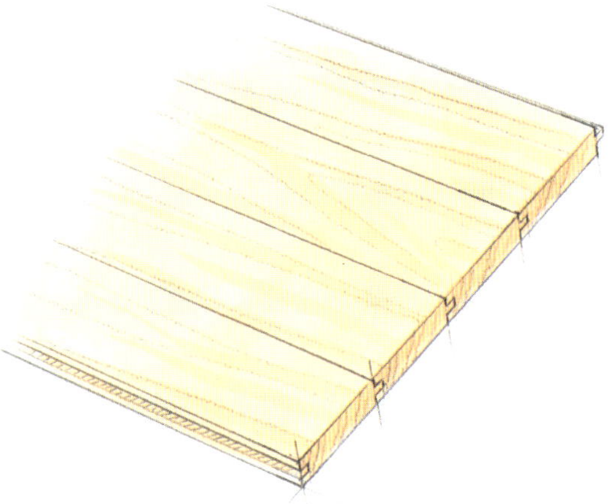

2 Nut-und-Feder-Bretter haben weniger deutliche Fugen, sie werden verdeckt oder gar nicht angenagelt. Sie finden ineinander genügend Halt, so daß die Bretter auch zwischen den Balken enden können.

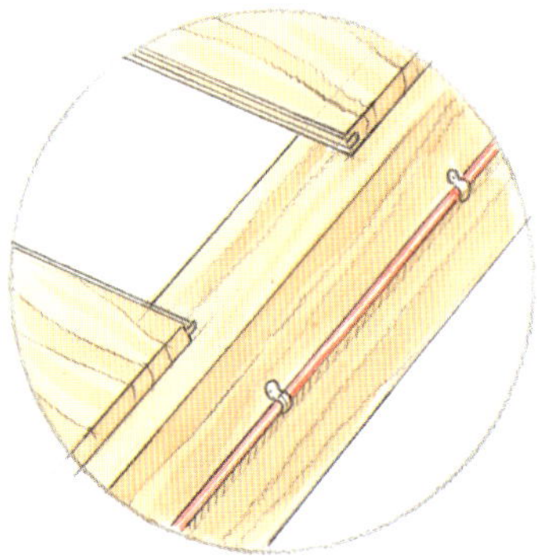

Sicherheitsmaßnahmen
Finden Sie die genaue Lage aller Leitungen heraus, bevor Sie anfangen zu bohren, zu nageln oder zu sägen. Oft laufen Leitungen entlang der Balken, wo sie leicht beschädigt werden können.

Instandsetzung

Der Zustand des Untergrundes ist von größter Bedeutung. Er sollte vor dem Verlegen eingehend auf Schäden hin untersucht werden. Nicht behobene Mängel haben im günstigsten Fall einen häßlichen, schnell verschleißenden Fußboden zur Folge. Im schlimmsten Fall ist die Statik des Hauses in Gefahr. Das Trockenlegen und Nivellieren eines massiven Untergrundes, der ansonsten in Ordnung ist, können Sie meist selber machen. Der Untergrund muß völlig trocken sein, sonst haftet auf ihm kein Kleber, und der Bodenbelag schimmelt. Wenn dabei die Feuchtigkeitsquelle nicht beseitigt wird, kommen die Probleme immer wieder.

Balkendecken können durch Pilze oder Schädlinge angegriffen sein. Wenn der Boden stark federt oder sich mürbe anfühlt, können die Balken beschädigt sein. Fäule erkennt man an fleckig verfärbten Stellen, wo sich ein Nagel leichter einschlagen läßt. Sie zeugen von einem hohen Feuchteanteil. Der Pilz bleibt jedoch auch nach dem Abtrocknen im Holz (früher als Trockenfäule bezeichnet). Viele kleine Löcher weisen auf den Holzwurm hin. In all diesen Fällen sollten Sie unbedingt professionelle Hilfe holen. Das betroffene Holz muß herausgesägt, das verbleibende mit geeigneten Chemikalien behandelt werden.

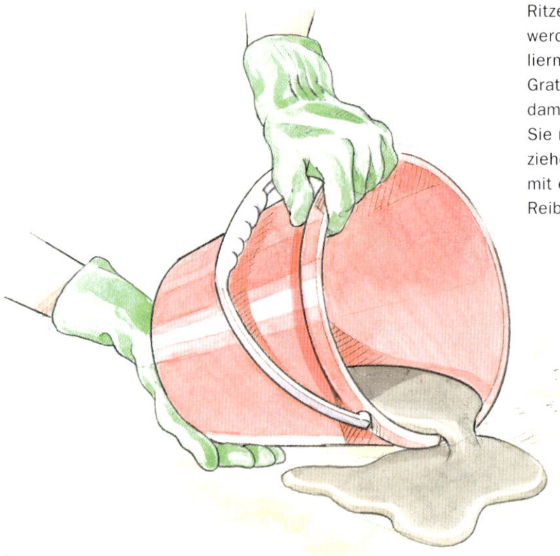

Ausbessern von Estrich
Ritzen und kleine Löcher werden mit einer Nivelliermasse gefüllt. Kleine Grate werden ebenfalls damit geglättet. Nehmen Sie nur wenig auf einmal, ziehen Sie die Oberfläche mit einem metallenen Reibebrett ab.

Füllen von Löchern

1 Einzelne Löcher oder Dellen können mit Zementmörtel verfüllt werden. Für eine bessere Haftung tragen Sie zuvor eine Grundierung auf die Löcher auf. Mittels Grundierung kann auch ein ganzer Betonboden versiegelt werden.

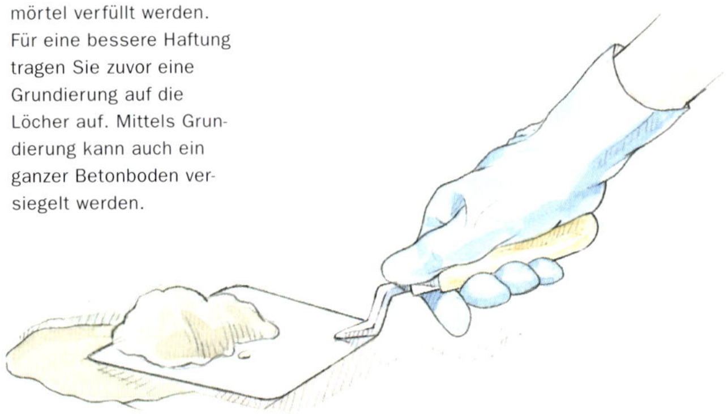

2 Mit einer Bodenkelle wird versucht, die ausgebesserten Stellen so glatt wie möglich zu bekommen. Ausgehärtet können kleine Klümpchen und Grate mit einem Schleifblock abgerieben werden.

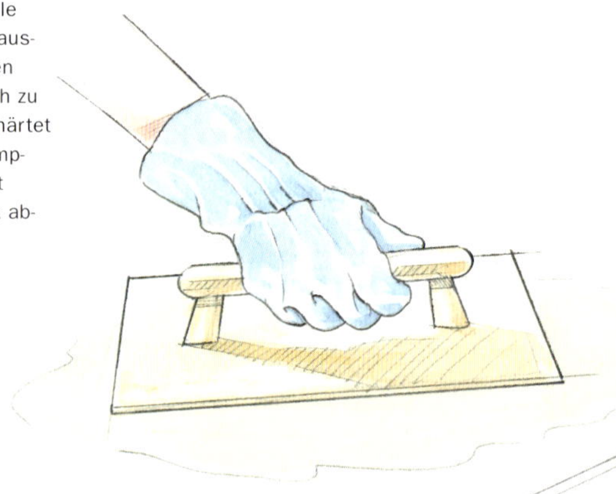

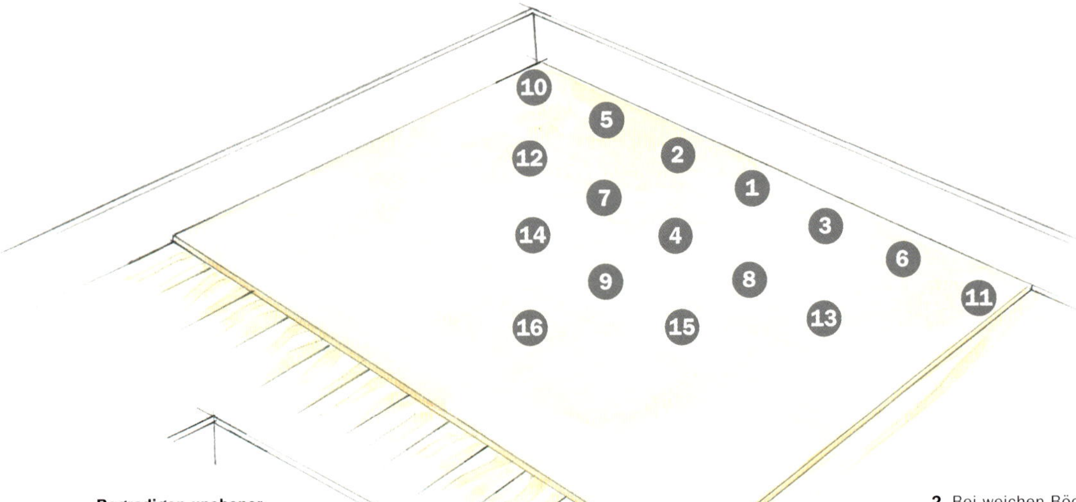

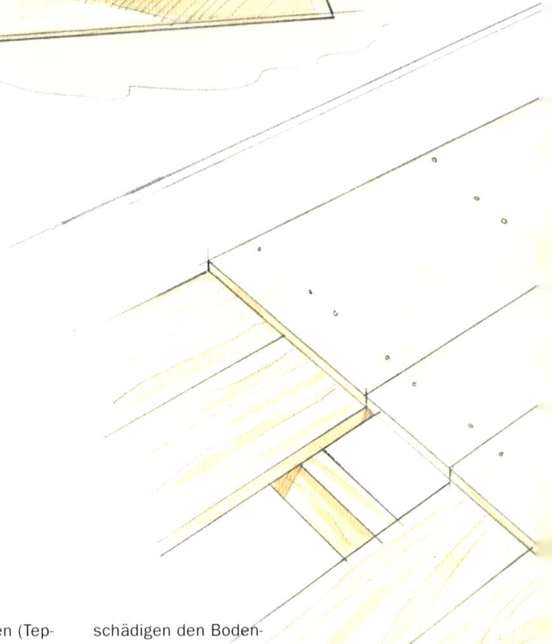

Begradigen unebener Dielen

1 Nehmen Sie Spanplatten zum Abdecken (Größe etwa 2 x 1 m, Dicke 22 mm). Lagern Sie sie wenigstens zwei Tage im Zimmer. Für gute Haftung des Klebers verlegen Sie sie mit der rauhen Seite nach oben. Nageln Sie sie alle 15 cm mit Dielennägeln fest, gehen Sie nach dem Nummern-Schema im Bild vor, damit die Platten sich nicht wölben.

2 Bei weichen Böden (Teppich, Vinyl, Gummi etc.) muß vor dem Auslegen für Zugang zu den möglicherweise darunterliegenden Leitungen gesorgt werden. Achten Sie besonders auf herausragende Nägel, diese beschädigen den Bodenbelag. Schwere Beläge wie Fliesen und Mosaike benötigen einen mit Spezialgrundierung lackierten Unterboden, der keine Feuchtigkeit aus dem Fliesenkleber aufnimmt.

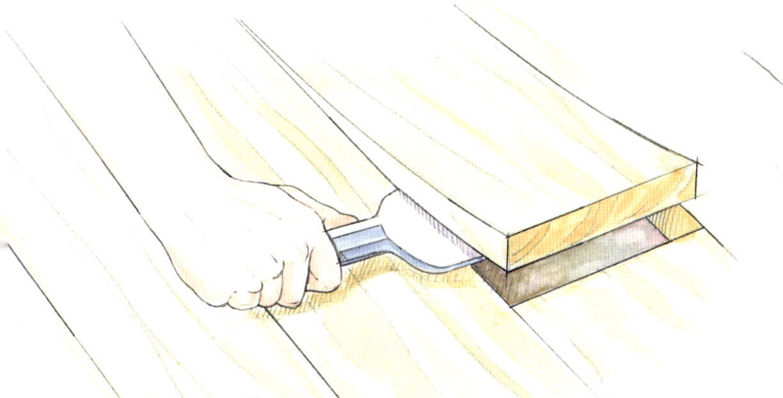

Austauschen von Dielen

1 Um eine schadhafte Diele zu entfernen, schneiden Sie deren Enden jeweils kurz vor dem darunterliegenden Balken ab (erkennbar an den Nägeln). Mit einem Scharriereisen hebeln Sie Diele samt Nägel heraus. Bei Nut- und-Feder-Brettern wird zunächst die Feder mit Beitel und Holzhammer abgeschlagen oder mit einer Handkreissäge abgesägt. Achten Sie auf darunterliegende Leitungen.

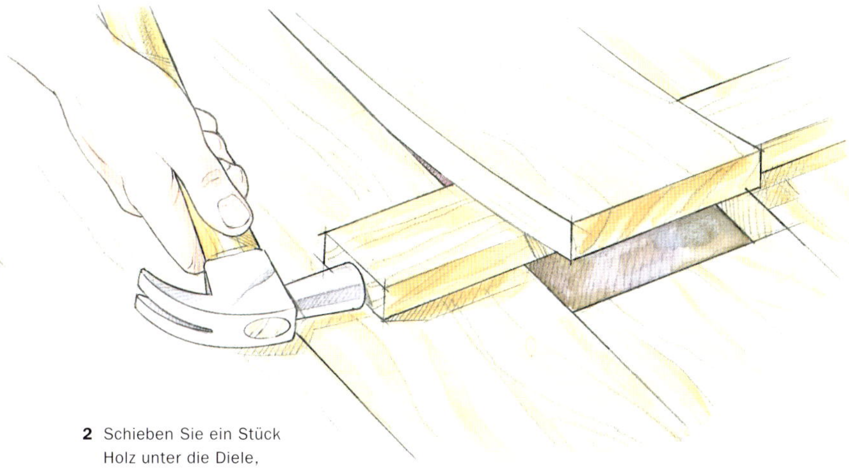

2 Schieben Sie ein Stück Holz unter die Diele, drücken Sie das lose Ende herunter. So werden nach und nach die restlichen Nägel herausgehebelt.

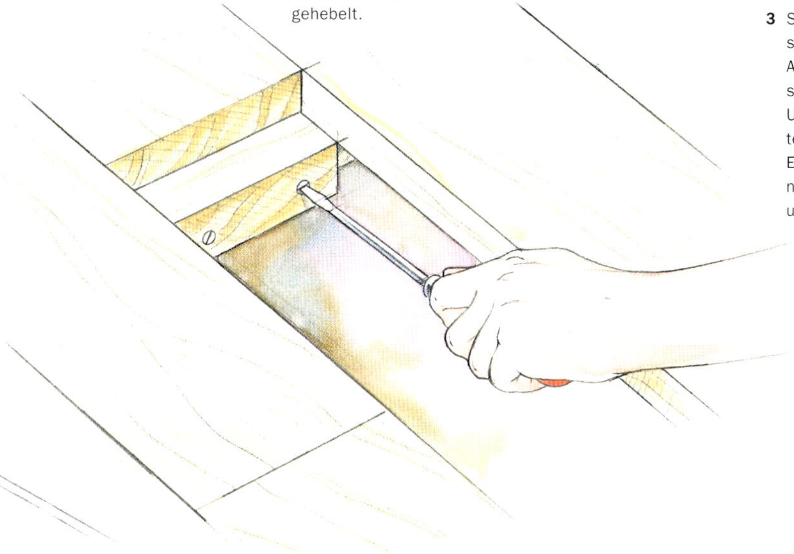

3 Schrauben Sie ein Kantholz seitlich an den Balken (als Auflage für die Diele). Oberseite des Kantholzes und Unterseite der benachbarten Dielen müssen in einer Ebene sein. Legen Sie die neue Diele auf das Kantholz und befestigen es dann.

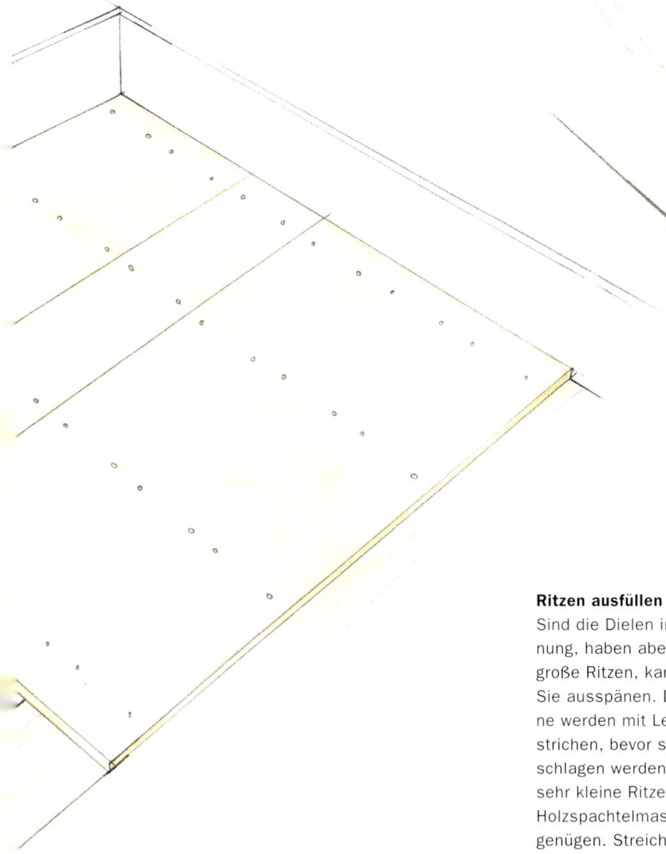

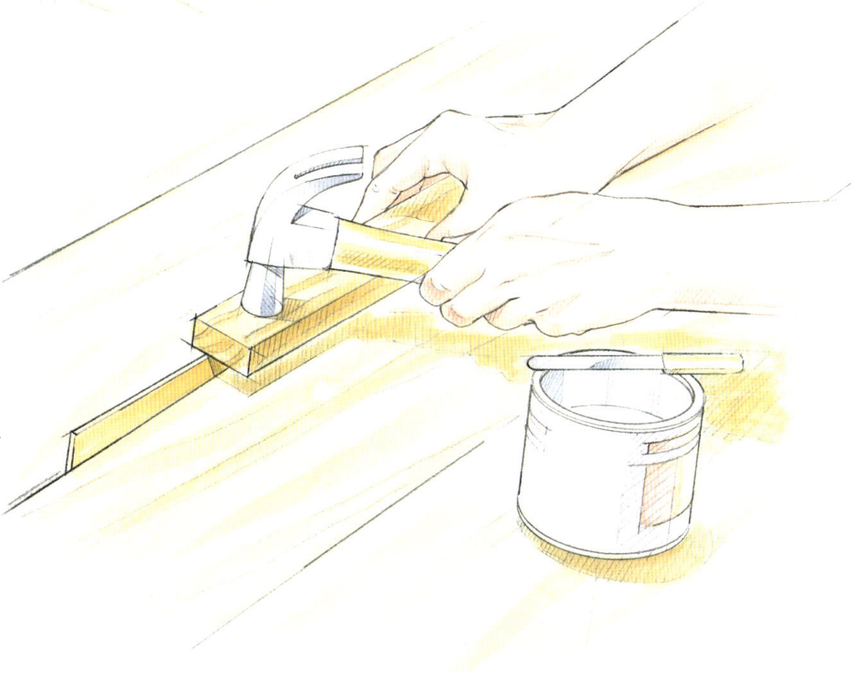

Ritzen ausfüllen

Sind die Dielen in Ordnung, haben aber zu große Ritzen, kann man Sie ausspänen. Die Späne werden mit Leim bestrichen, bevor sie eingeschlagen werden. Für sehr kleine Ritzen mag Holzspachtelmasse genügen. Streichen oder Beizen läßt sie unsichtbar werden.

Vermessen des Raumes

Vor dem Bestellen des Bodenbelages sollten Sie unbedingt den Boden genau ausmessen. Die meisten Menschen befürchten, den Bedarf zu unterschätzen und kaufen deswegen zuviel ein.

Übertragen Sie den Grundriß maßstäblich auf Millimeterpapier. Zeichnen Sie alle Türen, Fenster, Kamine, Mauervorsprünge und so weiter ein. Ein Maßstab von 1:20 ist für alle Details groß genug.

Wenn Sie sich diese Arbeit nicht zutrauen, können Sie den Lieferanten oder Händler fragen, ob er Ihnen als kostenlosen Service das Ausmessen abnimmt und Ratschläge zur nötigen Menge und optimalen Lage der Nahtstellen gibt.

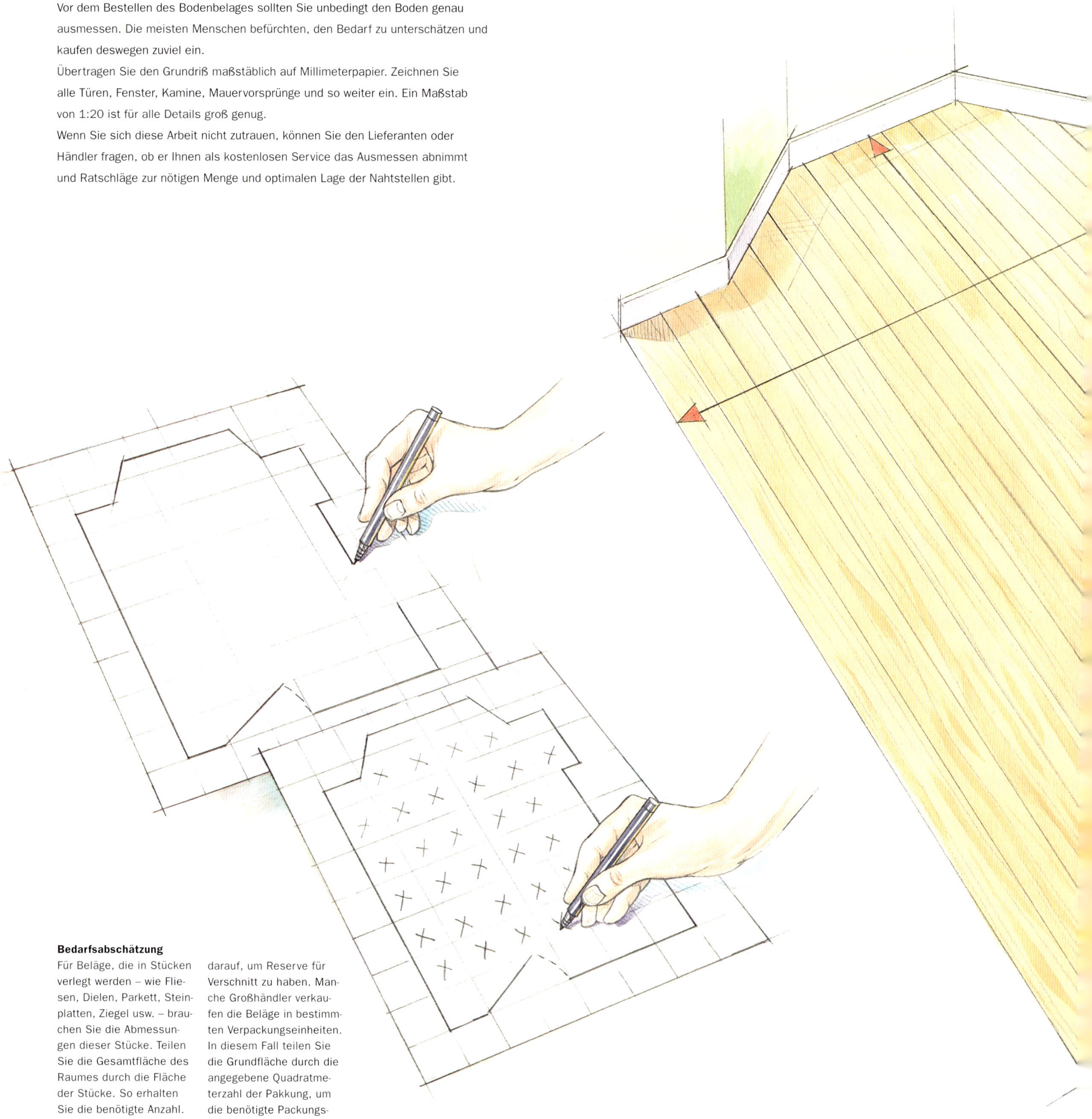

Bedarfsabschätzung
Für Beläge, die in Stücken verlegt werden – wie Fliesen, Dielen, Parkett, Steinplatten, Ziegel usw. – brauchen Sie die Abmessungen dieser Stücke. Teilen Sie die Gesamtfläche des Raumes durch die Fläche der Stücke. So erhalten Sie die benötigte Anzahl. Schlagen Sie noch 5 % darauf, um Reserve für Verschnitt zu haben. Manche Großhändler verkaufen die Beläge in bestimmten Verpackungseinheiten. In diesem Fall teilen Sie die Grundfläche durch die angegebene Quadratmeterzahl der Pakkung, um die benötigte Packungsanzahl zu erhalten.

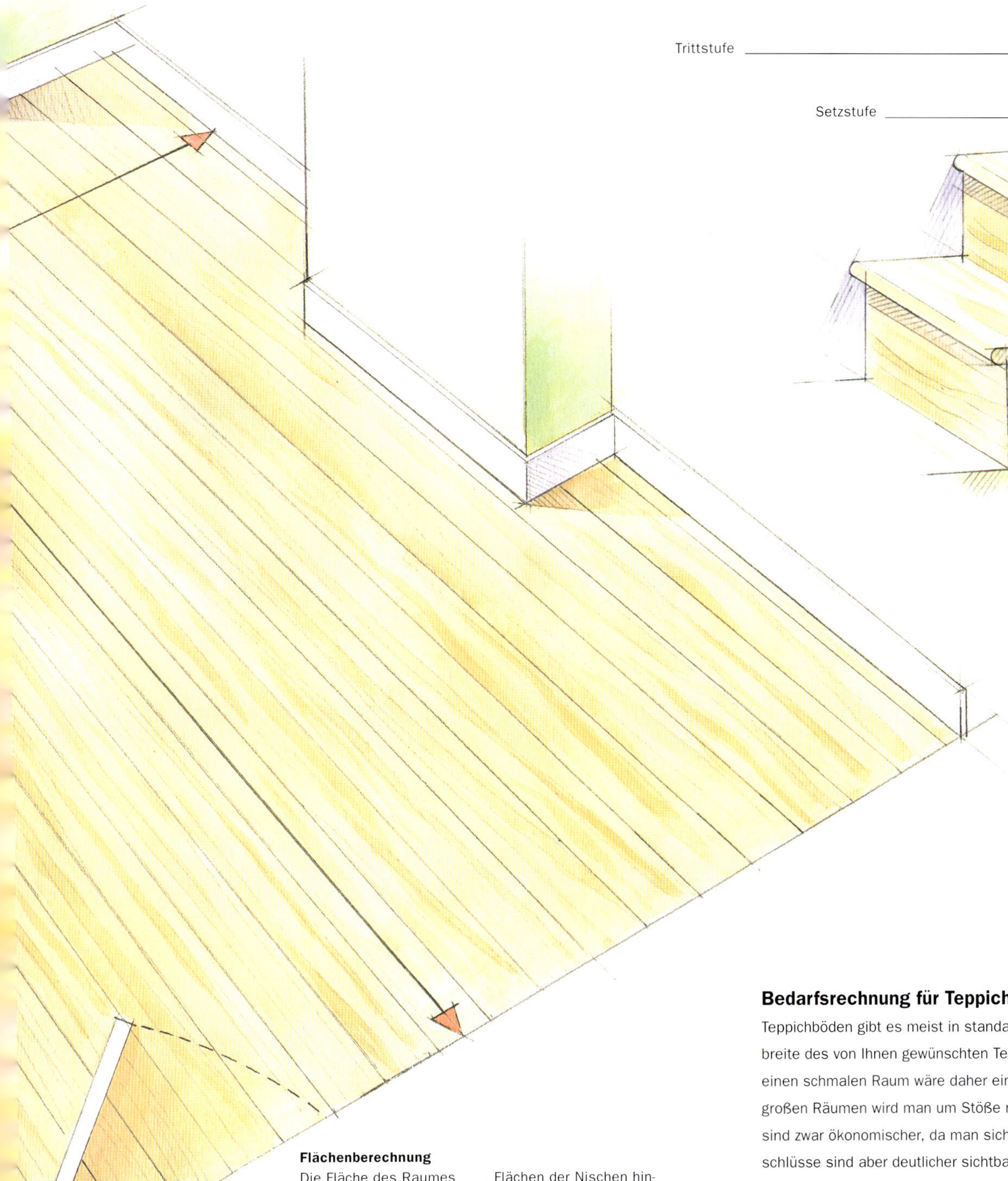

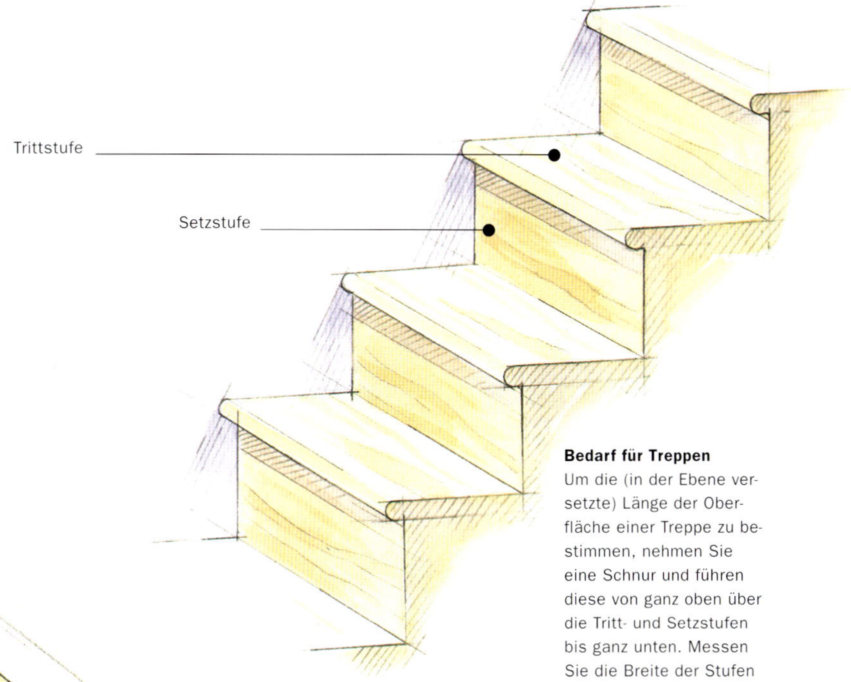

Bedarf für Treppen
Um die (in der Ebene versetzte) Länge der Oberfläche einer Treppe zu bestimmen, nehmen Sie eine Schnur und führen diese von ganz oben über die Tritt- und Setzstufen bis ganz unten. Messen Sie die Breite der Stufen aus, um die größte Breite zu ermitteln. Geben Sie in der Länge noch 60 cm hinzu, damit der Teppich umgedreht werden kann, um eine gleichmäßigere Abnutzung zu erreichen. Vermeiden Sie Nahtstellen auf den Trittstufen, sie können zu gefährlichen Fußangeln werden.

Flächenberechnung
Die Fläche des Raumes ist gleich Breite x Länge. Für Meterware – wo man Nahtstellen zu vermeiden sucht – nimmt man die breiteste und die längste Stelle des Zimmers. Bei anderen Materialien wird die Fläche erst ohne die Unregelmäßigkeiten bestimmt. Dann werden die Flächen der Nischen hinzugezählt und die der Vorsprünge abgezogen. Geben Sie für den Verschnitt 5 % zu. Ist der Raum breiter als die Bahnen, die verlegt werden sollen, gehen Sie mit dem Plan zum Händler und lassen sich beraten, wo der Stoß am besten zu verlegen ist.

Bedarfsrechnung für Teppichboden

Teppichböden gibt es meist in standardisierten Breiten. Erfragen Sie die Rollenbreite des von Ihnen gewünschten Teppichs, bevor Sie den Bedarf abschätzen. Für einen schmalen Raum wäre daher eine breite Bahn teure Verschwendung. Bei sehr großen Räumen wird man um Stöße nicht umhinkommen. Ungemusterte Teppiche sind zwar ökonomischer, da man sich nicht nach dem Muster richten muß, die Anschlüsse sind aber deutlicher sichtbar. Die benötigte Menge hängt meist auch von der gewählten Laufrichtung ab. Aus praktischen Gründen werden Sie versuchen, mit möglichst wenig Stößen auszukommen. Doch gibt es noch weitere Punkte zu bedenken: Die Anschlüsse sind am wenigsten sichtbar, wenn sie in Richtung des einfallenden Tageslichtes liegen. Das Verlegen der Bahnen in Hauptgehrichtung gewährt zudem beste Haltbarkeit. Ein Teppich mit regulärem Muster sieht am besten aus, wenn er in Längsrichtung verlegt wird. Denken Sie bei gemustertem Teppich daran, pro Bahn die Länge des Musterrapports einmal zuzugeben, um beim Zuschnitt passende Anschlüsse erreichen zu können.

Vorbereiten des Holzbodens

Ein Holzfußboden muß sorgfältig vorbereitet werden. In der Regel sind Fehler auszubessern sowie dicke Schichten aus Dreck, Farbe und Politur zu entfernen. Am besten läßt sich das mit einer auszuleihenden Fußbodenschleifmaschine bewerkstelligen.

Unterschätzen Sie nicht den Arbeitsaufwand, Sie werden einige Tage brauchen, um sie zu beenden – mieten Sie also die Geräte für eine genügend lange Zeit. Neben der Fußbodenschleifmaschine für die Hauptflächen und einer kleineren Handschleifmaschine für die Ränder benötigen Sie passendes Sandpapier in grob, mittel und fein. Die Arbeit ist anstrengend, laut und staubig. Warnen Sie Ihre Nachbarn vor. Wenn jemand in Ihrer Familie eine Atemwegserkrankung hat, sollten Sie ihn für diese Zeit ausquartieren. Für Ihre persönliche Sicherheit sollten Sie bei der Arbeit unbedingt Gehörschutz und Atemmaske tragen. Lesen Sie die Hinweise zur Handhabung und Sicherheit der Geräte, die Sie beim Ausleihen erhalten.

Fangen Sie damit an, den Raum leerzuräumen. Decken Sie alles ab, was nicht auszuräumen ist. Dichten Sie die Türen mit Plastikfolie ab, und öffnen Sie die Fenster. Empfindliche Geräte wie etwa Computer müssen im ganzen Haus abgedeckt werden.

Abschleifen

1 Legen Sie das Netzkabel über die Schulter, damit Sie es nicht so leicht beschädigen. Halten Sie das Schleifgerät immer in Bewegung. Wenn Sie an einer Stelle verweilen, wird es dort eine Delle hineinschleifen. Wenn die Bretter sehr uneben oder verfleckt sind, nehmen Sie das grobe Schleifpapier und schleifen in Diagonalrichtung.

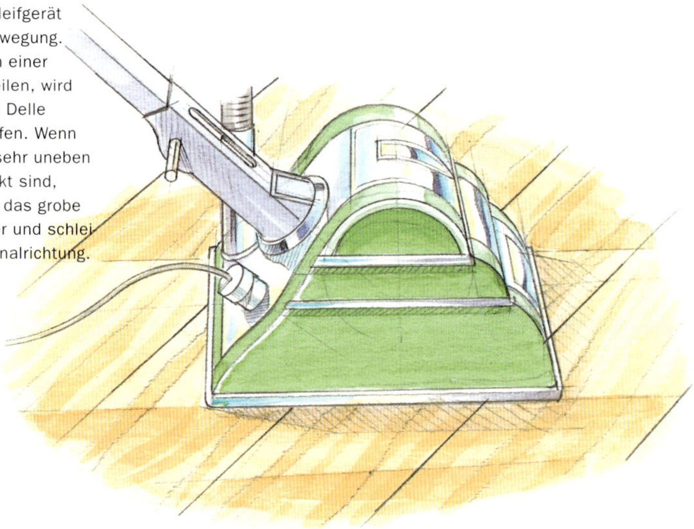

Vor dem Abschleifen

1 Suchen Sie sehr sorgfältig den ganzen Boden nach herausragenden Nägeln ab, und schlagen Sie sie mit Hammer und Versenker unter die Holzoberfläche. Füllen Sie die Löcher mit Holzkitt.

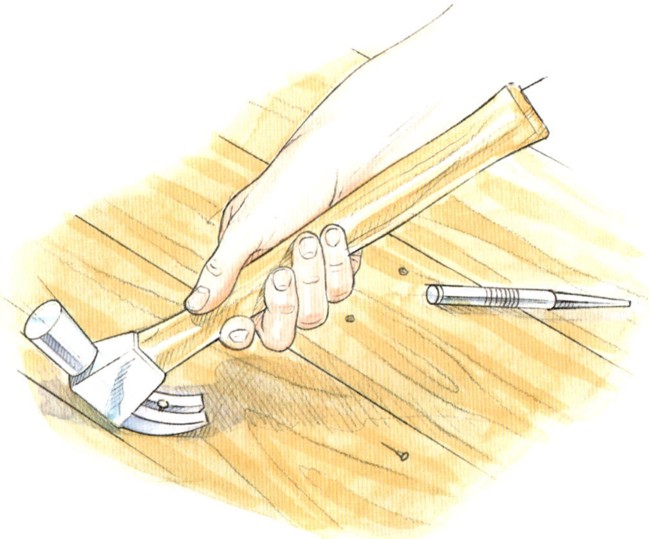

2 Beseitigen Sie Farbspritzer mit Abbeize, Spachtel oder Sandpapier. War der Boden gestrichen, beizen Sie soviel Farbe wie möglich ab, damit das Schleifpapier später nicht so schnell verklebt. Wischen Sie den Boden mit heißer Seifenlauge ab, machen Sie ihn nicht zu feucht.

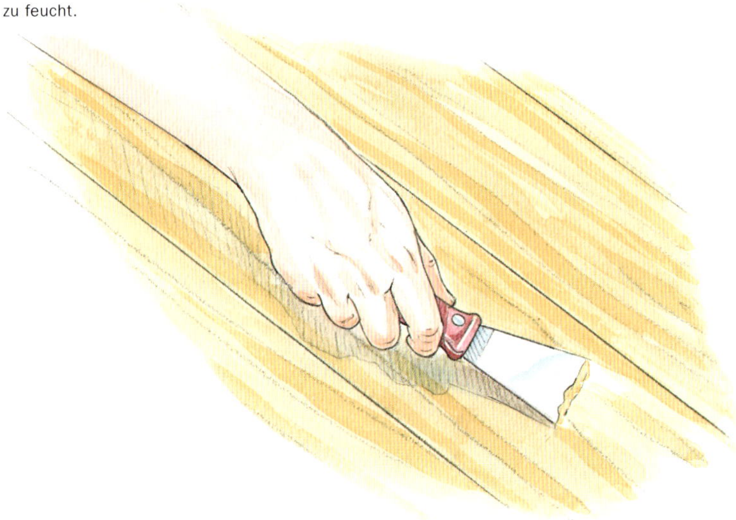

3 Bevor Sie Parkett oder Holzplatten abschleifen, vergewissern Sie sich, daß es sich um Massivholz handelt oder daß das Furnier dick genug ist. Bei Fischgrätparkett fangen Sie mit mittlerer Körnung an und nehmen dann die feine. Schleifen Sie in beiden Richtungen.

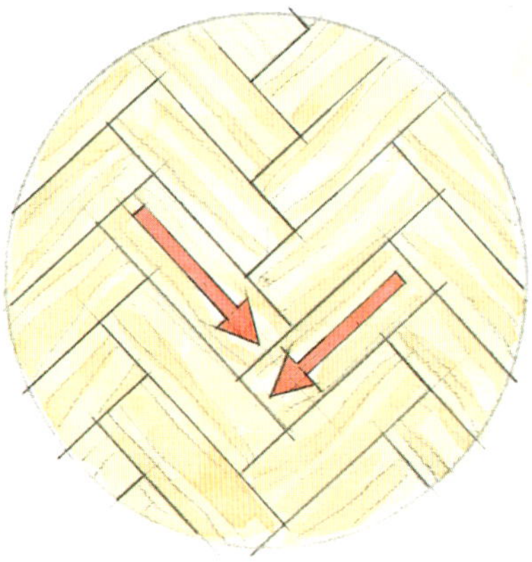

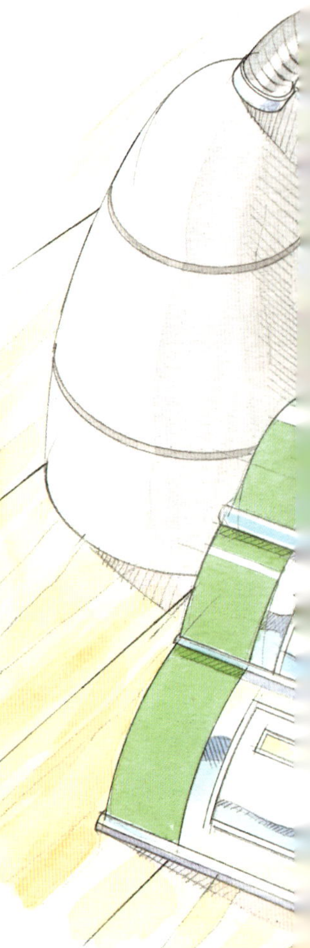

2 Wiederholen Sie das diagonale Schleifen, diesmal aber im rechten Winkel zum ersten Schliff. Durch diese doppelte Prozedur werden die schlimmsten Unebenheiten und Verfärbungen entfernt, bevor Sie längs der Bretter mit dem Glätten anfangen.

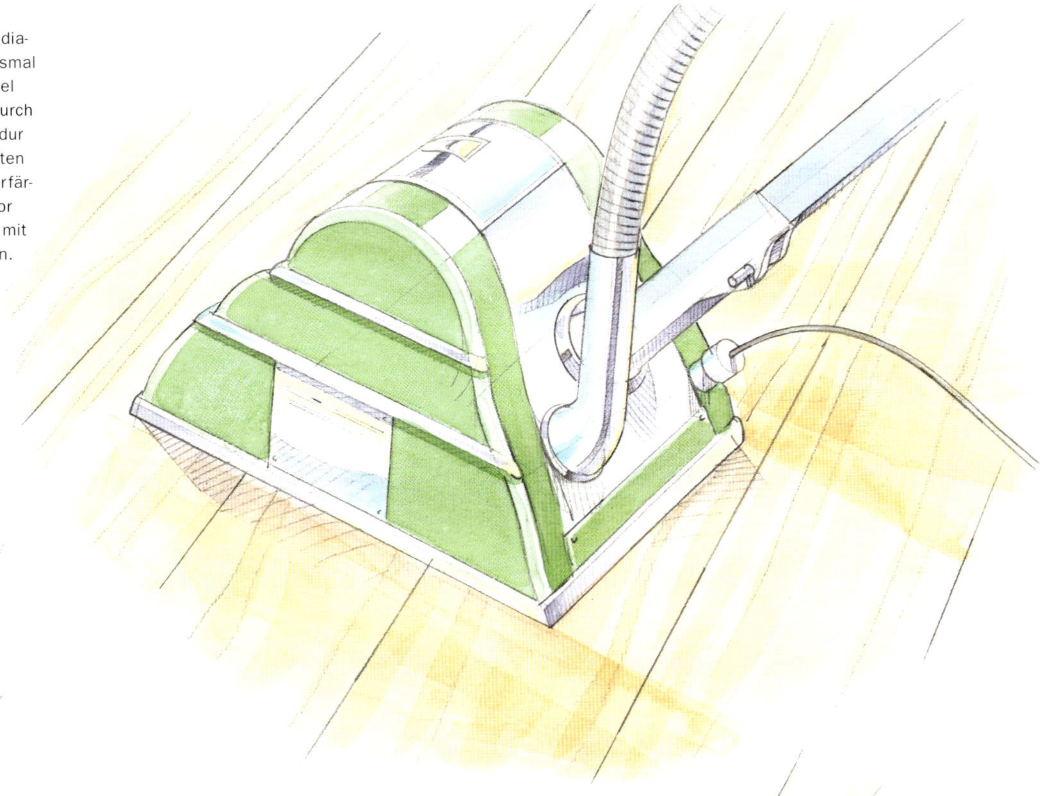

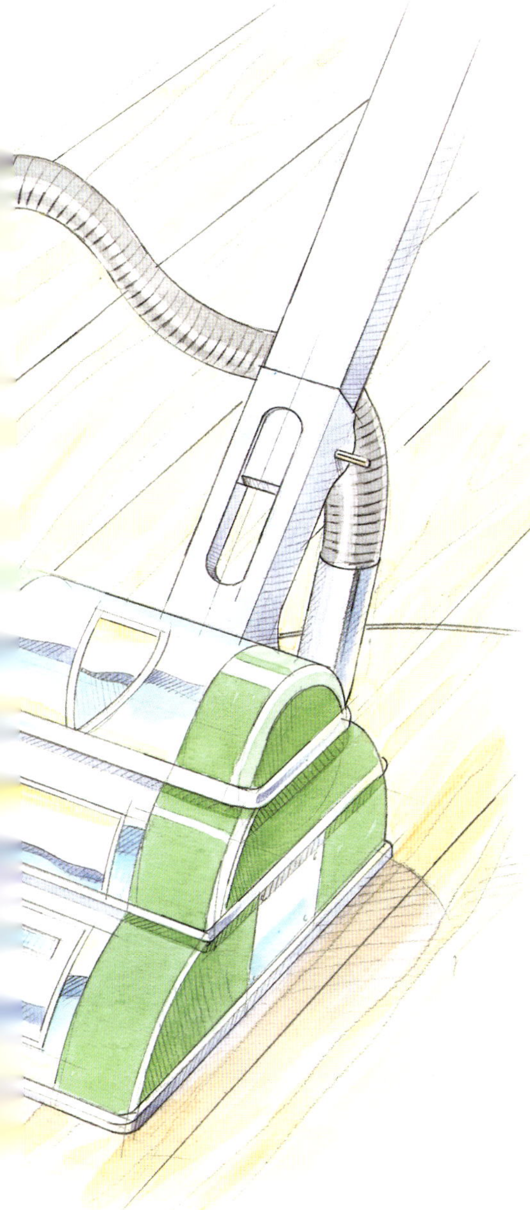

3 Fußböden in einem besseren Zustand können gleich mit mittlerem Sandpapier abgeschliffen werden. Wechseln Sie das Schleifpapier nach Bedarf und entsprechend den Herstellerangaben. Leeren Sie regelmäßig den Staubbeutel aus. Seien Sie bei der Beseitigung des Staubes vorsichtig – er ist leicht entflammbar. Verbrennen Sie ihn nicht, lagern Sie ihn nicht in der Wohnung, er kann sich spontan selbst entzünden.

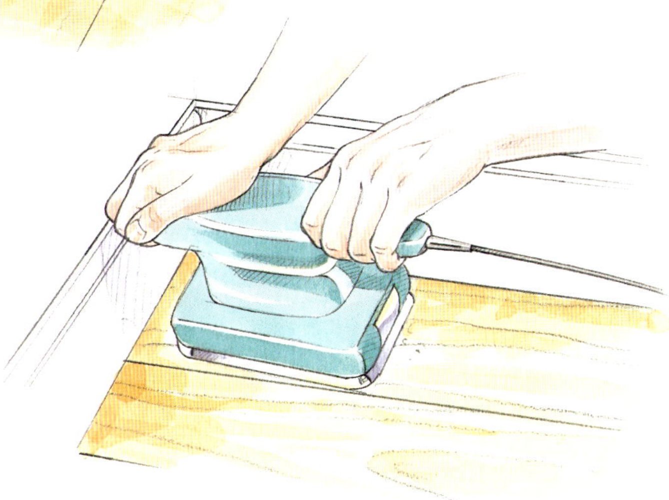

4 Mit einem Handschleifgerät werden die Ränder und Ecken zuerst mit mittlerem, dann mit feinem Sandpapier abgeschliffen. An sehr verwinkelten Stellen müssen Sie zur Not per Hand abschleifen.

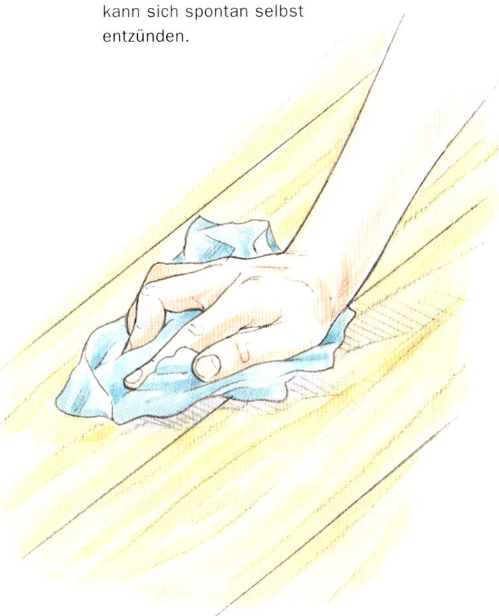

5 Wenn Sie mit Schleifen fertig sind, kehren, saugen und wischen Sie den verbliebenen Staub weg. Da der Staub so fein ist, braucht er einige Tage, um sich zu setzen, und wird trotz allen Vorkehrungen überall im Haus zu finden sein. Reinigen Sie alle Oberflächen im Haus – auch die Wände – vom Staub.

Dekorative Holzbehandlung

Ein frisch abgeschliffener Holzfußboden kann auf verschiedene Weise mit Lack, Beize, Öl und Wachs behandelt werden. Der Fußboden muß dazu staub- und fettfrei sein, sämtliche Astlöcher müssen mit Holzkitt verspachtelt werden. Soll das Holz gestrichen werden, muß es vorher grundiert werden, außer wenn Sie es kalken. Auch beim Beizen darf Holz nicht grundiert werden, die Beize soll in das Holz einziehen können. Gebeiztes Holz braucht gutes Tageslicht, um sich von seiner besten Seite zu zeigen. Fertigen Sie auf Holzstückchen Proben der von Ihnen gewählten Farbe oder Beize samt einigen Schichten Versiegelung. Legen Sie die Muster in den betreffenden Raum, und beurteilen Sie die Wirkung, die sich durch die Lichtverhältnisse einstellt.

Unterschätzen Sie nicht, wie langwierig der Anstrich eines Fußbodens ist. Bei Lacken brauchen Sie mehrere Anstriche, die jeweils vollständig trocken sein müssen, bevor die nächste Schicht aufgetragen werden kann. Beim Beizen wird meist ein Anstrich genügen, das Holz sollte jedoch mehrfach versiegelt werden, um lange Haltbarkeit zu gewährleisten.

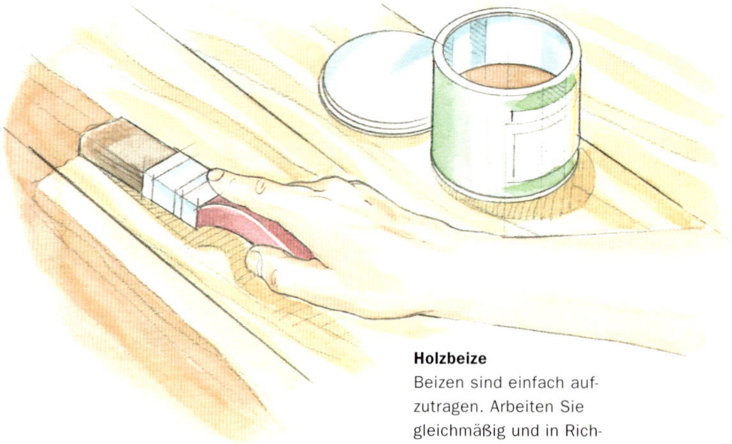

Holzbeize
Beizen sind einfach auftragen. Arbeiten Sie gleichmäßig und in Richtung der Maserung, um Flecken zu vermeiden.

Kalken

1 Zuerst wird mit einer kräftigen Drahtbürste parallel zur Maserung gebürstet. Das öffnet die Holzoberfläche, so daß die Tünche besser eindringen kann. Durch Kalken erhält neues Holz ein leicht verwittertes Aussehen.

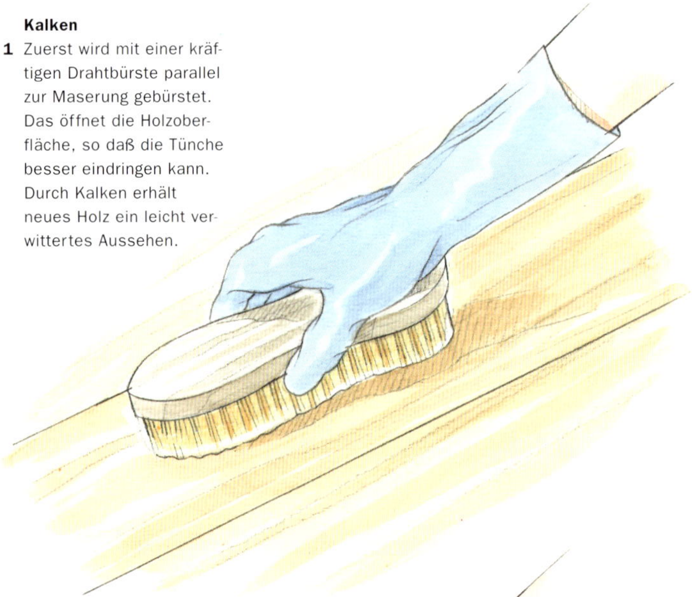

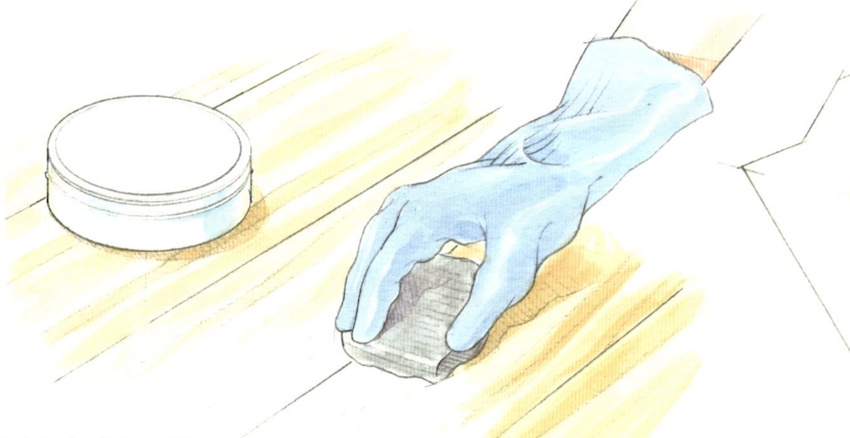

2 Außer bei Eiche wird die Tünche mit feiner Stahlwolle in die Maserung eingerieben. Sie können jede weiße Farbe, gefärbtes Wachs oder Öl dafür nehmen. Das Holz kann zuvor auch gebleicht oder gebeizt werden.

3 Ein Überschuß an Weiß wird mit einem weichen, fusselfreien Tuch entfernt.

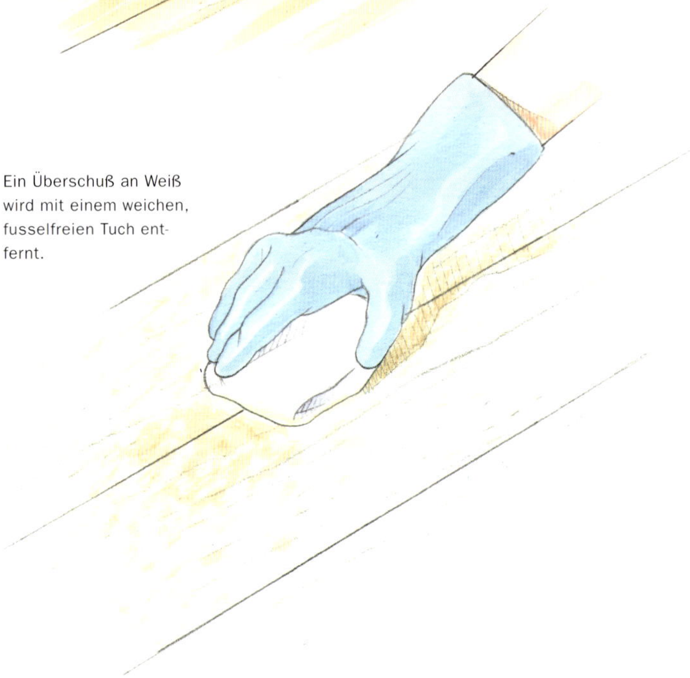

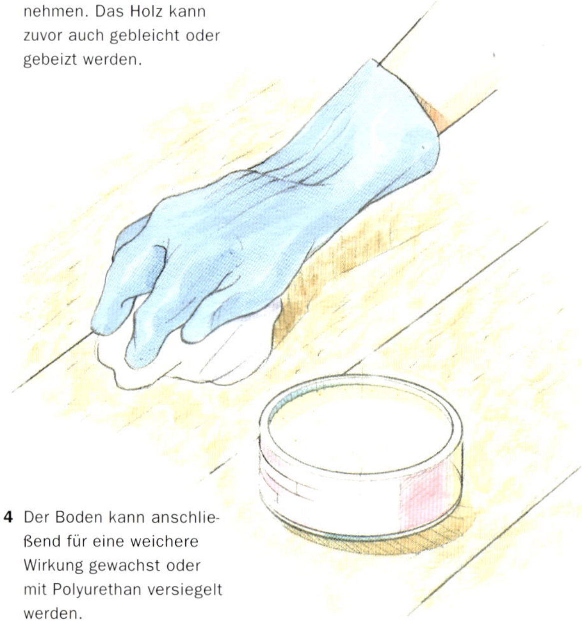

4 Der Boden kann anschließend für eine weichere Wirkung gewachst oder mit Polyurethan versiegelt werden.

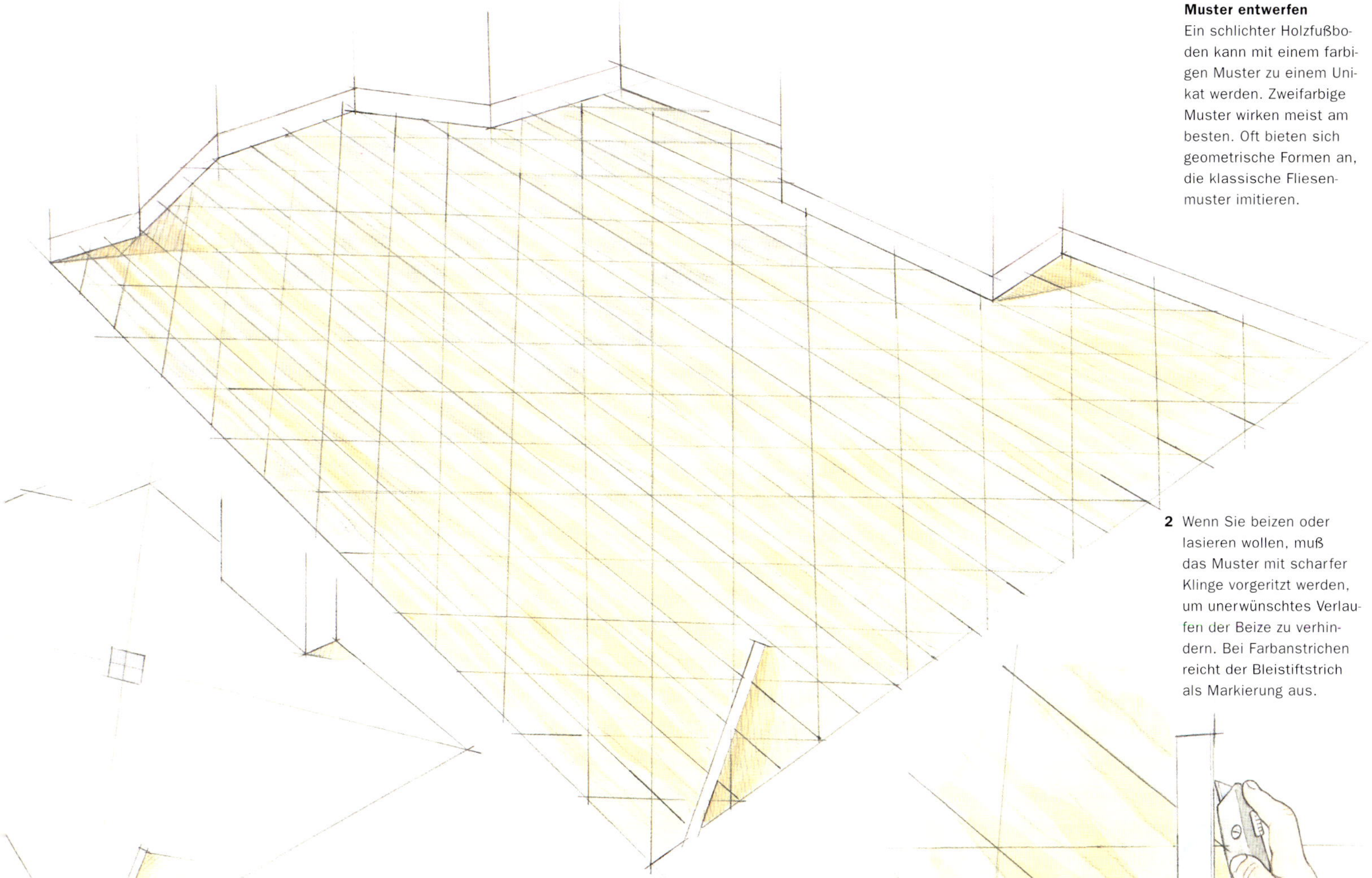

Muster entwerfen
Ein schlichter Holzfußboden kann mit einem farbigen Muster zu einem Unikat werden. Zweifarbige Muster wirken meist am besten. Oft bieten sich geometrische Formen an, die klassische Fliesenmuster imitieren.

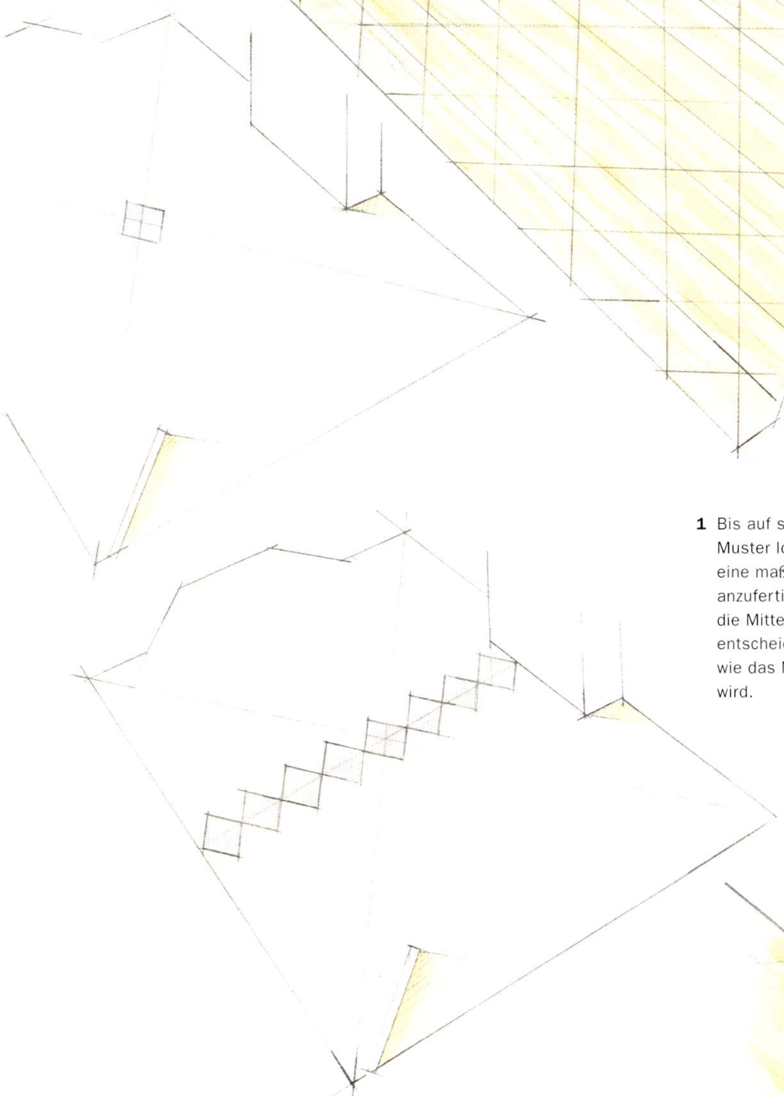

1 Bis auf sehr einfache Muster lohnt es sich, eine maßstäbliche Skizze anzufertigen. Finden Sie die Mitte des Raumes, entscheiden Sie sich, wie das Muster zentriert wird.

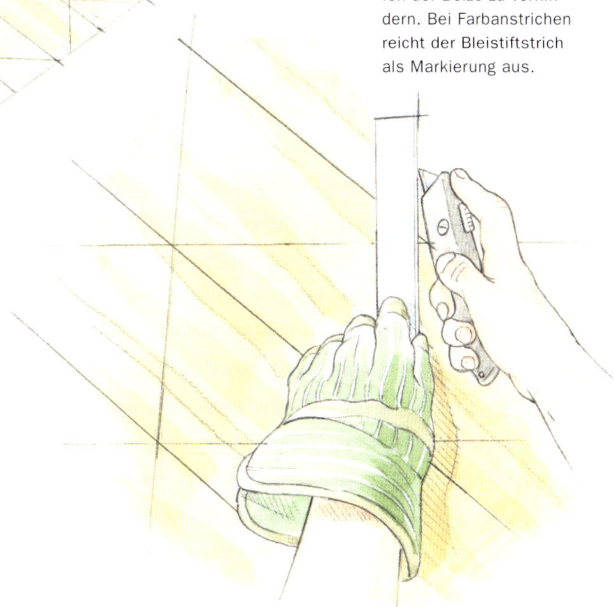

2 Wenn Sie beizen oder lasieren wollen, muß das Muster mit scharfer Klinge vorgeritzt werden, um unerwünschtes Verlaufen der Beize zu verhindern. Bei Farbanstrichen reicht der Bleistiftstrich als Markierung aus.

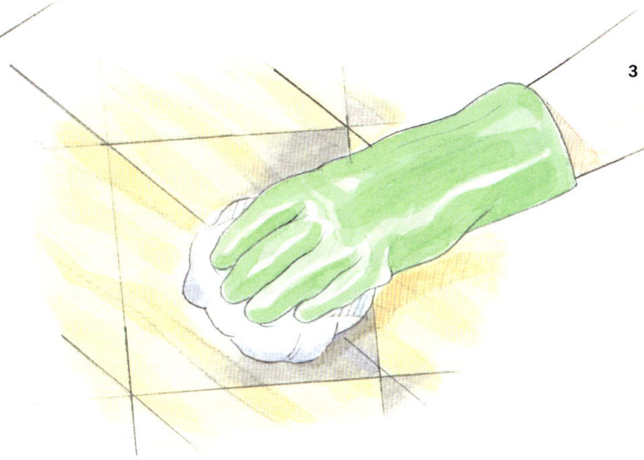

3 Tragen Sie die Farbe mit Pinsel oder Schwämmchen auf. Fangen Sie mit dem helleren Farbton an. Für scharfe Konturen werden die Ränder der dunklen Bereiche mit feinem Pinsel nachgezogen. Damit Beizen haltbar werden, brauchen sie eine sorgfältige, abschließende Versiegelung. Doch auch andere Farben profitieren von zusätzlichem Schutz.

Schablonieren, sprenkeln, maserieren

Ein schablonierter Rand wirkt in der richtigen Umgebung wie der krönende Abschluß. Das handwerkliche Aussehen gehört zum Charme des Musters dazu, und ein ansonsten unscheinbarer Boden erhält eine rustikale, individuelle Note. Geeignete Farben sind unter anderem Tusche, Acryl-, Plaka- und Ölfarben. Farben aus Spraydosen kann man zwar verwenden, sie verlangen aber weiträumiges Abdecken, was unpraktisch ist. Ein zurückhaltender Umgang mit Farbe führt meist zu einem besseren Ergebnis als große, knallige Farbflächen.

Mit Sprenkel- und Maseriertechniken lassen sich viele interessante Strukturen erzielen. Das reicht von künstlicher Holzmaserung bis zu Trompe-l'œil-Effekten. Mit einem steifen, farbgetränkten Pinsel erzielt man ein einfaches Sprenkelmuster aus einer oder mehreren Farben. Ein „steinartiges“ Aussehen erreicht man, indem auf die noch feuchte Farbe Wasser oder Terpentin getropft wird. Bei der Maseriertechnik werden mit einem groben Maserierkamm Maserungen oder andere Muster in die frische Farbe gezogen.

Üben Sie all diese Techniken zuvor auf Papier oder Holzresten, um darin sicher zu werden und verschiedene Farben und Effekte auszuprobieren. Abschließend wird der Boden mit mehreren Schichten transparenten Lacks überzogen.

Schablonierter Rand

1 Wenn das Muster symmetrisch ist, suchen Sie im Zimmer die Stelle, wo es am meisten auffallen wird. Fangen Sie dort an, richten Sie die Symmetrie nach dieser Stelle aus. In den Raumecken soll der Musterrapport unauffällig angepaßt werden.

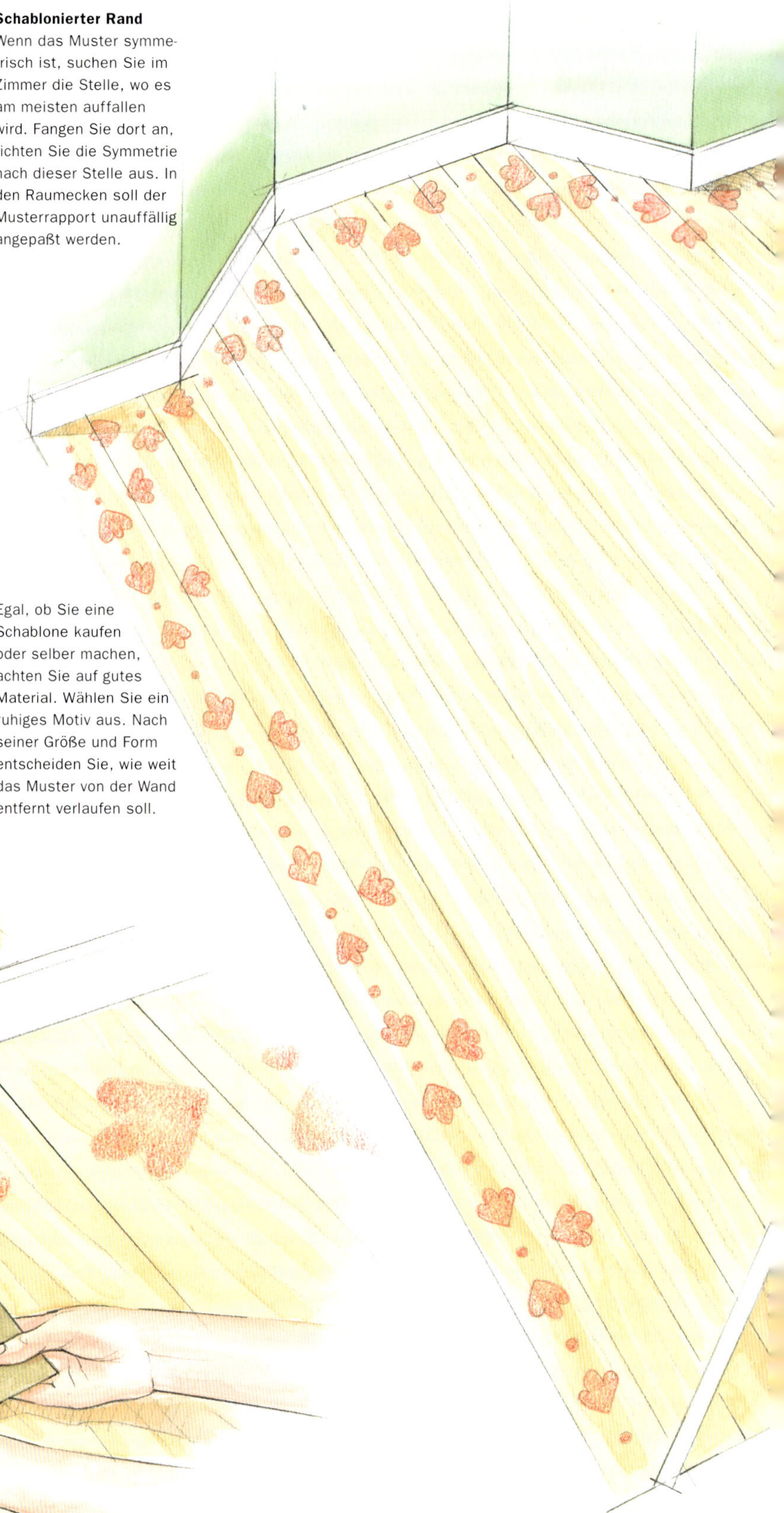

2 Egal, ob Sie eine Schablone kaufen oder selber machen, achten Sie auf gutes Material. Wählen Sie ein ruhiges Motiv aus. Nach seiner Größe und Form entscheiden Sie, wie weit das Muster von der Wand entfernt verlaufen soll.

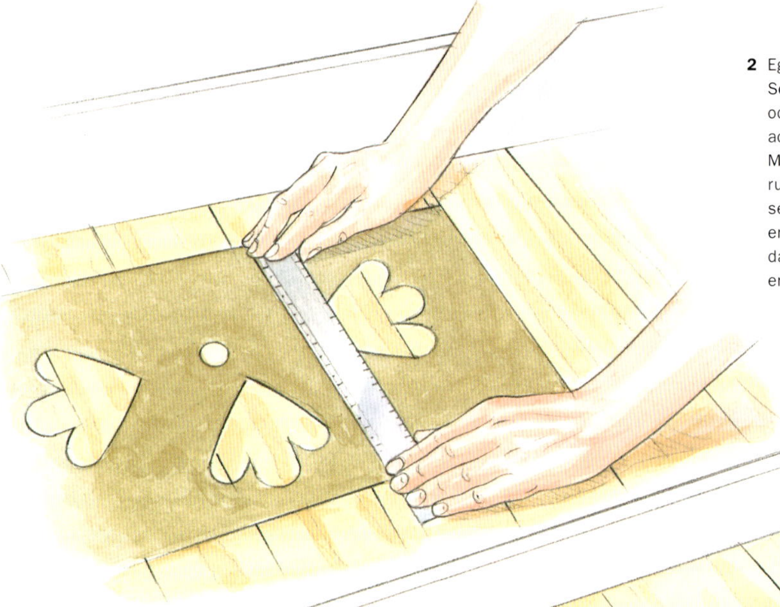

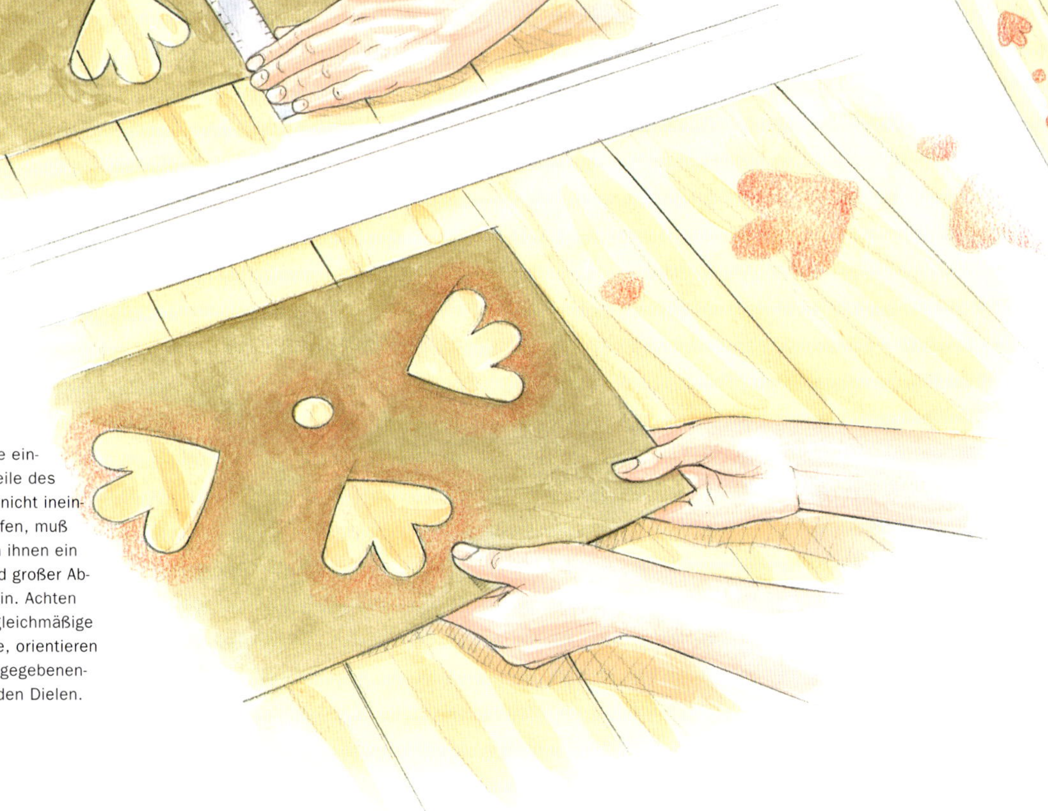

3 Damit die einzelnen Teile des Musters nicht ineinanderlaufen, muß zwischen ihnen ein genügend großer Abstand sein. Achten Sie auf gleichmäßige Abstände, orientieren Sie sich gegebenenfalls an den Dielen.

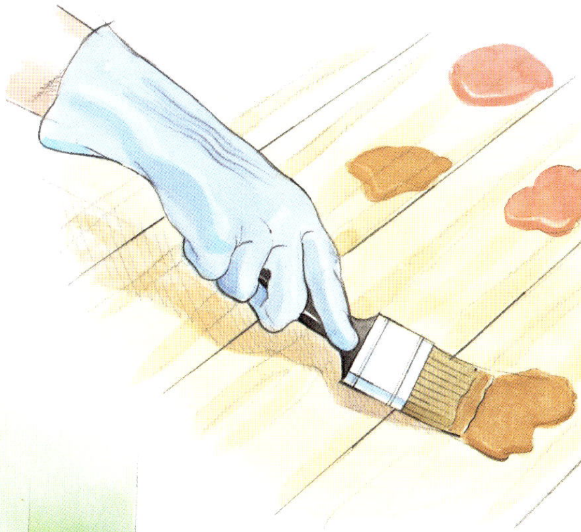

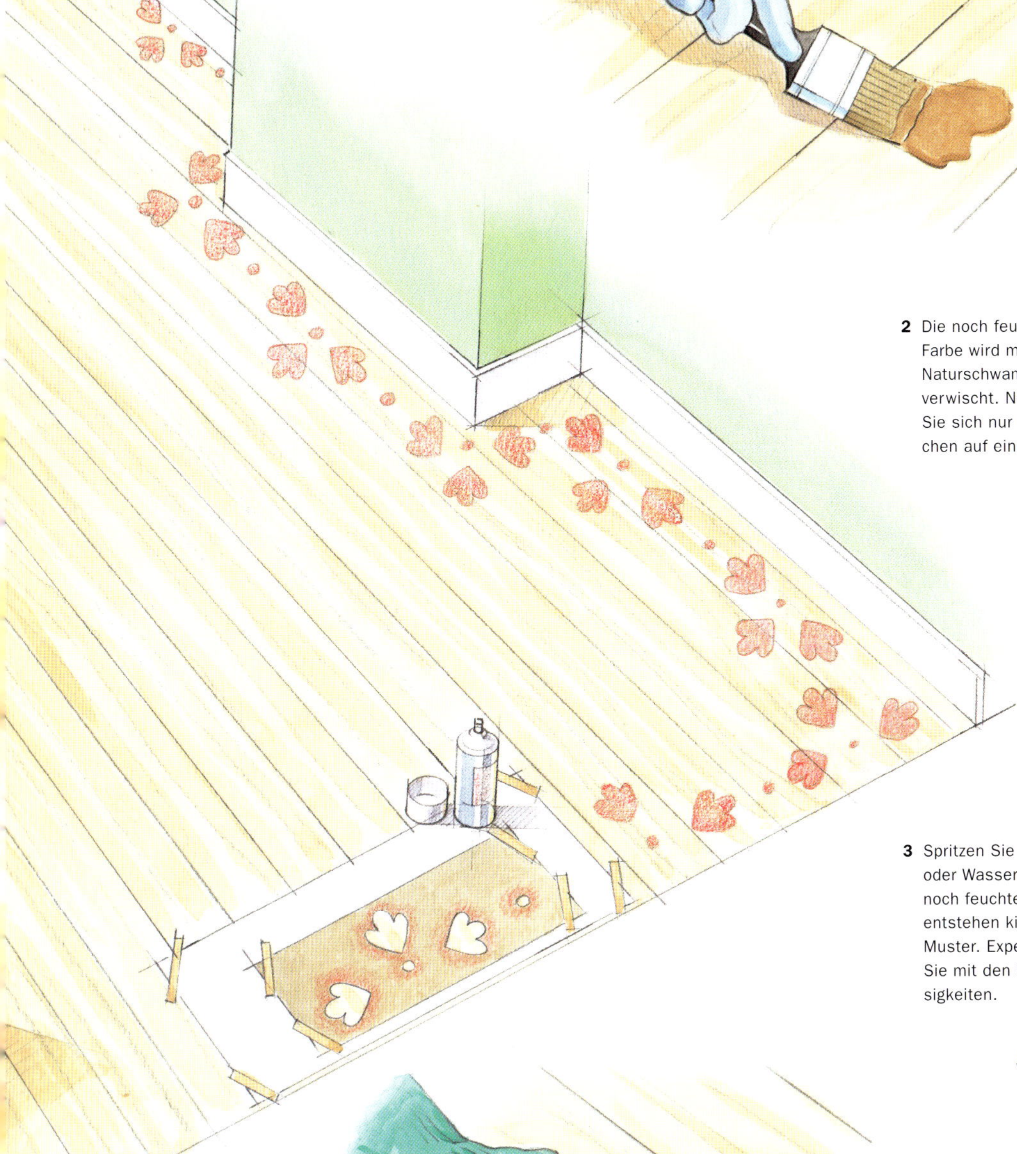

Sprenkeltechnik

1 Einen interessanten Effekt erzielen Sie wie folgt: Tupfen Sie zunächst verschiedene Farbtöne unregelmäßig auf. Nehmen Sie nur geeignete Farben: Dispersionsfarben sind nicht ratsam, am besten sind glänzende oder seidenmatte Lacke oder Fußbodenfarben.

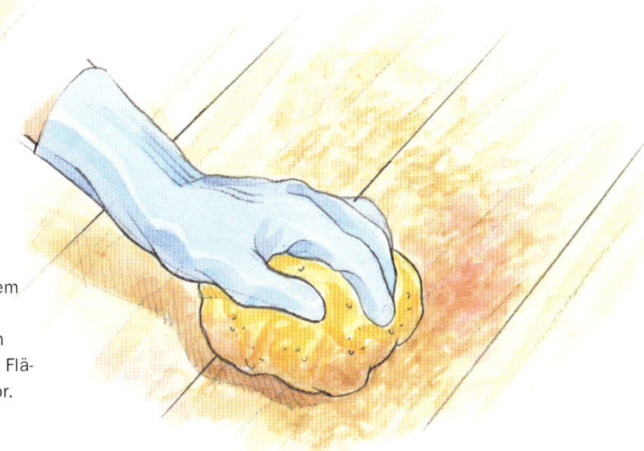

2 Die noch feuchte Farbe wird mit einem Naturschwamm verwischt. Nehmen Sie sich nur kleine Flächen auf einmal vor.

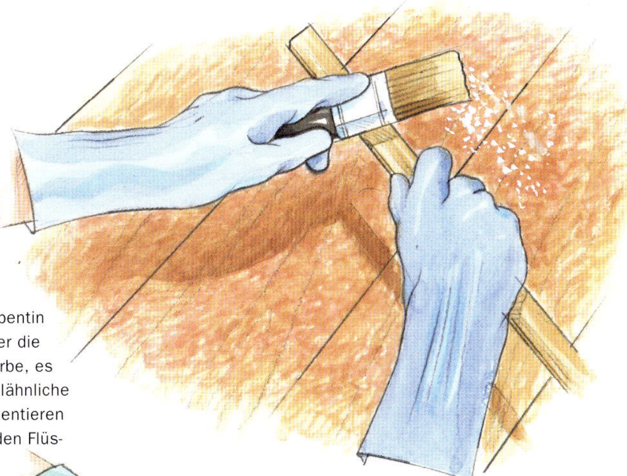

3 Spritzen Sie Terpentin oder Wasser über die noch feuchte Farbe, es entstehen kieselähnliche Muster. Experimentieren Sie mit den beiden Flüssigkeiten.

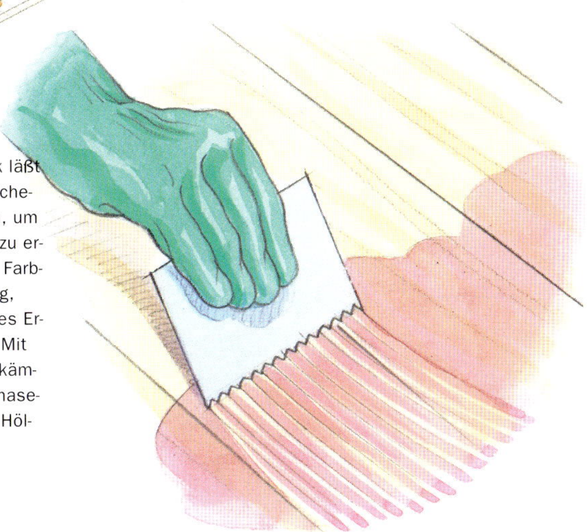

Maseriertechnik

1 Die Maseriertechnik läßt sich auch auf gestrichenem Holz ausführen, um zweifarbige Effekte zu erzielen. Wischen Sie Farbüberschuß stets weg, um ein gleichmäßiges Ergebnis zu erhalten. Mit speziellen Maserierkämmen läßt sich Holzmaserung verschiedener Hölzer imitieren.

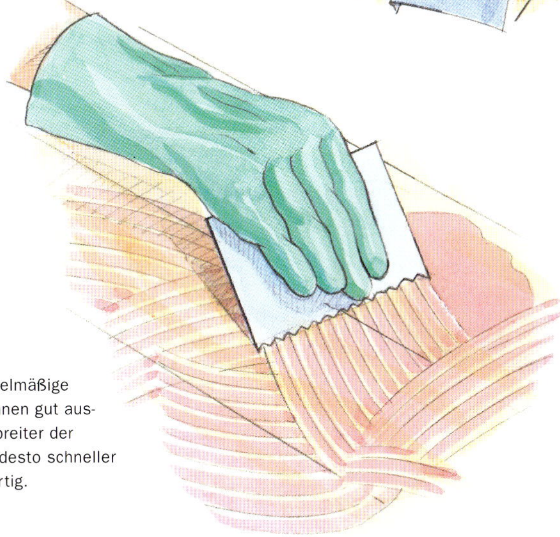

2 Auch unregelmäßige Striche können gut aussehen. Je breiter der Kamm ist, desto schneller sind Sie fertig.

Verlegen von Stab- und Fertigparkett

Einen neuen Holzboden zu verlegen ist ein relativ unproblematisches Projekt. Industriell gefertigte Parkettstäbe und Fertigparkett gibt es mit Nut und Feder und mit glatten Kanten in breiter Auswahl. Sie lassen sich fast auf jeden Boden legen. Im Parterre muß an eine Feuchtigkeitssperre gedacht werden, auf massiven Decken muß ein Estrich für Nivellierung sorgen. Bei Dielen kommt es auf ihren Zustand an. Sind sie in Ordnung, kann das Parkett direkt daraufgelegt werden. Die Parkettstäbe können entweder verleimt oder seitlich, das heißt verdeckt, vernagelt werden. Ersteres verhindert das Knarren. Oft werden Parkettstäbe mit Nut und Feder angeboten. Bei solchen Stäben braucht man nur die Stäbe am Rand mit dem Untergrund zu verbinden. Sind die Dielen nicht mehr zu gebrauchen, werden sie entfernt und Fertigparkett direkt auf die Balken verlegt.

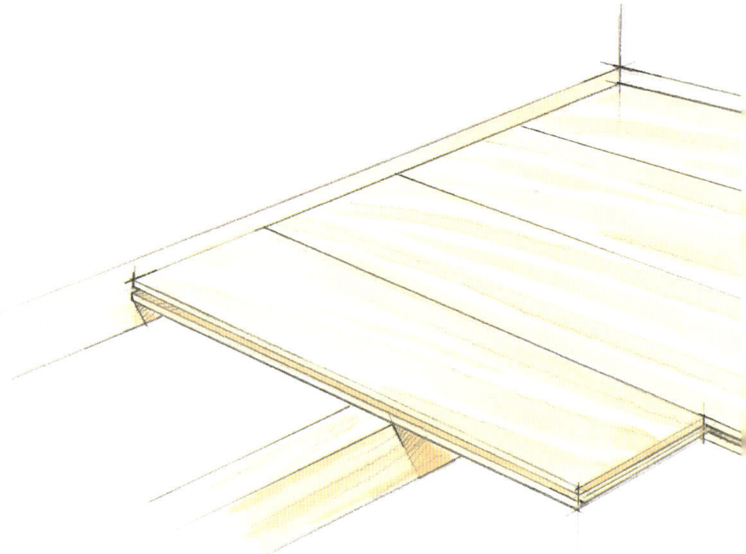

Stabparkett

1 Wenn Stabparkett direkt auf alten Dielen verlegt wird, müssen vorher alle Unebenheiten beseitigt werden.

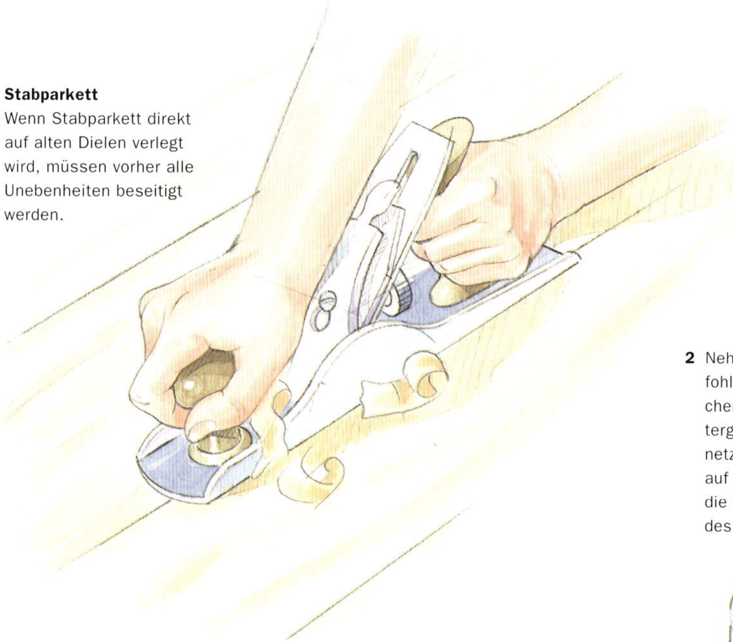

2 Nehmen Sie einen empfohlenen Kleber. Bestreichen Sie damit den Untergrund gleichmäßig. Benetzen Sie nicht zuviel auf einmal. Beachten Sie die Verarbeitungshinweise des Herstellers.

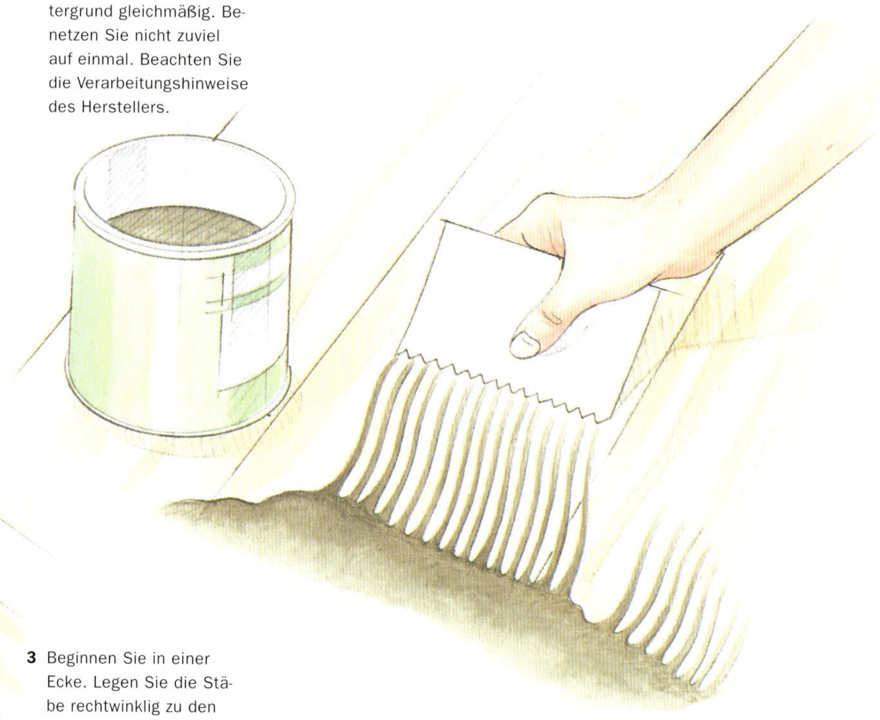

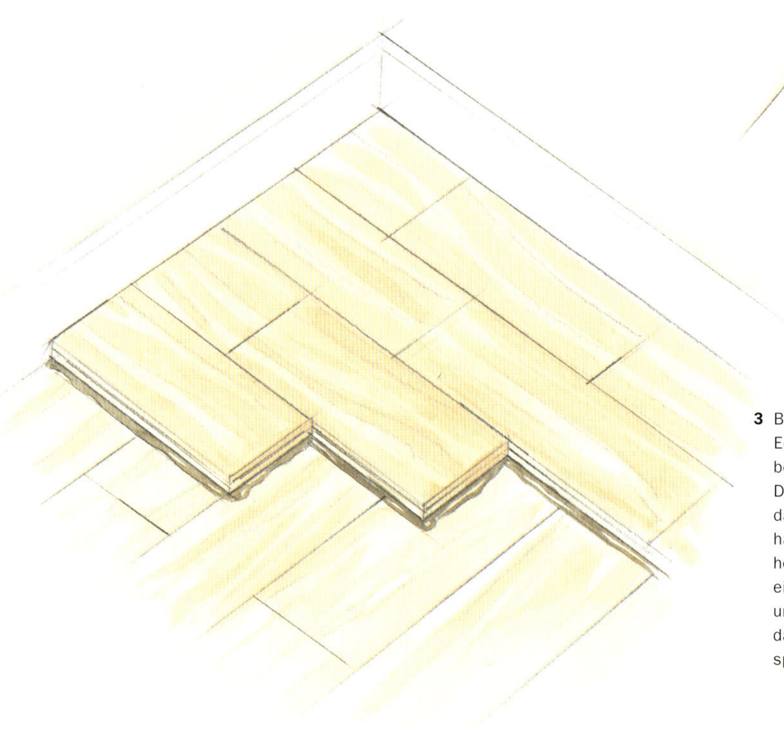

3 Beginnen Sie in einer Ecke. Legen Sie die Stäbe rechtwinklig zu den Dielen in dem Muster, das Sie vorher geplant haben. Von Reihe zu Reihe versetzte Stäbe bilden ein einfach zu legendes und haltbares Gefüge, das auch ästhetisch anspricht.

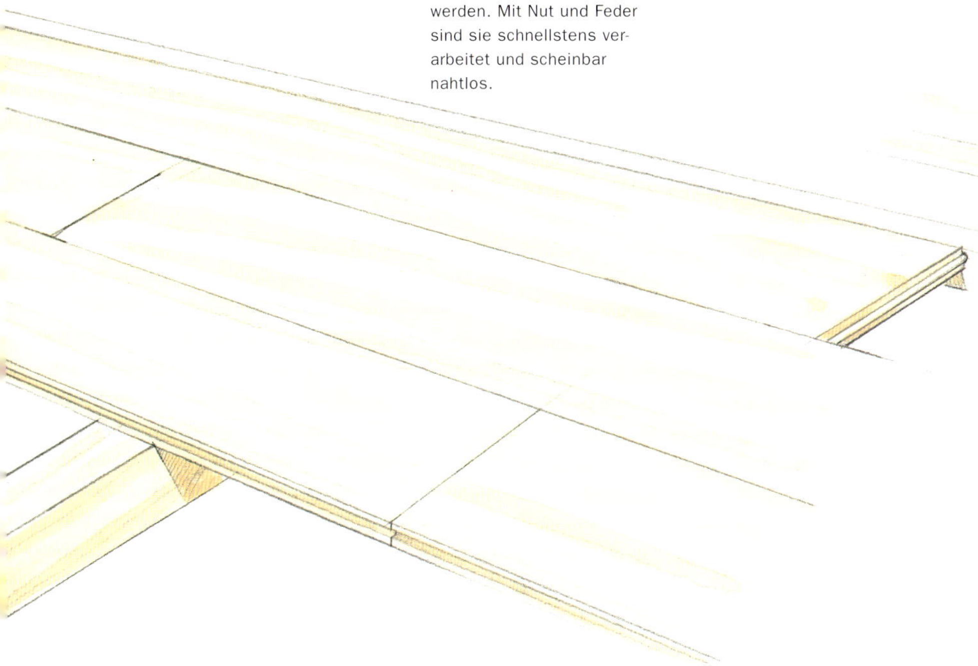

Fertigparkett
Fertigparkett kann direkt auf Deckenbalken verlegt werden. Mit Nut und Feder sind sie schnellstens verarbeitet und scheinbar nahtlos.

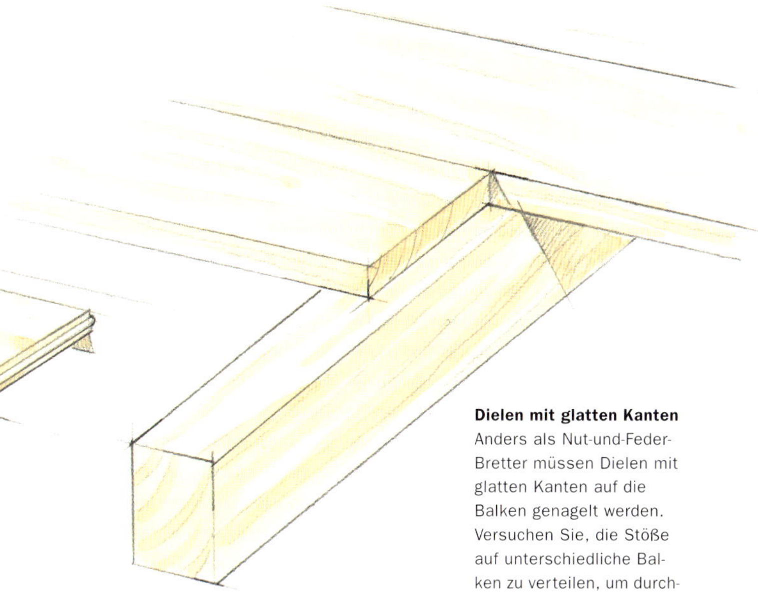

Dielen mit glatten Kanten
Anders als Nut-und-Feder-Bretter müssen Dielen mit glatten Kanten auf die Balken genagelt werden. Versuchen Sie, die Stöße auf unterschiedliche Balken zu verteilen, um durchgehende Linien, welche die Balken verraten, zu vermeiden.

Die Dehnungsfuge

Holz enthält je nach Luftfeuchtigkeit unterschiedlich viel Feuchtigkeit. Als Folge davon dehnt es sich bei feuchtem Wetter aus und schrumpft bei trockenem. Das ausgepackte Parkett benötigt in dem Raum, wo es verlegt werden soll, mindestens zwei Tage Akklimatisation. Zwischen Wand und Holz muß ringsherum eine gut einen Zentimeter breite Dehnungsfuge offenbleiben. Perfektionisten entfernen zuvor die Fußleiste, um sie danach wieder über die Lücke zu setzen. Es gibt aber auch eine große Auswahl an Profilleisten, die man nachträglich darübersetzen kann. Oder man füllt die Fuge mit Korkstreifen passend zu der Stärke des Parketts.

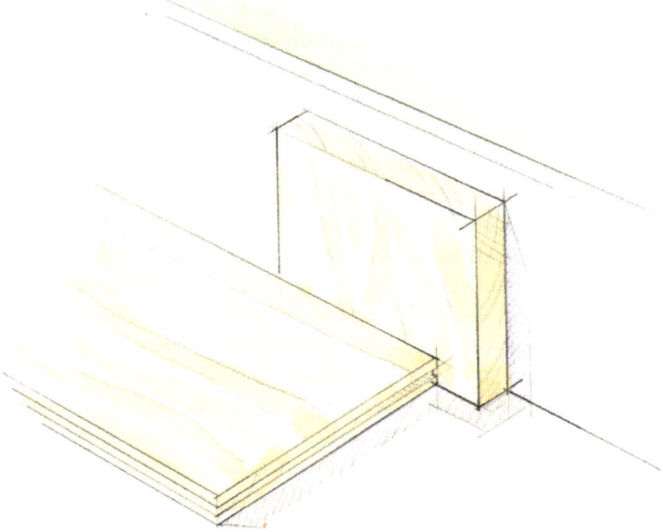

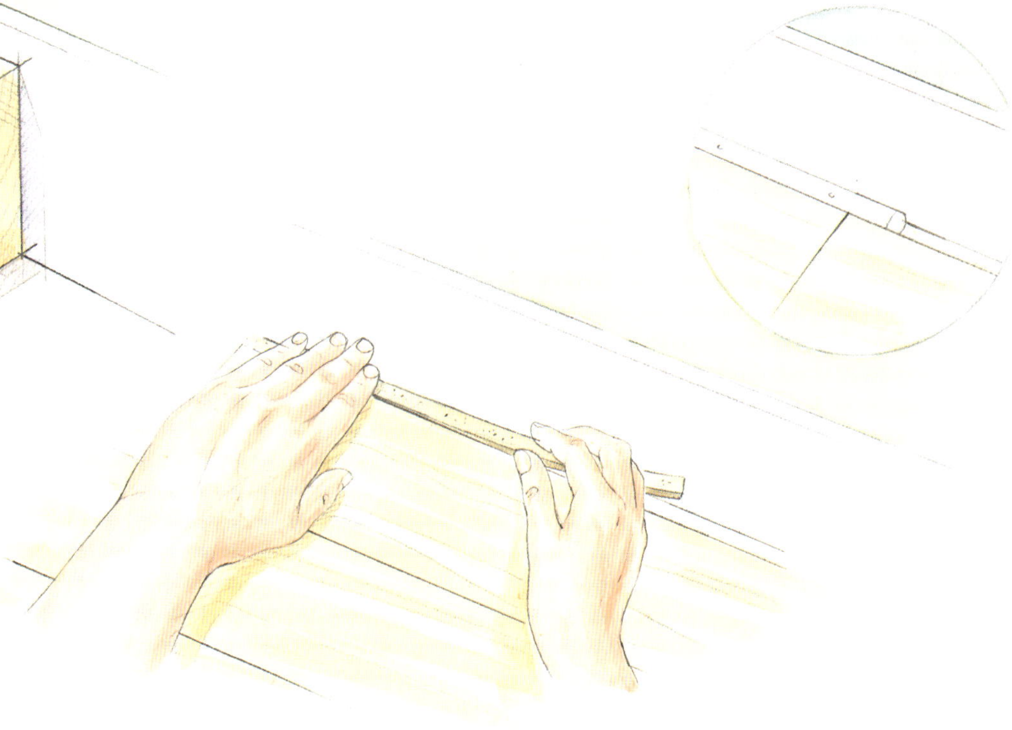

Kaschieren der Dehnungsfuge
Nehmen Sie ein Stück Brett als Platzhalter für die Dehnungsfuge (Ausnahme: Die Flußleiste wurde entfernt). Nachher kann die Fuge mit einem Korkstreifen gefüllt oder durch einen Viertelstab verdeckt werden.

Verlegen von weichen Belägen

Weiche Beläge sind sowohl als Fliesen wie auch als Bahnen relativ einfach zu verlegen. Fliesen aus Vinyl, Linoleum, Kork, Gummi oder Teppich bedürfen derselben Technik. Lediglich im Kleber unterscheiden sie sich (viele Fliesen sind bereits selbstklebend). Fliesen sind handlicher als Bahnen, allerdings muß man sich genauer überlegen, wie man sie am besten legt. Gewöhnlich geht man zumindest von der ungefähren Raummitte aus und legt sie zunächst lose hin. Damit die Verlegung professionell und ordentlich aussieht, sollte ein Rand mit schmal geschnittenen Fliesen vermieden werden. Große Rollen Bodenmaterial, wie etwa Vinyl, sind schwer zu handhaben, suchen Sie sich eine Hilfsperson. Vielleicht ist es auch sinnvoll, vorher die Türen auszuhängen. Sie müssen nun das Material grob zuschneiden. Geben Sie einen Überschuß von mindestens 15 cm ringsum zu, der später exakt abgeschnitten wird. Schneiden Sie die Ecken ein, um den Boden flach hinlegen zu können. Treten Sie einige Schritte zurück, um zu sehen, ob der Boden richtig liegt. Achten Sie auf die Anschlüsse bei Mustern. Für einige Beläge, die sich nicht wellen, reicht es, sie nur entlang der Ränder und Nähte mit dem Untergrund zu verkleben. Sowohl für Fliesen als auch für Bahnen mag sich das Ausleihen einer Walzmaschine lohnen, um den Belag gleichmäßig anzudrücken.

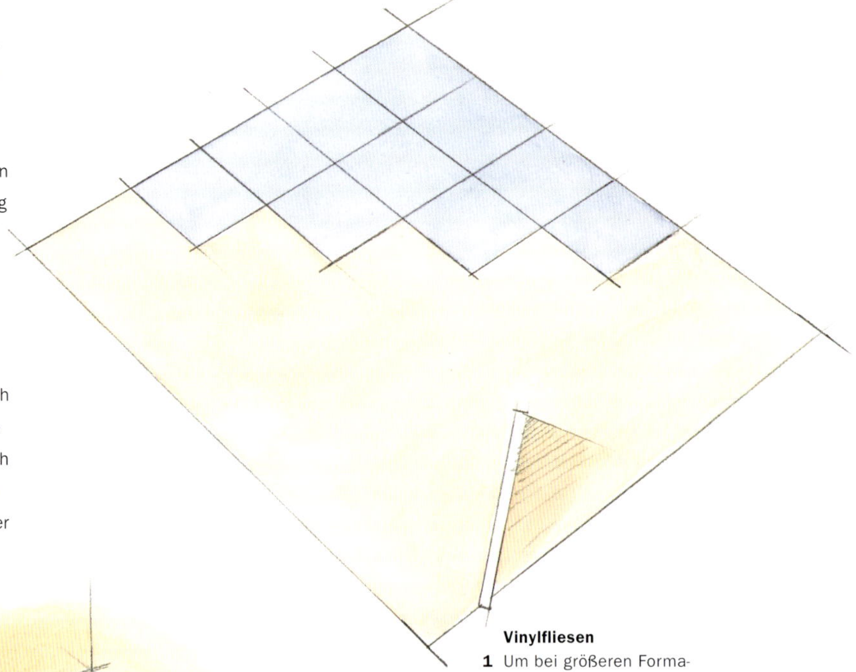

Vinylfliesen

1 Um bei größeren Formaten unschöne Ränder zu vermeiden, finden Sie die Raummitte (s. S. 166), und verlegen Siedie Fliesen lose in einem der vier Viertel, fangen Sie von der Mitte aus an.

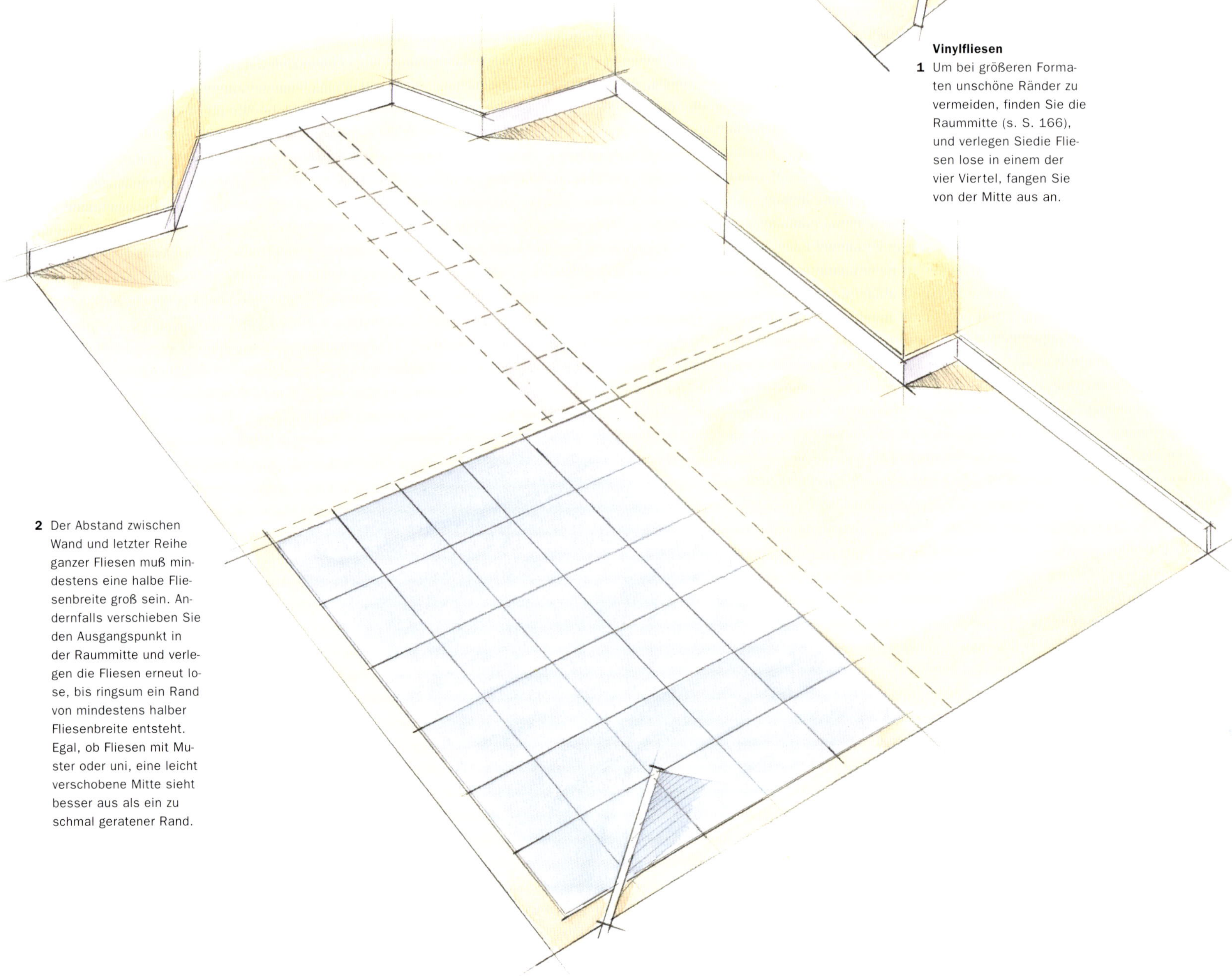

2 Der Abstand zwischen Wand und letzter Reihe ganzer Fliesen muß mindestens eine halbe Fliesenbreite groß sein. Andernfalls verschieben Sie den Ausgangspunkt in der Raummitte und verlegen die Fliesen erneut lose, bis ringsum ein Rand von mindestens halber Fliesenbreite entsteht. Egal, ob Fliesen mit Muster oder uni, eine leicht verschobene Mitte sieht besser aus als ein zu schmal geratener Rand.

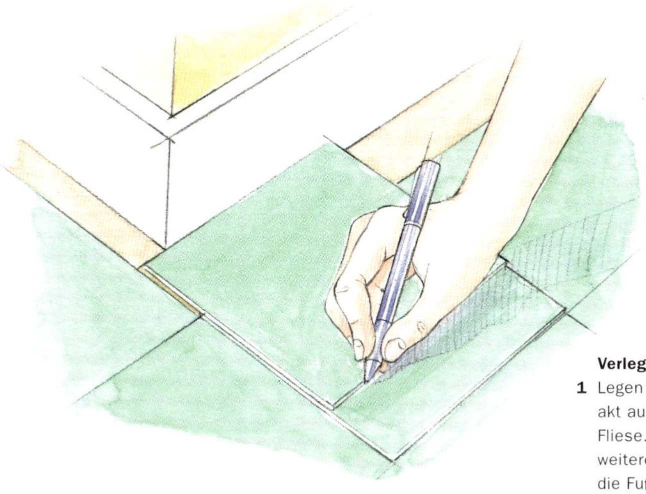

Verlegen um Ecken

1 Legen Sie eine Fliese exakt auf die letzte ganze Fliese. Legen Sie eine weitere darüber, die an die Fußleiste anstößt. Markieren Sie den Rand auf der mittleren Fliese.

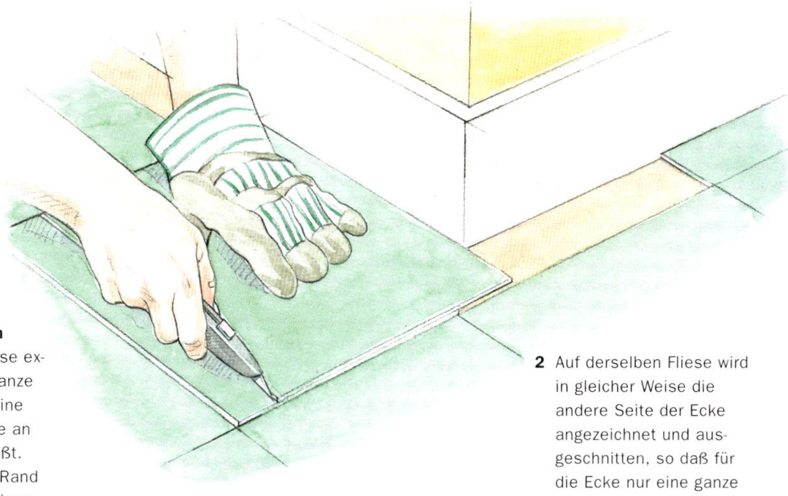

2 Auf derselben Fliese wird in gleicher Weise die andere Seite der Ecke angezeichnet und ausgeschnitten, so daß für die Ecke nur eine ganze Fliese zerschnitten wird.

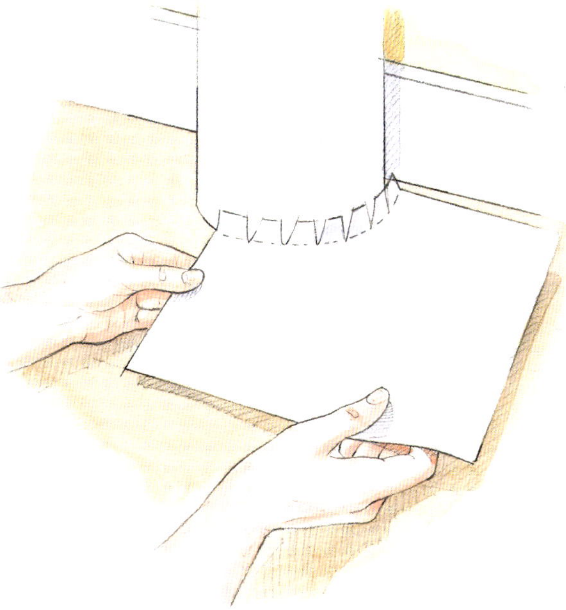

Verlegen um runde Formen

3 Es lohnt sich, eine Schablone anzufertigen, um die Umrisse genau ausschneiden zu können. Für die Schablone braucht man oft mehrere Versuche, um sie exakt herzustellen.

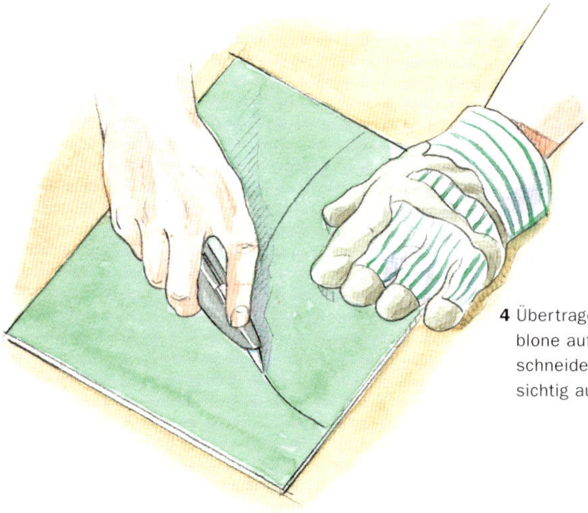

4 Übertragen Sie die Schablone auf die Fliese, und schneiden Sie diese vorsichtig aus.

Stöße bei Bahnen

Um eine lückenlose „Naht“ zu erhalten, läßt man die Bahnen wenigstens 25 mm überlappen. Sind sie gemustert, sollte das Muster Anschluß finden. Schneiden Sie dann durch beide Bahnen hindurch. Mit doppelseitigem Klebeband werden die Bahnen verklebt.

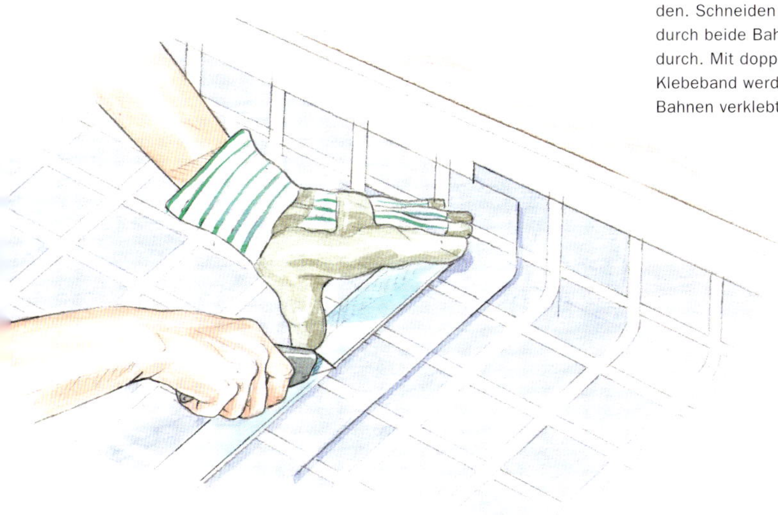

Ausrichten der Bahnen

Schneiden Sie die Ecken der Bahnen ein, um sie völlig flach auf den Boden legen zu können. Bevor Sie die Bahnen exakt zuschneiden, überprüfen Sie von der Zimmertür aus, ob die Bahnen korrekt liegen.

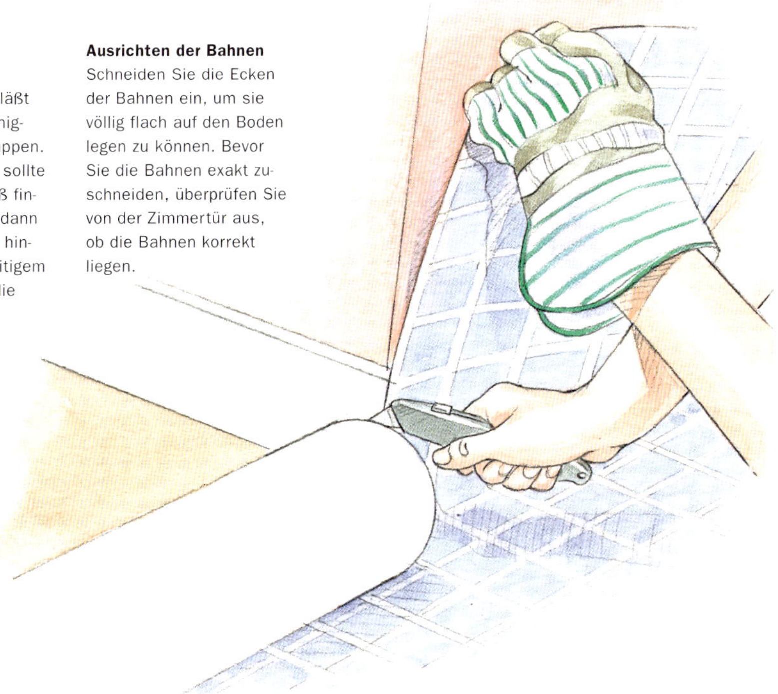

Verlegen von üblicher Teppich-Meterware

Für einen geschickten Heimwerker ist es kein Problem, einen Teppichboden mit Unterboden aus geschäumtem Kunststoff zu verlegen. Anders als Teppichböden mit gewebtem Rücken müssen sie weder gespannt werden, noch brauchen sie eine extra Unterlage. Sie können schnell und sauber aufgeklebt werden. Sie lassen sich auch antackern, was aber nicht zu so ordentlichen Ergebnissen führt. Auf Dielen sollte eine Lage Papier ausgelegt werden, um zu verhindern, daß Schmutz, der zwischen den Bretter hochkommt, sich unter dem Teppich ansammelt und ihn beschädigt. Ein unebener Dielenboden wird mit Spanplatten abgedeckt. Estriche, vorausgesetzt, sie sind trocken, brauchen keine zusätzliche Unterlage.

Wenn Sie nicht geübt sind, probieren Sie Ihre Fähigkeiten an einem kleinen Raum aus. Gibt es Problemstellen, wie etwa der Fuß eines Waschbeckens, so erstellen Sie eine Schablone und gehen so vor, wie nebenstehend gezeigt. Bei weniger Kniffligem reicht es, den Teppich mit gut 15 cm Überschuß grob zuzuschneiden, so daß er nachher zurechtgeschnitten werden kann. Bewahren Sie ein paar Teppichreste auf, falls Sie irgendwo stückeln müssen.

Papierschablone
Legen Sie Papier als Schablone mit einem kleinen Abstand zum Objekt aus. Mit Stift und einem Klötzchen als Abstandhalter werden die Umrisse (um Klötzchenbreite versetzt) auf Papier gezeichnet. Das Papier wird – die rechte Seite des Teppichs ist oben – aufgelegt. Mit demselben Klötzchen wird der tatsächlich benötigte Umriß auf den Teppich übertragen.

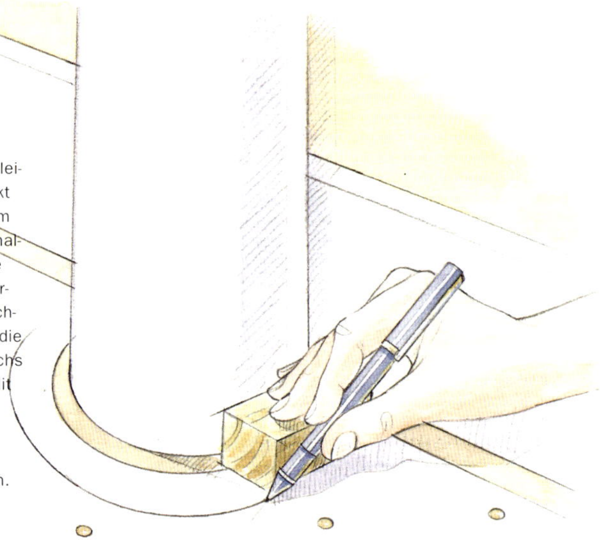

Teppich verlegen

1 Mit doppelseitigem Klebeband werden Nahtstellen sicher zusammengehalten. Zusätzliches Klebeband über die ganze Raumbreite verhindert, daß der Teppich sich wellt.

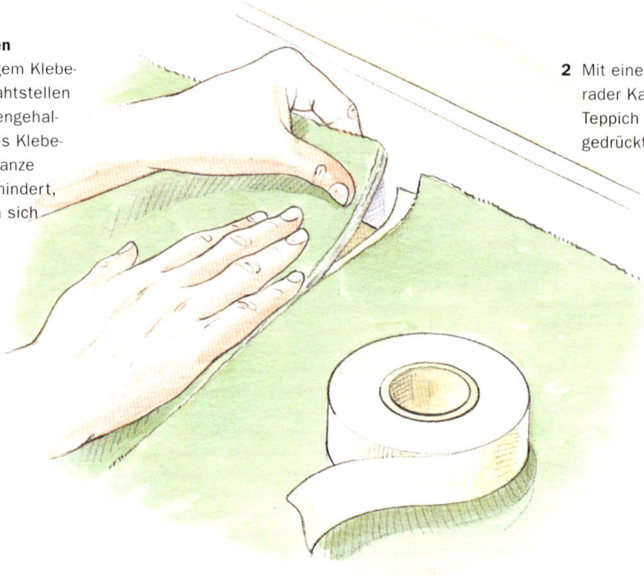

2 Mit einem Brett mit gerader Kante wird der Teppich an die Fußleiste gedrückt.

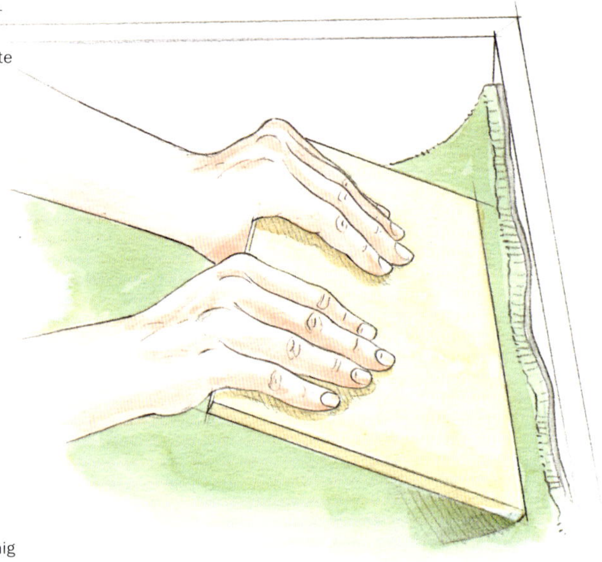

3 Schneiden Sie den Überstand mit einem Teppichmesser so exakt wie möglich an den Rändern ab. Schützen Sie die andere Hand mit einem robusten Handschuh, man rutscht sehr leicht ab.

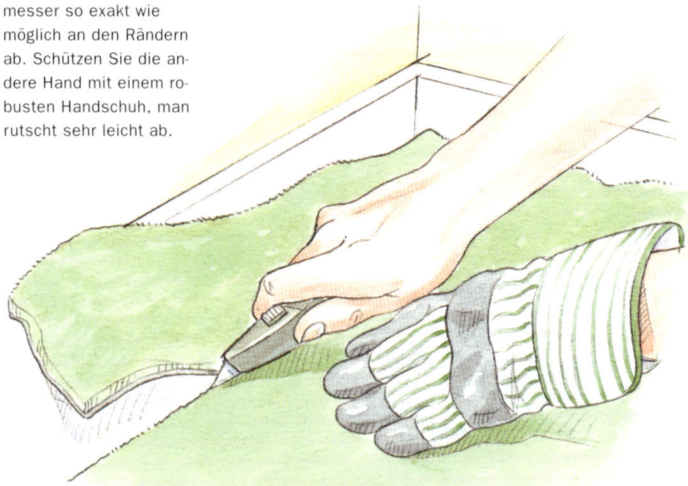

4 Ist in einer Nische wenig Platz zum Schneiden, falten Sie den Teppich zurück und schneiden ihn auf einem Brett. So verschneiden Sie sich nicht so leicht.

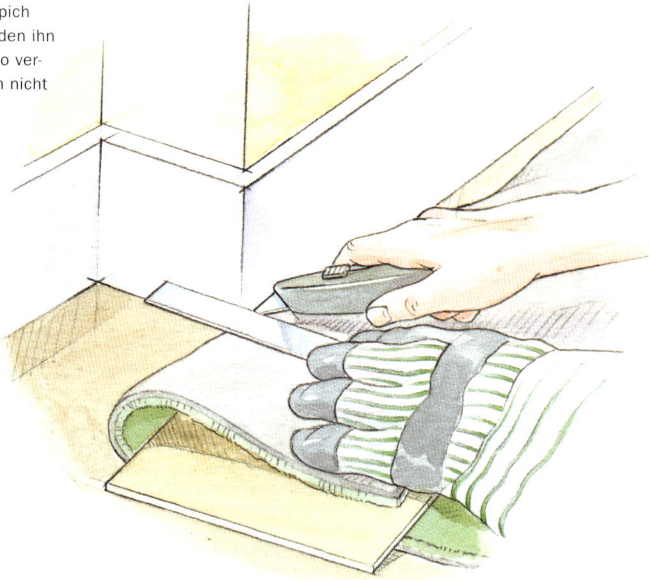

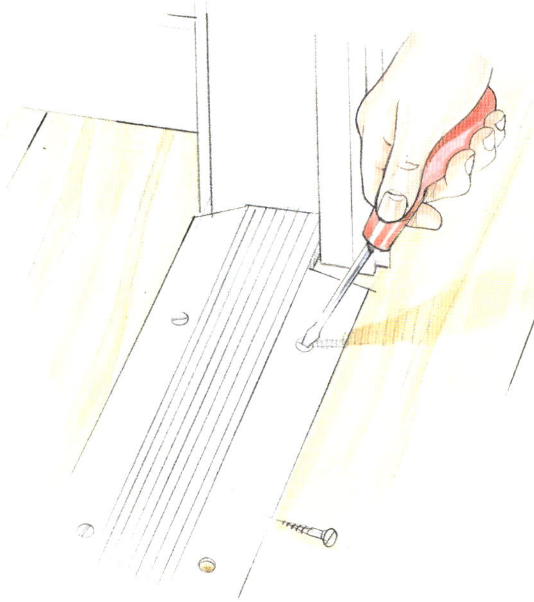

Trittleisten

1 Schrauben Sie die Trittleiste vor dem Verlegen des Teppichs an. Soll jenseits der Tür ein anderer Bodenbelag verlegt werden, müssen Sie darauf achten, daß die Nuten auf den beiden Seiten der Leiste jeweils für den Belag geeignet sind.

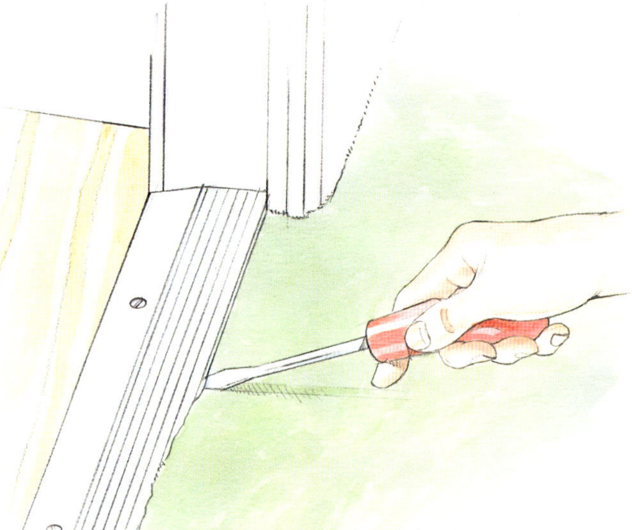

2 Mit einem Schraubendreher drücken Sie den Teppich in die Nut hinein. Ungeschützte Teppichkanten werden bald ausfransen und somit zu einem Sicherheitsrisiko.

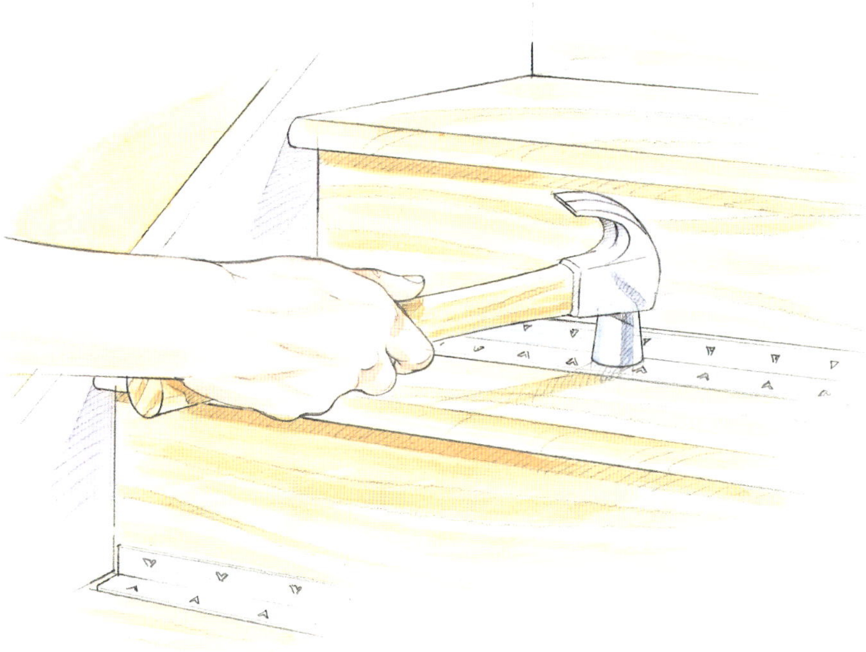

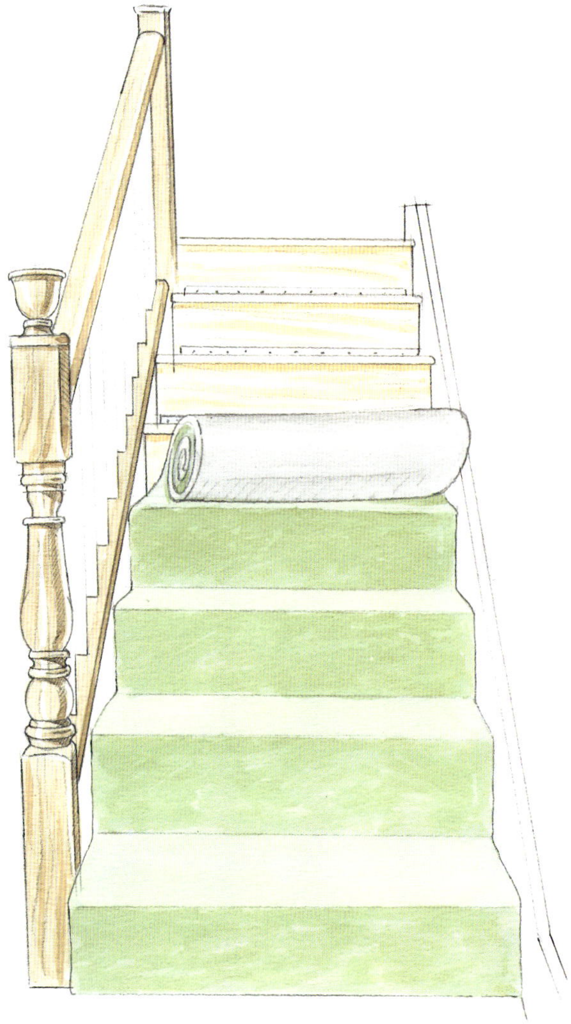

Verlegen von Teppichstufen

Wenn Sie eine gerade Treppe haben, können Sie vielleicht den Boden selber verlegen. Die schmalen Bahnen sind nicht so schwer und unhandlich wie eine breite Bahn für ein großes Zimmer. Für Treppen gibt es Teppiche standardisierter Breite und entsprechende Nagelleisten, die in den Ecken zwischen Tritt- und Setzstufen angebracht werden. Der Teppich wird über die Stufen gespannt und so auf die Nagelleisten gedrückt, daß sich die rückseitige Kunststoffschicht in den Nägeln verhakt. Den Teppich gleichmäßig zu spannen und festzuhaken erfordert Kraft und Geschick. Fangen Sie unten an, rollen Sie den Teppich nach und nach hoch. Vermeiden Sie Stoßkanten auf der Trittstufe, sie werden leicht zu Stolperfallen. Lassen Sie den Teppich mindestens 30 cm nach der obersten Stufe oder direkt unter der Kante der obersten Stufe enden, wo er nicht zur Stolpergefahr werden kann.

Pflege

Bei der Entscheidung für ein bestimmtes Material sollten Sie berücksichtigen, wieviel Pflege es beanspruchen wird, wenn es einmal liegt. Sie sollten eine Vorstellung davon haben, wieviel Zeit (und möglicherweise Geld) Sie dafür opfern müssen und ob Ihre Wahl für die vorgesehene Stelle geeignet ist. Unterschiedliche Materialien bedürfen unterschiedlicher Pflege, halten Sie sich also an die Ratschläge von Hersteller oder Lieferant, damit Sie lange an dem Fußboden Freude haben. Dieser letzte Abschnitt gibt einen Überblick über die Pflege, welche die einzelnen in diesem Buch beschriebenen Materialien brauchen.

Harte Böden

Ziegel Direkt nach dem Verlegen muß der Ziegelboden von sämtlichen Mörtelspuren gereinigt werden, da sie sonst Flecken hinterlassen. Sie werden dazu ein spezielles Reinigungsmittel benötigen. Ziegelböden sind pflegeleicht, sie können gebohnert oder sparsam mit Leinöl eingelassen werden – was aber nicht für saugende Ziegel zu empfehlen ist. Von Zeit zu Zeit sollte die Wachs- oder Ölschicht mitsamt dem Schmutz, der sich darin gesammelt hat, entfernt werden. Kehren Sie regelmäßig, reinigen Sie mit mildem Seifenwasser, wischen Sie mit klarem Wasser nach.

Stein Die meisten Kalk- und Sandsteine sind porös und verflecken. Eine Versiegelung kann das zwar verhindern, ist aber nicht immer ratsam und verändert oft das Aussehen. Bohnern Sie nie Steine mit glatter Oberfläche, sie werden dadurch nur rutschig. Steinfußböden werden mit warmem Wasser und einem ph-neutralen, sulphatfreien Putzmittel gereinigt und mit klarem Wasser nachgewischt. Verwenden Sie niemals alkalische Seifen auf Marmor, sie korrodieren die Oberfläche irreparabel. Für hartnäckige Flecken gibt es spezielle Reinigungsmittel. Alte Steine, die von einem Abbruch stammen, brauchen eventuell eine Reinigung mit dem Dampfstrahlgerät.

Gebrannte Fliesen Poröse Fliesen (Terrakotta, Klinkerplatten, enkaustische Platten) brauchen eine Versiegelung, um sie vor Flecken zu schützen. Nehmen Sie eine geeignete Fertigversiegelung oder zwei Schichten einer Mischung aus Bienenwachs und gekochtem Leinöl. Versiegeln Sie vor dem Verlegen und nach dem Verfugen. Die Fliesenoberfläche muß völlig trocken und sauber sein, andernfalls wird Feuchtigkeit und Dreck in den Poren eingeschlossen. Tragen Sie eine gleichmäßige, dünne Schicht auf, so daß sich keine Streifen oder Flecken bilden.

Die allgemeine Pflege gebrannter Fliesen ist einfach und problemlos: Waschen mit warmem Wasser und mildem Reinigungsmittel, sorgfältiges Nachwischen mit klarem Wasser. Weiße Flecken auf Fliesen sind meist die Folge von Salzablagerungen. Ein weiteres Wischen mit klarem Wasser sollte die Flecken zum Verschwinden bringen. Auf vollständig getrockneten Fliesen kann man mit dem Auftragen einer Wachspaste die Pflege beschließen. Nach der Versiegelung sollten zwei bis drei und in den ersten sechs Wochen wöchentlich eine Schicht aufgetragen werden, um eine unempfindliche Oberfläche zu erhalten.
Verschüttetes wischen Sie möglichst bald mit einem weichen Tuch und klarem Wasser auf. Saure Flüssigkeiten wie Zitronensaft, Coca-Cola, Wein, Essig und Urin verursachen besonders auf porösen Fliesen leicht Flecken. Hartnäckige Flecken lassen sich mit Terpentin entfernen.
Glasierte Fliesen bedürfen keiner Versiegelung. Gereinigt werden sie wie die anderen Fliesen. Wenn Sie sie bohnern wollen, sollten Sie nur sehr wenig Wachs nehmen und es von Zeit zu Zeit erneuern. Vergraute Fugen lassen sich mit geeignetem Fugenaufheller reinigen.

Terrazzo und Mosaik Die glatte Oberfläche von Terrazzo ist relativ wenig rutschig, außer wenn sie naß ist, mit Seife gewaschen oder gebohnert wurde. Reinigen Sie sie einfach mit etwas Scheuerpulver und wischen mit klarem Wasser nach. Nehmen Sie kein Bohnerwachs, denn es macht die Oberfläche zu rutschig.
Mosaik sollte mit mildem Reinigungsmitteln gesäubert werden. Bohnern Sie es nicht. Sie würden den Kontrast zwischen den Steinchen und den Fugen und damit das typische Aussehen zerstören, außerdem würde es gefährlich rutschig.

Beton, Metall, Glas Betonböden müssen versiegelt werden, damit sie nicht stauben. Danach können sie mit heißem Wasser und Reinigungsmittel abgeschrubbt werden. Metall und Glas werden genauso gereinigt. Gehen Sie sicher, daß das Glas vollständig trocken ist, bevor jemand darübergeht.

Holz Ordentlich versiegeltes Holz (s. S. 100) ist problemlos zu reinigen. Wachspolituren müssen alle paar Monate erneuert werden. Die meisten Versiegelungen halten aber viel länger. Geölte und gewachste Böden können an besonders strapazierten Stellen gesondert erneuert werden. Saugen oder kehren Sie den losen Schmutz weg, und wischen Sie mit einem feuchten Lappen. Vermeiden Sie es, den Boden zu naß zu machen.

Zwar ist Holz in der täglichen Pflege einfach, auf lange Sicht verlangt es aber mehr. Sobald die Versiegelung keinen Schutz mehr bietet, muß sie erneuert werden, bevor Feuchtigkeit und Schmutz das Holz angreifen. Wirklich abgenutzte Böden müssen völlig überarbeitet werden (s. S. 168–169).
Vorsicht bei Pfennigabsätzen! Es gibt keinen effektiveren Weg, einen Holzboden zu ruinieren, als ihn der immensen Punktbelastung solcher Absätze auszusetzen. Nicht nur, daß die Versiegelung aufgebrochen wird, es bleiben Dellen zurück, die nur durch tiefes Schleifen zu beseitigen sind (was zum Beispiel bei Furnier gar nicht möglich ist).

Weiche Fliesen

Kork Kork braucht eine Versiegelung, die ihn vor Schmutz und Feuchtigkeit bewahrt. Auch vorversiegelter Kork sollte nach dem Verlegen eine extra Schicht Versiegelung erhalten, um die Fugen zu dichten. Unversiegelter Kork wird mit Wachspolitur oder Versiegelung behandelt. Vinylbeschichteter Korkboden ist unempfindlich und braucht keine Versiegelung. Politur und Versiegelung sollten erneuert werden, wenn sie Zeichen der Abnutzung zeigen. Kork kann leicht abgeschliffen werden, wenn er grau und uneben geworden ist. In starkem Sonnenlicht bleicht er etwas aus. Kork ist gegenüber brennenden Zigaretten und alkalischen Chemikalien sehr empfindlich. Korkboden braucht sorgfältige Pflege, wenn er seine Schönheit behalten soll. Kleinste Steinchen knacken die Versiegelung, die dann keinen Schutz mehr vor Schmutz und Feuchtigkeit bildet. Kehren oder saugen Sie regelmäßig, wischen Sie mit feuchtem Lappen und bohnern Sie gelegentlich mit wenig Wachs. Verschüttetes muß sofort aufgewischt werden.

Gummi Natur-Latex wird bereits durch Fette und Lösungsmittel angegriffen. Aber auch synthetischer Gummi kann leiden, wenn er nicht hin und wieder mit einem speziellen Gummipflegemittel behandelt wird. Verwenden Sie es sparsam.
Säubern Sie den Boden regelmäßig mit einem milden Reinigungsmittel. Wischen Sie sorgfältig mit klarem Wasser nach, um zu vermeiden, daß Reste des Mittels zurückbleiben. Seien Sie vorsichtig bei nassem Gummiboden, er ist sehr glatt.

Linoleum Linoleum braucht keine Versiegelung, kann aber durch Bohnern auf Glanz poliert werden (Achtung Rutschgefahr!). Lassen Sie den Kleber mindestens zwei Tage aushärten, bevor Sie bohnern. Kehren oder saugen Sie das Linoleum regelmäßig ab, damit sich kein Schmutz ansammelt, der die

Oberfläche zerkratzt. Mit mildem Reinigungsmittel und stets gut ausgewrungenem Lappen wird der Boden – nicht zu naß – gewischt. Gelegentlich wird mit einem Grundreiniger die alte Politur abgenommen und erneuert. Linoleum ist gegen viele Flüssigkeiten unempfindlich. Organische Lösungsmittel wie Benzin und Nagellackentferner, aber auch Ofenreiniger und ätzende Reinigungsmittel können dauerhafte Schäden anrichten. Brandflecken von Zigaretten können abgerieben und überpoliert werden.

Vinyl Vinyl ist unempfindlich gegenüber Wasser, Öl, Fett und den meisten Haushaltschemikalien, was es ausgesprochen pflegeleicht macht. Es ist vielseitig für stark beanspruchte Flächen einsetzbar. Allerdings ist glattes Vinyl rutschig, wenn es naß ist.
Schwarze Gummisohlen können besonders ärgerliche Striche hinterlassen. Wenn sie nicht gleich beseitigt werden, können die Antioxidationsmittel im Gummi das Vinyl dauerhaft verfärben. Aufliegende Teppiche und Matten mit Gummirücken machen ähnliche Probleme. Gegen Zigarettenglut ist Vinyl besonders empfindlich. Vorzeitiger Verschleiß kann auch am falschen Reinigungsmittel liegen. Vermeiden Sie Bleichmittel, Scheuerpulver oder -milch und stark alkalische Mittel. Irreparable Schäden werden auch durch Pfennigabsätze, heiße Gegenstände, Teer, Benzin, Wachs, Terpentin, Lösungsmittel, Nagellackentferner, Abbeize, Säuren und Haarsprays verursacht. Beschichtetes ist besonders gefährdet, wenn schwere Gegenstände wie Küchengeräte auf ihm verschoben werden. Legen Sie entweder ein Stück Teppich unter das Gerät, so daß es leichter rutscht, oder legen Sie Holzplatten aus, auf denen das Gerät „marschieren" kann.
Der Boden wird mit Lappen und mildem Reinigungsmittel geputzt. Damit Putzmittelreste die Oberfläche nicht stumpf machen, wird mit klarem Wasser nachgewischt. Machen Sie den Boden nicht zu naß. Bohnern Sie mit einer Wasser-Wachs-Emulsion. Das Bohnerwachs sollte lösungsmittelfrei sein. Kehren oder saugen Sie regelmäßig, denn Schmutz schmirgelt mit der Zeit die Oberfläche ab. In Eingangsbereichen sollten Sie für eine Fußmatte (ohne Gummirücken) sorgen, die Erde und Dreck zurückhält.

Leder Um Leder zu schützen und es schöner aussehen zu lassen, wird ein neu verlegter Boden mindestens dreimal gewachst und poliert, bevor Sie ihn betreten. Später reicht es, wenn Sie ihn alle zwei Wochen polieren und zweimal jährlich wachsen.
Das Wachs bietet einen gewissen Schutz vor Wasser; Verschüttetes ist umgehend spurlos wegzuwischen. Kratzer sind unvermeidlich, gehören aber zu dem Charakter des Leders. Ein alter Boden hat dadurch eine ganz besondere Ausstrahlung.

Textile Bodenbeläge

Teppichboden In den ersten Wochen gibt ein neuer Teppichboden große Mengen an Flusen ab. Während dieser Zeit sollten Sie den Teppich weder saugen noch stärker strapazieren. Danach sollte er wenigstens einmal pro Woche gesaugt werden. An Stellen, wo er viel begangen wird, wird häufigeres Saugen nötig sein. Tierhaare können hartnäckig sein: Bewegen Sie den Staubsauger langsam und helfen Sie eventuell mit einer festen Bürste nach.
Wie alle Textilien bekommt auch ein Teppich schnell Flecken. Imprägnierungen, mit denen der Teppich ausgestattet ist oder die man nachträglich aufbringt, können die Schäden nur minimieren, aber nicht verhindern.
Wurde etwas verschüttet, muß sofort gehandelt werden. Bei einer Flüssigkeit nehmen Sie soviel wie möglich mit einem angefeuchteten Tuch oder mit Küchenkrepp auf, um zu vermeiden, daß sie in den Flor eindringt. Festere Verschmutzungen schaben Sie mit einem stumpfen Messer ab. Fügen Sie keine weiteren Flüssigkeiten hinzu, Sie vergrößern dadurch den Fleck nur. Ist soviel wie möglich von der Verschmutzung entfernt, reinigen Sie die Stelle vorsichtig vom Rand her. Schrubben Sie nicht. Sie würden dadurch die Fasern beschädigen und den Schmutz in den Flor einmassieren. Machen Sie den Teppich auf keinen Fall zu naß.
Ist die Verschmutzung hydrophil, läßt sie sich mit einer milden Waschlauge aus lauwarmem Wasser und einem Spritzer Wollwaschmittel entfernen. Ist sie hydrophob, müssen Sie organische Lösungsmittel verwenden. Benetzen Sie ein Tuch mit dem geeigneten Reinigungsmittel. Betupfen Sie den Fleck damit. Arbeiten Sie von außen nach innen. Nehmen Sie mit einem trockenen Tuch sorgfältig das Reinigungsmittel wieder auf.

Flecken-Checkliste

Alkohol – Aufnehmen und mit Waschlauge reinigen. Niemals auf Wein Salz streuen.
Blut – Aufnehmen und mit kalter Waschlauge reinigen.
Brandfleck – Verbrannte Fasern abschneiden, mit Waschlauge reinigen.
Ei – Abschaben und mit Fleckentferner reinigen.
Erbrochenes – Abschaben und mit einer Waschlauge mit etwas Sagrotan reinigen.
Erde – Trocknen lassen, danach saugen oder abbürsten. Abschließend mit Waschlauge reinigen.
Farbe – Abschaben und je nach Typ mit Waschlauge oder Fleckentferner reinigen.
Fett oder Öl – Aufnehmen bzw. abschaben und mit Fleckentferner reinigen.
Gras – Mit Fleckentferner reinigen.
Kaffee – Aufnehmen und mit Waschlauge reinigen. Wenn trocken, das Fett aus Milch oder Sahne mit Fleckentferner beseitigen.
Kaugummi – Mit in Plastik gewickeltem Eiswürfel einfrieren, abschaben und mit Fleckentferner reinigen.
Milch – Aufnehmen und mit Waschlauge reinigen. Wenn trocken, mit Fleckentferner reinigen.
Saft – Aufnehmen und mit Waschlauge reinigen.
Schuhcreme – Abschaben und mit Fleckentferner reinigen.
Tee – Aufnehmen und mit Waschlauge reinigen. Wenn trocken, mit Fleckentferner Milchfett beseitigen.
Teer – Abschaben und mit Fleckentferner reinigen.
Tinte – Aufnehmen und je nach Typ mit Waschlauge oder Fleckentferner reinigen.
Urin – Aufnehmen und mit einer Waschlauge mit etwas Sagrotan reinigen.
Wachs – Abschaben, erwärmen, bis es weich wird, mit Fleckentferner reinigen.
Einmal im Jahr sollte der Teppichboden shampooniert werden. Leihen Sie sich dazu ein Teppichshampooniergerät aus und befolgen Sie genau die Anleitung. Oder Sie beauftragen damit eine Firma. Der Teppich braucht danach etwa einen Tag, um zu trocknen.

Naturfasermatten Viele Naturfasern sind empfindlich gegenüber Rollen und Füßen von Möbeln. Unter Stühlen und Sofas sollte für zusätzlichen Schutz gesorgt werden. Pfennigabsätze sind prinzipiell fernzuhalten. Starkes Sonnenlicht kann bleichend wirken. Viele Fasern – außer Binsen – verändern sich, wenn sie feucht werden. Kokos dehnt sich aus und schlägt Wellen. Wenn es trocknet, können an den Nahtstellen Ritzen entstehen. Sisal hingegen schrumpft, wenn es feucht wird. Alle Naturfasern faulen, wenn sie über längere Zeit zu feucht sind.
Der Boden sollte regelmäßig gesaugt, aber niemals gewaschen oder shampooniert werden. Kokos, Sisal und Jute sollten am besten imprägniert sein. Behandeln sie Flecken sofort. Nehmen Sie soviel wie möglich auf, bevor die Fasern verfärbt werden. Erde läßt man trocknen und bürstet sie entlang der Webrichtung ab oder saugt sie auf.

Teppiche Wie Teppichboden sollte auch Teppich regelmäßig gesaugt werden, um Schmutz zu entfernen, der die Fasern angreifen könnte. Saugen Sie behutsam in Webrichtung, meiden Sie die Ränder. Diese werden vorsichtig abgebürstet.

Bezugsquellen

Fußböden, fugenlos und säurefest

B&K Bauausführungsges. mbH
Rüdesheimer Straße 40
65239 Hochheim
Tel. (06146) 3078
Fax (06146) 6235

Fama-Vertriebsges. mbH & Co. KG
Postfach 210509
30405 Hannover
Tel. (0511) 27983-0
Fax (0511) 27983-60

Häcker KG
Wiesenstraße 15–17
65843 Sulzbach
Tel. (06196) 7014-0
Fax (06196) 7014-68

KÄSER GmbH & Co.
Postfach 1360
73626 Remshalden
(Geradstetten)
Tel. (07151) 97904-0
Fax (07151) 97904-40

Riemer Handwerksbetrieb GmbH
Motzener Straße 111
15741 Bestensee
Tel. (033763) 63108
Fax (033763) 63108

Keramikfliesen

Grafisches Atelier Bonn
Im Schwalmgrund 11
36318 Schwalmtal
Tel. (06638) 330
Fax (06638) 1799

Keramik Lämmerzahl
Am Schürmannshütt 40f
47441 Moers
Tel. (02841) 21902
Fax (02841) 21503

Korzilius, P.J., Söhne Vertriebs GmbH
Krugbäckerstraße 3
56424 Mogendorf
Tel. (02623) 609-0
Fax (02623) 609-102

Steuler Fliesen GmbH & Co KG
Industriestraße 78
75417 Mühlacker
Tel. (07041) 801-0
Fax (07041) 43514

Zippa-Klinker GmbH
Wüstenhof 16
42929 Wermelskirchen
Tel. (02196) 6039
Fax (02196) 84691

Parkett

Aicher
83064 Raubling
Fax (08035) 877-239

ATEX-WERKE GmbH & Co KG
Postfach 1164
94475 Grafenau
Tel. (08552) 30-0
Fax (08552) 30-104

Beermann-Parkett GmbH + Co
Affhüppen Esch 6
48231 Warendorf
Tel. (02581) 5191
Fax (02581) 63040

Bego-Parkettfabrik
Cherrystraße 3
91275 Auerbach
Tel. (09643) 1236
Fax (09643) 4636

Bembé-Parkettfabrik Jucker GmbH & Co KG
Wolfgangstraße 15
97980 Bad Mergentheim
Tel. (07931) 53110
Fax (07931) 6506

Blatt, Ewald, Parkett
Augustastraße 9
58644 Iserlohn
Tel. (02371) 51999
Fax (02371) 52792

ERB Schreinerei GmbH
Siemensstraße 14
72636 Frickenhausen
Tel. (07022) 44233
Fax (07022) 45454

Frank, Richard, GmbH
Marconistraße 22
70435 Stuttgart
Tel. (0711) 8264001
Fax (0711) 8262441

Gunreben GmbH
Pointstraße
96129 Strullendorf
Tel. (09543) 4480
Fax (09543) 4480

Hamberger Industriewerke GmbH
Postfach 100353
83003 Rosenheim
Tel. (08031) 700-0
Fax (08031) 700-299

HFB Holz- u. Fensterbau GmbH
Windeberger Landstraße 36
99974 Mühlhausen
Tel. (03601) 3229

Hirschfelder Parkett GmbH
Hauptstraße 62
08144 Hirschfeld
Tel. (037607) 5431
Fax (037607) 5218

Hohenlohe Holzwerke Otto Illig GmbH + Co
Dorfstraße 10
74613 Öhringen
Tel. (07941) 2440
Fax (07941) 34684

Höhns, Theodor, KG (GmbH & Co)
Vorkamp
23879 Mölln
Tel. (04542) 8003-0
Fax (04542) 8003-47

Hovera KG
Gewerbegebiet
19303 Dömitz
Tel. (038758) 4116
Fax (038758) 4125

interfloorings-WIFTO GmbH
Gutenbergring 55 b
22848 Norderstedt
Tel. (040) 5233081 + 82
Fax (040) 5233971

Jokyka GmbH
Kreuzstraße 87
47839 Krefeld
Tel. (02151) 733715
Fax (02151) 733163

Kelheimer Parkettfabrik GmbH
Heliosstraße 15
50825 Köln
Tel. (0221) 541085
Fax (0221) 5461987

KERTA-Parkett GmbH
94327 Bogen
Fax (09422) 5580

Kohler Holzhandel GmbH
Neipperger Straße 1
74193 Schwaigern
Tel. (07138) 7041

KRAGES, LOUIS, & GMBH
Beim Industriehafen 123
28237 Bremen
Tel. (0421) 6181-0
Fax (0421) 6167255

Löfflad KG
Werndinger Straße 14
86653 Monheim
Tel. (09091) 50080
Fax (09091) 3080

LORENZ, ANTON, GmbH & Co KG
Neue Straße
52382 Niederzier
Tel. (02428) 4085
Fax (02428) 5759

Metzdorfer Parkett GmbH
Parkettweg 4
09573 Hohenfichte
Tel. (037291) 219
Fax (037291) 219

Meyer, Carl Ed., GmbH + Co Wicanders Objekt-Bodenbeläge
Berner Straße 55
27751 Delmenhorst
Tel. (04221) 59301
Fax (04221) 59350

Niedergünzl GmbH
Neunteufeln 2
83417 Kirschanschöring
Tel. (08684) 212
Fax (08684) 9191

Oldenburger Parkettwerk GmbH
Stahlstraße 20
26215 Wiefelstede
Tel. (04402) 60011
Fax (04402) 69313

ORTH KUNSTSTOFFE GmbH & Co KG
Marconistraße 34
50769 Köln
Tel. (0221) 70924-0
Fax (0221) 70924-10

Ostermann & Scheiwe GmbH & Co
Hafenweg 31
48155 Münster
Tel. (0251) 692-0
Fax (0251) 692-259

Parkett Franz GmbH
Crailsheimer Straße 16
74585 Rot am See
Tel. (07955) 2244
Fax (07955) 2044

Parkett und Rolladenbau GmbH Böcker & Co
Kanenaer Weg 11
06112 Halle
Tel. (0345) 24941
Fax (0345) 25389

Parkett Sudhoff GmbH & Co KG
Kupferstraße 5
44577 Castrop-Rauxel
Tel. (02305) 6712
Fax (02305) 6470

Parkettfabrik Arnsdorf
Karl-Liebknecht-Straße 3
01477 Arnsdorf (Dresden)
Tel. (035200) 3132

Parkettfabrik Ravensburg Carl Sterkel KG
Möttelinstraße 38
88212 Ravensburg
Tel. (0751) 23051
Fax (0751) 23022

Parkettfabrik Uffenheim Georg Hufnagel GmbH & Co KG
Am Bahnhof 2
97215 Uffenheim
Tel. (09842) 8005
Fax (09842) 1558

Pfälzische Parkettfabrik GmbH
Hauptstraße 254
67475 Weidenthal
Tel. (06329) 333
Fax (06329) 1756

Plessmann, H. u. M., GmbH & Co
Wiesenstraße 33
37170 Uslar
Tel. (05571) 2008
Fax (05571) 5463

Sägewerk Worch GmbH
06536 Wolfsberg
Tel. (034658) 285
Fax (034658) 286

Schmidt, Gustav Adolf, GmbH
Nordheimer Straße 56
98631 Rentwertshausen
Tel. (036944) 208
Fax (036844) 209

Schrank
Achimer Straße 58
28876 Oyten
Tel. (04207) 5610
Fax (04207) 5609

Trumpf-Fertigparkett GmbH & Co KG
Bolstraße 1
72106 Rottenburg
Tel. (07073) 1661

Walter, Carl, GmbH
Breitendieler Straße 41
63897 Miltenberg
Tel. (09371) 3051
Fax (09371) 3929

Parkettverlegung

Bau und Fußboden GmbH
Oststraße 92
08233 Treuen
Tel. (037468) 2607
Fax (037468) 2607

Baubetrieb G. A. Demmler GmbH
Lübecker Straße 232a
19059 Schwerin
Tel. (0385) 710606
Fax (0385) 715149

Concordia GmbH
Franz-Wienholz-Straße 44a
17291 Prenzlau
Tel. (03984) 2173
Fax (03984) 6556

Dach und Parkett GmbH
Repkowstraße 9
39122 Magdeburg
Tel. (0391) 46102
Fax (0391) 46102

Fußbodenbau Baalsdorf GmbH
Nordstraße 17–19
04457 Baalsdorf
Tel. (0341) 6510601
Fax (0341) 63280

Fußbodenleger GmbH
Zossener Straße 7
15838 Sperenberg
Tel. (033703) 539
Fax (033703) 539

Germania-Saxonia GmbH
Wurzner Straße 15b
04315 Leipzig
Tel. (0341) 6885171
Fax (0341) 6885171

Habo GmbH
Geraer Straße 5
07570 Wünschendorf
Tel. (036603) 8228
Fax (036603) 8428

Holzbau H.-D. Stange
Ahornstraße 20
17309 Pasewalk
Tel. (03973) 210282
Fax (03973) 431846

Husnik, Wilfried, GmbH
Lübecker Straße 6
30880 Laatzen
Tel. (05102) 4227
Fax (05102) 6469

Kuhlpeter GmbH & Co KG
Frankfurter Weg 30a
33106 Paderborn
Tel. (05251) 73750
Fax (05251) 75919

Kuhrmann GmbH
Alte Schweinitzer Straße 2
06917 Jessen
Tel. (03537) 212353
Fax (03537) 212353

MAFU Maler und Fußbodenleger GmbH
Weinberge 1
14943 Luckenwalde
Tel. (03371) 2181
Fax (03371) 2181

Moderne Bauelemente Vertriebs GmbH & Co KG
Mühlwinkel 12
86637 Wertingen
Tel. (08272) 2011
Fax (08272) 2024

Parkett Leuthe Meisterbetrieb
Burgweg 2
83026 Rosenheim
Tel. (08031) 43136
Fax (08031) 44387

Pohl, Fritz
Horster Landstraße 95
21220 Seevetal
Tel. (04105) 82683

Riemer Handwerksbetrieb GmbH
Motzener Straße 111
15741 Bestensee
Tel. (033763) 63108
Fax (033763) 63108

Spoma Parkett und Ausbau GmbH
Ottenbergstraße 23
39106 Magdeburg
Tel. (0391) 5616835
Fax (0391) 552400

Holzpflaster

Becker, Ernst Otto, GmbH
Fürstenberger Straße 65
37603 Holzminden
Tel. (05531) 4031
Fax (05531) 3312

Frank, Richard, GmbH
Marconistraße 22
70435 Stuttgart
Tel. (0711) 8264001
Fax (0711) 8262441

Holzhof Siemers
Hauptstraße 43
19217 Schlagsdorf
Tel. (038875) 204
Fax (038875) 7004

Holzpflasterwerk GmbH
Triftstraße 53
47574 Goch
Tel. (02823) 418391
Fax (02823) 18900

Oldenburger Parkettwerke GmbH
Stahlstraße 20
26215 Wiefelstede
Tel. (04402) 60011
Fax (04402) 69313

PFLEIDERER BAUSYSTEME GMBH
Ingolstädter Straße 51
92318 Neumarkt/Oberpfalz
Tel. (09181) 28-0
Fax (09181) 28-246

Tekton-Werk GmbH
Tektonweg 1
74861 Neudenau
Tel. (06298) 5037
Fax (06298) 7229

Volpert, Günther, Holzpflasterwerk
Heyenfeldweg 157
47802 Krefeld
Tel. (02151) 561287
Fax (02151) 313797

Kork

Biologa H. Reichner
88662 Überlingen
Tel. (07551) 5498
Fax (07551) 65965

ETOS-Kork GmbH
Friedrich-Pieper-Straße 17
49661 Cloppenburg
Tel. (04471) 83300
Fax (04471) 85610

Hackenschuh, Eugen, Nachf.
Gaildorfer Straße 21
71522 Backnang
Tel. (0791) 68603
Fax (0791) 62606

HEBO Kork-Henjes
An der Autobahn 46
28876 Oyten
Tel. (04207) 698-0
Fax (04207) 698-80

Korkett GmbH
Schleißheimer Straße 118
80797 München
Tel. (089) 1237453
Fax (089) 1237553

Korkstudio Reutlingen GmbH
In Bühlen 6
72768 Reutlingen
Tel. (07121) 630999
Fax (07121) 630966

Kupfer & Koch KG
Maxim-Gorki-Straße 20
39108 Magdeburg
Tel. (0391) 344824
Fax (0391) 31030

Meyer, Carl Ed., GmbH + Co Wicanders Objekt-Bodenbeläge
Berner Straße 55
27751 Delmenhorst
Tel. (04221) 59301
Fax (04221) 59350

Raum für natürliches Wohnen
Burgunderstraße 33
50677 Köln
Tel. (0221) 233695
Fax (0221) 218103

ZIRO-KORK, L. Zipse
Bachgasse 27
77971 Koppenheim
Tel. (07825) 1040
Fax (07825) 7562

Laminat

SIBATEX Flooring GmbH
Gahmweg 35
74589 Satteldorf-Gröningen
Tel. (07955) 3093
Fax (07955) 3433

Witex-Kunststoffplatten GmbH
Nord-West-Ring/
Industriegebiet West
32832 Augustdorf
Tel. (05237) 6090
Fax (05237) 7290

Linoleum

DLW AG
Stuttgarter Straße 75
74321 Bietigheim-Bissingen
Tel. (07142) 71-0
Fax (07142) 71-695

Kunststoff

debolon dessauer bodenbeläge GmbH
Ebertallee 209
06846 Dessau
Postfach 189
06814 Dessau
Tel. (0340) 6500-252-254
Fax (0340) 6500-202

Dunlop GmbH
Birkenhainer Straße 77
63450 Hanau
Tel. (06181) 3610
Fax (06181) 361391

friedola Gebr. Holzapfel-GmbH & Co KG
Topfmühle 1
37276 Meinhard
Tel. (05651) 303-0
Fax (05651) 303-130

Hastenrath, Klaus, GmbH & Co KG
Kölner Straße 41
42651 Solingen
Tel. (0212) 2062-0
Fax (0212) 2062-46

Hüls Troisdorf AG (HT)
Kölner Straße 176
53839 Troisdorf
Tel. (02241) 85-0
Fax (02241) 852793

KARNDEAN International GmbH
Bonner Straße 40
53842 Troisdorf
Tel. (02241) 9488-0
Fax (02241) 9488-10

Lätzsch GmbH
Friedensstraße 84
04655 Kohren-Sahlis
Tel. (034344) 234 + 235
Fax (034344) 542

LIKOLIT Linoleumwerk Kohlmühle GmbH
Dorfstraße 40
01848 Großdorf
Postfach 1
01812 Bad Schandau
Tel. (035022) 2451
Fax (035022) 2541

Mondo GmbH
Antwerpener Straße 8–19
68219 Mannheim
Tel. (0621) 894083
Fax (0621) 894082

Näher, Georg, GmbH
Hans-Grüninger-Weg 11
71706 Markgröningen
Tel. (07145) 14-1
Fax (07145) 14-258

ORTH KUNSTSTOFFE GmbH & Co KG
Marconistraße 34
50769 Köln
Tel. (0221) 70924-0
Fax (0221) 70924-10

P.L.P. Creativ Bodenbelags GmbH
Mittelstraße 84
40721 Hilden
Tel. (02103) 51114
Fax (02103) 51144

Tarkett-Pegulan AG
Foltzring 35
67227 Frankenthal
Tel. (06233) 81-0
Fax (06233) 26272

Tietgen
Hegholt 59
22179 Hamburg
Tel. (040) 6424058
Fax (040) 6424051

Teppichboden

A + A GmbH
Kolberger Straße 15
40599 Düsseldorf
Tel. (0211) 771207

ANKER-Teppichfabrik Gebrüder Schoeller GmbH + Co KG
Postfach 101926
52319 Düren
Tel. (02421) 804-0
Fax (02421) 804-200 + 300

Associated Weavers Deutschland GmbH
Senefelder Straße 1
33100 Paderborn
Tel. (05251) 5407-0
Fax (05251) 5407-35

AZO Synthetik, Fertigungs- und Beschichtungs GmbH
Bahnhofstraße 40
86697 Oberhausen
Tel. (08431) 589-0
Fax (08431) 589-18

Belflor Teppichboden GmbH
Königsstraße 72
48599 Gronau
Tel. (02562) 25067

BESMER SOMMER BODENBELÄGE GmbH
Süntelstraße 5
31785 Hameln
Postfach 101321
31763 Hameln
Tel. (05151) 781-01
Fax (05151) 781-145

Bock GmbH
Pestalozzistraße 98
40549 Düsseldorf
Tel. (0211) 569040
Fax (0211) 5625012

Bonar & Flotex GmbH
Münsterstraße 306
40470 Düsseldorf
Tel. (0211) 626537
Fax (0211) 626539

BORGERS, JOHANN, GmbH & Co KG
Stenerner Weg 18
46397 Bocholt
Postfach 1253
46362 Bocholt
Tel. (02871) 3450
Fax (02871) 345291

Desso Teppich-Verkaufs GmbH
Dünner Straße 247–249
41066 Mönchengladbach
Tel. (02161) 661541
Fax (02161) 661541

Dobbe Teppichfabrikation GmbH
Robert-Bosch-Straße 32
46397 Bocholt
Tel. (02871) 17521
Fax (02871) 15890

Dresing GmbH & Co
Robert-Bosch-Straße
56727 Mayen
Tel. (02651) 42151
Fax (02651) 42923

Dunlop GmbH
Birkenhainer Straße 77
63450 Hanau
Tel. (06181) 3610
Fax (06181) 361391

Dura Tufting GmbH
Frankfurter Straße 62
36043 Fulda
Tel. (0661) 82-0
Fax (0661) 82-400

egetaepper (Deutschland) GmbH
Kurt-Fischer-Straße 8
22926 Ahrensburg
Tel. (04102) 40336-37
Fax (04102) 41590

Erka-Textil Vertriebs GmbH
Im Industriegelände 26
33775 Versmold
Tel. (05423) 16-0
Fax (05423) 16249

Forbo Werke GmbH
Steubenstraße 27
33100 Paderborn
Tel. (05251) 501114
Fax (05251) 5001190

Full-Tuft Teppich GmbH
Jäckstraße 3
96052 Bamberg
Tel. (0951) 78-415
Fax (0951) 78-457

Globus-Teppich-Fabrik Walter Poser GmbH
Hullerser Landstraße 10–14
37574 Einbeck
Tel. (05561) 312-0
Fax (05561) 312-33

Halbmond-Teppichwerke GmbH
Straße der Einheit 6
08606 Oelsnitz/Vogtland
Tel. (037421) 420
Fax (037421) 42571

Herforder Teppichfabrik Huchzermeyer & Co GmbH
Oetinghauser Weg 90
32051 Herford
Tel. (05221) 595-0
Fax (05221) 595-88

Interface-Heuga (Deutschland) GmbH
Kimpler Straße 278
47807 Krefeld
Tel. (02151) 371899
Fax (02151) 371899

Kiskan Process Veredlungs-technik GmbH
Farnhornstieg 10
22525 Hamburg
Tel. (040) 543334
Fax (040) 542468

Ionglife Teppichboden Berndt Cleven GmbH + Co
41334 Nettetal
Tel. (02153) 1015-17
Fax (02153) 1023

Mira-X GmbH
Maybachstraße 9
70771 Leinfelden-Echterdingen
Tel. (0711) 79095-0
Fax (0711) 756373

Norddeutsche Teppichfabrik GmbH
Düneberger Straße
21502 Geesthacht
Tel. (04152) 806-0
Fax (04152) 806-329

ORTH KUNSTSTOFFE GmbH & Co KG
Marconistraße 34
50769 Köln
Tel. (0221) 70924-0
Fax (0221) 70924-10

Pegulan Teppichboden GmbH
Pegulanstraße 1
66877 Ramstein-Miesenbach
Postfach 1243
66873 Ramstein-Miesenbach
Tel. (06371) 591-0
Fax (06371) 591115

POLYVLIES Beyer GmbH & Co KG
Rodder Straße 52
78477 Hörstel
Tel. (05459) 4021-3
Fax (05459) 4147

quadro System Bodenbeläge GmbH
Virmondstraße 137
47877 Willich
Tel. (02156) 5053
Fax (02151) 60404

R. B. Rudolf Billermann KG
Lönsstraße 18–26
48282 Emsdetten
Tel. (02572) 158-0
Fax (02572) 158-90

Schoofs, Willi
Heide 58
47929 Grefrath
Tel. (02158) 2292

Sit-in Westfalia GmbH & Co KG
Industriestraße 10
59192 Bergkamen
Tel. (02389) 7974-0
Fax (02389) 7974-30

Tarkett-Pegulan AG
Foltzring 35
67227 Frankenthal
Tel. (06233) 81-0
Fax (06233) 26272

Tellux Werk GmbH
Postfach 1151
49546 Ladbergen
Tel. (05485) 82-0
Fax (05485) 8275

Teppichbodenfabrik Wüst GmbH & Co
Industriering Ost 42
47906 Kempen
Tel. (02152) 519966
Fax (02152) 519968

Thüringer Teppichfabriken GmbH
Jenaer Straße 22
07589 Münchenbernsdorf
Tel. (036604) 9312
Fax (036604) 9285

TWN GmbH
Altonaer Straße 140–146
24539 Neumünster
Tel. (04321) 8761
Fax (04321) 87657

VEGROTEPPICHBODEN GmbH
Kesselstraße 16
02681 Kirschau
Tel. (03592) 2552-3
Fax (03592) 2554

VORWERK & Co Teppichwerke GmbH & Co KG
Kuhlmannstraße 11
31785 Hameln
Tel. (05151) 103-0
Fax (05151) 103377

Wetep Teppichboden-Fabrik Klaus J. Nickel GmbH
Robert-Bosch-Straße 32
46397 Bocholt
Tel. (02871) 181051
Fax (02871) 15187

ZOEPPRITZ GmbH
Neubohlheim
89520 Herbrechtingen
Postfach 1965
89509 Heidenheim
Tel. (07324) 140
Fax (07324) 14488

Designteppiche

Drefelder & Meirich
Hillegosser Straße 214
33719 Bielefeld
Tel. (0521) 201014

egetaepper (Deutschland) GmbH
Kurt-Fischer-Straße 8
22926 Ahrensburg
Tel. (04102) 40336-37
Fax (04102) 41590

ERTW GmbH
Webersteig 2–6
09471 Bärenstein
Tel. (037347) 251
Fax (037347) 257

Stopp GmbH
Elterleiner Straße 21
09468 Geyer
Tel. (037346) 508
Fax (037346) 508

Treutlein, Oliver
Siemensring 89
47877 Willich
Tel. (02154) 427599
Fax (02154) 42323

Teppichfliesen

ESCO B.V.
Postfach 1430
67264 Grünstadt
Tel. (06359) 85232
Fax (06359) 85144

HENKE CARPET GMBH
Eschersheimer Landstraße 569
60431 Frankfurt/Main
Tel. (069) 525837
Fax (069) 534193

Weseler Teppich GmbH + Co KG
Fusternberger Straße 57–63
46485 Wesel
Tel. (0281) 81910

Kokosläufer

BREMER KOKOSWEBEREI Kohl & Co
Postfach 150143
28091 Bremen
Tel. (0421) 385164
Fax (0421) 381317

Drobig GmbH & Co KG
Gernotstraße 16
44319 Dortmund
Tel. (0231) 218473
Fax (0231) 218475

HENKE CARPET GMBH
Eschersheimer Landstraße 569
60431 Frankfurt/Main
Tel. (069) 525837
Fax (069) 534193

Laupheimer Kokosweberei GmbH & Co KG
Postfach 1265
88462 Laupheim

Lucht, Johannes, & Co
Rödingsmarkt 33
20459 Hamburg
Tel. (040) 362843
Fax (040) 367468

Mattenwerk GmbH
01917 Kamenz-Forst
Tel. (03578) 5360
Fax (03578) 5360

Sänger GmbH
Postfach 1154
74671 Mulfingen
Tel. (07938) 7013
Fax (07938) 7404

Schär, August, KG
54533 Eisenschmitt
Tel. (06567) 519
Fax (06567) 1235

Sisalware

BTF-Textilwerke GmbH & Co KG
Fritz-Tecklenborg-Straße 3
28759 Bremen
Tel. (0421) 6261-0
Fax (0421) 6261-212

HENKE CARPET GMBH
Eschersheimer Landstraße 569
60431 Frankfurt/Main
Tel. (069) 625837
Fax (069) 534193

Ruckstuhl GmbH
Silberburgstraße 171
70178 Stuttgart
Tel. (0711) 618091
Fax (0711) 616255

Natur-Baumaterialien

BAUKRAFT Naturbaustoffe GmbH
Freimersdorfer Weg Haus Rath
50859 Köln
Tel. (0221) 508794
Fax (0221) 503725

Biologa H. Reichner
88662 Überlingen
Tel. (07551) 5498
Fax (07551) 65965

Borchers-Matten
Raiffeisenstraße 31
27239 Twistringen
Tel. (04243) 2091
Fax (04243) 2095

Centrale für Naturbaustoffe Erika Kerner
Am Bahnhof 12
27356 Rotenburg/Wümme
Tel. (04261) 1501
Fax (04261) 1502

ETOS-Kork GmbH
Friedrich-Pieper-Straße 17
49661 Cloppenburg
Tel. (04471) 83300
Fax (04471) 85610

Gesellschaft für gesunde Bau- und Wohnmaterialien mbH
Rahlstedter Straße 187
22143 Hamburg
Tel. (040) 6773555
Fax (040) 6779016

Naturbau Elbe-Weser Maria Groß
Bahnhofstraße 12
21755 Hechthausen
Tel. (04774) 9409
Fax (04774) 9409

Naturbau & Wohnmarkt
Donnersbergerstraße 54
80634 München
Tel. (089) 168729

Natur-Baumarkt am Gasteig
Preysingstraße 15
81667 München
Tel. (089) 485067

ÖKO-Bau Krines
Marie-Alexandra-Straße 43
76135 Karlsruhe
Tel. (0721) 817081
Fax (0721) 817603

Peters Naturfarben
Riedleparkstraße 20
88045 Friedrichshafen
Tel. (07541) 32439
Fax (07541) 32550

Raum für natürliches Wohnen
Burgunderstraße 33
50677 Köln
Tel. (0221) 233695
Fax (0221) 218103

WAGRO, Ingrid Bresa
Breslauer Straße 2
55578 Wallertheim
Tel. (06732) 7890
Fax (06732) 62006

ZIRO-KORK, L. Zipse
Bachgasse 27
77971 Kippenheim
Tel. (07825) 1040
Fax (07825) 7562

Architektennachweis

Die Ziffern beziehen sich auf die im Buch vorgestellten Projekte.

Adjaye & Russell
(26–27)
27 Sunbury Workshops
Swanfield Street
London E2 5LF
0171-7394969

Charlotte
(91)
26 Stanhope Gardens
London SW7 5QX
0171-2449610

Felix Bonnier
(67, 77, 101)
Form a
6 rue Monsigny
75002 Paris
France
33149260983

Simon & Robyn Carnachan
(12 links)
Carnachan Architects Ltd
27 Bath Street
Parnell
P O Box 37-717
Auckland
New Zealand
(09) 3797234

Circus Architects
(14–15, 29 rechts)
1a Summers Street
London EC1R 5BD
0171-8331999

Jacqueline Coumans
(153 oben)
Le Décor Français
1006 Lexington Ave
New York NY 10021
(001) 2127340032

DAD Associates
(11 rechts, 62–63)
112-6 Old Street
London EC1V 9BD
0171-3366488

Robert Dye Associates
(6–7, 18–19, 108–9)
68–74 Rochester Place
London NW1 9JX
0171-2679388

Amanda Freedman
(88, 89 oben Mitte, unten links, 132–3)
Notting Hill
London
Fax 0171-7276860

Mark Guard Associates
(18 unten links, 29 Mitte, 32–3)
161 Whitfield Street
London W1P 5RY
0171-3801199

Hudson Featherstone
(25 unten links, 30 oben links, 42–3, 46–7, 78–9, 109, 136–7)
Rowland Hill House
49–59 Old Street
London EC1V 9HX
0171-4905656

Hilton McConnico
(34–5)
3 rue Antoine Panier
93170 Bagnolet
France
0143625316

Interni
(22 oben links, 56, 76 unten links)
Interior Design Consultancy
15–19 Boundary Street
Rushcutters Bay
2011 Sydney
Australia

IPL Interiors
(48 links, 93)
François Gilles und
Dominique Lubar
Unit 26C1, Thames House
140 Battersea Park Road
London SW11 4NY
0171-6223009

Lyn Le Grice
(98 oben, 98–9 oben)
Flower Loft, Treriefe
Penzance
Cornwwall IR20 8TS
01736364193

Khai Liew Design
(37, 55)
166 Magill Road
Norwood 50067
South Australia
(08) 83621076

McDowell & Benedetti
(13 unten rechts, 61, 93, 130–1)
62 Rosebery Avenue
London EC1R 4RR
0171-2787710

Frédéric Méchiche
(4–5, 16–17, 41, 52–2, 72–3, 87))
4 rue de Thorigny
75003 Paris
France

Paxton Locher Architects
(84–5)
8 Clerkenwell Green
London EC1R ODE
0171-2516645

Pentagram Architecture
(51 unten)
James Biber
204 Fifth Avenue
New York NY 10010
(001) 2126837071

Andrew Parr, SJB Interior Design
(13 unten links, 139 unten)
P O Box 1149
South Melbourne 3205
Australia
(03) 96882122

Campion A. Platt Architect
(49)
641 Fifth Avenue
New York NY 10022
(011) 212355360

Reed Boyd
(74 oben rechts, 144–5)
Chenil House
181-3 Kings Road
London SW3 5EB
0171-3511522

Luigi Roselli
(13 oben, 21 unten rechts, 36 links)
Surry Hills
2010 Sydney
New South Wales
Australia
(02) 92811498

Charles Rutherfoord
(23, 50 unten rechts, 68–9, 74 unten, 82, 128–9)
51 The Chase
London SW4 ONP
0171-6270182

Ash Sakula Architects
(28, 80 oben, 156–7)
38 Mount Pleasant
London WC1X OAN
0171-8379735

John F. Saladino
(83 oben)
305 East 63rd Street
New York NY 10021
2127522440

Schack-Arnott
(149)
Danish Classic Moderne
Andrew Arnott & Karin Schack
517 High Street
Prahan
Victoria 3181
Australia
(03) 95250250

Emily Todhunter Interiors
(122, 124–5)
The Studio House
31 Kenley Walk
London W11 4XG
0171-2218006

Stephen Varady Architecture
(27 unten, 56–7 unten, 100 rechts,)
Studio 5, 102 Albion Street
Surry Hills
2010 Sydney
Australia
(02) 92814825

Olivier Vidal Aia
(20, 65)
14 rue Moncey
75009 Paris
France
(01) 49708282

Vicente Wolfe Associates Inc
(66, 100 Mitte, 129)
333 West 39th Street
New York NY 10018
2124650590

Woolf Architects
(17, 24, 70–1)
4th Floor Studios
39–51 Highgate Road
London NW5 1RT
0717-4289500

Register

Bildnachweis

Der Verleger bedankt sich bei den Photographen und Organisationen für die freundliche Genehmigung zur Reproduktion folgender Photographien:

1–2 Henry Bourne; **3** The Life Enhancing Tile Company; **4–5** Henry Bourne: Frédéric Méchiches Apartment in Paris; **6–7** Henry Bourne: Londoner Loft entworfen von Robert Dye Associates; **7 *ganz links*** Henry Bourne: Teppich von Garouste Bonnetti; **7 *Mitte links*** Henry Bourne: Entwurf von Roger Oates; **7 *Mitte rechts*** Henry Bourne; **7 *ganz rechts*** James Merrell; **8 *oben*** Guy Bouchet; **8 *unten links*** Henry Bourne: Londoner Apartment, Entwurf von Adjaye & Russel; **8 *unten rechts*** Henry Bourne: Pariser Apartment, Entwurf von Olivier Vidal AIA; **8–9** Christian Sarramon; **9 *oben*** Eric Morin; **9 *unten*** Tim Goffe/Paxton Locher Architekten; **10–11** Arcaid/Nicholas Kane/Architekt Ken Rorrison; **11 *links*** Arcaid/Julie Phipps/Designer Marilyn Phipps; **11 *rechts*** Henry Bourne/DAD Associates **12 *links*** James Merrell: Robyn & Simon Carnachans Haus in Adelaide; **12 *oben rechts*** Undine Pröhl/Ron Goldman, Malibu; **12 *unten rechts*** Henry Bourne: Alan & Hepzibahs Haus in Sussex; **13 *oben*** James Merrell: ein Haus in Sydney, Entwurf von Luigi Rosselli; **13 *unten links*** James Merrell: Andrew Parrs Haus in Melbourne; **13 *unten rechts*** Henry Bourne: umgebaute Stallung in London, Entwurf von den Architekten McDowell & Benedetti; **14** Henry Bourne: Alan & Hepzibahs Haus in Sussex; **14–15** Henry Bourne/Circus Architects; **15 *links*** Reiner Blunck; **15 *oben rechts*** Elizabeth Whiting & Associates/Jean-Paul Bonhommet; **15 *unten rechts*** Solvi Dos Santos: Mr. & Mrs. Patrick Freys Haus in Paris; **16–17** Henry Bourne: Frédéric Méchiches Apartment in Paris; **17** Henry Bourne: Londoner Haus, Entwurf der Architekten Woolf; **18 *oben links*** Henry Bourne: ein Haus in Devon, Entwurf von Anthony Hudson Architects; **18 *oben rechts*** Elizabeth Whiting & Associates/Jean-Paul Bonhommet; **18 *Mitte*** Henry Bourne: ein Apartment in Paris, Entwurf von Mark Guard Architects; **18 *unten*** The Interior Archive: Cecila Innes; **18–19** Henry Bourne: ein Loft in London, Entwurf von Robert Dye Associates; **20** Henry Bourne: ein Pariser Apartment, Entwurf von Olivier Vidal AIA; **21 *oben links*** Henry Bourne: Teppich von Garouste Bonnetti; **21 *unten links*** Henry Bourne/DAD Associates; **21 *oben rechts*** Henry Bourne: Charles Rutherfoords Haus in London; **21 *Mitte rechts*** Henry Bourne: ein Haus in Devon, Entwurf von Anthony Hudson Architects; **21 *unten rechts*** James Merrell: ein Haus in Sydney, Entwurf von Luigi Rosselli; **22 *oben links*** James Merrell/Interni Interior Design Consultancy; **22 *oben rechts*** Agence Top/Pascal Chevalier: Entwurf von Christian Liaigre; **22 *unten links*** Christian Sarramon; **22 *unten rechts*** Henry Bourne: Felix Bonniers Apartment in Paris; **23** Henry Bourne: ein Haus in London, Entwurf von Charles Rutherfoord; **24** Peter Cook: ein Haus in London, Entwurf der Architekten Woolf; **25 *oben links*** Henry Bourne: ein Haus in London, Entwurf der Architekten Woolf; **25 *oben Mitte*** Henry Bourne: Roger & Fay Oates Haus in Herefordshire; **25 *oben rechts*** Henry Bourne: Dan & Claire Thornes Stadthaus in Dorset, Entwurf von Sarah Featherstone; **25 *unten links*** Henry Bourne: ein Haus in Devon, Entwurf von Anthony Hudson Architects; **25 *unten rechts*** The Interior Archive/Fritz von der Schulenburg, Entwurf John Stefanidis; **26 *links*** James Merrell; **26 *rechts*** Henry Bourne; **26–27** Henry Bourne: ein Apartment in London, Entwurf von Adjaye & Russell; **27 *oben*** Reiner Blunck; **27 *unten*** James Merrell: Amanda & Andrew Mannings Apartment in Sydney, Entwurf von Stephen Varady Architecture; **28** Henry Bourne: ein Apartment in London, Entwurf von Ash Sakula Architects; **29 *oben links*** Henry Bourne: Frédéric Méchiches Apartment in Paris; **29 *Mitte links*** James Merrell: ein Haus in Sydney, Entwurf von Luigi Rosselli; **29 *unten links*** Henry Bourne: ein Apartment in Paris, Entwurf von Mark Guard Architects; **29 *rechts*** Henry Bourne/Circus Architects; **30 *oben links*** Henry Bourne: ein Haus in Devon, Entwurf von Anthony Hudson Architects; **30 *oben rechts*** Henry Bourne; **30 *unten links*** Henry Bourne: ein Haus in London, Entwurf von Charles Rutherfoord; **30 *unten rechts*** Henry Bourne/Circus Architects; **30–31** Paul Ryan/International Interiors/ Kriistina Ratia; **31** Henry Bourne: Entwurf von Charles Rutherfoord; **32–33** Henry Bourne: ein Apartment in Paris, Entwurf von Mark Guard Architects; **33** Henry Bourne; **34 *oben links*** Dominique Vorillon; **34 *oben Mitte, oben rechts & unten rechts*** Henry Bourne; **34 *unten links & unten Mitte*** James Merrell; **34–35** James Merrell: Hilton McConnicos Haus nahe Paris; **35 *oben links & unten rechts*** James Merrell; **35 *oben rechts & unten links*** Henry Bourne; **36 *links*** James Merrell: ein Haus in Sydney, Entwurf von Luigi Rosselli; **36 *Mitte*** Guy Bouchet; **36 *rechts*** David Phelps, Entwurf Pat Guthman; **37** James Merrell: Khai Liew & Sue Kellets Haus in Adelaide; **38** Guy Bouchet; **38–39** The Interior Archive/Simon Brown: Entwurf von John Stefanidis; **40 *links*** Henry Bourne: Frédéric Méchiches Apartment in Paris; **40 *Mitte*** James Merrell: François Gilles & Dominique Lubar, IPL Interiors; **40 *rechts*** The Interior Archive/Johnathon Pilkington: Interieur von Lucy Ward; **41** Henry Bourne: Frédéric Méchiches Apartment in Paris; **42–43** Henry Bourne: ein Haus in Devon, Entwurf von Anthony Hudson Architects; **43** Henry Bourne: Dan & Claire Thornes Stadthaus, Entwurf von Sarah Featherstone; **44 *oben links*** Arcaid/Simon Kelly/Belle/Architects P. Stronach & T. Allison, Sydney; **44 *oben Mitte*** James Merrell: François Gilles & Dominique Lubar, IPL Interiors; **44 *oben rechts*** Henry Bourne: ein Haus in Devon, Entwurf von Anthony Hudson Architects; **45 *oben links*** James Merrell, ein Haus in London, Entwurf von François Gilles & Dominique Lubar, IPL Interiors; **45 *oben Mitte*** Deidi von Schaewen/Architekt Marc Korbiase; **45 *oben rechts*** Jean-Pierre Godeaut; **46–47** Henry Bourne: ein Haus in Devon, Entwurf von Anthony Hudson Architects; **48 *links*** James Merrell: François Gilles & Dominique Lubar, IPL Interiors; **48 *Mitte*** Henry Bourne: ein Loft in London, Entwurf von Robert Dye Associates; **48 *rechts*** Henry Bourne: Linda Trahairs Haus in Bath; **49** James Merrell: ein Apartment in New York, Entwurf von Campion A. Platt Architect; **50 *links*** Paul Ryan/International Interiors: Entwurf Kaffe Fassett; **50 *rechts*** Henry Bourne: ein Haus in London, Entwurf von Charles Rutherfoord; **50–51** James Merrell: eine Terrase in London, Entwurf von Christophe Gollut; **51 *oben*** The Interior Archive/Fritz von der Schulenburg; **51 *Mitte*** James Merrell/ Khai Liew & Sue Kellett; **51 *unten*** James Merrell: ein Apartment in New York, Entwurf von Pentagram; **52–53** James Merrell: Frédéric Méchiches Haus nahe Toulon; **53 *links*** James Merrell: Frédéric Méchiches Haus nahe Toulon; **53 *rechts*** Christian Sarramon/Terence Conran, Provence; **54 *links*** Henry Bourne: Entwurf von Roger Oates; **54 *Mitte*** Elizabeth Whiting & Associates/Jean-Paul Bonhommet; **54 *rechts*** Yves Duronsoy: Christine & Michel Gerard in Le Couvent aux Herbes, Eugenie-les-Bains; **55** James Merrell/Khai Liew & Sue Kelletts Haus in Adelaide; **56** James Merrell: ein Haus in Sydney, Entwurf von Interni Interior Design Consultancy; **56–57 *oben*** James Merrell: ein Haus in Sydney, Entwurf von Interni Interior Design Consultancy; **56–57 *unten*** James Merrell: Linda Parham and David Slobams Apartment, Entwurf von Stephen Varady Architecture; **57 *oben links*** Henry Bourne: Alan and Hepzibahs Haus in Sussex; **57 *oben rechts*** James Merrell: Amanda and Andrew Mannings Apartment in Sydney, Entwurf von Stephen Varady Architecture; **57 *unten*** James Merrell/Interni Interior Design Consultancy; **58 *links*** Henry Bourne; **58 *Mitte*** The Life Enhancing Tile Company; **58 *rechts*** Christian Sarramon; **58–59** Reiner Blunck/Architekt Johannes Manderschreid, Rottenburg; **59 *links*** Christian Sarramon; **59 *oben rechts*** Innenarchitekt Denis Colomb; **59 *unten rechts*** James Merrell; **60 *links*** Deidi von Schaewen/Architekten Donati-Dubors; **60 *Mitte*** Antonio Martinelli/ Architekt Christopher Stead; **60 *rechts*** Erica Lennard (Nilaya Hermitage Hotel, Goa India); **61** Henry Bourne: umgebaute Stallung in London, Entwurf von McDowell & Benedetti; **62** Reiner Blunck; **62–63** Henry Bourne: ein Loft in London, Entwurf von DAD Associates; **63 *links*** Henry Bourne: ein Loft in London, Entwurf von DAD Associates; **63 *rechts*** James Merrell: Amy & Richard Sachs Apartment in New York, Entwurf von Vicente Wolfe; **64 *oben links*** Erica Lennard (La Chabaude, Apt, France); **64 *oben Mitte*** Marie Claire Maison/Gilles de Chabaneix/Catherine de Puech; **64 *oben rechts*** Erica Lennard (Erica Lennards Apartment, Entwurf von Roberto Bergero); **64 *unten links*** Guy Bouchet; **64 *unten rechts*** Jean-Pierre Godeaut; **64–65** Henry Bourne: ein Apartment in Paris, Entwurf von Olivier Vidal AIA; **66** James Merrell: Vicente Wolfes Apartment in New York; **67** Henry Bourne: Felix Bonniers Apartment in New York; **68 *links*** Henry Bourne: ein Haus in London, Entwurf der Architekten Woolf; **68 *rechts*** Henry Bourne: ein Haus in London, Entwurf von Mark Guard Architects; **68–69** Henry Bourne: Charles Rutherfoords Haus in London; **69 *oben*** Henry Bourne: Charles Rutherfoords Haus in London; **69 *unten*** Henry Bourne: umgebaute Stallung in London, Entwurf der Architekten McDowell & Benedetti; **70–71** Henry Bourne: ein Haus in London, Entwurf der Architekten Woolf; **71 *ganz links*** David George; **71 *Mitte links & ganz rechts*** Henry Bourne; **71 *Mitte rechts*** James Merrell; **72 *links*** Antonio Martinelli/Architekt John Pawson; **72 *unten rechts*** Henry Bourne: ein Loft in London, Entwurf von Robert Dye Associates; **72–73** Henry Bourne: Frédéric Méchiches Apartment in Paris; **73 *oben links*** Marie Claire Maison/Francis Amiand/Julie Borgeaud; **73 *oben rechts*** James Merrell: ein Apartment in London, Entwurf von Charles Rutherfoord; **73 *unten links*** Henry Bourne: Charles Rutherfoords Haus in London; **74 *oben links*** James Merrell; **74 *oben Mitte*** Henry Bourne; **74 *oben rechts*** James Merrell: Keith Varty and Alan Cleavers Apartment in London, Entwurf von Reed & Boyd; **74 *unten*** Henry Bourne: ein Haus in London, Entwurf von Charles Rutherfoord; **75 *oben links*** Christian Sarramon; **75 *oben rechts*** Dominique Vorillon/Architekten Angelil/Coraham; **75 *unten links*** Paul Ryan/International Interiors; **75 *unten rechts*** Simon Brown; **76 *oben links*** James Merrell: ein Apartment in New York, Entwurf von Pentagram; **76 *oben rechts*** James Merrell: Andrew Parrs

Haus in Melbourne; **76 *unten links*** James Merrell: ein Haus in Sydney, Entwurf von Interni Interior Design Consultancy; **76 *unten Mitte*** James Merrell: ein Haus in Noosaville, Entwurf von John Mainwaring; **76 *unten rechts*** James Merrell/Interni Interior Design Consultancy; **77** Henry Bourne: Felix Bonniers Apartment in Paris; **78 *oben*** James Merrell: Andrew Parrs Haus in Melbourne; **78 *Mitte*** Henry Bourne: ein Haus in Devon, Entworfen von Anthony Hudson Architects; **78 *unten*** James Merrell: Nicholas Larcombe & Caroline Solomons Haus in Sydney; **78–79** Henry Bourne: ein Haus in Devon, Entwurf von Anthony Hudson Architects; **81 *oben*** Henry Bourne: ein Apartment in London, Entwurf von Ash Sakula Architects; **81 *unten links*** Henry Bourne; **81 *unten Mitte*** Henry Bourne: ein Haus in London, Entwurf von Charles Rutherfoord; **81 *unten rechts*** Henry Bourne/DAD Associates; **82** Henry Bourne: ein Haus in London, Entwurf von Charles Rutherfoord; **83 *oben*** James Merrell: John F. Saladinos Apartment in New York; **83 *Mitte*** Elizabeth Whiting & Associates/Michael Dunne/Designer Juan Molyneux, Andrée Putnam, Linda Macklowe, Todd Williams; **83 *unten*** James Merrell; **84** James Merrell: ein Haus in London, Entwurf von Charles Rutherfoord; **84–85** Tim Goffe/Paxton Locher Architects; **85** Arcaid/John Edward Linden/Nick Butcher & Christian Davies; **86 *oben links*** Arcaid/Jeremy Cockayne; **86 *oben rechts*** Deidi von Schaewen/Designer Craig Port; **86 *Mitte*** James Merrell/Vincent Danés Haus nahe Biarritz; **86 *unten*** Paul Ryan/International Interiors/M. Kreigel; **87** Henry Bourne: Frédéric Méchiches Apartment in Paris; **88** Henry Bourne: Amanda Freedmans Haus in London; **89 *oben links*** The Interior Archive/Henry Wilson; **89 *oben Mitte & unten links*** Henry Bourne: Amanda Freedmans Haus in London; **89 *oben rechts*** Henry Bourne: ein Loft in London, Entwurf von DAD Associates; **89 *unten rechts*** Henry Bourne: ein Haus in London Entwurf von Mark Guard Architects; **90 *oben*** Marie Claire Maison/Gilles de Chabaneix/Marie Kalt; **90 *unten links*** James Merrell: ein Apartment in New York, Entwurf von Jacqueline Coumans, Le Decor Français mit der Hilfe von Oliver Gelbsmann; **90–91** Arcaid/Alberto Piovanno/Architekt Mario Boggia; **91** James Merrell/Designer Charlotte Barnes; **92 *links*** Henry Bourne; **92 *Mitte*** Christian Sarramon; **92 *rechts*** Undine Pröhl/Architekt Natalye Appex, Texas; **93** James Merrell/François Gilles & Dominique Lubar, IPL Interiors; **94** James Merrell; **94–95** The Interior Archive/Christopher Simon Sykes/Designer Celia Lyttletton; **96 *oben links*** James Merrell: Diane Atkinson & Patrick Hughes Loft in London, Entwurf von Michael Green von Green Homan; **96 *oben rechts*** Solvi Dos Santos; **96 *Mitte*** James Merrell: Sue & Andys Apartment in Blackheath; **96–97** The Interior Archive/Henry Wilson; **97 *links*** The Interior Archive/Ari Ashley; **97 *rechts*** Arcaid/Ken Kirkwood/Designer Lyn le Grice; **98 *oben*** Paul Ryan/International Interiors/Designer Lyn le Grice; **98 *unten*** David Phelps/Designer Karen Linder, **98–99 *oben*** Paul Ryan/International Interiors/Designer Lyn le Grice; **98–99 *unten*** Michael Garland; **99 *oben*** David George; **99 *unten*** The Interior Archive/Simon Upton; **100 *links*** James Merrell: Christophe GollUts Apartment in London; **100 *Mitte*** James Merrell: Shelly Washingtons Apartment in New York, Entwurf von Vicente Wolfe; **100 *rechts*** James Merrell: Linda Parham and David Slobams Apartment in Melbourne, Entwurf des Architekten Stephen Varady; **101** Henry Bourne: Felix Bonniers Apartment in Paris; **102–103** Henry Bourne: Richard Mabb & Kate Greens Apartment in London; **103 *ganz links & ganz rechts*** Henry Bourne; **103 *Mitte links*** Henry Bourne/Sinclair-Till; **103 *Mitte rechts*** James Merrell; **104–105** Marianne Majerus/Designer Mary Rose Young; **106** Tim Street-Porter/Designer Daniel Sacks; **107 *links*** Camera Press; **107 *rechts*** The Interior Archive/Jonathan Pilkington; **108 *links*** Henry Bourne: Richard Mabb and Kate Greens Apartment in London; **108–109** Henry Bourne: ein Apartment in London, Entwurf von Robert Dye Associates; **109** Henry Bourne: Dan and Claire Thornes Stadthaus in Dorset, Entwurf von Sarah Featherstone; **110** Paul Ryan/International Interiors/Stamberg Aferiat Architects; **111 *oben*** Reiner Blunck; **111 *unten*** Henry Bourne: Fußboden bei Dalsouple, First Floor; **112** James Merrell: Sue & Andys Apartment in Blackheath; **112–113** The Interior Archive/James Mortimer; **113** Henry Bourne: John Raabs Apartment in London, Fußboden von Sinclair-Till; **114** Ray Main; **115** Henry Bourne/Ellen O'Neill; **116 *oben*** Arcaid/Ray Main/Entwurf Rhode; **116 *unten links*** The Interior Archive/James Mortimer/Michael Howells; **116 *unten rechts*** Tim Street-Porter/Designer Cedric Gibbons; **116–117** The Interior Archive/Simon Brown/Polly Dickens; **II8 *oben links*** David Phelps; **II8 *oben rechts*** Arcaid/Ken Kirkwood; **118 *unten links*** David Phelps/courtesy of American Homestyle; **118 *unten rechts*** Eric Morin; **119** Henry Bourne/Circus Architects, Boden von First Floor; **120** The Interior Archive/Jonathan Pilkington; **121 *links*** Elizabeth Whiting & Associates/Rodney Hyett; **121 *rechts*** David Phelps/courtesy of American Homestyle; **122** Henry Bourne: Apartment in London, Entwurf von Emily Todhunter; **123 *links*** Henry Bourne: ein Haus in London, Entwurf von Charles Rutherfoord; **123 *oben rechts*** Paul Ryan/International Interiors/Corinne Calessa; **123 *unten rechts*** The Interior Archive/Tim Beddow; **124–125** Henry Bourne: ein Apartment in London, Entwurf von Emily Todhunter, Teppich von Garouste & Bonnetti; **125 *links & rechts*** Henry Bourne; **125 *ganz links & ganz rechts*** Henry Bourne, Entwurf Roger Oates; **126 *links*** Eric Morin; **126 *rechts*** James Merrell: Teppich von Woodnotes; **127 *links*** James Merrell; **127 *oben rechts*** James Merrell: Sarah Elsons Haus in London, Teppich von June Hilton; **127 *unten rechts*** Henry Bourne, Entwurf Roger Oates, **128 *links*** James Merrell: ein Apartment in London, Entwurf von François Gilles & Dominique Lubar; **128 *Mitte*** Henry Bourne: ein Apartment in London, Entwurf von Emily Todhunter; **128 *rechts*** James Merrell; **128–129** Henry Bourne: ein Haus in London, Entwurf von Charles Rutherfoord; **129** James Merrell: Shelly Washingtons Apartment in New York, Entwurf von Vicente Wolfe; **130 *links*** Henry Bourne: ein Apartment in London, Entwurf von Ash Sakula Architects; **130 *oben rechts*** James Merrell; **130 *unten rechts*** Henry Bourne: umgebaute Stallung in London, Entwurf von McDowell & Benedetti; **130–131** Henry Bourne: umgebaute Stallung in London, Entwurf von McDowell & Benedetti; **132–133** Henry Bourne: Amanda Freedmans Haus in London; **134 *links*** Christian Sarramon/Claire Bataille; **134 *rechts*** Henry Bourne: Fußboden von Helen Yardley; **135** Henry Bourne: Fußboden von Helen Yardley; **136** Elizabeth Whiting & Associates/Andreas von Einsiedel/Designer Chester Jones; **136–137** Henry Bourne: Dan and Claire Thornes Stadthaus, entworfen von Claire Featherstone; **137** Eric Morin; **138–139** Henry Bourne: Frédéric Méchiches Apartment in Paris; **139 *oben*** Paul Ryan/International Interiors/Katherine Fortescue; **139 *unten*** James Merrell: Andrew Parrs Haus in Melbourne; **140** Henry Bourne: Roger & Fay Oates Haus in Herefordshire; **141 *oben rechts*** Henry Bourne: Frédéric Méchiches Apartment in Paris; **141 *unten links*** Agence Top/Pascal Chevalier/Designer Hubert de Givenchy; **141 *unten Mitte*** David Phelps/courtesy of American Homestyle; **141 *unten rechts*** Richard Davies; **142 *oben*** Paul Ryan/International Interiors/Fell-Clark Design; **142 *unten links*** Eric Morin; **142 *unten Mitte*** Christian Sarramon; **142 *unten rechts*** The Interior Archive/Henry Wilson; **143** Henry Bourne: Linda Trahairs Haus in Bath; **144 *oben*** Dominique Vorillon/Angelil/Graham Architects; **144 *unten*** James Merrell; **144–145** Simon Upton: Ann Boyds Apartment in London; **145 *oben*** Henry Bourne: Felix Bonniers Apartment in Paris; **145 *unten*** James Merrell: ein Haus in London, Entwurf von François Gilles & Dominique Lubar, IPL Interiors; **146** Arcaid/Richard Bryant/The Mount Vernon Ladies Association of the Union; **146–147** The Interior Archive/Henry Wilson/Designer Christopher Davies; **147 *oben links*** Henry Bourne; **147 *unten links*** Henry Bourne: Charles Rutherfoords Haus in London; **147 *rechts*** Henry Bourne: Roger & Fay Oates Haus in Herefordshire; **148 *links*** James Merrell; **148 *rechts*** Elizabeth Whiting & Associates/Rodney Hyett; **149** James Merrell, Teppich von Woodnotes; **150 *links*** James Merrell; **150 *rechts*** Elizabeth Whiting & Associates/Rodney Hyett; **151 *links*** Henry Bourne; **151 *rechts*** The Interior Archive/Fritz von der Schulenburg/Emily Todhunter; **152 *links*** Christian Sarramon; **152 *Mitte*** James Merrell; **152 *rechts*** James Merrell: ein Apartment in London, Entwurf von François Gilles & Dominique Lubar, IPL Interiors; **153 *oben*** James Merrell: ein Apartment in New York, entworfen von Jacqueline Coumans, Le Decor Français mit Hilfe von Oliver Gelbsmann; **153 *unten links*** Elizabeth Whiting & Associates/Andreas von Einsiedel; **153 *unten rechts*** The Interior Archive/Peter Woloszynski; **154** Henry Bourne: Roger & Fay Oates Haus in Herefordshire; **154–155** Henry Bourne: Roger & Fay Oates Haus in Herefordshire; **155 *oben*** Henry Bourne: Roger & Fay Oates Haus in Herefordshire; **155 *unten links*** Henry Bourne: Roger & Fay Oates Haus in Herefordshire; **155 *unten rechts*** James Merrell: ein Haus in London, Entwurf von François Gilles & Dominique Lubar, IPL Interiors; **156** James Merrell, Teppich von Christine Vanderhurd; **156–157** Henry Bourne: ein Apartment in London, Entwurf von Ash Sakula Architects, Teppich von Christopher Farr; **157 *oben*** Henry Bourne: Teppich von Christopher Farr; **157 *unten*** James Merrell: Sarah Elsons Haus in London, Teppich von Christopher Farr; **158 *oben*** Henry Bourne: Alan & Hepzibahs Haus in Sussex, Teppich von Annette Nix; **158 *unten*** Marco Ricca: Teppich von Christine Vanderhurd; **158–159** Marco Ricca, Teppich von Christine Vanderhurd; **159** Henry Bourne: Alan & Hepzibahs Haus in Sussex, Teppich von Annette Nix; **160** James Merrell/Interni Interior Design Consultancy; **161 *ganz links & ganz rechts*** Henry Bourne; **161 *Mitte*** James Merrell.

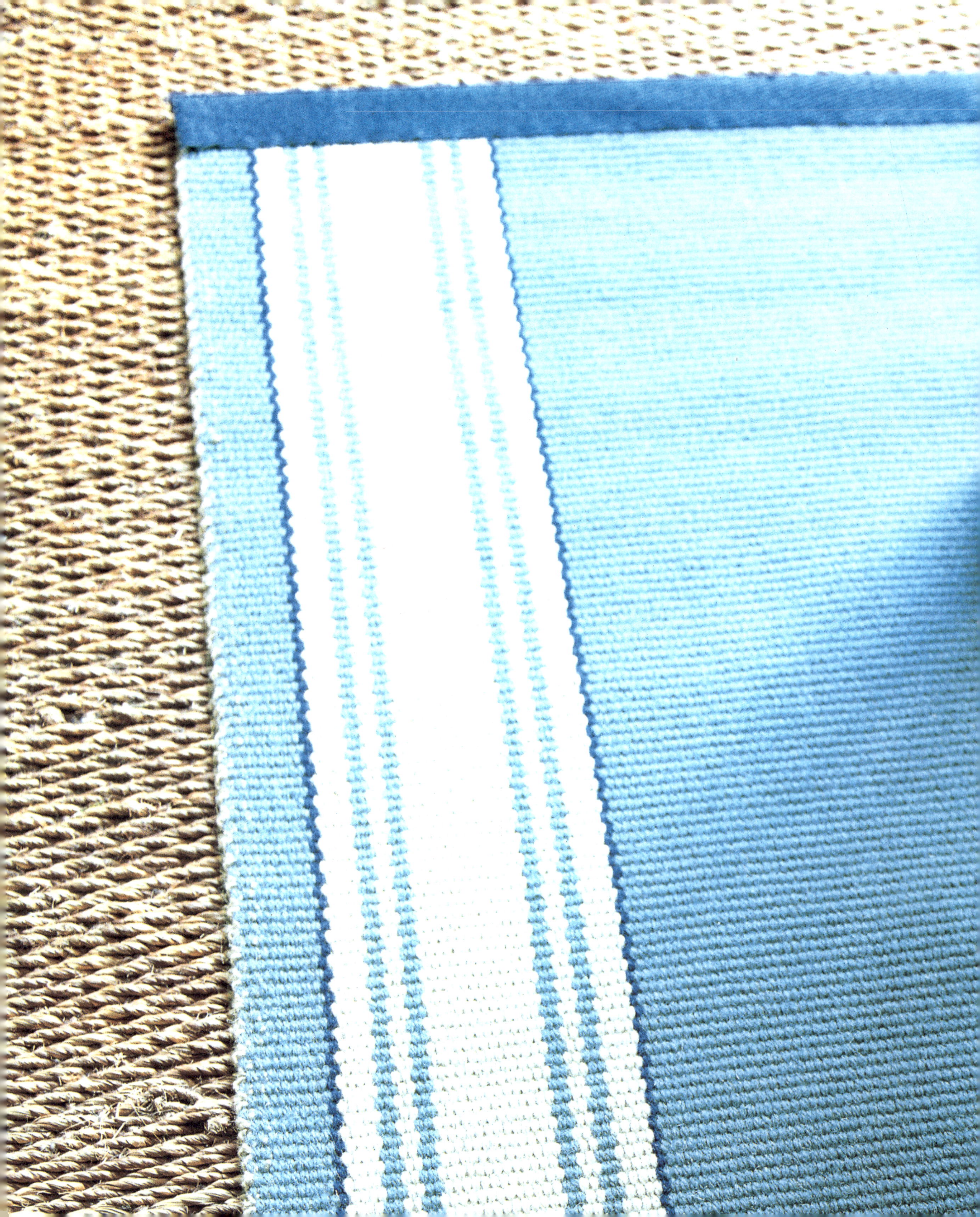